新体系
看護学
全書

経過別成人看護学 ❶

急性期看護：クリティカルケア

メヂカルフレンド社

まえがき

　医療の発展・少子高齢化とともに，住み慣れた地域で自分らしい生活を最後まで続けるため，「地域包括ケアシステム」構築の推進が大きな課題となっている。回復期・慢性期・終末期の患者が地域で生活をする環境が整いはじめたことで，クリティカルケア看護は，一般病床や在宅の場でも提供されるようになった。このような社会情勢の変化を踏まえ，クリティカルケア看護を学ぶ学生には，超急性期・急性期病床における看護とともに，回復期・慢性期，さらには地域での生活を見越した看護のあり方，という視点をもってほしい。

　一方で，クリティカルケア看護の対象となる生命の危機状態にある患者は，病態も治療も複雑であると同時に，生命と生活のすべてを医療者に委ねざるを得ず，その苦痛は計り知れない。このような患者に対し，高度な知識と技術のみならず，患者のQOLに軸足を置いた看護の提供は，重要であり困難を伴う。ときには，苦痛緩和のための呼吸ケアでさえ侵襲となるような非日常的な治療環境のなか，救命を目指すだけでなく，患者・家族の安全・安楽，そして回復過程とその後のQOLを意識した看護の提供のために，本書が一助となることを願う。

　本書は2部構成で，第1編「クリティカルケア看護概論」では，クリティカルケア看護の対象者の視座に立った患者・家族の体験の理解，看護理論を用いた看護展開，クリティカルケア看護師に必要な能力としての全身管理や日常性への支援，あるいはエンド・オブ・ライフケアなどに踏み込み，治療が優先される状況にあっても，常に生活者としての患者のQOLを意識できるよう構成を工夫した。第2編「クリティカルケア看護の実際」では，看護師の思考について，従来の看護過程の思考プロセスのみならず，臨床判断プロセス（気づき，解釈，反応，省察）に基づいて，クリティカルケア看護領域で遭遇しやすい症状を取り上げて構成に組み入れた。これは他の看護テキストにはあまり見られない試みであり，執筆者の皆様にはご負担をおかけしたことと思う。さらに，生命の危機をもたらす主な病態を取り上げて，看護過程の展開例をアセスメントの枠組み表や関連図を使用し，初学者にもわかりやすいよう病態の経過予測を俯瞰で理解できるようにした。

　最後に，本書改訂にご尽力をいただいた執筆者の皆様，編者の要望に迅速にご対応いただいたメヂカルフレンド社編集部の皆様に心より感謝を申し上げる。

2021年12月

編者を代表して　益田　美津美

▍執筆者一覧

編集

益田美津美	名古屋市立大学大学院看護学研究科准教授
明石　惠子	名古屋市立大学大学院看護学研究科教授

執筆（執筆順）

益田美津美	名古屋市立大学大学院看護学研究科准教授
大川　宣容	高知県立大学看護学部教授
森木ゆう子	大阪公立大学大学院看護学研究科准教授
梅田　亜矢	国立看護大学校看護学部講師／急性・重症患者看護専門看護師
清村　紀子	大分大学医学部看護学科教授
佐々木吉子	東京医科歯科大学大学院保健衛生学研究科教授
杉山　文乃	国立看護大学校看護学部准教授
飯塚　裕美	亀田総合病院高度臨床専門職センター（ACSC）センター長／急性・重症患者看護専門看護師
田戸　朝美	山口大学大学院医学系研究科保健学専攻臨床看護学講座准教授／急性・重症患者看護専門看護師
立野　淳子	小倉記念病院／急性・重症患者看護専門看護師
江口　秀子	鈴鹿医療科学大学看護学部看護学科教授
嶌田　理佳	京都先端科学大学健康医療学部看護学科教授
宮﨑　直美	名古屋大学医学部附属病院看護部／急性・重症患者看護専門看護師
古厩　智美	さいたま赤十字病院看護係長／急性・重症患者看護専門看護師
正垣　淳子	神戸大学大学院保健学研究科助教／急性・重症患者看護専門看護師
木下　佳子	日本鋼管病院副院長兼看護部長／急性・重症患者看護専門看護師
石井　房世	名古屋市立大学病院看護部看護師長／集中ケア認定看護師
丸谷　幸子	名古屋市立大学病院看護部／急性・重症患者看護専門看護師
鈴木　伴枝	名古屋市立大学病院看護部看護師長／集中ケア認定看護師
岩田麻衣子	名古屋市立大学病院看護部看護師長／集中ケア認定看護師
平原　広登	名古屋市立大学病院看護部看護師長
寺澤　涼子	名古屋市立大学病院看護部／小児救急看護認定看護師
大野　美香	名古屋医療センター救命救急センター副看護師長／急性・重症患者看護専門看護師
長尾　大地	日本赤十字社愛知医療センター名古屋第二病院看護係長／急性・重症患者看護専門看護師
中嶋　武広	岐阜ハートセンター看護部長／急性・重症患者看護専門看護師
間中　美和	刈谷豊田総合病院看護部／急性・重症患者看護専門看護師
小倉久美子	一宮研伸大学看護学部准教授
澤田　美和	名古屋市立大学大学院看護学研究科／急性・重症看護専門看護師

辻本　雄大　奈良県立医科大学付属病院／急性・重症患者看護専門看護師

山口　庸子　東京慈恵会医科大学附属病院／急性・重症患者看護専門看護師

松本　恭子　関西ろうさい病院看護部／脳卒中看護認定看護師

徳山　博美　関西医科大学附属病院／救急看護認定看護師，急性・重症患者看護専門看護師

笠原　真弓　浜松医療センター看護部看護長／救急看護認定看護師

川村　知子　岐阜県立多治見病院救命救急センター／急性・重症患者看護専門看護師

目次

序章

地域包括ケアシステム時代における クリティカルケア看護

この章では

● 地域包括ケアシステム時代におけるクリティカルケア看護のあり方について理解する。

わが国は，他国に類をみない少子超高齢化に直面し，多疾患併存，病態の複雑化，老老介護などの問題を抱えている。今，社会は団塊の世代が後期高齢者になる2025年に向けて，住み慣れた地域で自分らしい暮らしを人生の最期まで続けることを目指し，地域包括ケアシステム（column参照）へと大きく舵をとった。同時に，看護提供システムも大きな変革が求められている。

　日本看護協会は，2025年における保健・医療・福祉体制の再構築を，看護職が立ち向かっていくべき大きな課題ととらえ，「いのち・くらし・尊厳をまもり支える看護」であるべきとして，2015（平成27）年「看護の将来ビジョン」を公表した。そのなかで，看護の提供体制を変える必要性について提言するとともに，2025年問題を見据えた看護職の役割と機能を考えることが重要であるとしている。

　まず，あらゆる健康段階において重点的に行うべき活動として，①生活を重視する保健・医療・福祉制度への転換，②生活と保健・医療・福祉をつなぐ質の高い看護，③良質で持続可能な看護体制の3つの方向性を提言している。この提言は，患者を生活者としてとらえ，医療だけで完結するのではなく，保健・医療・福祉と連携し，分断しない看護を実践することともいえよう。

Column　地域包括ケアシステムとは

　地域包括ケアシステムは，「ニーズに応じた住宅が提供されることを基本としたうえで，生活上の安全・安心・健康を担保するために，医療や介護，予防のみならず，福祉サービスを含めた様々な生活支援サービスが日常生活の場で適切に提供できるような地域での体制」と定義されている。つまり，医療保険や介護保険だけに頼らず，ボランティアなども活用し，住み慣れた地域のなかで，その人の生活に合った多様なサービスを包括的に提供するケアシステムのことである。

　厚生労働省は，団塊の世代が75歳以上となる2025年をめどに，重大な要介護状態となっても住み慣れた地域で自分らしい暮らしを人生の最期まで続けることができるよう，住まい・医療・介護・予防・生活支援が一体的に提供されるシステムの実現を目指している。今後，認知症高齢者の増加が見込まれることから，認知症高齢者の地域での生活を支えるためにも，地域包括ケアシステムの構築が重要である。人口が横ばいとなり75歳以上人口が急増する大都市部，75歳以上人口の増加は緩やかだが人口は減少する町村部など，高齢化の進展状況には大きな地域格差が生じている。そのため，地域包括ケアシステムを実現するには，以下の5つの視点によるそれぞれの取り組みと，これら5つの要素が互いに連携することが重要であるとされている。

- 医療：24時間対応可能な在宅医療，訪問看護やリハビリテーションの充実
- 介護：24時間対応のヘルパーやデイサービスなどの介護サービスの充実
- 介護予防：要介護にならないための介護予防の取り組み
- 住まい：持ち家のバリアフリー化やサービス付き高齢者向け住宅など

地域包括ケアシステムにおいては，これまでの**病院完結型医療**から，地域を巻き込んだシームレスな**地域完結型医療**への転換が求められている。そのなかで，急性期病院は，病気やけがなどにより，「どうしても入院しなければならない，ごく短期間」だけ一時的に滞在する場所という性格をますます強め，多様な施設のネットワークの一環としての役割を果たすようになるだろう。そして，地域完結型の医療では，病床を高度急性期・急性期・回復期・慢性期とする病床機能の分化・連携が推進されており，クリティカルケア看護領域では，高度急性期・急性期の病床における看護を展開することになる。

　このような地域包括ケアシステム時代におけるクリティカルケア看護のあり方を考えるとき，過去の診断・治療中心の医療主導型から脱却し，入院により生活が分断されない，医療を包含した生活モデルに基づいた看護を探求したいと強く思う。つまり，ケアとキュアの融合により，非日常的な治療環境にあっても，常に生活者としての患者のQOL（クオリティ・オブ・ライフ）に軸足を置いた看護を提供することが重要である。もしかすると，人々の平均余命が延び，急性期病院，在宅医療，地域医療との連携が求められる時代にあっても，生命の危機状態にあり，多大な苦痛を抱える人々への看護は，今も昔も変わらないのかもしれない。あるいは，今こそ看護の原点回帰となる時代が来たのかもしれない。

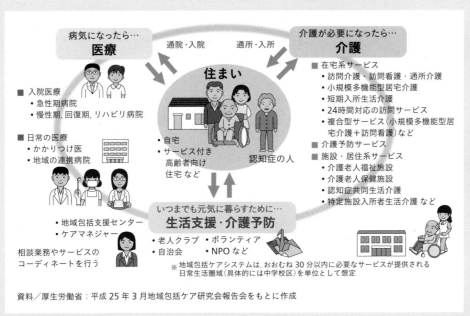

図　地域包括ケアシステム

参考文献

・厚生労働省：今後の高齢者人口の見通しについて，http://www.mhlw.go.jp/seisakunitsuite/bunya/hukushi_kaigo/kaigo_koureisha/
chiiki-houkatsu/dl/link1-1.pdf（最終アクセス日：2021/6/2）
・三菱 UFJ リサーチ＆コンサルティング：地域包括ケアシステム構築に向けた制度及びサービスのあり方に関する研究事業報告
書，http://www.murc.jp/sp/1509/houkatsu/houkatsu_01/h28_01.pdf（最終アクセス日：2021/6/2）

第 1 章

クリティカルケア看護の基本

この章では

● クリティカルケア看護の定義について理解する。

● クリティカルケア看護の場について理解する。

● クリティカルケア看護の対象について理解する。

● クリティカルな状態にある患者や家族の体験について理解する。

I クリティカルケア看護とは

クリティカルケア看護はアメリカで発展した看護領域であり，1969年にアメリカクリティカルケア看護師協会（American Association of Critical-Care Nurses；AACN）が誕生した。日本においても，2004（平成16）年の日本クリティカルケア看護学会設立に象徴されるように，クリティカルケア看護という用語が普及し，その重要性が認識されるようになった。

これは，医療技術の進歩により，これまで救命し得なかった命が助かるようになり，そこでのケアは高度先進治療や全身管理についての豊富な知識や経験が求められるようになったことが背景にある。しかし，クリティカルケア看護とは一体どのような看護なのか，これまで様々な議論がなされ，その定義や専門性が追求されてきた。

AACNは，クリティカルケア看護を「実在あるいは潜在する健康問題に対する人々の反応を診断し，治療することであって，クリティカルケアでは特に，生命を脅かす問題に対して専門的な援助を行うこと」と定義している。この定義をもう少し掘り下げて考えてみたい。まず，クリティカルケアを受ける人を重症度で分類すると，重症患者への医療ということになるだろう。医療の場で区分すると，「救命救急センターや集中治療室（intensive care unit；ICU）で行われるケア＝クリティカルケア」という理解が以前は一般的だったかもしれない。また，医療を急性期，回復期，慢性期といった病期で分類した場合，クリティカルケア看護が扱うのは急性期となるだろう。

一方で，池松は「クリティカルケア看護は，急性期に限定するのではなく，回復期，慢

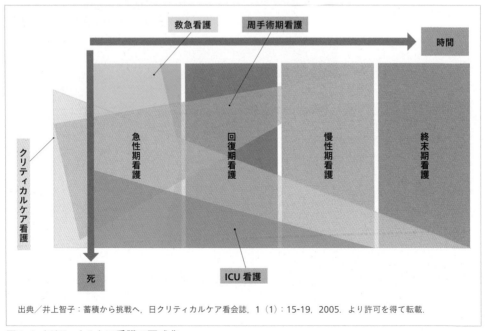

出典／井上智子：蓄積から挑戦へ，日クリティカルケア看会誌，1（1）：15-19，2005．より許可を得て転載．

図1-1 クリティカルケア看護の図式化

第1編

1

クリティカルケア看護の基本

クリティカルケアと看護展開

基盤になる理論

必要な能力

思考プロセス

全身管理と日常性への支援

性期および終末期においてもクリティカルな状態があり，時期的な区分を超えた幅広い概念である」[1]と述べている。さらに井上は，クリティカルケア看護を「あらゆる治療・療養の場，あらゆる病期・病態にある人々に生じた，急激な生命の危機状態に対して，専門性の高い看護ケアを提供することで，生命と生活の質の向上をめざす」[2]と定義した。

図1-1は，クリティカルケア看護と関連専門領域との関係性を示したものであり，縦軸は健康レベルを，横軸は時間経過を示している。つまり，クリティカルケア看護とは，急性期はもちろんのこと，回復期を経て慢性期に至る過程のすべてに及び，疾病の種類を問わず，終末期にある人々をも含む，極めて死に近い状態に対してのケアである[2]。人が極めて死に近い状態にあるとき，ともすれば医学モデルや治療に偏りがちになるが，このようなときにこそ，その人を全人的に理解し専門的な看護実践を行っていくことが必要であろう。

II クリティカルケア看護の場

クリティカルケア看護が提供される場としては，ICU（column参照）や救命救急センター（column参照）などの特定のユニットだけでなく，外科病棟や内科病棟といった一般病棟，あるいは在宅医療の場であることもあるだろう。逆にいうと，クリティカルな状態にある患者が過ごす場，それこそがクリティカルケア看護の場ともいえる。ただし，ここでは，クリティカルケア看護の場の主軸となるICUや救命救急センターが生活環境としてどのような場であるのかについて概説したい。

Column ICUの発展と概要

日本集中治療医学会によると，「ICUとは，内科系，外科系を問わず，呼吸，循環，代謝そのほかの重篤な急性機能不全の患者を収容し強力かつ集中的に治療看護を行うことにより，その効果を期待する部門である」と定義されている。今やICUは，急性期を担う医療施設にとっては必要不可欠となっているが，その歴史はそれほど古くない。

ICUは，1953年にアメリカのマンチェスター・メモリアル病院に初めて開設された。ケア方式は，PPC（progressive patient care）と呼ばれる段階的患者ケア方式で，患者の疾患の種類ではなく，病状の重症度から患者を分け，必要に応じた治療・看護を行うことでケアの合理化を図ろうとするものである。これとは別に，同じく1950年代に術後回復室の延長として発展したICUや，医療の専門分化と高度化がもたらしたICUの発展もある。

日本では，1964（昭和39）年に初めて順天堂大学医学部附属順天堂医院にICUが開設され，1965（昭和40）年には東北大学病院に本格的なICUが設置された。1970年代になると，全国的に設置されるようになった。

A クリティカルケア看護の場の分類

クリティカルケア看護が展開される場の主軸は，ICUや救命救急センターなどであるが，一口にICUといっても，形態は様々であり，管理別や疾患別などで分類される。

1. 管理別分類

クリティカルケア看護が展開される場を管理別に分類すると，総合ICU（general ICU；GICU），救命ICU（emergency ICU；EICU），高度治療室（high care unit；HCU），小児ICU（pediatric ICU；PICU）などがある（表1-1）。

また，様々な重症患者を収容する一般的なICUのほかに，特定の疾患別に分類することができる。

2. 疾患別分類

疾患別の分類では，冠動脈疾患ICU（coronary care unit；CCU），外科系ICU（surgical ICU；SICU），熱傷ICU（burn care unit；BCU），脳卒中ケアユニット（stroke care unit；SCU），呼吸器ICU（respiratory care unit；RCU）などがある（表1-2）。

表1-1 クリティカルケア看護が提供される場の管理別分類

ユニット名	概要
GICU	施設内の外科，内科，発達段階を問わず急性・重症患者を収容
EICU	院外からの3次救急患者を収容する救命救急センターと高度救命救急センターのICUとその初療室
HCU	ICUよりは軽症で，一般病棟に収容するには重症すぎる患者を収容する，いわばICUと一般病棟の中間的な場
PICU	小児の急性重症患者を収容

Column 救命救急センターの概要

わが国の救急医療施設は，救急患者の重症度に応じて分けられている。1次救急医療機関は，処置後に帰宅できる程度の軽症患者が，2次救急医療機関は，一般病棟に入院する程度の中等症の患者が搬送される。3次救急医療機関は，生命の危機状況にある重症患者を受け入れる。3次救急医療機関のうち，厚生労働省が定める条件を満たした病院が救命救急センターと呼ばれる。その条件には，重症および複数の診療科にわたるすべての重篤な救急患者を24時間体制で受け入れる，1・2次救急医療機関からの患者を24時間体制で必ず受け入れるなどがあげられ，細かい評定項目が定められている。

高度救命救急センターは，救命救急センターに収容される患者のうち，特に広範囲熱傷，指肢切断，急性中毒などの特殊な疾患患者に対して高度な診療機能を有するものとして厚生労働大臣が定めた医療機関のことを指す。

第
1
編

1
クリティカルケア
看護の基本

クリティカルケア
と看護展開

基盤になる理論

必要な能力

思考プロセス

全身管理と
日常性への支援

表1-2 クリティカルケア看護が提供される場の疾患別分類対象患者

ユニット名	対象患者
CCU	冠動脈疾患や心臓手術後患者
SICU	手術直後の患者
BCU	重症熱傷患者
SCU	急性期の脳卒中患者
RCU	呼吸管理を必要とする患者

　一般的に ICU は管理別，疾患別に分類されるが，わが国では，ICU の形態は施設ごとに異なる現状がある。たとえば，GICU と EICU の管理機能を1つの ICU に集約している施設や，CCU が独立している場合と ICU 内に併設されている場合などである。

B 構造的環境

　クリティカルな状態にある患者が過ごす ICU や救命救急センターでは，昼夜を問わず24時間，綿密な観察や処置が求められる。その目的のため，医療者の立場から設計されていることが多く，一般病棟とは異なる構造である。オープンスペースで病床ごとにパーティションやカーテン一枚で仕切られた空間であり，そのカーテンでさえも観察のために開けられていることが多い。

　また，一般病棟であれば性別が考慮されるが，ICU や救命救急センターでは性別が配慮されることはほとんどない。このような環境は，綿密で濃密な治療・看護を提供するにあたり安全性は高まるだろう。一方でプライバシーは保たれにくく，意識のある患者は常に監視されている感覚に陥るかもしれない。

C 物理的環境

　クリティカルケアが提供される環境は，患者に生命の危機を強烈に意識させ，日常とは対極にあるだろう。昼夜の区別なく治療や看護ケアが行われ，家族との接触も制限された非日常的な環境は，患者にとってこれまでの日常生活では想像もし得なかったものである。

　ICU に入室した患者は，気管チューブをはじめ，各種デバイス（輸液ルート，チューブ，ドレーンなど）が挿入されていることも少なくない。また，人工呼吸器や持続的血液濾過透析（continuous hemodiafiltration：CHDF），大動脈バルーンパンピング（intra-aortic balloon pumping：IABP）などの医療機器に取り囲まれていることも多い。これらは患者の体動を制限し，ふだん無意識に行っている寝返りさえも自分一人では行えなくさせる。体動の制限は，患者に多大な身体的苦痛を与えるだけでなく，人間としての尊厳を奪いかねない。そして，各種デバイスや医療機器に取り囲まれた患者に対しては，必然的に綿密な観察が必要となる。つまり ICU という環境は，日常的に各種医療機器の駆動音やアラーム音，

医療スタッフの話し声や足音など，何らかの物音が聞こえてくる。

　近年，重症患者であっても昼夜の区別をつけるべきであり，十分な明るさを確保し，夜間は照度を落とすことが望ましいとされている。しかしながら，突然のアラーム音が鳴れば，観察や処置のために夜間でも明かりが煌々と照らされる状態となる。これは，患者に恐怖心を与えるだけでなく，患者にとって非常にストレスフルであり，不眠やせん妄の一因となる可能性がある。

III　クリティカルケア看護の対象

A　クリティカルな状態にある対象のとらえ方

　クリティカルな状態にある患者は，様々な原因により健康状態が脅かされ，生命を維持するための治療，看護を必要としている。からだの急激な変化により生じる身体的反応について理解するには，生体侵襲と生理学的メカニズムの理解が欠かせない。フランシス・ムーア（Moore, F. D.）は，生体が侵襲にさらされると，急性の生体反応が生じることを明らかにした[3]。クリティカルな状態にある人をとらえる視点として，侵襲による生体反応を理解し，代謝変化の4相（表1-3）[4]，**①傷害期，②転換期，③同化期・筋力回復期，④脂肪蓄積期**の特徴を活用することで，重篤化を予防し，回復を促進する看護ケアが可能となる。

　患者は生命の危機に脅かされ，非日常的な治療環境のなかで，不快な身体症状に加え，予後への不安などの心理的な苦痛も強い状態にある。また，重症患者は脆弱性が高く，不

表1-3　ムーアの理論に基づく代謝変動と回復過程

各相の期間	特徴	臨床的特徴
第I相：傷害期 侵襲直後から約48〜72時間	• 神経 - 内分泌反応が著しく亢進し，たんぱく異化により窒素バランスが負に傾く • 呼吸・循環・代謝・体液動態に加えて精神機能も不安定 • 持続期間は侵襲の程度による	• ショック相〜ショック離脱前 • 血管透過性亢進によって，血管内の細胞外液が非機能的細胞外液としてサードスペースにシフト（間質液の増加）し，循環血液量が減少する • 尿量低下，頻脈，活動性低下
第II相：転換期 傷害期に続く1週間程度	• 神経 - 内分泌反応が徐々に消退し，窒素バランスがしだいに回復に向かう • 侵襲の急性期から脱却し，精神機能も安定	• 利尿期・リフィリング期，急性期からの離脱 • サードスペースの非機能的細胞外液が大循環に戻り，循環血液量が増える • 尿量増加，活動性回復
第III相：同化期・筋力回復期 転換期に続く2〜5週間程度	• 窒素バランスが正となる	• 筋肉量・活動性・食欲の回復
第IV相：脂肪蓄積期 数か月〜数年	• 脂肪の蓄積	• 活動性・体力がほぼ正常まで回復

出典／Moore, F. D., et al. : The Metabolic Response to Surgery. Charles C Thomas Publisher, Springfield Illinois, 1952. をもとに作成.

第1編

1 クリティカルケア看護の基本

基盤になる理論と看護展開

必要な能力

思考プロセス

全身管理と日常性への支援

安定で，複雑になりやすく，集中的で油断のない看護を提供するためには，全人的に患者理解をすることが不可欠である。しかし，呼吸管理のための気管挿管や気管切開，鎮痛薬・鎮静薬の影響，せん妄状態により，患者と直接的な言語によるコミュニケーションをとることが難しい。それゆえ看護師は，患者とかかわりながら常に患者が体験していることに目を向け，患者の状況における文脈のなかで患者から発せられる反応をとらえ，情報として処理することで全人的に理解し，ニーズに応じた看護ケアを提供する。

クリティカルな状態にある患者を全人的にとらえ，ニーズに応答していくためには，「変化をとらえること，生理学的な視点からとらえること，頻繁に行うこと，素早く行うこと」というアセスメントの特徴を生かして患者をとらえることが重要である。また，目的に応じたアセスメントの種類を考慮し，相互に関連させながら患者全体をとらえ看護ケアに生かすことが重要である[5]。

❶**包括的アセスメント**：身体的，心理的，社会的，霊的すべての側面の情報を得て，その人にとって情報が意味していることをまとめ，問題点を明らかにする。
❷**臨床判断アセスメント**：現象を見て仮説を立て観察しながら仮説を検証する。
❸**経時的アセスメント**：経過に応じた変化をとらえる。

これらのアセスメントを患者の状況に合わせて組み合わせ，アセスメントを統合しながら患者を全人的にとらえる (図1-2)。全人的にとらえることにより，クリティカルな状態にある患者の生を支え，身体的，心理的，社会的な適応を目指す看護ケアが可能となる。

1. 急性疾患によって生命の危機状態にある患者

症状や徴候が急激に出現する急性疾患に罹患した患者は，呼吸・循環・代謝・脳神経系

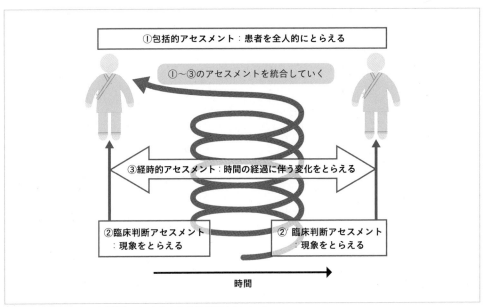

図1-2 クリティカルな状態にある人をとらえるアセスメント

を中心とした主要臓器の機能が急速に低下し，生命が脅かされた状態となる。1つの疾患によって引き起こされた身体機能の変調が引き金となり，代償機転による反応や生体侵襲による反応が連鎖して起こり，迅速かつ適切な治療管理が行われなければ，患者のからだはさらに重篤な状態となる。そして，患者は自らの状況を把握できずに，「何が起こったのか？　どうなるのか？」と精神的にも動揺し，生活や人生も脅かされる。

　急性心筋梗塞や脳梗塞など，発症から治療開始までの時間が患者の予後に直結する場合もある。そのため，患者が確定診断のための検査をできる限り速やかに受けられるように，看護師は全身状態を把握し，今後必要と考えられることを予測して準備することが重要となる（表1-4）。緊急性がある状態かどうかを生理学的徴候から把握し，生理的安定化を目指した治療管理が迅速に開始できるように，医療チームで協働して取り組む（図1-3）。様々な治療，検査，処置が同時に行われ慌しいなかでも，看護師は患者が体験していることに目を向けながら，患者のニーズを考えてかかわる。たとえば，苦痛が緩和され患者の安寧が保たれているか，患者や家族に必要な情報が届いているかという点に留意しながら看護ケアを行うことが重要である。

表1-4　急性疾患によって生命の危機状態にある患者の特徴

- 時間的猶予がない
- 身体観察や検査と同時に生理的安定化を目指し治療管理が行われる
- 限られた情報から確定診断のための検査が行われる
- 速やかに治療が開始されるかどうかで，予後が左右される
- 苦痛が強く患者の安寧を保つことが難しい
- 種々の要因により患者や家族に必要な情報が届きにくい

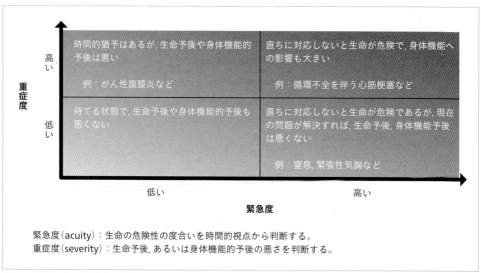

緊急度（acuity）：生命の危険性の度合いを時間的視点から判断する。
重症度（severity）：生命予後，あるいは身体機能的予後の悪さを判断する。

図1-3　緊急度と重症度の判断

第
1
編

1

クリティカルケア
看護の基本

基盤になる理論
と看護展開

必要な能力

思考プロセス

全身管理と
日常性への支援

2. 突発的な出来事により急変した患者

　重症外傷や重症熱傷，溺水，窒息，急性中毒，アナフィラキシーや突然の心肺停止状態
など，予期しない事件や事故，その他の突発的な出来事により，患者は生命の危機状況に
陥ることもある。臓器の損傷が組み合わさると，複雑で多様な病態をもたらし，患者の状
態が急変しやすい。また，外部からの強い衝撃による外傷は，身体的苦痛と同時に精神的
にも大きな影響を受ける。

　受傷時から強い精神的ストレス反応を示し，**心的外傷後ストレス障害**（posttraumatic
stress disorder：**PTSD***）[6]）に移行する患者もおり，救命を目指した治療，そして後遺症を最
小限にする対応が懸命に行われても，重度の機能障害が残り，患者の生活に支障が出てく
ることも多い。

　受傷時から発生する強い精神的ストレスを抱え，不安定な身体状態の患者から情報を得
るために，看護師は想定できることをイメージしながら話を聞く必要がある。直感や病歴
だけではなく，知識に基づき危険因子や症状の発現様式などを考慮して，目の前の患者か
ら五感を使って情報を得ることで，患者の状態の迅速かつ的確な判断が可能となる。ほか
にも，救急隊からホットラインに入った事故現場の情報やからだに現れている打撲痕など
が，事故の状況を推察するために有用な情報となる。

　生理学的徴候に基づく緊急度の判断，そして優先順位に応じた治療管理により患者の安
定化に向けてチームで取り組むと同時に，患者・家族の反応や言動を注意深く観察し，タ

---

primary survey：生理学的異常と蘇生（悪化予防も含む）

A：気道の開通
B：呼吸
C：循環
D：神経・意識・瞳孔・麻痺
E：体温
F：家族・関係者対応を並行して行う。

たとえば，
① よびかけて反応をみる：気道（A）と意識
　（D）をとらえる
② 呼吸が速いか遅いか（B）
③ 末梢動脈を触知し脈の触れ具合（C）と皮
　膚温（E）をとらえる

secondary survey：解剖学的異常の検索と根本治療

・「切迫するD」（生命を脅かす重症頭部外傷）と判断されると，最初に頭部CT撮影
・病歴の聴取（AMPLE）
　A：アレルギー　M：服用中の治療薬　P：既往歴，妊娠　L：最終食事
　E：受傷機転や受傷現場の状況
・身体観察　解剖学的評価の実施
・検査　必要なX線撮影，CT撮影など
・調整と急変への対応

出典／日本救急看護学会監：外傷初期看護ガイドライン JNTEC，改訂第3版，へるす出版，2014.をもとに作成.

図1-4　外傷初期看護ガイドライン

---

* PTSD：命の安全を脅かされるような出来事（戦争，天災，事故，犯罪，虐待など）によって，強い精神的衝撃を
　受けることが原因で著しい苦痛，生活機能の障害をもたらしているストレス障害である。

イミングを見逃さず必要な看護ケアを提供することが看護師には求められる（図1-4）。また，受傷前の生活レベルを把握し，個々の患者に応じた回復後の生活をイメージしたアウトカム設定が重要である[7]。それを共有することにより，部署が替わっても，患者や家族にとって必要な看護ケアを継続的に提供できる。

3. 慢性疾患の急性増悪に陥った患者

慢性閉塞性肺疾患，慢性心疾患，慢性腎疾患などの慢性疾患をもつ患者が，感染などをきっかけに基礎疾患の病状が急激に悪化する急性増悪をきたし，急性疾患に類似した状態となる。そして，生命維持において重要な機能を果たす臓器の機能不全が急激に起こり，生命危機状況に陥る。複数の慢性疾患をもつ場合は，基礎疾患による身体機能の低下もあり，新たな侵襲に対する予備能が低い場合が多く，重症化するケースもある。

侵襲によるサイトカイン反応で全身の炎症反応が遷延し，サイトカインが過剰産生されることにより，臓器障害の進行や，臓器の酸素不足が起こり，臓器の機能不全に陥る。そのため人工呼吸器や透析装置など人工臓器療法が必要となる場合もある。

慢性疾患をもつ患者の場合，基礎疾患の急性増悪を**ファーストアタック**（**1つ目の侵襲**），つまり「臓器がすでに影響を受けている」と考えて管理をすることが重要となる（図1-5）。さらに症状が悪化し障害が加わることや侵襲的治療が行われる場合を，**セカンドアタック**（**2つ目の侵襲**）と考え，SOFA（sequential organ failure assessment）スコアなどを用いて経時的に臓器障害の程度を評価し（表1-5），臓器障害を防ぎながら，増悪の誘因に対する治療が行われる。看護師は，不適切な治療，看護ケアが侵襲となることを十分に理解し，患者にかかる身体的ストレスを軽減し，増悪前の微妙な均衡が保たれた状態への回復

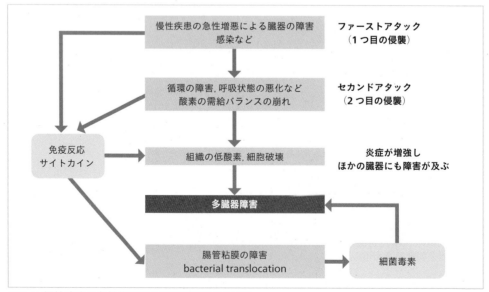

図1-5 慢性疾患の急性増悪による臓器障害の広がり

表1-5 SOFAスコア

スコア	0	1	2	3	4
意識 Glasgow Coma Scale	15	13〜14	10〜12	6〜9	< 6
呼吸 PaO_2/FIO_2（mmHg）	≧ 400	< 400	< 300	< 200 および 呼吸補助	< 100 および 呼吸補助
循環	平均血圧≧ 70mmHg	平均血圧< 70mmHg	ドパミン< 5μg/kg/分 あるいはドブタ ミンの併用	ドパミン 5〜15 μg/kg/分 あるいはノルア ドレナリン≦ 0.1μg/kg/分 あるいはアドレ ナリン≦ 0.1μg/kg/分	ドパミン > 15 μg/kg/分 あるいはノルア ドレナリン> 0.1μg/kg/分 あるいはアドレ ナリン> 0.1μg/kg/分
肝 血漿ビリルビン値（mg/dL）	< 1.2	1.2〜1.9	2.0〜5.9	6.0〜11.9	≧ 12.0
腎 血漿クレアチニン値 尿量（mL/日）	< 1.2	1.2〜1.9	2.0〜3.4	3.5〜4.9 < 500	≧ 5.0 < 200
凝固 血小板数（× 10^3/μL）	≧ 150	< 150	< 100	< 50	< 20

出典／日本集中治療医学会・日本救急医学会合同日本版敗血症診療ガイドライン 2020 特別委員会：日本版敗血症診療ガイドライン 2020，https://www.jsicm.org/pdf/jjsicm28Suppl.pdf（最終アクセス日：2021/6/16）

を目指す。また，急性増悪を繰り返し，徐々に身体機能が低下してくる慢性疾患をもつ患者の体験を理解しながらかかわることも重要である。

4. 手術による過大侵襲を受ける患者

一般的には，心臓や大血管手術，食道がん根治術など，外科的操作そのものが，生体組織に過大なダメージを与える手術を過大侵襲として取り扱う。ハイブリッド式の手術など術式の低侵襲化や周術期管理の発達に伴い，全身状態が不良な患者でも手術が可能となり，外科的侵襲を契機に重篤な合併症を発症するリスクの高い患者が増えている。手術による侵襲が過大侵襲となるかどうかは，手術前の患者の身体機能と手術による侵襲のバランスによって決まる。患者の順調な回復を支援し，安全な医療を提供するためには，多職種で協働して，術前から術後までの集学的なアプローチ*により，質の高い周術期管理を行う[8]ことが重要である。そのために周術期管理センター*を置いて，手術前から患者の意思決定を支え，患者が主体的に取り組めるように支援する施設も増えてきた。

侵襲を受けることにより，局所でサイトカイン反応が起こり，活性化された好中球が血管内皮細胞を障害して，全身性炎症反応をきたす。また，神経内分泌系の反応も加わることにより，合併症発生のリスクが一段と高まる。したがって，外科的侵襲後の生体反応に関する知識（表1-6）を活用して，あらかじめ患者の手術前の身体機能から経過を予測す

---

* **集学的なアプローチ**：患者が主体的に手術を乗り越えられるように，手術を受ける患者の術前・術中・術後を多職種からなる医療チームが支援するしくみ[9]。
* **周術期管理センター**：手術支援センターや患者支援センターの名称で，術前看護外来を行っている施設もある。

表1-6 侵襲による内分泌・代謝・排泄系の変動と回復過程（ムーア）

	第Ⅰ相 傷害期		第Ⅱ相 転換期	第Ⅲ相 同化期・筋力回復期	第Ⅳ相 脂肪蓄積期
	手術後48〜72時間		第Ⅰ相（傷害期）に続く 1週間程度	2〜5週間程度	数か月〜数年
内分泌系	〔下垂体〕 前葉（ACTH-副腎皮質刺激） 後葉（ADH-尿量減少） 〔副腎〕 髄質（アドレナリン-頻脈，血管収縮） 皮質（コルチゾール-たんぱく異化，アルドステロン-水とNaの再吸収） 〔膵臓〕インスリン分泌抑制，グルカゴン分泌		〔副腎〕 髄質（アドレナリン-正常化） 皮質（コルチゾール，アルドステロン-正常化）	正常化	正常化
代謝系	• たんぱく異化亢進 　アミノ酸と窒素に分解→尿中窒素増加 　細胞破壊，血清K上昇 • グリコーゲン分解促進 　血糖値上昇 • 脂肪分解→脂肪酸＋グリセロール		• たんぱく代謝 　同化作用と異化作用の混合 • 血糖値正常化	たんぱく合成 食欲回復 筋力回復	脂肪蓄積，体重増加 食欲亢進
排泄系	• 不感蒸泄の増加（頻呼吸，発熱） • 尿量減少（K$^+$尿中排泄増加，水分とNa$^+$の再吸収） • 腸蠕動停止		• 尿量増加（水分とNa排泄増） • 排ガス	正常化	正常化

※第Ⅰ相〜第Ⅳ相の期間は，侵襲の程度によって変わる

る。そして，患者に実際に生じている生体反応を把握し，予測した経過と比較して患者の状態をとらえることによりタイムリーな看護ケアが可能となり，術後合併症や臓器障害の発生を予防できる（表1-7）。つまり，手術に伴う侵襲の程度，起こり得る合併症を予測したかかわりをするためにも，手術前から患者の全身状態を把握し，身体状態を整えることが重要となる。

　また，患者自身がどのように手術と向き合い，準備を整えようとしているのかを把握し，手術による影響を軽減し，患者のもつ力を支え，引き出し，さらに発揮できるように

表1-7 手術前・中・後の動的な変化から患者をとらえる

とらえる視点	術前	術中	術直後	回復期
意識（中枢神経），呼吸，環境，腎機能，凝固機能，栄養状態，運動機能，認知機能，手術後の生活	• 手術に耐えられる身体機能か • 患者自身の準備状況 • 手術をどのようにとらえているのか • 手術後の生活のイメージ	• 過大侵襲となる可能性 • 術式変更の有無 • 術後の回復に影響するイベントの有無 • 疼痛・ドレーン管理 • 手術室での患者の反応	• 生体侵襲と患者の予備力のバランス • 二次的侵襲の可能性（合併症） • 疼痛・ドレーン管理 • 活動に耐えられる身体機能か • 患者の反応	• 身体機能は活動の増加に耐えられるか • 合併症は起こっていないか • 疼痛・ドレーン管理 • 患者の反応 • 合併症予防の努力を意味付けできているか • 退院後の生活をイメージできているか
看護方針	手術に向け予備力を高める	手術侵襲を低減する	合併症を予防し，身体機能が安定する	回復を促進し，退院後の生活をイメージする

患者自身が安心して，できるだけ安楽に手術を乗り越えられるように，患者の体験を考えながら，周術期をとおして支援する

第1編

1 クリティカルケア看護の基本

2 基盤になる理論と看護展開

3 必要な能力

4 思考プロセス

5 全身管理と日常性への支援

かかわる。

5. 救命困難な状態にある患者

　前述のとおり，クリティカルケア看護領域は治療中心の場であり，医療者は救命を第一に考え，先端医療を駆使し，治療を推進する。しかし，先端医療を駆使しても救命困難な状態を避けられない場合もある。救命困難な患者は，原因に対する治療や機能不全状態の主要臓器の補助を行っても全身状態が悪化する。心肺蘇生によっても，患者の生理的代償反応がなく死を免れられない場合もあれば，基礎疾患の病状悪化に感染などの新たな合併症が加わり，単一臓器から多臓器障害へと徐々に進展・悪化し，死に至る場合もあり，死に向かうプロセスは多様である。

　この状況では，身体機能を回復するための代償機転が著しく低下し，高度な集中治療を行っても救命は困難である。また，意識障害や鎮静薬の使用により，患者自身が治療方針を決定できない状況であり，家族も突然の衝撃的な出来事に精神的にパニック状態に陥り，患者の状態や治療の限界について十分に理解できない場合もある。家族は患者の代理意思決定を迫られても，家族全員で話し合う時間的猶予もなく精神的負担を抱える[10]。

　「救急・集中治療における終末期医療に関するガイドライン；3学会からの提言」[11] では，終末期の判断やその後の対応について考える道筋を示している（表1-8）。意思決定能力を評価し，本人の意思が確認できれば本人と医療チームが十分に話し合い，本人の意思決定を基本とする。本人の意思が確認できない場合は，①推定意思があれば本人の推定意思を尊重し，本人にとっての最善をとる。②推定意思がない場合や家族がいない場合は，本人にとって最善の方針を医療・ケアチームで慎重に判断する。患者や家族が望むことを理解し，苦痛を最大限和らげ，十分に感情を表出できるようにするといった看護師の擁護者としての役割はますます重要となり，患者や家族の反応を的確にとらえることが求められる。

表1-8 救急・集中治療における終末期医療に関するガイドライン：3学会からの提言

終末期：「集中治療室等で治療されている急性重症患者に対し適切な治療を尽くしても救命の見込みがないと判断される時期」
❶医師，看護師らを含む医療チームが，患者の状態の慎重かつ客観的判断 ❷患者／家族への説明 ❸医療チームは患者の意思決定能力を慎重に評価 　• 患者に意思決定能力がある／事前指示がある 　• 患者の意思は確認できないが推定意思がある 　• 患者の意思が確認できず推定意思がない 　• 本人の意思が不明で，身元不詳などの理由で家族とも接触できない ❹延命措置終了などの選択肢を説明し具体的な対応を決定する ❺一連の判断やその後の対応に関して診療録に記載する

B クリティカルな状態にある患者の体験

　クリティカルな状態にある患者は，からだの急激な変化により生命の危機にさらされ，最悪の場合は死に至る。また，死に至らずとも，重篤な状態に陥り，後遺症を残すケースがある。身体的には呼吸，循環，代謝が障害されると，生理的に不安定な状態となり，患者は生命の危機に直面する。当然，活動に必要な酸素供給が阻害され，運動制限や ADL（日常生活動作）の低下による日常生活への影響や，予後への不安から，長期的に QOL が低下する。また，生命維持のために行われる侵襲的治療や処置，大型の医療機器が装着されることにより，患者は身体的にも精神的にも社会的にも霊的（スピリチュアル）にも多大な苦痛を抱えることとなる。

■ 1. 身体的側面

　クリティカルな状態にある患者は，①疾病や外傷そのものによる侵襲，②治療や処置による侵襲，③ストレスによる侵襲など，様々な侵襲を受けている。そして，身体侵襲により，生命を脅かす健康問題をもち，生理的に不安定な状態となる。また，その侵襲により，痛み，呼吸苦，発熱，倦怠感などの種々の身体的な苦痛をもつ。したがって，患者の全身状態の改善，苦痛の緩和において，患者がどのような侵襲を受け，それに対してからだがどのように反応しているかを知る必要がある。患者が示す反応を注意深く観察し，とらえることにより的確な看護ケアが可能となる。

1 ｜ 疾患や治療による影響

　疾患や外傷そのもの，あるいは治療によって，身体機能障害を生じることは，ADL や回復後の社会復帰に影響をもたらし，長期的な QOL の低下を招く。患者は侵襲により生命を脅かす健康問題をもち，脆弱で複雑で不安定な状態にありながら，さらに ICU という治療環境の影響を受けている。脆弱であるが故に1つの機能の障害をきっかけに，ほかの臓器へ機能障害が広がり，場合によっては多臓器障害となる危険がつきまとう。つまり，呼吸，循環，代謝が乱れ，酸素の需給バランスが崩れることで，複数の臓器に影響を及ぼし，さらにそれらが相互に関連し合うことで複雑化し，新たな問題を引き起こす可能性が高い。ICU で管理された重症患者に生じる全身的な筋力低下は，ICU 関連筋力低下（ICU-AW）（column 参照）とよばれ，患者の生命予後や QOL の低下に関連する。

2 ｜ 生理的代償作用

　人が生命を維持するためには全身の臓器／組織において酸素が必要である。酸素の供給は以下のように成り立つ。

第
1
編

1

クリティカルケア
看護の基本

基盤になる理論
と看護展開

必要な能力

思考プロセス

全身管理と
日常性への支援

❶ airway（A）：気道を介して
❷ breathing（B）：肺に取り込まれた酸素が血管内に拡散し
❸ circulation（C）：心臓からの灌流により臓器／組織に供給される

また，適切に呼吸するには，

❹ dysfunction of CNS（central nervous system）（D）：呼吸中枢の異常がない

こともかかわる[12]。

　クリティカルな状態にある患者は，臓器／組織の酸素需要と供給のバランスが破綻，ある
るいは代償作用により破綻の一歩手前で酸素の需給バランスを保っていることが多い。し
たがって，顕在化している機能障害に加えて，侵襲による生体反応，治療や処置，使用し
ている薬剤などの影響も考慮して，患者の現在の反応が意味していることを理解する必要
がある。患者のからだの反応をていねいに注意深くとらえ，からだの中で起こっている現

Column

ICU-AW（ICU関連筋力低下）

　ICU に入室した重症患者に続発する左右対称性の全身的な四肢筋力低下で，その原
因が明らかでないものを ICU-AW とよぶ。ICU 退室後の患者の長期的な QOL の低下
が問題視され，2012 年に Society of Critical Care Medicine が ICU-acquired weakness
(ICU-AW) や post-intensive care syndrome（PICS）をとりあげた[1] ことを契機に，ICU におけ
る合併症として注目されている。

　敗血症，多臓器不全，長期人工呼吸管理などの基準を満たす患者の46 % は ICU-
AW を発症している[2]。また，ICU-AW の危険因子として，敗血症や全身炎症による
多臓器不全，安静，鎮静，廃用などから生じる不動化，高血糖，ステロイド薬，筋弛
緩薬の5つが危険因子とされる[3]。ICU-AW では，四肢に左右対称性に筋力低下や筋
萎縮が起こり，重症になると弛緩性四肢麻痺が生じ，障害は呼吸筋にまで及ぶ。ICU-
AW を合併することにより，人工呼吸器からの離脱の遅延，死亡率の増加，長期間に
わたる身体機能障害や QOL の低下など，その影響は計り知れない。人工呼吸管理中
の過剰な鎮静と，ICU におけるせん妄，ICU-AW の間には負のサイクルが形成される
ともいわれ[4]，医原性リスクの関与も指摘されている。ICU-AW の治療も予防も，現
時点で十分なエビデンスはないが，そのなかで早期リハビリテーションについては有
効性を示すデータが増えつつある[5]。したがって，ICU-AW を回避するためには，危
険因子の排除や適正な栄養管理，そして人工呼吸器管理 ABCDEFGH バンドルに沿っ
て，医原性リスクの低減に多職種チームで総合的に取り組むことが重要であろう。

1) Needham D. M., et al. : Improving long-term outcomes after discharge from intensive care unit
; report from a stakeholders' conference, Crit Care Med, 40（2）: 502-509, 2012.
2) Stevens R. D., et al. : Neuromuscular dysfunction acquired in critical illness ; a systematic review,
Intensive Care Med, 33（11）: 1876-1891, 2007.
3) 井上茂亮, 他 : ICU-acquired weakness と Post-Intensive Care Syndrome ; 最近の話題と動向, ICU と
CCU, 39（8）: 477-485, 2015.
4) 松尾耕一, 讃井將満 : ABCDE バンドルとその重要性, ICU と CCU, 39（2）: 71-75, 2015.
5) 蜂須賀明子 : ICU-acquired weakness の予防と治療方針, Intensivist, 8（4）: 930-935, 2016.

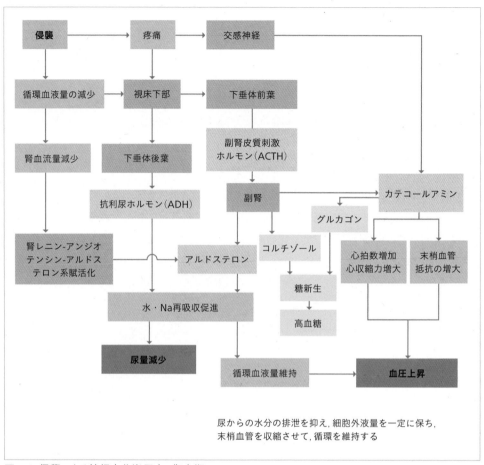

図1-6 侵襲による神経内分泌反応:傷害期

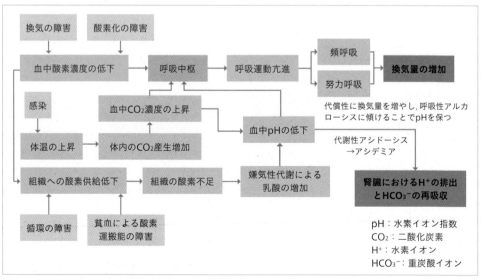

図1-7 呼吸・循環・代謝の代償による反応

第1編

1 クリティカルケア看護の基本

2 基盤になる理論と看護展開

3 必要な能力

4 思考プロセス

5 全身管理と日常性への支援

象を考えることにより，患者の生理的安定や苦痛緩和の手がかりを得ることが可能になる（図1-6，7）。

▌2. 心理社会的側面

クリティカルな状態にある患者は，からだの変化による死への恐怖やからだの一部を喪失することに対する危機感をもつ。また，生命の危機状態のなかで，身体的な苦痛に耐えながら，日々当たり前にできていたことができないこと，思うようにからだを動かせないこと，言語的コミュニケーションがとれないことに苛立ちや無力感，場合によっては焦燥感を感じることもある。身体状態が不安定ななか，これまでの対処方法では対応できない課題と向き合うことは困難を伴い，抑うつ的な反応がみられる場合もある。

近年，人工呼吸器を装着した患者の鎮静管理に**浅い鎮静**（light sedation）が推奨されるようになり，light sedation 中の患者の ICU における体験が示されている（表1-9）[13]。

1 ┃ クリティカルな状態にある患者の全人的苦痛

クリティカルな状態にある患者は，身体的苦痛を抱えると同時に，死への恐怖，恐れや苛立ち，不安を感じている。また，仕事の問題や役割についての問題を抱え，人生の目的や自分の存在の意味を見いだせなくなり，苦悩することもある。患者が表現する痛みが，様々な要因により関連し合いながら全人的苦痛となる（図1-8）ことを理解し，看護ケアの糸口を発見することが重要である。

2 ┃ 生命危機による恐怖・不安

急激な変化で意識を失った状態から，あるいは治療後に，鎮静された状態から覚醒した患者は，知らない環境のなかで，からだに様々なデバイス（輸液ルート，チューブ，ドレーンなど）が装着され，思うように動けず，現状をとらえきれず混乱し，恐怖や不安が高まる。まさに，浅い鎮静の人工呼吸器装着患者の体験で「説明のない状況で感覚を駆使して状況をとらえる」[13] というカテゴリーが見いだされているように，自分で思うようにか

表1-9 ICUにおける浅い鎮静中の人工呼吸器装着患者の体験

- 見知らぬ環境や人に囲まれ無防備な状態にさらされる
- 説明のない状況で感覚を駆使して状況をとらえる
- 命綱の呼吸器にしばられ異物感と時間や身体感覚の曖昧さに苦悩する
- 鎮静薬で眠るより覚醒して自分らしく人とかかわりたい
- 自分にかかわる人や周囲を気遣う
- 任せてもらえない身の回りのことを自分でやりたい
- 物言わぬ患者として扱われ伝えるチャンスがない
- 挿管患者は勝手に動いてはいけないらしい
- 医療者にわかっていないように扱われ

出典／野口綾子，井上智子：Light sedation（浅い鎮静）中の ICU 人工呼吸器装着患者の体験，日クリティカルケア看会誌，12（1）：41，2016.

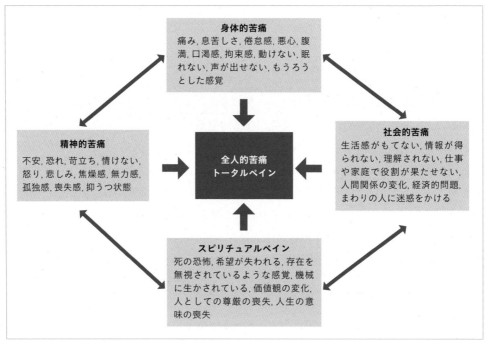

身体的苦痛
痛み, 息苦しさ, 倦怠感, 悪心, 腹満, 口渇感, 拘束感, 動けない, 眠れない, 声が出せない, もうろうとした感覚

社会的苦痛
生活感がもてない, 情報が得られない, 理解されない, 仕事や家庭で役割が果たせない, 人間関係の変化, 経済的問題, まわりの人に迷惑をかける

全人的苦痛 トータルペイン

精神的苦痛
不安, 恐れ, 苛立ち, 情けない, 怒り, 悲しみ, 焦燥感, 無力感, 孤独感, 喪失感, 抑うつ状態

スピリチュアルペイン
死の恐怖, 希望が失われる, 存在を無視されているような感覚, 機械に生かされている, 価値観の変化, 人としての尊厳の喪失, 人生の意味の喪失

図1-8 クリティカルな状況にある患者の全人的苦痛

らだを動かすこともできず, 限られた視野と聞こえてくる断片的な情報, からだの感覚から現状をなんとか把握しようとしている。

また, 場合によっては鎮静薬の使用により, 物事を適切に判断できないと感じたり, 状況に対処する術がないと感じたりする。これらの体験は, 自分自身の価値を失う体験であり, 患者をさらに不安にさせる。これまでの対処のしかたで対応できないことにより, 危機状態となることもある。

3 │ 先を見通せない不確かさ

クリティカルな状態にある患者は, 様々な苦痛を抱えており, 苦痛が緩和されなければ治療のゴールも効果もみえなくなり, さらに苦悩する。

鎮静薬の使用や気管挿管によるコミュニケーション障害により, 患者が自ら必要な情報を求めることもできず, 情報が不足しやすい。先の見通しがつかないことにより, 患者は周囲との距離を感じて孤独感や焦燥感を抱くこともある。

また, ICUの環境は, 常に機械の駆動音やアラーム音, 人の話し声, 足音などが聞こえ, モニターや人型機器のグラフィックモニターの照明など, 様々な刺激に囲まれており, 患者自身の現実認知を不確かにする。鎮静薬の使用や意識状態が清明ではない身体状態にあることもその一因となり, 「いつまでも人工呼吸器が外せないのではないか」というように, 見通しのつかない不安な気持ちを十分に表出できずにいることもある。

4 | 無力感から意欲の低下へ

　クリティカルな状態にある患者は，生理的に不安定で，自らからだを動かそうとしても医療者の支援を必要とする場合が多く，自分自身を情けなく感じる。呼吸を安定させるために挿入された気管チューブは，声帯を越えて挿入されており，患者の声を奪う。患者は意思伝達ができないことと情報不足を不満に思っても，コミュニケーション手段が限られており十分に伝えられず，葛藤する。医療者から患者の状態に合わせた情報提供がなく，限られた情報から何とか状況をとらえようとする行動が，場合によっては看護師から現状認知の歪みととらえられることさえある。

　医療者にゆだねるしかない状況を理解されない体験は，医療者への信頼喪失につながりかねない。このような思いが積み重なることで，患者は強い無力感を抱き，さらに苦痛や孤独感などが重なることで，無気力となって，治療への意欲や希望を失ってしまう可能性がある。

5 | 意思決定の困難さと倫理的葛藤

❶ 時間的制約

　患者や家族は突然に生命の危機に直面し，生命にかかわる重大な選択を強いられることがある。生命の危機状態では早急な治療介入が必要で，患者の治療方針を十分に検討するための時間的猶予がないことも多い。治療開始のタイミングによって予後や身体機能に影響を与えることもあり，意思決定までの時間が切迫していることや決定した内容が生命に直結することもある。しかし，患者や家族は医療に関する知識も少なく，生命維持にかかわる選択には倫理的葛藤を生じやすい。

❷ 医療者にゆだねることへの葛藤

　クリティカルな状態にある患者は，生命の危機状態から少しでも早く回復するために治療や生活のすべてを医療者に任せるしかないと思っている。果たして患者は，医療者が最善の治療やケアをしてくれると信じ，安心しているのだろうか。自分では何もできない状態のなかで，患者が医療者を信頼することができれば，安心して医療を受けることができ，治療への参加も可能となる。しかし，少しでも医療者への不信を感じると，治療や生活を任せることに不安や葛藤が生じる。その結果，患者の権利が脅かされたり，無力感を強めたりすることもある。

❸ 権利の制限

　生理的機能が不安定で，集中的なケアを必要とする患者は，生命維持，機能の安定化のために大型の医療機器が装着され，24時間絶え間なく観察されており，患者のプライバシーは保たれていない。オープンフロアのICUの場合は，カーテンで仕切られただけの空間となる。自分の状況を知るための情報を得ることすら困難で，患者の権利が制限されることも多い。

第1編

1 クリティカルケア看護の基本

2 基盤になる理論と看護展開

3 必要な能力

4 思考プロセス

5 全身管理と日常性への支援

3. 事例紹介

次の事例で理解を深めてほしい。

1 │ 急性心筋梗塞で急激な心機能の悪化を体験したAさんの事例

救急外来で医師から，緊急冠動脈造影で閉塞部位を確認して，経皮的冠動脈インターベンション（percutaneous coronary intervention：PCI）を行うことが患者と妻に説明された。

患者プロフィール

患者：Aさん，60歳，男性
職業：中学校教諭

入院までの経過

来院時のバイタルサイン：呼吸数25回/分，酸素飽和度（SpO₂）93%，脈拍数110回/分，血圧90/70mmHg
症状：四肢冷感，冷汗著明，痛みが強い
既往歴：高血圧

今までに経験したことのない胸痛と息苦しさを感じ，妻と共に来院した。

診断

12誘導心電図検査ではV₁～V₄でST上昇しており，血液検査ではトロポニンI，CK-MBの上昇が認められた。心エコーでは，前壁運動異常があり，胸部X線では，肺野にび漫性の陰影が認められ，肺うっ血があることから心不全を合併した急性心筋梗塞であると診断された。

PCI後CCUに入室したAさんは，自分の体験を振り返って以下のように話している。

とにかく今まで経験したことのないような痛みで，もう死ぬかもしれないと思った。記憶が曖昧だけど，なんだか命令されているようで，この治療を受けなければ自分は死ぬんだと感じていた。ここ（CCU）へ来てからは，「動いてはいけない」と命令されることや「からだを拭きます」「からだの向きを変えます」と一方的に言われることばかりで，自分が何もできなくなったと思ったけど，生きるためには仕方のないことだね。

看護師は，図1-9に示す生体反応を熟知し，治療後の反応を予測しながら，患者にかかわる必要がある。また，看護師として細やかな観察と対応を繰り返しながら，からだの状態を整え，苦痛を緩和し，患者が安心できるようなかかわりをすることが求められる。

2 │ 患者と看護師のとらえ方の違い

表1-10に示したように，同じ場面でも患者と看護師では，とらえ方が異なっている。患者は循環動態が不安定で，場合によっては脳への酸素供給が不十分となり，集中して話を聞くことができず，説明を理解できていないこともある。患者の無力感を緩和し，治療過程に患者が主体的に参加できるようにするために，「患者はどうとらえているのか？」を常に意識し，患者の反応を確認しながら，患者に伝わる方法を工夫し，意図的にかかわることが求められる。

第
1
編

1
クリティカルケア
看護の基本

2
基盤になる理論
と看護展開

2
必要な能力

3
思考プロセス

3
全身管理と
日常性への支援

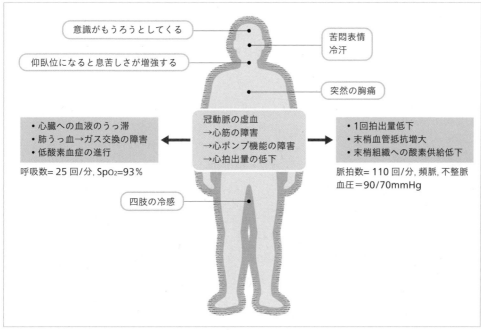

意識がもうろうとしてくる

苦悶表情
冷汗

仰臥位になると息苦しさが増強する

突然の胸痛

・心臓への血液のうっ滞
・肺うっ血→ガス交換の障害
・低酸素血症の進行

冠動脈の虚血
→心筋の障害
→心ポンプ機能の障害
→心拍出量の低下

・1回拍出量低下
・末梢血管抵抗増大
・末梢組織への酸素供給低下

呼吸数= 25 回/分, SpO₂=93％

脈拍数= 110 回/分, 頻脈, 不整脈
血圧＝90/70mmHg

四肢の冷感

図1-9 Aさんのからだに起こっていることを病態生理学的にとらえる

表1-10 患者と看護師の各場面のとらえ方の相違

場面	患者のとらえ方	看護師のとらえ方
PCI後CCUでの医師からの治療の説明	今までに経験したことのないような痛みだったけど，ちょっと和らいできた。説明は聞こえるけど，頭には入ってこない……意識がぼぉっとする。ただならぬ雰囲気，この治療を受けなければ自分は死ぬんだ。ひとまずうなずいておこう。でも，もう何も頭に入ってこない……。	心電図上の変化はないけれど，いつ急変するかわからないから気をつけておこう。痛みは少しは和らいだかな……。質問もないし，うなずいているからAさんも納得したみたい。PCI後の安静のことも医師が説明したし，理解できたみたい。
PCI後の安静保持と全介助による体位変換	治療も終わったのに，なぜ安静にしなくてはいけないのか……。自分で動こうとすると，当たり前のように「動いてはいけない」と命令される。納得がいかないけど仕方ないか……。	循環動態が不安定だから，負担を避けるために全介助で体位変換するのよね。患者さんは理解できてるみたいだし，眠ってるようだから説明せずに，そっと体位を変えよう。
体位変換後	ここはずっとがやがやしていて気持ちが休まらない。やっと眠れるかなと思ったら，「体の向きを変えますね」って……，また目が覚める。こちらの都合はお構いなしだ。	体位変換して合併症の予防になるし，Aさんの安静に伴う痛みも軽減できたかな。

C クリティカルな状態にある患者の家族の体験

　クリティカルな状態にある患者の家族は，患者の生命が危ぶまれる状況に直面するため，心理的均衡の維持が難しく，強い不安や恐怖，混乱，動揺などを呈する。いわゆる心理的危機的状態に陥ることが多い。

　家族は，患者が集中的な医療を受け回復に向かう，あるいは死を迎える過程において，患者をサポートする，生命にかかわる重大な意思決定に参加する，家族内の役割・関係を

調整する，医療費や生活費の支払いを負担するなど，様々な問題に対処することが求められる。家族が状況に適応しながら，それらの問題に対処できるよう支援するためには，クリティカルな状態にある患者の家族の体験を理解することが大切である。

1. 家族とは

❶家族の定義

マリリン・フリードマン（Friedman, M. M.），ロレイン・ライト（Wright, L. M.），シャーリー・ハンソン（Hanson, S. M.）とシェリル・ボイド（Boyd, S. T.）など，様々な研究者が家族を定義している。共通していえることは，血縁や婚姻などの法的なつながりだけでなく，**お互いに家族であると認識している人たち**ということである。すなわち，家族を支援するためには，血縁関係や同居・別居にかかわらず，患者にとってだれが重要な人であるのか，家族員の関係性にはどのようなものがあるのかなど，家族の情報を得ることが重要となる。

❷システムとしての家族

家族は，個々の家族員が集まって形成されている1つのシステムであり，個々の家族員が相互に関連しながら機能している。そのため，たとえば母親が入院することで，娘が母親に代わって家事をするために，クラブ活動を休まなければならなかったり，夫が勤務時間を減らさなければならなかったりと，家族の生活に変化が起こる。また，入院している母親も，家族の生活を心配するあまり，治療半ばで退院を望んだりすることもある。このように，1人の家族員に起きた変化は，家族全体に様々な影響を及ぼす。すなわち，システムとしての家族を理解するためには，個々の家族員だけでなく，家族の全体性を理解することが重要となる。

❸家族の形態と価値観

日本における家族の形態の特徴に，平均世帯人員の減少や高齢者世帯の増加*がある。世帯人員の減少によって，患者をサポートするために1人の家族員が担う役割が大きくなり過ぎることがある。また，高齢者世帯の増加によって老老介護が社会問題になっているように，高齢者世帯において患者をサポートすることは，高齢の家族員自身への身体的な負担となることがある。すなわち，家族だけで患者の病気に対処することが困難になるため，家族は物的・人的な社会資源のサポートを必要とする。

また，事実婚，週末婚，同性婚，国際結婚などパートナーとのあり方の多様化に伴い，家族の病気への対処行動も，家族の考え方・価値観によって違ってくる。そのため，求められるサポートは画一的でなく，ありのままの家族を柔軟にとらえることが重要となる。

2. クリティカルな状態にある患者の家族の体験

クリティカルな状態にある患者が家族内にいると，患者の病状の変化や時間の経過に

＊ **平均世帯人員の減少や高齢者世帯の増加**：「2019年国民生活基礎調査」（厚生労働省）の概況によると，平均世帯人員は2.39人で，高齢者世帯は全世帯の28.7％であった[14]。

第
1
編

1

クリティカルケア
看護の基本

2

基盤になる理論
と看護展開

3

必要な能力

4

思考プロセス

全身管理と
日常性への支援

伴って，家族には心理的な負担や家族内の役割・関係の変化に伴う負担などがかかる。また，その間，家族には患者の生命にかかわる重大な意思決定への参加が求められている。

1 家族の心理的な負担

患者がクリティカルな状態にあることは，多かれ少なかれ家族に衝撃をもたらす。危機的状態にある家族にとって，患者の状態を受け入れることは容易なことではなく，患者の病状の変化や時間の経過に伴って，家族は様々な思いを抱くことになる。

❶強い不安や恐怖

患者の生命が危ぶまれることに対し，家族は強い不安や恐怖を感じる。それらは，医療者からの説明を理解できないことや，今後の見通しが立たないことによって強まる。また，現実的でない過度の期待や素っ気ない態度などは，家族が不安を打ち消そうとする思いによってもたらされていることがある。

家族の不安や恐怖の強さは，患者の病状の緊急度・重症度と比例するとは限らない。家族にとっては，患者が救命救急センターやICUに入院する，あるいは手術を受けるといった状況そのものが非日常的な出来事である。また，家族が状況をどのように理解し，受け止めるかは家族によって様々である。

そのため，医療者にとっては一般的な回復経過が予測できる患者であっても，家族のなかには患者の死を強く想起し，不安が強くなる者もいる。また，家族の考えるとおりに物事が進まないと，家族は医療者に疑念をもつこともある。

❷患者の苦痛への心配

疾患による身体的な苦痛，侵襲的な処置や検査による苦痛，医療機器の装着による苦痛，生きる希望の喪失など，家族は患者の様々な苦痛を目の当たりにし，あるいは苦痛を想起することで，胸が張り裂けそうな思いにかられる。「痛みをなんとかしてあげたい」「私が代わってあげたい」など，家族にとって患者の苦痛に対する心配はつきない。

❸自責感

患者がクリティカルな状態に陥ると，その原因が家族にないのにもかかわらず，「病気になったのは私が気づかなかったせいだ」「私がもっと早く病院に連れてきていたら，このようなことにはならなかった」など，家族は様々な罪の意識にとらわれ，責任や後悔を感じることがある。

2 家族内の役割・関係の変化に伴う負担

家族は，自身の日常生活を維持しながら，患者が果たせなくなった家族内での役割や患者をケアする役割など，新たな役割を負担する。また，医療費の支払いや今後の生活費など，経済的な負担が大きくなる。さらに，危機的状態にあるため，ほかの家族員を思いやる余裕がなくなり，家族内の役割分担のバランスが崩れることで，ほかの家族員への不満が表面化したりする。そのため，これまでの家族関係が変化し，家族全体の危機につなが

ることがある。

3 | 代理意思決定に伴う葛藤

　クリティカルケア看護領域では，急激な病状の変化に対応するため，侵襲的な治療に伴う意思決定，クリティカルケアから終末期ケアへの転換に伴う意思決定などが患者や家族に求められる。患者本人の意思が第一であるが，生命にかかわる重大な意思決定について患者と家族が話し合い，家族のなかで意見をまとめる・合意するなど，家族も意思決定に参加している。

　病状や治療によって患者が意思決定できない場合には，家族は患者に代わって患者の生命や今後の人生を左右する重大な意思決定（**代理意思決定**）を求められる。

　しかし時に，家族は，意思決定を左右する情報を深く考えることもできない，理解することもできないまま，短時間で決断を迫られることがある。また，意思決定した後も，患者の病状の変化によっては，「こんなはずではなかった」「ああすればよかった」と，家族は決定を悔やんだり葛藤したりする。さらに，家族内で意思の統一が図られていないと，「あなたのせいでこうなってしまった」と，決定を下した家族員がほかの家族員に責められ，家族員の関係に亀裂をもたらすこともある。

文献

1) 池松裕子：クリティカルケア看護の特徴と看護者に求められる能力，看教，41（4）：306-311，2000.
2) 井上智子：蓄積から挑戦へ，日クリティカルケア看会誌，1（1）：15-19，2005.
3) Moore, F.D.：Metabolic Care of the Surgical Patient, Saunders, 1959.
4) 道又元裕：過大侵襲に伴う生体反応〈道又元裕，他編：クリティカルケア実践の根拠〉，照林社，2012，p.5-24.
5) 池松裕子：クリティカルな患者のアセスメントの特徴，看管，9（1）：68-72，1999.
6) 藤野智子：外傷患者特有のメンタルケア；身体状況と並行した早期からの介入がポイントです，重症患者ケア，5（3）：439-449，2016.
7) 小幡祐司：障害者支援体制；社会復帰を目指した支援体制！はじまりは受傷直後から，重症患者ケア，5（3）：450-456，2016.
8) 宮田剛：ESSENSEとはなにか；外科手術後の回復を促進するための4つのキーワード，外科と代謝・栄，47(5)：147-154，2013.
9) 岡山大学病院看護部：周術期管理センター，http://nurse.hospital.okayama-u.ac.jp/section/section_sc1_5.php（最終アクセス日：2020/10/21）
10) 樗松久美子：救急現場におけるグリーフケア，Mod Physician, 32（9）：1151-1154，2012.
11) 日本集中治療医学会，日本救急医学会，日本循環器学会：救急・集中治療における終末期医療に関するガイドライン〜3学会からの提言〜，http://www.jaam.jp/html/info/2014/pdf/info-20141104_02_01_02.pdf（最終アクセス日：2021/9/13）
12) 是永章：重症度の評価，レジデントノート，18（12）：2218-2225，2016.
13) 野口綾子，井上智子：Light sedation（浅い鎮静）中のICU人工呼吸器装着患者の体験，日クリティカルケア看会誌，12（1）：39-48，2016.
14) 厚生労働省：2019年 国民生活基礎調査の概況，http://www.mhlw.go.jp/toukei/saikin/hw/k-tyosa/k-tyosa19/dl/14.pdf（最終アクセス日：2021/3/26）

参考文献

・池松裕子編：クリティカルケア看護論，ヌーヴェルヒロカワ，2009.
・道又元裕編：ICUマネジメント；クリティカルケア領域の看護管理，学研メディカル秀潤社，2015.
・卯野木健：クリティカルケア看護入門；"声にならない訴え"を理解する，改訂第2版，学研メディカル秀潤社，2015.
・立野淳子：クリティカルケア看護における倫理の実際，ICNR, 3：95-99，2014.

第 **2** 章

クリティカルケア看護の基盤になる理論と看護展開

この章では

● クリティカルケア看護領域におけるストレス・コーピング理論の適用を理解する。

● クリティカルケア看護領域におけるアギュララとメズイックの危機モデルの適用を理解する。

● クリティカルな状態にある患者に対するコントロール理論の適用を理解する。

● クリティカルな状態にある患者に対するコンフォート理論の適用を理解する。

● クリティカルケア看護領域における意思決定支援を理解する。

I ストレス・コーピング理論

A 理論の概要

1. ストレスとは

1 生理学的見地からのストレス

ストレスはもともと，工学の分野で「ひずみ」を意味する言葉として使われていた。この工学的思考を生物に取り入れたのが，**ホメオスタシス**を提唱した生理学者のウォルター・キャノン（Cannon, W. B.）であった。キャノンは，生体は緊急事態に遭遇すると，交感神経の活動が高まり，副腎髄質からのホルモン分泌により外界に対して激しい運動ができることを，1935年にマウスの実験から発見した[1]。

その後，1936年にハンス・セリエ（Selye, H.）は，マウスに様々な物質を注射すると，①副腎皮質の肥大，②胸腺・脾臓の萎縮，③胃，十二指腸の潰瘍，出血の3つの症状が共通して現れることを明らかにした。これらの3つの症状を，**汎適応症候群**あるいは**ストレス状態**とよび，人間も外部からの強い刺激が加わった場合に，同じ反応を示すことを発表した[2]。セリエは，ストレスを「何らかの要求に対する生体の非特異的反応であり」，ストレッサーを「ストレスを引き起こす外部環境からの刺激」と定義し，ストレス理論を組織立てた。

2 生体の防御反応

セリエが提唱した汎適応症候群では，生体がストレッサーから刺激を受けた場合，3つの段階があるとしている。

❶**第1段階**

第1段階は**警告反応期**とよばれ，さらに①ショック相，②反ショック相の2つに分けられる。警告反応期とは，生体を守るための精巧なプロセスを開始させる時期である。ショック相では，ストレッサーに対して体温・血圧低下などが生じ，身体的活動が弱まり，抵抗力が大きく低下するが，その後，抵抗力が高まる反ショック相へと移行する。反ショック相では，副腎皮質ホルモンが分泌され，交感神経系の活動が活発になり，血圧や血糖値が上昇する。このように生体を警告状態にし，臨戦態勢をとることを**闘争・逃走反応**（fight or flight response）とよぶ。

❷**第2段階**

第2段階は**抵抗期**とよばれ，ストレスが続く場合に生じる。警告反応期でみられた症状

第
1
編

クリティカルケア
と看護の基本

2

基盤になる理論
と看護展開

3

必要な能力

4

思考プロセス

5

全身管理と
日常性への支援

が消失し，環境に適応しようと精一杯の努力を重ねる時期である。抵抗力も回復し，一見，生体は正常な状態を取り戻したかのようにみえる。

❸ **第3段階**

第3段階は，**疲憊期**である。ストレスが強かったり長期にわたったりすると，体内資源が不足する。そして，体重減少や抵抗性の喪失が生じ，最終的には死に至る。

＊

セリエは，この身体防御反応，あるいは侵襲への適応といえる汎適応症候群が，身体的有害因子によって引き起こされるばかりでなく，心理的な害や脅威によっても引き起こされ得るのではないかと提唱した。

このように，セリエがストレスによる副腎皮質系の活動の重要性を提唱して以来，心理的ストレスと神経内分泌系活動との関連が着目され，多数の実証的研究が行われてきた。

3 心理学的見地からのストレス

「ストレス」という言葉がまだ生まれていなかった紀元前の古代ギリシャでは，プラトンやアリストテレスによって，考えや欲望，感情の間で起きる葛藤などについて議論されていた。

ストレスという言葉を用いた研究は生理学的見地から発展したが，しだいに心理学的見地からの研究も行われるようになった。そのきっかけは，第一次世界大戦，第二次世界大戦である。戦争では多くの兵士たちに強度の情動的障害がみられた。

第一次世界大戦では，戦闘によって引き起こされる情動的な衰弱は，爆撃音が脳に与える影響として認識されていたが，第二次世界大戦では，心理的な原因によりもたらされていると認識された。どのような人物を兵士に選ぶべきか，また戦闘によって生じるストレスにうまく対処できるよう，いかに兵士を訓練するかという関心のもと，ストレス研究が行われてきたが，近代の戦争は総力戦であるため，ストレスは戦争をきっかけに多数の人に注目されるようになった。そして，戦時だけでなく非戦時にもストレスは存在し，しだいに生活に適応する努力が「ストレス」と定義づけられるようになってきた。

戦時中は，戦争に役立てるためにストレス研究が行われていたが，ストレスを引き起こすか否かは個人差が大きく，そのメカニズムを明らかにすることは困難であった。そこで，個人の傷つきやすさに影響を及ぼしやすいパーソナリティは何か，様々な人がどのようにしてストレスに対処しているかを研究する必要が生じた。

トーマス・ホームズ（Holmes, T. H.）とリチャード・レイ（Rahe, R. H.）は，生活適応への努力を必要とするある種のライフイベントの発生時期が，疾病の発症と同時期であることを発見した。そこで，人生に変化を起こさせるようなライフイベントの深度を，量と質の観点からとらえ，計量化する試みとして，**社会的再適応評価尺度**を作成した[3]。そのなかで，ストレスフルなライフイベントは，心理生理学的変化を引き起こし，数多くの疾病のライフヒストリーで原因的役割を担うのではないかと論じた。この社会的再適応評価尺

度は，ネガティブなイベントだけでなく，ポジティブなイベントにもストレスがあり，いかなる変化にもストレスが伴うことを示した。ライフイベントの個別性が考えられていないことや，調査項目などに限界はあるが，心理社会的ストレス研究の代表的なものになっている。

　一方，リチャード・ラザルス（Lazarus, R. S.）は，ストレスは大きなライフイベントだけでなく，**デイリーハッスルズ**とよばれる，日常生活のささいなことで，常に長期間繰り返され，かつ意識されないうちに経験されるストレスが重要であると提唱した[4]。

▌2. コーピング

1 | コーピングとは

　ラザルスは，「コーピングとは，人の資源に負担をかけたり，過重であると判断されたりする特定の外的または内的欲望を管理するために，常に変化している認知的・行動的努力」と定義した[5]。つまり，**コーピング**は心理的なストレス状況を処理しようとする個人の努力のことを表す。これは，多くの人が同じストレスを受けたとしても，個人がそのストレスをどのように評価するかによって，ストレスへの反応が違うことを示している。

2 | ストレス・コーピング理論

　ラザルスは，ストレス・コーピング理論を開発し（**図2-1**）[6]，コーピングは刺激と反応の中間に位置するとした[7]。つまりコーピングは，反応という結果ではなく，反応に至るプロセスであることを意味する。

　コーピングのプロセスは**認知的評価**によって規定される。この認知的評価は，**一次評価**と**二次評価**という2つの段階から構成される。人間がストレッサーに遭遇した場合，まず一次評価で，自分にとって大切なものが危機に瀕しているかどうかを評価する。そこで，危機に瀕していると評価した場合，二次評価では，その状況に適合するために，いったい何ができるであろうか，ストレッサーにどのような対処をとればよいかを選択していくこととなる。その際，その人の価値観や，信念などの個人的な特徴や資源，環境などが大きく影響するため，同じストレスが与えられた場合でも，人によって反応は様々となる。

　また，ラザルスは，**コーピング**には大きく分けて①情動中心型，②問題中心型の2種類があるとした。

❶情動中心型

　情動中心型は，情動的な苦痛を低減させるために行われるコーピングである。情動中心型の一つの行動として，客観的な状況を変えることなく，ストレスに遭遇したことへの解釈のしかたを変えていく。たとえば，より重要な心配事がほかにたくさんあることを見いだす，はるかに悪いことも起こり得ることを考えてみる，自分が思っていたほど悪いことではないと思う，などと解釈を変えていくのである。

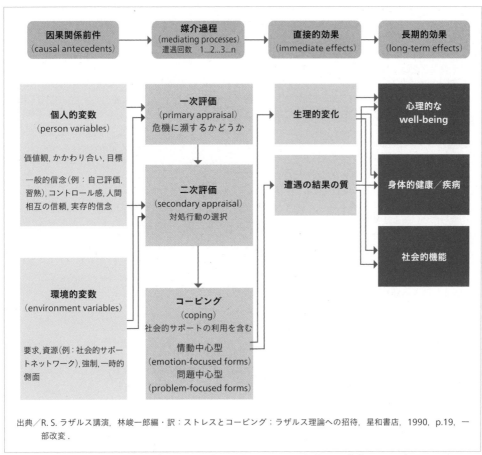

内の図テキスト：

因果関係前件 (causal antecedents)	→	媒介過程 (mediating processes) 遭遇回数　1…2…3…n	→	直接的効果 (immediate effects)	→	長期的効果 (long-term effects)

個人的変数
(person variables)

価値観，かかわり合い，目標

一般的信念(例：自己評価，習熟)，コントロール感，人間相互の信頼，実存的信念

一次評価
(primary appraisal)
危機に瀕するかどうか

二次評価
(secondary appraisal)
対処行動の選択

生理的変化

遭遇の結果の質

心理的な
well-being

身体的健康／疾病

社会的機能

環境的変数
(environment variables)

要求，資源(例：社会的サポートネットワーク)，強制，一時的側面

コーピング
(coping)
社会的サポートの利用を含む

情動中心型
(emotion-focused forms)
問題中心型
(problem-focused forms)

出典／R. S. ラザルス講演，林峻一郎編・訳：ストレスとコーピング；ラザルス理論への招待，星和書店，1990，p.19．一部改変．

図 2-1　ストレス・コーピング理論（ストレスと情動過程のシステム変数式を改変したもの）

また，もう一つの情動中心型の行動として逃避や回避がみられる。ストレスフルな状況に直面したとき，希望をもったり楽観的な見通しをしたり，あるいは現実を否定したり，何も心配すべきことでないと考え平静さを装ったりするなどが，これに該当する。

❷ 問題中心型

問題中心型では，問題の所在を明らかにしていったり，解決策を試みたりするなどの困難な問題を解決するための行動をとる。問題中心型には2つの方向性が存在する。一つは外部環境に向けられたもので，外部からもたらされる圧力や妨害，環境のなかに存在する利用できるものや直接対処の手段となるものを変化させていくというやり方である。もう一つは，自分の内部に向けられたもので，欲求のレベルを低くしていく，自我の関与を少なくするなど，満足のいく別のことを見つけ出すなどである。

コーピングは様々みられるが (表2-1)[7]，人は情動中心型と問題中心型を両方使いながら，対処することが多い。

ストレスに遭遇し，コーピングを行った後，直接的効果として，短時間での情動的な結

第1編

クリティカルケア看護の基本

2　基盤になる理論と看護展開

必要な能力

思考プロセス

全身管理と日常性への支援

表2-1 コーピング行動の例（ラザルスの対処様式質問票からのコーピング行動を抜粋）

---

1. **対決的対処**
   自分の立場を固守し，自分の要求するもののために闘う
   その問題を起こした人に怒りを表明する
2. **距離を置くこと**
   状況を軽くとらえる。真剣になり過ぎることを拒否する
   自分に近づかせないようにする。そのことを考え過ぎることを拒否する
   そのことをすべて忘れないようにする
3. **自己コントロール**
   自分の気持ちを自分自身で保持しようとする
   事態がどれほど悪いかほかの人が知らないようにする
   軽率に行動したり直感に従わないようにする
4. **社会的サポートを求めること**
   事態についてより多く知るためにだれかに話す
   問題について具体的に解決できる人に話す
   親戚や尊敬できる友に助言を求める
5. **責任の受容，逃避−回避，計画的問題解決，ポジティブな再評価**
   自分自身を非難し訓戒する
   自分が自分で問題を起こしたことを実感する
6. **逃避**
   事態がどうにか消え去り終わることを願う
   奇跡が起こることを願う
   人と一緒にいることを避ける
7. **計画的問題解決**
   何をしなければいけないかわかっていたから，成功させるために努力を重ねる
   行動の計画を立てそれに従った
   物事が良くなるように何かを変えた
8. **ポジティブな再評価**
   人として良い方向へ変わるかまたは成長した
   始めたときよりも経験後に良い自分になった

出典／Folkman, S., Lazarus, R.S.：Manual for the Ways of Coping Questionnaire, Consulting Psychologists Press, 1988.
Now Published by Mind Garden.（リチャード・S・ラザルス著，本明寛監訳：ストレスと情動の心理学；ナラティブ研究の視点から，実務教育出版，2004. の訳語を参考にした）

果が表れる。また，長期的効果としては，ある個人の人生の長い期間にわたって，影響が生じてくる。つまり，ある単一のストレスフルな出来事への遭遇だけで，人は病気になったり，その人が主観的に良くない状態になることは少なく，数多くのストレスとの遭遇とコーピングの蓄積から，長期間にわたる順応上や健康上の影響が生じていくのである[4]。

3 | コーピングの原動力

　ラザルスは，コーピングをしていくときに様々な要因からの影響を原動力として利用していくとしている。**コーピングの原動力**としては，①健康とエネルギー，②積極的な信念，③問題解決能力とソーシャルスキルの3つがあげられている。逆にコーピングの原動力を妨げるものとしては，本人のなかにある妨害因子，環境のなかにある妨害因子，ストレスの程度などがあげられる。

第
1
編

1
クリティカルケア
看護の基本

2
基盤になる理論
と看護展開

3
必要な能力

4
思考プロセス

全身管理と
日常性への支援

B 患者への理論の適用

❶ コーピングを促進するために

ストレス・コーピング理論は，臨床現場でも活用されている。NANDA International（NANDA-I）の看護診断[8]でも，13領域の1つに「コーピング‐ストレス耐性パターン」があげられており，看護師の役割として，患者や家族のコーピング行動をアセスメントしていく必要がある。看護師は，患者や家族はストレスの高い状態にあるのか，特定されるストレッサーは何か，ストレスに対してどのように対処しているのか，コーピングが妥当かなどをアセスメントし，患者や家族のコーピングがうまく行われるように看護ケアをしていく。

コーピングがうまく行われているかを判断するには，患者や家族が，自分たちの感情を言葉で表現できているか，自分のニードを伝えて，ニードを満たすための行動がとれているか，自分たちの強みを確認して，サポートを受け入れることができているか，意思決定をし，適切な行動が続けられているか，利用できる資源とサポートシステムが使えているかなどを評価していく。実際の看護ケアの例については表2-2に示す。

クリティカルケア看護領域で手術は多く行われるが，ほとんどの人にとって手術は大きなストレスとなる事象である。ラザルスのストレス・コーピング理論に従うと，手術というストレスを脅威ととらえるのか，あるいは乗り越えられると認知するのかで，コーピングが変化する。

そこで，一次評価に働きかけ，手術への効果的なコーピングがとれるように，術前訪問が行われている。術後，ICUに入室する患者は，術前にICUを見学したり，術後の予測される経過について説明を受けたりすることで，具体的な術後のイメージを想定できる。患者は手術，あるいは手術後の具体的なイメージを想定できることで，手術を脅威でないものと評価し，コーピングをとることへとつながっていく。

❷ ストレスに直面した患者や家族を理解しケアするために

クリティカルケア看護領域では，患者だけでなく，突然の発症や受傷，生命の危機に瀕

表2-2 看護ケアの例

- 患者や家族が苦しい状況にあることを理解し，肯定，共感することで，穏やかで安心感を与える雰囲気を提供する
- 患者や家族が感情を表出できるよう支援する
- 患者や家族が欲しい情報を提供する
- 患者や家族が適切な短期目標と長期目標を明らかにできるよう支援する
- 患者や家族の強みを明らかにし，その強みを生かして対処できるよう支援する
- 患者や家族の過去の成功体験を聞き，そのときの方法が使えないかを共に考える
- 現実的な選択肢を患者や家族に提供する
- 建設的な方法で問題を解決できるよう支援する

した患者を目の当たりにした家族も，大きなストレスに遭遇しているといえる。そのため こうした患者や家族へのケアも必然となっており，家族の反応を理解するためにもストレス・コーピング理論は使われている。たとえば，泣いたり大きな声を出したり，逆に呆然としている家族の反応から，看護師はこの家族は情動中心型のコーピングが働いていると考え，そのようなときには，①そばにいる，②傾聴する，③共感するなど情緒的な看護ケアが必要であると判断する。

今後のことが心配で何をしたらよいのだろうかという発言がみられたときは，問題中心型のコーピングをとっていると考え，今後の見通しや使うことのできるリソースなどを具体的に説明するとよい。このようにストレス・コーピング理論を用いることで，患者や家族の理解に役立てることができる。

II 危機理論

A 理論の概要

1. 危機とは

最近，「**危機**」という言葉をテレビ，新聞，インターネットなどの情報媒体でよく目にする。もっぱら，自然災害，テロ，環境問題などに関連して，「危険」「脅威」「不安定」といったネガティブなイメージを想起させる場面・状況で用いられることが多い。しかし，危機という概念は本来，ネガティブな側面だけを示すものだろうか。

crisis（危機）という言葉は，ギリシャ語の κρίσις（クリシス）に語源がある。クリシスに関連して以下のような記述もある。ヒポクラテスは，病が悪いほうに向かうか，良いほうに向かうかの分かれ目の時点をカイロス*とよび，そのときの症状の特徴を記述している[9]。

また，危機という日本語の成り立ちについて山本は，「危」は不安，危険を伴うものであるが，「機」は転機の機であり，機が熟したときであり，大きく飛躍するときともいえる[10]と表現している。

こうしてみると，危機という概念が必ずしもネガティブな概念ではないことが理解できる。むしろ危機は，**分岐点**あるいは転換点の意味合いをもつことがわかる。つまり，危機は危険をもたらすこともあれば（ネガティブ），好機にもなり得る（ポジティブ）。人が危機を好機とみなせば，成長への第一歩を歩み出すきっかけ，すなわち新たなステージへのスタート地点となり得る。危機理論が**成長モデル**ともよばれるゆえんはここにある。

＊カイロス：文献には「カイロス」と記述されているため，ここでは「カイロス」としたが，上述の「κρίσις（クリシス）」のことを指す。

第
1
編

クリティカルケア
看護の基本

2

基盤になる理論
と看護展開

必要な能力

思考プロセス

全身管理と
日常性への支援

2. 危機理論の歴史的展開

　危機理論構築の潮流は，第一次・第二次世界大戦における戦争神経症の治療とその予防策の考え方・実践を体系化した軍隊精神医学から始まる。ウィリアム・ハウスマン（Housman, W.）とデービッド・リオック（Rioch, D. M.*）は**戦場における精神医療介入の5つの基本概念***を提唱したが，この5つの基本概念は，戦争という特異性はあるものの，現在の危機介入の原則に通じるものがある。

　その後，死別反応の研究に取り組んだエーリッヒ・リンデマン（Lindeman, E.）は，心理的（情緒的）危機の概念枠組みの構築に貢献した。リンデマンは，1942年にボストンのナイトクラブで起きた大規模火災での生存者や愛する人を失った遺族を支援していくなかで，精神的ショックやからだの回復が順調な人々が共通して，事態を受け入れ，喪失感を解消していく明確なプロセスをたどっていることを見いだし，これを**急性悲嘆反応**（acute grief reaction）と表現した。リンデマンは，心理的（情緒的）危機をもたらす状況では，嘆きに直面し喪失を受け止める**悲嘆作業**（グリーフワーク）が重要であり，病的反応を防ぐためには，突然の出来事に嘆き，悲しむといった正常な悲嘆反応に導くような働きかけが必要だと主張した。最終的にリンデマンは，少なからず情緒的緊張がもたらされる何らかの状況（たとえば，出産や結婚といったライフイベント）に直面すると，①すべての人はストレスを経験する，②直面した状況を打破できるか，できないか（＝心理的［情緒的］危機），のいずれかに帰結する，③心理的（情緒的）危機を助長する要件には，パーソナリティ，過去の経験，ストレス耐性の低下，適応力をはるかに超える情緒的圧力などがある，といった「心理的（情緒的）危機の概念枠組み」を示した。

　リンデマンと共に，コミュニティ*での精神衛生活動に取り組んだジェラルド・キャプラン（Caplan, G.）は，予防精神医学の方法論的確立に貢献した。キャプランは，精神疾患を有するケース数を減少させるためのコミュニティでの活動をとおして，危機介入や危機を回避するための予防的介入のあり方について言及した。

　人は身体的機能としてのホメオスタシスと同様に，精神状態も恒常的な平衡状態が維持されている。そのため，何らかの出来事が起こって精神的に動揺したとしても，出来事に適切に対応すれば，さほど時間を要することなく精神的動揺からは解放される。しかし，起こった出来事などがその人にとって許容範囲をはるかに超えるレベルであると，精神的平衡状態は維持できなくなり，危機に至ることをキャプランは見いだした。

　その人にとって許容範囲をはるかに超えるレベルの出来事あるいは問題を，キャプラン

---

* **Rioch, D. M.**：David McK Rioch と記述されることもある。
* **戦場における精神医療介入の5つの基本概念**：即時性（immediacy），接近性（proximity），見通し（expectancy），係留（concurrence），委任（commitment）をいう。
* **コミュニティ**：ここでのコミュニティとは，行政区のような場所を意味するものでなく，他者とのかかわりのなかで支え合いながら，「人が共に生き，それぞれの生き方を尊重し，主体的に生活環境システムに働きかけることを意味している」[11]。

は「喪失の脅威または喪失という困難」と表現している。加えて，キャプランは，精神的平衡状態を維持する機能がうまく働いているかは，①ストレスに対する反応，②問題解決のしかた，③現実への適応の3側面から査定できるとした。このことは，危機に至るか否かは必ずしも同等ではなく，個々人によって異なることを示唆している。

危機理論の構築においてリンデマンとキャプランの功績は大きく，以降の危機理論の広がりや発展にも大きく貢献している。

■ 3. 危機理論の理論的基盤

危機理論の基盤となっているのは，ジークムント・フロイト（Freud, S.）の**精神分析学**と**自我心理学**である。

加えて，危機理論の根底には，キャノンの緊急反応，セリエのストレス学説などの生理学があることも忘れてはならない。危機理論の礎を築いたリンデマンは，急性悲嘆反応の一つとして「呼吸促迫」や「腹部膨満感」を示しており，これはストレスに対する交感神経の活性化を示す反応（キャノンの緊急反応）と合致する。キャプランもまた，精神は身体同様，自我によって精神的平衡状態が保たれており（ベルナールの内部環境恒常性），この平衡状態は何らかの対処できない状況に直面すると破綻をきたし，危機に至る（セリエのストレス学説）と述べている。これらは，危機理論の根底に生理学における諸学説が存在することを裏づけ，危機理論が単に心の葛藤のみを取り扱うものではないことを示している。

心身に関連した諸理論を背景にもつ危機理論は，近年ではラザルスの**ストレス・コーピング理論**との関連で取り扱われることが多くなった（本章-I「ストレス・コーピング理論」参照）。

■ 4. 危機の定義

危機理論の礎を築いたキャプランは，次のように定義している。

「危機とは，喪失の脅威または喪失という困難に直面し，対処するには自分のレパートリーが不十分であり，それゆえそのストレスを処理するには直接すぐ使える方法をもっていない，そうしたときその人に何かが起こるかということに関して用いられる概念である」[12]

また**危機**を「死亡や離婚など，人の感情に影響を及ぼすイベントの転換点」*「心理的脆弱性を増加させる危険性と個人的成長の機会，この両方を表す過渡期を成す特徴的な限定された過程を経る4〜6週間の期間」[13]* としている。

危機のプロセスについて，キャプランは次のように表現している。

＊ 原文は A turning point in events affecting the emotional state of a person, such as death or divorce.
＊ 原文は A characteristically self-limiting period of from 4 to 6 weeks that constitutes a transitional phase representing both the danger of increased psychological vulnerability and opportunity for personal growth.

第1編

1 クリティカルケア看護の基本

2 基盤になる理論と看護展開

3 必要な能力

4 思考プロセス

全身管理と日常性への支援

「人が大切な人生の目標に向かうとき障害に直面したが，それが習慣的な問題解決の方法を用いても克服できない時に発生する。混乱の時期，つまり動転する時期が続いておこる。その間はさまざまな解決を試みるが失敗する。結果的にはある種の順応が成しとげられ，それはその人と彼の仲間にとって，もっともためになるかもしれないしそうでないかもしれない」[14]

精神的平衡状態を揺るがす事態，出来事をキャプランは**阻害環境状況**（hazardous circumstances）とよび，山本は**難問発生状況**（hazardous environment）とよんでいる。ここでは，一般的認知度の高い難問発生状況という言葉を用いることとする。

危機のプロセスを図2-2に示す。難問発生状況に直面すると，精神の恒常性が乱れ，精神的平衡状態が揺らぐ。この状態を**ストレス**といい，ストレス・コーピング理論でいうと，難問発生状況は**ストレッサー**と表現される。この難問発生状況は，挑戦，脅威，喪失のいずれかの形で迫りくる。年代に応じた発達課題をクリアしていく場合は「挑戦」という形で，また，生命にかかわる重い病を患えばそれは死への「脅威」として迫ってくるだろう。かけがえのない家族や愛する人を亡くす体験は「喪失」という形で難問発生状況になる。

難問発生状況の受け止め方は人によって千差万別で，必ずしもすべての人が同程度のストレス反応を示すわけではないが，精神の恒常性が乱れ，精神的平衡状態が揺らぐことに変わりはない。人はストレスを回避しようと，すぐさま自分がもつ対処のレパートリーから解決方法を模索し，あれこれ試してみる。運よく良い対処方法が見つかれば，精神的平衡状態に戻ることができるが，何を試してもうまくいかず，万策尽き果てると「危機状態」へ至る。

危機状態に陥った人は，様々な心身の反応を示し，これが4〜6週間持続する。分岐点である危機状態に立ったとき，これを好機に変えられれば，その先には新たな発展をもたらす，より健康的な精神的平衡状態が待っている。しかし，4〜6週間経過しても危機状

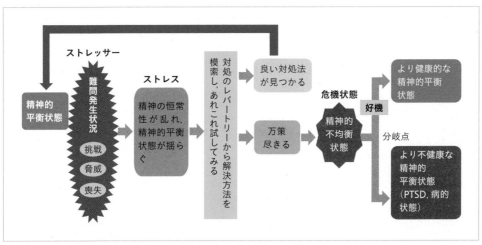

図2-2 危機のプロセス

態が解消されなければ，**心的外傷後ストレス障害**（post traumatic stress disorder；**PTSD**）や病的状態に至る，あるいは不健康なパーソナリティが形成され，その後より不健康な精神的平衡状態が維持されていくことになる。

▍5. 危機および危機状態の特徴

ここでは危機という概念的側面，および危機状態という事象の特徴について整理する。
小島はその著書のなかで，危機の特徴を理論家たちの記述で紹介している（表2-3）[15]。
一方，危機状態という事象に陥った人には，その深刻度は異なるものの，行動・物事のとらえ方・受け止め方，感情といったものには特徴があり，共通性があるとしている（表2-4）。

▍6. 危機のタイプ

危機には，プロセスやその質によってタイプがある。
山勢はコーナー（Korner, I. N.）の提唱したプロセスの違いによる2つの危機のタイプを紹介している[16]。一つは，初めは有効に対処していたが，ストレスが長期化するに至って危機的状態へと陥る**消耗性危機**，もう一つは，時間的な準備がなく，突然の社会環境の変化や突発的かつ衝撃的な出来事で，それまでの対処機構では対応できない危機状態に陥る**ショック性危機**である。

表2-3 危機の特徴

危機の特質：キャプラン（Caplan, G.）
❶危機には危機を促進するようなはっきりわかる出来事がある
❷危機は通過していくもので，必然的に時間的制約がある
❸危機の間，人は防衛機制が弱くなっているためほかからの影響を受けやすい

危機をもたらす出来事：ラポポート（Rapoport, L.）
❶脅威：基本的，本能的ニードに対するものか，あるいは人の統合性の感覚に対するものとして感じられる
❷喪失：現実のものかもしれないし，あるいは突然奪われる状態として経験されるかもしれない
❸挑戦：問題を戦いを挑むものとしてみた場合で，より多くのエネルギーの動員となり，目的的な問題解決の行動となる

危機をもたらす相互に関連する要因：ラポポート（Rapport, L.）
❶脅威をもたらす危険な出来事
❷もろさ（脆弱さ）あるいは葛藤を生じた初期の脅威に象徴的に結びついている本能的なニードに対する脅威
❸適切な対処機制を用いての反応不全

危機に陥りやすい性格傾向：ブロコップ（Brockopp, G. W.）
❶注意に乏しく，問題の表面だけをみてその背後に気づかない
❷黙想的，内省的であり，危機状況の発生を自分のせいだと考え，また同時に，それに対して怒ったり，恐れたり，内的・外的苦悩を強めやすい
❸援助や支援に対して情緒的に対応し，自己の反心を抑制できない
❹様々な解決行動を試みるが，それが衝動的・非生産的である
❺危機に際して初めは周囲の人々を巻き添えにするが，のちにはまわりに無関心となる
❻合目的性が減少し，時間的・空間的ないし地域社会的に自分をみることができない
❼問題解決を図ろうとする模索行動が多くなり，周囲に対してもそうした態度をとりやすい
❽問題解決の情報をたくさんもっているが，混乱した形のままで役立てられない

出典／小島操子：看護における危機理論・危機介入：フィンク／コーン／アグィレラ／ムース／家族の危機モデルから学ぶ，改訂3版，金芳堂，2013, p.8-11. をもとに作成.

第1編

クリティカルケア看護の基本

2 基盤になる理論と看護展開

3 必要な能力

思考プロセス

全身管理と日常性への支援

表2-4 危機状態の特徴

行動

- 建設的な行動がとれず，非合理的な行動をとる
- 様々な解決行動を試みるが，それが情動的・非生産的である
- 問題解決を図ろうと模索行動が多くなり，周囲に対してもそうした態度をとりやすい
- 援助や支援に対して情緒的に反応し，自己の反応を抑制できない
- 危機に対して初めは周囲の人々を巻き添えにするが，のちにはまわりに無関心になる

情動・感覚

- 自分ではどうしようもない無力感
- 心細い気持ち
- 大切な人生の目標を脅かされている感覚
- 不安や恐れ（恐怖）
- 否認や怒り
- 絶望感
- 後悔や罪悪感

- 抑うつ的感情
- もうどうでもいいといった無感覚
- 混乱，動揺や困惑
- 心配
- 自責の念
- 落胆
- イライラする

身体反応

- 興奮状態や無動状態
- 不安に関連した睡眠障害・食欲不振および心臓や呼吸に関連した反応
- 身体的緊張状態

物事の見方，とらえ方

- 合目的性が減少し，時間的，空間的ないし地域社会的に自分をみることができない
- 物事や状況のとらえ方が狭くなり，偏ったりゆがんだりしたものの見方をする
- コンプレックスから物事に非合理的な意味付けをする

その他

- 防衛機制が弱くなるため，他者の影響を受けやすい
- 何か新しい対処方法を求める欲求が強くなる
- 思考が停止する

　また，岡堂はエリック・エリクソン（Erikson, E. H.）の提唱した危機の質の違いによる，以下の2つの危機のタイプを紹介している[17]。エリクソンは，人間が直面する心理-社会的危機（psychosocial crisis）には，発達的で必然的な危機と，災害・事故・急病・離婚・遺棄などの突発的で状況的な危機があるとしている。前者を**発達的危機**（developmental crisis）とよび，後者を**状況的危機**（situational crisis）という。日々生活を営みながら今を生き，そしてライフサイクルのなかで生をまっとうする「生活者」を対象とする看護では，発達的危機と状況的危機という区分がしっくりくる。

　危機のタイプによって対応は異なってくる。発達的危機は発達段階と関連がある。エリクソンは，乳児期から老年期までのライフサイクルにおいて8つの発達段階を示し，各段階には乗り越えなければならない**ライフタスク***（life task）があるとした。ライフタスクへの取り組みには危機が生じやすいといわれており，発達的危機では，その人のパーソナリティや自我状態を理解することが重要となる。

　臨床現場，特にクリティカルケア看護領域では，病態の悪化，急変，手術，家族の死や離別など，非日常的な出来事によって，患者や家族に認められる精神的な不安定さが状況

---

* **ライフタスク**：ポジティブな側面とネガティブな側面がある。エリクソンは，ポジティブな側面とネガティブな側面の拮抗のなかで，結果としてポジティブな側面が勝る形でライフタスクを乗り越えていくことがアイデンティティーの形成に繋がり，人生の発達段階において重要であると述べている。

的危機として表現される。状況的危機では，危機状態に至らないような看護ケアや危機状態にある患者に対する適切な危機介入が求められる。

Ⓑ 患者への理論の適用

1. 危機モデル

危機理論は，危機の定義，および解釈のための概念枠組みを提供してくれるが，そのまま臨床に活用するには抽象度が高く実際的ではない。現在までに，危機理論を臨床適用するために，危機のプロセスや構造を模式的に表現した様々な**危機モデル***が開発されている。危機モデルを活用することで，看護として何をすべきか具体的な示唆を得ることができ，個別性を際立たせることも可能となる。他方，「モデルに当てはめる」ことに重きが置かれ，個別性が共通性に埋没してしまうようでは，本末転倒なことである。

危機モデルにはそれぞれの特徴があるため，危機モデルを活用するには，その基礎である危機理論の理解と各モデルの特徴を踏まえたうえでの活用が求められる。

2. フィンクの危機モデル

スティーブン・フィンク（Fink, S. L）の危機モデルは，看護学領域において最もよく知られている危機モデルの一つである。フィンクの危機モデルは，アブラハム・マズロー（Maslow, A. H）の動機付けを理論的基盤とし，外傷性脊髄損傷の患者（本節-A-6「危機のタイプ」ショック性危機を参照）を対象とした臨床研究の結果，および喪失や悲嘆に関する文献研究の結果から障害受容過程をモデル化したものである。

フィンクの提唱する障害受容過程の4つの段階の概要は以下のとおりである。

❶**衝撃の段階**：自分に起きている脅威を自覚し，強い不安，行動の混乱，動悸・不眠といった身体症状を呈する時期。

❷**防衛的退行**：危機にある現実からの逃避，否認，抑圧といった自らを守るための防御機構が強く働く時期。

❸**承認**：現実から逃れられないことを認識し，自己像の喪失から自分を卑下したり蔑視したりし，自殺念慮を抱くこともある。再び危機に直面する時期ともされ，ストレスの再現とも表される。

❹**適応**：建設的・積極的に現実を受け止め，現実に適応するために，新たな自己像や価値観を構築する時期。

3. アギュララとメズイックの危機モデル

クリティカルケア看護領域では，ほかの看護領域と比べて患者や家族が危機に陥るリスクが高い。また，患者の病態が重篤であればあるほど，より適時的な介入を必要とする。

---

* **危機モデル**：危機に陥った人がたどるプロセスを取り扱うものを危機モデル，危機に至るプロセスを取り扱ったものを危機理論，と区別することもあるが，ここでは両者を一括して広義に危機モデルとして表現する。

第
1
編

クリティカルケア
看護の基本

看護に必要な理論と看護展開

2

基盤になる理論

必要な能力

思考プロセス

全身管理と
日常性への支援

ドナ・アギュララ（Aguilera, D. C.）とジャニス・メズイック（Messick, J. M.）の危機モデルは，危機に至る危険性について比較的短時間で評価できる，危機を回避するための先手を打った看護を提供できる，の2点においてクリティカルケア看護領域での適用可能性が高い。

1 危機を回避する，あるいは危機に至るプロセス

人は精神的平衡状態を維持するために，あらゆる場面で問題解決を迫られる。直面した問題の大きさ，そして問題を解決するための能力のバランスが崩れると危機を促進する。アギュララとメズイックは，人がストレスの多い出来事に遭遇した際の危機を回避する，あるいは危機に至るプロセスを示した（図2-3）[18]。

2 危機回避決定要因*（決定要因）

アギュララとメズイックは，精神的な均衡状態*を回復できるか否かは**危機回避決定要因**（以下，決定要因）が大きくかかわることを明らかにした。

決定要因には，①出来事の知覚，②社会的支持，③対処機制の3つがあり，これらが機能すれば危機は回避される。一方，決定要因のいずれか1つでも欠けていると，問題解決の妨げとなり，精神的な不均衡状態を増大させて危機を促進する。

また，決定要因のうち，いずれか1つだけ際立って強い，あるいは欠けているわけではないがその働きが弱い場合にも問題解決の過程に影響を及ぼす。

❶出来事の知覚

出来事の知覚には，遭遇した出来事を正しく現実的に理解できているか，といった事実認識に加えて，遭遇した出来事に関連して自らが抱く様々な感情とストレスとの関係についての認識が含まれる。

出来事の知覚は，ストレス・コーピング理論におけるストレス認知と対処行動に関する評価と深く関係する。

出来事の知覚にはいくつかの段階があり，各段階では，それまでの自分の価値観や信念，社会的役割，また自分が獲得できるサポートの有無などが評価の判断指標や判断材料となる。この元来もっている判断指標や判断材料に，起こった出来事によって変化する環境とのやりとりが加わり，出来事と自分との関係について評価がなされる。

結果が重荷だったり，遭遇した出来事が困難であると判断されると，人は，現実を抑圧したり歪曲して認識し，また感情とストレスとの関係についても自覚できないため，問題は解決されずに緊張感が持続して危機が促進される。一方，遭遇した出来事やそれによって自分自身にどのような感情や反応が起こっているのかを正しく現実的に認識できれば，起こった出来事をどのように受け止め，どう対処すればよいのか糸口を見いだせるため，問題解決は促進される。

＊ **危機回避決定要因**：バランス保持要因，と記載されているものもある。
＊ **精神的な均衡状態**：「本節 -A 理論の概要」で述べた精神的平衡状態と同義語。

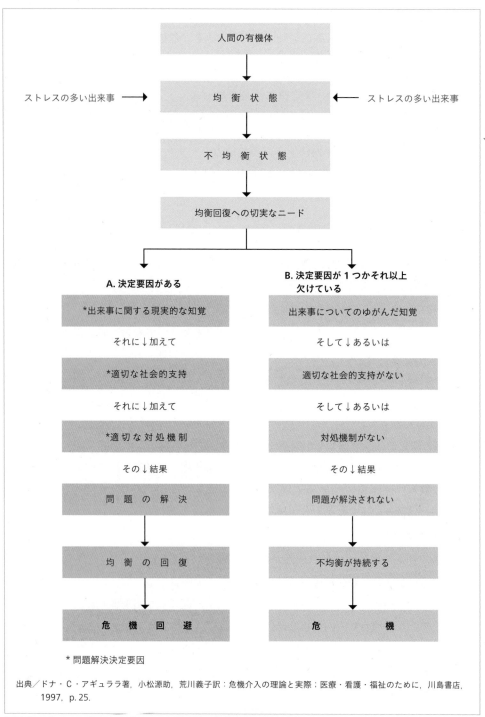

* 問題解決決定要因

出典／ドナ・C・アギュララ著，小松源助，荒川義子訳：危機介入の理論と実際；医療・看護・福祉のために，川島書店，1997，p. 25.

図2-3 ストレスの多い出来事における問題解決決定要因の影響

第1編

クリティカルケア看護の基本

2 基盤になる理論と看護展開

3 必要な能力

4 思考プロセス

5 全身管理と日常性への支援

❷社会的支持

何かに悩んだり，つらい思いを抱いているときに，親しい友人や家族に話を聞いてもらったり，その思いを受け止めてもらうと，ホッとして情緒的な緊張感から解放されたという経験はだれもがもっているだろう。**社会的支持**は，身近に問題を解決するために頼ることができる人が存在するかどうかということを意味する。

「社会的」という言葉には意味がある。人は本来社会的な存在である。他者から認めてもらい（評価を得る），自分を認めてくれる人への信頼を獲得していくことが自己概念や自尊心の基盤を成す。つまり，「自分（アイデンティティ）」は他者との関係によって築かれる。

このため，人は社会的関係を失うと，自分を見失ったり，自信を喪失したり傷つきやすくなる。また，否定的な支持を受けるとその人の自尊心も同じように損なわれる。逆に，不安定で動揺する気持ちを汲んで支えようとしてくれる人は，危機に瀕する人の自我機能を強化し，同時に自信を取り戻すきっかけを与えてくれる。

❸対処機制

対処機制は，問題を引き起こす状況を乗り切ることそのものではなく，問題の解決のために様々なことを試みるプロセスを指している。人は，困難なことに立ち向かうとき様々な対処行動をとる。これを対処機制といい，ストレスの多い出来事に遭遇した場合は多くの対処機制を備えていることが有効とされる。

問題を引き起こす状況に直面すると，人はまず，自分が日常的に用いているコーピングを試みる。しかし，日常的な対処行動では問題が解決しなかったり，対処機制のレパートリーが少なくその他のコーピングをもっていない場合は，精神的な緊張感は持続し危機は促進する。

3 │ 看護支援

❶アギュララとメズイックの危機モデルの看護過程への適用

問題解決に対応するアギュララとメズイックの危機モデルに基づくアプローチには，①個人と問題についてのアセスメント，②治療的介入の計画，③介入，④予期計画，の4つの段階がある。これは問題解決的看護過程のアセスメント，計画，実施，評価，のプロセスと類似している。アギュララとメズイックの危機モデルを看護過程に適用する場合のポイントを表2-5に示す。

アギュララとメズイックの危機モデルに基づくアプローチでは，対象が直面している問題に焦点を当てて，「危機に至る危険があるのか，危機を回避できる可能性があるのか，についてアセスメント」し，必要な計画を立案し実施していく。決定要因が1つでも欠けていたり，あるいはその妥当性や適切さを欠く場合は，危機に至るリスクが高いため，危機介入を中心に看護を提供する。決定要因が存在する場合は，危機の回避を盤石（ばんじゃく）なものにするために，決定要因の促進・強化を中心とする看護を提供する。この場合，看護師には社会的支持としての役割を担うことも求められるため，患者との信頼関係を構築するため

表2-5 危機モデルを看護過程に適用する場合のポイント

アセスメント
●精神的不均衡を招いた出来事が明確に存在するか
●精神的不均衡がもたらす心身の反応の深刻さ（自殺などの危険が差し迫ってはいないか）
●決定要因の有無と妥当性・適切さ

①出来事の知覚
- 出来事について，その人が自分にとってどのような意味をもつと知覚し，その知覚は妥当か
- 出来事について，その人が自分の将来にどのように影響を与えると知覚し，その知覚は妥当か
- 出来事について，その人は現実的にとらえているか
- 出来事について，その人は事実をありのままに正確に理解しているか

②社会的支持
- その人が信頼し，親しみを感じている人がまわりにどのくらいいるか（社会的支持の有無）
- その人が信頼し，親しみを感じている人は身近にいて，すぐに手助けしてくれるか（活用可能性）
- 手助けをしてくれる人は問題解決において頼りになり得るか（社会的支持としての妥当性）

③対処機制
- 習慣的な対処行動は何か，そして習慣的な対処行動はその問題解決に有効か
- 習慣的な対処行動を用いた結果と，その結果を招いた要因は何か
- コーピングのレパートリーと習慣的な対処行動以外の有効な対処行動は何か

計画・実施
●精神的不均衡がもたらす心身の反応を緩和するための計画と看護の提供
●決定要因を促進，強化，時に変更するための計画と看護の提供
●危機介入を踏まえた計画と看護の提供
●将来に対する現実的な目標を立てることを支援する計画と看護の提供

評価
●（危機が回避されたか否かを含み）精神状態が元の均衡レベルに戻っているか，あるいは危機を好機としてより健康的な精神的均衡状態に至っているか，成長という視点をもって評価する

にも思いやりのある誠実な態度で接することを忘れてはならない。同時に，苦痛の軽減という観点から，危機のリスクいかんにかかわらず，精神的不均衡がもたらす心身の反応を緩和するよう努める必要がある。

❷危機介入

危機介入の目的は，自我機能の強化を支援することをとおして，できるだけ早く危機によって派生した内的葛藤を解決することにある。

危機には時間的制限があること，危機状態では防衛機制の脆弱化のため他者の影響を受けやすいという特徴があることから，①タイミングよくかつ適切に介入する，②時期を逸することのないように短期間に集中して最大限の効果を発揮するように介入することが，危機を招く危険性のある出来事・状況から派生する心理社会的問題の複雑化を防ぐ最大のポイント（表2-5）といえる。

第
1
編

1 クリティカルケア
看護の基本

2 基盤になる理論
と看護展開

3 必要な能力

4 思考プロセス

5 全身管理と
日常性への支援

Ⅲ コントロール理論

Ⓐ 理論の概要

1. コントロールという概念の多様性

今日，**コントロールの概念**は実に様々な領域において応用されている。チャールズ・カーバー（Carver, C. S.）[19]によると，コントロール理論は，人の行為を分析することにおいて重要な自己調節システムを理解するための一般的なアプローチであり，その中心的な考えは古くからあったが，コントロールという言葉が明らかな知識体系として最初に概説されたのは，1948年に発刊されたノーバート・ウィーナー（Wiener, N.）の著書『サイバネティクス（Cybernetics［人工頭脳工学］）』[20]であるという。それ以降，コントロール理論は様々な形で，工学，数学，経済学，医学など多様な領域に影響を与えてきた[19]。

しかし，今日までにコントロールについて統合された概念はなく，曖昧なままである。レオナルド・サイム（Syme, S. L.）[21]は，コントロールの概念は半世紀以上にわたって様々な領域で注目され発展してきたために，広くかつ誤って定義されており，コントロールという言葉により広範で種々の異なる考えが共通に集約されてしまうことが，このような曖昧さをもたらしているのではないかと述べた。コントロールの概念が，主観的なコントロールを意味するものなのか，あるいは実際のコントロールを意味しているのかについて，文献的に問題とされてもきた。

このような背景を受けて，エレン・スキナー（Skinner, E. A.）[22]は，コントロールを扱った膨大な研究のレビューをとおして，コントロールの構造化を試みた。彼女は，数十もの研究が，①コントロール感（sense of control）は心身の健康の強固な予測因子であること，②個人の幼少期から老年期までの生涯にわたって知覚されたコントロールが，健康，業績，楽観主義，固執，モチベーション，コーピング，自尊心，個人的な適応，および様々な生活領域における成功と失敗を含む肯定的な成果に関連することを明らかにしていると報告した。

その一方で，コントロールという言葉は，研究者によって様々に用いられており，その定義が一様ではないことも明示した。たとえば，「コントロール」が意味することについても，ラザルスとスーザン・フォルクマン（Folkman, S.）[23]は，「自分自身を含めた状況を制御できるという信念もしくは能力」と述べ，スザンヌ・ミラー（Miller, S. M.）[24]は，「嫌悪刺激を変化させるために何らかの行動を起こすことができる（または潜在的に実行可能である）認知」ととらえた。さらに，ジョン・ウェイズ（Weisz, J. R.）[25]は，「意図された出来事を引き起こすこと」と定義した。

加えて，コントロールという言葉は，コントロール（control）という単語のほか，①認知的コントロール（cognitive control），②行動的コントロール（behavioral control），③コントロールの所在（locus of control），④主観的コントロール（perceived control），⑤パーソナル・コントロール（personal control），⑥コントロール感（sense of control）など，多数の熟語が存在すること，さらにコントロールに近い言葉として，無力感（helplessness）や効力感（efficacy）といった同義語が多数存在することも報告された[22]。

■ 2. 主要なコントロールの概念

1 | コントロールの所在（locus of control）

ジュリアン・ロッター（Rotter, J. B.）[26]は，**コントロールの所在**について説明した。彼はその背景として，自身の「社会的学習理論（social learning theory）」において，行為に先行する恩恵や強化の影響は，その人がその恩恵を自分自身の振る舞いに基づくのか，あるいはそれとは無関係であると認識するかに大きく左右されることを述べた。そして，コントロールには，外的なコントロールと内的なコントロールがあることを説明した。

外的なコントロールとは，他者の行為や運，偶然によって物事が統制されている状況であり，**内的なコントロール**とは，物事が自分の行動に依存して進む状況である。そして，外的なコントロールよりも内的なコントロールのほうが，コントロールの所在は強いと述べている。

その後，この考え方に影響を受けた多くの研究者が，出来事や刺激をどの程度コントロールできるかという個人の認識が，状況の客観的現実よりも重要な役割を果たしているととらえ，コントロールを，個人の信念，態度，期待に基づいた状況の特性に対する主観的概念であるとみなしている。

2 | 学習性無力感とコントロールの欠如

コントロール理論の発展に重要な影響を与えた概念の一つが，ジェームズ・オーバーミーレ（Overmier, J. B.）とマーティン・セリグマン（Seligman, M. E.）[27]により1967年に発表された**学習性無力感**（learned helplessness；**LH**）である。

彼らは動物実験において，イヌは跳び上がることにより衝撃（電気ショック）から逃れられることを学習した後に，跳び上がれない環境に置かれて衝撃を受ける経験をしてしまうと，その後，同様の逃避行動をとることができないことを報告した。

この状況を学習性無力感と命名し，この概念はその後多数の研究者により追試がなされた。ドナルド・ヒロト（Hiroto, D. S.）とセリグマン[28]によって，人間においても適用され，スーザン・ミネカ（Mineka, S.）とケリー・ケリー（Kelly, K. A.）[29]によって，人間の抑うつに関する有力な実験モデルの発展が導かれた。

スティーブン・マイヤー（Maier, S. F.）とセリグマン[30]は，この学習性無力感の発生メ

カニズムにおいて，**コントロールの欠如**（uncontrollability）という考え方を示した。また，ミネカら（Mineka, S., Gunner, M. and Champoux, M.）[31]は，コントロールできること，コントロールの欠如，コントロールの喪失（コントロールできていたことができなくなること）などの体験が，恐怖や不安の発生・持続に及ぼす影響について述べた。

彼らの動物実験では，誕生時に母親から分離したリスザルを，食べ物や水を手に入れる道具が与えられた群，その様子を見ることができるが道具は与えられない群，これらを与えられることも見ることもない群の3群に分けて飼育し，生後6か月で大きな音を出す怪物のおもちゃを見せるという実験を行ったところ，道具を与えられたリスザルたちは，恐怖や不安を示す反応が最も少なかった。

彼らはこのような結果を，「支配感効果」ととらえ，コントロールの初期経験が，成人期の恐怖や不安の障害の罹患率を減らすうえで重要な役割を果たすと述べた。

3 | 一次コントロールと二次コントロール

フレッド・ロスバウム（Rothbaum, F.）ら[32]は，1982年に**一次コントロール**（primary control：**PC**）と**二次コントロール**（secondary control：**SC**）の概念について発表した。彼らは，認知されるコントロールを2つのプロセスモデルとして説明した。

一次コントロールとは，自分の望みに状況（環境）を調和させることによってコントロールを獲得しようとすることであり，個人のニードに適合するように世界を変えようと試みることを含む。このプロセスが顕著な場合，一次コントロールが発揮されていると理解される。たとえば，一般病棟に入院した患者が，自分が過ごしやすいように病室の物品の配置を換えたり，使い慣れた物を持ち込んだりするような場合が該当するだろう。

一方，二次コントロールとは，一次コントロールがうまくいかなかった場合に，逆に自分自身を状況に調和させようと認知を変えることでコントロールを獲得するプロセスである。このプロセスが顕著な場合，二次コントロールが発揮されていると理解される。たとえば，ICUに入室した患者は，自分の手では変えようのない環境において，情報収集をしてその環境の理解に努めることや，限られた自由のなかで過ごし方を工夫することなどであろう。

このように，一次コントロールは，自分で主体的に行動できる場合には発揮されやすいが，高齢者や重症患者のように，動きたくても動けないような状況にある場合には，二次コントロールとして，医療専門家のケアや社会的支援などに依存することにより，コントロールが発揮できる可能性が高まるかもしれない。

第1編

クリティカルケア看護の基本

2 基盤になる理論と看護展開

3 必要な能力

4 思考プロセス

全身管理と日常性への支援

1. 医療におけるコントロール理論の適用

　医療の分野においてコントロールが注目されてきたのは，一つに，コントロールの程度が，個人や集団の健康に影響を与えると考えられてきたからであろう。

　ヨハネス・シーグリスト（Siegrist, J.）とハーバート・マッチンガー（Matschinger, H.）[33] は，仕事における高い負荷と，地位についてのコントロールの制限（仕事の不安定，社会的評価の低さ）との不均衡は，慢性的な情動的苦痛を招き，さらにこの不均衡が心臓血管系疾患の危険性に及ぼす影響を変化させると述べた。

　ミラー[24] は，コントロールを嫌悪刺激を変化させるために何らかの行動ができるという認知ととらえ，コントロールは嫌なことの強度や大きさを弱める反応であり，情報は嫌なことを変化させるための知識であると述べた。また，対処は「注意を払ったり内的な覚醒を低下させたりすることによってストレスフルな情動の調整を図ること」と定義した。そのうえで，ストレスを減ずるために，情報，対処，およびコントロールが好まれる場合と，それが好まれない場合があると説明した。

　情報，対処，およびコントロールが好まれる場合とは，人はだれでも最大限の危険を可能な限り最小限に封じ込めたいと願うため，リラクゼーションなどにより痛みや不快感が減じられることを教えられた場合，それを実行することで状況をコントロール可能と感じることができることを指す。

　しかし，時にはこれを自分で行うより他者にやってもらうほうが効果的であるとみなす場合があり，その場合にはそれに長けた他者にやってもらうことでコントロールしようとする。一方，嫌なことがコントロールできる場合は，同時にそれをモニターしようとする意識も高まるため，モニターすればするほど，その出来事の否定的な側面を無視できなくなる。そのため多くの人は嫌なことを無視することで，ストレスを解消しようとすることが説明された。

　ゲラルディン・パディラ（Padilla, G. V.）ら[34] は，検査のために胃管を挿入される患者50人に対して，施行前に不快な検査の手技について，4種類の異なる情報（①手技だけの映像，②苦痛感覚を伴う手技，③対処行動を伴う手技，④苦痛感覚を和らげる対処行動の手技）のいずれかを与えられた場合の苦痛緩和の効果を比較した。

　その結果，苦痛感覚を和らげる対処行動の手技の情報は，コントロールを好む患者，好まない患者ともに，検査中と検査後の苦痛を緩和することに効果があり，特に，コントロールを好まない患者の苦痛緩和に，より効果的であったことが示された。

　また，感覚情報は，患者が胃管挿入を繰り返し受けることの意志を高めたが，これは胃管挿入中の，痛みの自覚の低下と不快の減少と関係していた。この結果から，患者たちが

自分に起こることとその苦痛を回避できる方策を学ぶことの有効性が確認された。

2. クリティカルな状態にある患者と家族のコントロール状況と支援ニード

　今日，高度先進医療は複雑で深刻な病態の患者の救命を可能としてきた。しかし，時にこのような治療は，患者に治療的な身体不動の状態をもたらしたり，一時的に発声を不能にしたり，見慣れない生命維持装置や監視装置に囲まれた閉鎖的な空間に身を置くことを余儀なくする。患者は，このような心身にとって侵襲的な体験のために回復過程やその後に高い確率で不安や抑うつ感を抱き，時には **PTSD** などの重大な健康問題を生じることが報告されている[35), 36)]。また恐怖や不安，抑うつの発生は，コントロールの欠如やコントロールの喪失が重要な要因となることが報告されている。

　アネス・グランバーグ（Granberg, A.）ら[35)]は，36時間以上 ICU に滞在し，人工呼吸療法を受けた患者19人を対象に，ICU 入室中および退室後の経験について探究した。病気や事故発生後の混沌とした状況が，極度の不安定さや脆弱性，さらに恐怖を招いたり内的緊張の持続をもたらし，患者の心身や状況に対するコントロール喪失の原因となっていた。そして，患者は鎮静薬から覚めたとき，からだの空虚さを経験し，コントロールを取り戻そうと努力することが報告された。

　エレーナ・ライティネン（Laitinen, H.）[37)]は，冠動脈バイパス術後，2日間 ICU に入室した患者10人を対象として，ICU における患者経験について報告した。患者たちは，混乱したことを重大で理解できない経験ととらえ，また，意識と無意識との境界で不安を感じた。また患者たちは，自らのコントロールを失うことへの言葉で言い表せない困惑と，それによって威厳を失うことの恐怖について述べ，患者たちがスペースと時間について認識できることの重要性を述べた。

　コントロールの支援ニードは，クリティカルな状態にある患者の家族や重要他者にも存在する。アニカ・ロウ（Law, A. C.）ら[38)]は，三次医療機関の9つの ICU に入室中の重症患者の家族を対象として，前向きコホート調査を実施した。患者および家族に対する敬意が不十分であると感じていること，および愛する家族のケアに対するコントロールができないと感じていることを，ICU でのケアに対する家族の満足度により評価した。その結果，1517人中256人（16.9％）が患者に対して，1527人中333人（21.8％）が家族に対して，ICU において敬意が払われていないと回答し，また，1495人中856人（57.3％）が，自分の家族が受けるケアをうまくコントロールできないと回答した。さらに，患者がプライマリーの ICU チームによってケアされている場合や，いつものスタッフで構成されたチームが担当した場合，もしくは患者が人工呼吸，昇圧，透析の導入といった生命維持療法を受けた場合に，家族のコントロールレベルが高いことを報告した。回答者のほとんど（90.5％）が，「患者に対する敬意の欠如」「家族に対する敬意の欠如」「コントロールの欠如」のうち少なくとも1つを経験し，38.9％はこの3つすべてを経験したことがあると答

第1編

1 クリティカルケア看護の基本

2 基盤になる理論と看護展開

3 必要な能力

4 思考プロセス

全身管理と日常性への支援

えた。なお、このようなネガティブな回答は、患者が亡くなった場合に、より多く報告された。

　また、侵襲的な治療経験は、介護者に長期的な影響をもたらすことも明らかにされた。ジル・キャメロン（Cameron, J. I.）ら[39]は、ICUで7日以上の人工呼吸治療を受けた患者の介護者280人を対象として、患者がICUを退室した7日後、3か月後、6か月後、12か月後に健康状態の評価を行った。その結果、7日後で67％、12か月後で43％と、高レベルの抑うつ症状があった。また、84％は時間の経過とともに抑うつ症状が軽減したが、16％は減少しなかった。介護者の精神的健康状態の悪化と有意に関連する変数は、年齢が低いこと、患者のケアがほかの活動に与える影響が大きいこと、社会的支援が少ないこと、人生をコントロールする感覚が弱いこと、個人的成長が少ないことであった。

　このように、クリティカルな状況にある患者とその家族は、コントロールが十分にできなくなり、そのためにICU入室中だけでなく、退院後も健康や生活に問題を生じることが明らかにされており、コントロールが維持されるように早期からの介入が重要であることが示されている。

■ 3. 医療者のケアが患者のコントロールに与える効果

　以上のような患者のコントロールに関するニードに対して、医療専門家はどのようなかかわりが可能であろうか。医療者に期待されることや、試みとその効果については、以下のような報告がある。

　ジュディス・ハップセイ（Hupcey, J. E.）[40]は、外科または内科のICUに3日間以上入室した重症患者45人の心理社会的ニードについて調査した。その結果、最も重要なニードは「安心感を得ること」であり、これに影響する変数として、①知ること、②コントロールを回復すること、③希望をもつこと、④信頼すること、⑤家族や友人、⑥ICUスタッフ、⑦信仰の7つを明らかにした。

　コントロールについて、受傷後、ほとんどの患者が全体的な喪失を感じ、それはフラストレーションや不安定な感覚の原因となった。多くの患者が生存するために希望を維持する必要があることを述べ、患者たちが何のために生きているのかに気づくことは重要であった。

　医療スタッフを信頼できることは、患者たちが安心感を得るうえで不可欠であり、不信感を抱いた場合、患者はスタッフを絶えず警戒したままであった。家族と友人は偉大なサポート源であり、患者に希望をもたせたり、外部世界へ意識を向けさせたり、苦痛を伴う治療を受け入れることを励まし、さらには、患者と医療スタッフのつなぎ役を務め、患者に代わって意思決定を行った、と述べられた。

　リンダ・ラジュール（Lazure, L. L.）とマラ・バウン（Baun, M. M.）[41]は、CCU（coronary care unit）入室中の患者を対象に、面会者の入室の可否について患者に意思表示させる装置を与えた。すると患者は、面会者をコントロールしているという感覚と、実際に面会を

第1編

クリティカルケア看護の基本

2 基盤になる理論と看護展開

必要な能力

思考プロセス

全身管理と日常性への支援

コントロールすることで休息できているという知覚ができ，心拍数や血圧が安定するという結果がもたらされた。この結果からは，療養中の行動の判断を可能な限り患者にゆだねることが，副次的に患者の心身の回復に良い影響をもたらすと示唆された。

ハフディス・スクラドッティ（Skuladottir, H.）[42]らは，6つの研究論文を質的に統合し，慢性疼痛に苦しむ女性が医療者との出会いによってコントロール感がもたらされることを示した。慢性疼痛に苦しむ女性たちは，多様な課題や士気を失うことの脅威に直面し，医療者または他者との出会いの質に影響を受け，真の対話もしくはそれを欠くことによる士気の喪失などにより，エンパワーされる可能性が示された。たとえば，女性は，自身や痛みのコントロール感を維持するよう管理すれば，士気の喪失を回避できた。しかし，女性が自身や痛みのコントロール感を失うと士気の喪失に至った。また，医療者（または他者）とのエンパワーメントによる「転換点」を通じて女性はコントロール感を取り戻し，彼女の健康についての主観的感覚の肯定的な効果を伴う再編がもたらされたと述べた。

佐々木[43]は，重症外傷を負った患者14人の受傷直後からリハビリテーション期移行までのコントロール感の推移を報告した。事故直後やICUに入室している時期においては，信頼できる医療者に自分のからだの扱いをゆだねて病状の悪化を避けること，日々繰り返される苦痛な処置のことを意識から遠ざけるために気晴らしをすること，1人で達成できないセルフケアを確実に看護師にやってもらうために依頼のしかたを熟考するなど，様々なスタイルでコントロールを発揮していた。

一方，回復過程において患者がコントロール感を得るためには，看護師の意図的なケアが関係していた。受傷後早期においては「伝えられない思いを読み取り満たそうとする行為」が，傷を治すために苦痛を伴う治療に耐え忍ぶ時期においては，「自ら理解し行動するための手はずを整えようとする支援」が，そしてセルフケア支援に依存せざるを得ない状況でリハビリに臨む時期には，「傷つきやすさを気に留めながら回復を見守ろうとする姿勢」というケアリングにより，患者のコントロール感が支持されることが示された。

このように，医療者が患者のニードを推測し，確認し，コントロールを支えることは患者の安寧（あんねい）につながることが示唆された。特に，クリティカルな状況にある患者にとっては，状況の直接的なコントロールは，多くの場合困難で，先述した一次・二次コントロールの概念に従い，医療者や家族などにより二次コントロールを支えることで，患者の心理社会的な問題を回避できるかもしれない。

4. コントロール理論のケアへの応用

以上のような背景を踏まえ，コントロール理論のクリティカルケア看護への応用について提案する。

1 クリティカルな状態にある患者のコントロール感やコントロール欲求を読む

クリティカルな状態にある患者は，その置かれた境遇ゆえに，自分自身や状況をコント

ロールできていないと感じているかもしれない。しかし，それを自分からだれかに訴えられる患者は多くはないだろう。

　佐々木[43]の研究においては，救命救急センターに入院した重症患者の多くは，その療養過程において，ロッター[26]が述べた内的コントロールと外的コントロールを巧みに発揮していた。患者は，初療室で治療を受けるといった，自分ではどうすることもできない場合においては，医療者や救急隊員などが，自分の要望に気づいてくれることを期待するという外的なコントロールを働かせていた。患者が彼らに期待したのは，耐え難い苦痛を取り除いてもらうこと，楽に呼吸をさせてもらうといった身体のケアのほか，家族や同僚に自分の身に生じたことを伝えてもらうことだった。一方，自分のからだが危機的な状態であることを察すると，じっと動かずにいることで病状の悪化を自ら防止すべく内的なコントロールも働かせていた。しかし初療室では，多くの人が素早く近寄っては離れていき，患者はだれに声をかけていいものかわからず，その思いは届きにくい。看護師は，こうした患者の思いをちょっとした表情から察したり，生じているかもしれないことを予想して問いかけてみることで，汲み取ることができるだろう。

　このような**ニーズを読み取るケア**は，外傷患者だけではなく，心筋梗塞<ruby>梗塞<rt>こうそく</rt></ruby>などの突然に発症した内因性の疾患や，予定手術が終わって病室に帰室した直後の患者にも必要とされる。また初療室やICUなどの緊迫した現場だけでなく，一般病棟で，長期的に療養を続けている患者にも適用できる。たとえば，重症患者の多い病棟では，患者は，自分より重症な患者にベッドや看護師のケアを譲らなくてはならないと思い，頼みたいことを躊躇したり，あきらめたりしていた。このような事態は，患者の療養生活に対するコントロール感にネガティブな影響を与える可能性もあるため，身近にいる看護師の気づきと気遣いが重要となる。

2 ┃ 読み取ったニードに応じたケアを行う

　読み取ったニードに対しては，できる限り早急に看護ケアを実施する。患者はすでに待っていたかもしれないし，ニードは患者にとって急迫<ruby>急迫<rt>きゅうはく</rt></ruby>したものであることが多い。このケアは，患者のからだへの直接的なケアだけではなく，医師への伝達であったり，家族や仕事関係の人への連絡なども含まれる。

　難治性の傷や開放骨折などで長期療養が必要な患者は，移乗や排泄，手の届かない所にあるものを取ってほしいといったニードをもつが，患者はほかの患者との兼ね合いや，自尊心や羞恥心などから，看護師に支援を頼みにくいと感じており，このようなニードは先読みし，さりげなくケアを提供することも患者の肯定的な感覚を助ける。

3 ┃ 患者のニードに応じた情報を提供する

　ミラー[24]が述べたように，情報は嫌なことを変化させるための知識であり，これが不十分であると，患者はコントロールの対象となる状況の理解ができず，混乱する。まず，

月日や時間などの見当識をもつための情報は重要であり，カレンダーや時計，ラジオなどを患者の手の届く所に置くことは有効である。

　また，突然に生命危機となっていた患者が，われに返ってから取りかかるのは，自身に何が起こって，今どのような状況になっているのかというストーリーを描くことであり，多くの場合，医療者や家族がその情報源となる。しかし，情報は過不足なく提供されることが重要であり，一度に多くの情報が入ってくると患者は圧倒されてしまい，安寧が損なわれてしまうことがある。

　たとえば，事故でからだの一部や機能を喪失した患者は，事故の衝撃で気を失い，手術を経て数日後に覚醒するという場合がある。患者は目覚めたときに，自分のからだが今までとは違っていることを何となく察するのだが，知りたくない認めたくないという思いが共存しており，一度に詳細に事実を知ることは衝撃が大き過ぎる場合がある。すなわち，事故に遭った，事故により四肢の損傷が激しくその肢を残すことが困難だった，やむなく切断した，といった情報を，一度にではなく，一つ一つ聞くことのできる準備ができた段階で，患者のほうから求めて聞き入れていくなど，情報の受け入れについても，患者は自身がコントロールすることを願っている。

4 ｜ 療養生活において選択肢を提供する

　心身の状況が落ち着くと，一時的に他者にからだをゆだねていた患者も，日々の療養生活に，自分の意思を反映させることを好むようになる。病院においては，起床や消灯の時間が定められ，検査やリハビリテーションの時間などは，全体の患者の状況において割り当てられるために，選択肢は少ないかもしれないが，可能な範囲で選択肢を提示し，自分で決めることができると，コントロール感を高めることができる。

　一方で，治療方法の選択などの意思決定を迫られることが患者にとって多大なストレスとなり，医療者に決めてほしいと願う患者もいる。肝心なことは，患者がどのようなことを自分で意思決定したいか，どのようなことは他者に主導してほしいと考えているのかを確認し，個々の患者のニードに応じた支援を行うことである。

IV　コンフォート理論

Ⓐ 理論の概要

1. コルカバのコンフォート理論

　キャサリン・コルカバ（Kolcaba, K. Y.）は，「コンフォート」を「緩和」「安心」「超越」

に対するニードが，経験の4つのコンテクスト「身体的」「サイコスピリット的」「環境的」「社会文化的」において満たされることにより，自分が強められているという即時的な経験である[44]，と定義した。つまりコンフォートは，ニードが満たされることによる患者の経験を示している。

「コンフォート」は「安楽」と共通する部分をもつ概念である。「安楽」という言葉は，心身が穏やかで満ち足りているさま（三省堂『大辞林』）を示すとされる。一般的には「安楽椅子」「安楽な生活」など，ゆったりとしていて，楽で気持ちがいい状態を示す際に用いられている。その状態は「コンフォート」の概念が含む，身体的，サイコスピリット的な「安心」と共通する概念である。

看護において「安楽」という用語は，「苦痛」や「不安」と対比する状態や，「患者の満足」に帰結するものとして用いられる[45]。これは「コンフォート」の概念にある，身体的，サイコスピリット的，社会的，環境的な苦痛が取り除かれた「緩和」の状態と共通する部分である。「安楽」にはなく「コンフォート」がもつ概念の特徴は，他者とのかかわりのなかで，励まされたり，勇気づけられたり，力づけられたりして満たされた状態を含むことである。

つまり「コンフォート」は，「安楽」を含む「安楽」より広い概念である。「コンフォート」はゆったりとして気持ちがいい「安心」や，苦痛や不安が取り除かれた「緩和」に加えて，苦痛を超えて力づけられる「超越」を含む概念である。

2. コンフォートケア

「コンフォートケア」はケアを受ける側のコンフォートを増進させるケアを示す。そのため，ケアによってケアの受け手のコンフォートが増進することを確認する必要がある。コンフォートを与えようとして実施し，結果としてコンフォートを増進させた「コンフォートケア」という用語は，次の3つの要素をもつ。①適切でタイムリーな支援，②ケアリングと共感を与える伝え方，③コンフォートにするという目的，である。

3. コンフォート理論の基盤

コンフォート理論は，哲学的観点「ホリズム」「ヒューマン・ニード」「ヒューマン・プレス」から成り，コルカバは概念図でその概念間の関係を示している（図2-4）。「ホリズム」は最も抽象度が高く包括的な観点である。ホリズムより抽象度を下げたものが「ヒューマン・ニード」であり，最も抽象度が低いものが「ヒューマン・プレス」である。加えて，哲学的観点として「看護」もコンフォート理論のなかで表現されている。この「看護」には3人の看護理論家の中範囲理論と共通する見解が示されている。

❶ホリズム

コンフォート理論が基盤とする「ホリズム」は，肉体と密接に結びついた精神的・霊的・情緒的な生命から成る全人的な人間と見なす信念，と定義づけられている。人間は

第1編 看護の基本

クリティカルケアと看護展開

2 基盤になる理論

必要な能力

思考プロセス

全身管理と日常性への支援

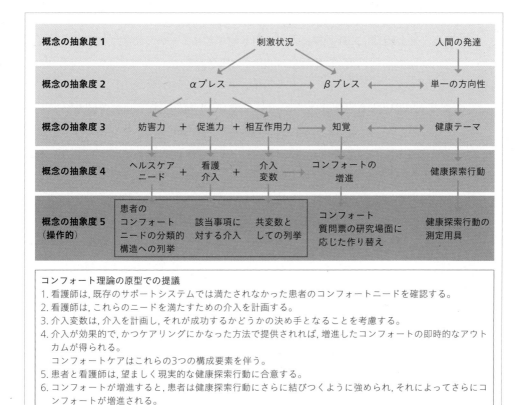

| 概念の抽象度1 | | 刺激状況 | | 人間の発達 |

コンフォート理論の原型での提議
1. 看護師は、既存のサポートシステムでは満たされなかった患者のコンフォートニードを確認する。
2. 看護師は、これらのニードを満たすための介入を計画する。
3. 介入変数は、介入を計画し、それが成功するかどうかの決め手となることを考慮する。
4. 介入が効果的で、かつケアリングにかなった方法で提供されれば、増進したコンフォートの即時的なアウトカムが得られる。
   コンフォートケアはこれらの3つの構成要素を伴う。
5. 患者と看護師は、望ましく現実的な健康探索行動に合意する。
6. コンフォートが増進すると、患者は健康探索行動にさらに結びつくように強められ、それによってさらにコンフォートが増進される。

出典／Kolcaba, K. Y.：A theory of holistic comfort for nursing. J Adv Nurs, 19（6）：1178-1184, 1994. をもとに作成

図2-4 コンフォート理論の概念図

個々の複雑な刺激に対して全人的に反応し、その全人的反応は個々の刺激に対する反応の総和より大きいという考え方である。

　手術を受ける患者の不安を例にすると、全身麻酔への恐怖、痛みへの不安、手術中に尊厳を失うことへの不安をもつとき、それらは相乗作用を起こして全人的反応としてパニックを起こす。それらが一つ一つ緩和されるとき、一つの緩和から予測される以上に全体の不安を減らすことができるという考え方である。全人的反応として表出されたこの不安をコンフォートニードとよび、緩和されたニードはコンフォートの側面とよぶ。コンフォート理論に基づいて作成されたコンフォート質問紙は、このコンフォートの側面を測定する。

　また、全人的反応をもたらす支援はホリスティックケアとよばれ、コンフォートはホリスティックなアウトカムであるとしている。このような観点が、コンフォート理論の包括的な観点である。

❷ヒューマン・ニード

　患者が維持・成長するために必要としたり求めたりするものについて、置かれている状況に照らして観察されるものが、ヒューマン・ニードである。ヒューマン・ニードには2

つの特徴がある。1つは，人間の行為を方向づけ，やる気の原動力を生み出すという特徴で，2つ目は，社会的文化的な動機によって引き起こされるという特徴である。このようなニードが，コンフォート理論を位置付ける第2の階層である。

❸ ヒューマン・プレス

1938年に『人格探求』を出版したヘンリー・マレー（Murry, H. A.）が導いたヒューマン・プレス理論が，コンフォート理論の3つ目の哲学的階層である。マレーの理論においては，刺激状況は α プレスと β プレスからなり，α プレスはネガティブな妨害力とポジティブな促進力とそれらの相互作用力の総和であると考える。β プレスは α プレスの力全体がもたらす効果に対する人の知覚であるとしている。

ヘルスケアにおいて，α プレスの妨害力は，疾病や脅威的な環境や社会的経験から生じるニードである。α プレスの促進力は，妨害力によって生じたニードに対処するように意図された支援である。β プレスは妨害力から生じたニードと促進力となる支援によって生じるアウトカムを含み，これを単一の方向性とよぶ。

❹ 3人の看護理論家の見解

アイダ・オーランド（Orlando, I. J.）は，『看護の探究』（1964年）で，看護とは，患者のニードを満たすために必要なあらゆる援助を提供することであると示した。コンフォート理論では，看護師は，患者のコンフォートをアセスメントし，効果的な看護師 - 患者関係を通じて患者のニードを満たすことで，患者が「緩和」を経験することを示した。

ヴァージニア・ヘンダーソン（Henderson, V. A.）は1978年に，患者のホメオスタシスを維持するために看護師が対処すべき人間の機能を示した。コンフォート理論においても，看護師が患者のホメオスタシスを維持することで，患者を「安心」な状態にするとしている。

バーバラ・パターソン（Paterson, B. L.）は1976年に，コンフォートは看護の本質や経験を結びつける構成概念であると述べ，人が自由でなりたいようになることを「超越」とよんだ。これは，コンフォート理論の問題や苦痛を克服した状態を示す「超越」と一致している。

このように，コルカバのコンフォート理論は，理論構築のための調査における注意深い観察とそれぞれの看護理論家の理論の活用によって形成されている。

4. コンフォートのタイプ

コンフォートには3つの状態がある。看護師が患者の個別的なコンフォートをアセスメントし看護ケアを計画するとき，看護ケアの結果として目指すアウトカムは以下の3つのどの状態を目指すか検討するときに用いる。

① **緩和**（relief）：具体的なコンフォートニードが満たされた状態
② **安心**（ease）：平静もしくは満足した状態
③ **超越**（transcendence）：問題や苦痛を克服した状態

患者が安心な状態を保つために，看護師は不快となるあらゆる要因に注意を払う必要があり，痛みや不安など具体的なニードに対応する必要がある。また緩和や安心が達成されないときでも，看護師は患者を超越の状態に導くことができる。臨床現場では，悲嘆に伴う痛みや，治療に伴う不愉快な状態など，安心や緩和が満たされない状態を乗り越えなければならないことがある。そのようなとき，乗り越えられるよう動機付けて励まし，患者がそれまでしてきたことができるような超越の状態を目指すことができる。

5. コンフォートのコンテクスト

コンフォート理論では，人間の経験は4つのコンテクストで経験されると考える。

▶ **身体的コンフォート**　身体的コンフォートは，医学的問題によるすべての生理学的影響を受ける。たとえば，水分・電解質バランスや十分な酸素飽和度などである。特定の診断との関連にかかわらず，身体的感覚やホメオスタシス機構に関係する。身体的コンフォートを維持するためには，生理学的メカニズムの異常に対処し（緩和），異常を生じさせない（安心）ようにする必要がある。

▶ **サイコスピリット的コンフォート**　サイコスピリット的コンフォートは，自尊心，信仰，リラックスした感情，情報が与えられていること，自分が役に立つ存在であると感じられることを含む。サイコスピリット的コンフォートを維持するためには，患者の自己概念や情緒など個人の人生に意味を与えるものへの脅威に対処し（緩和），寄せ付けない（安心）ようにする必要がある。

▶ **環境的コンフォート**　環境的コンフォートは，外的な環境，条件，影響力に関連する。環境的コンフォートを維持するためには，色，音，光，周囲の雰囲気，気温，窓からの景色などに対処し（緩和），意識させない（安心）ようにする必要がある。

▶ **社会文化的コンフォート**　社会文化的コンフォートは，個人と個人の関係，家族関係，財政や教育，サポート体制を含む社会的関係にかかわる。社会的コンフォートを高めるためには，在宅療養中であっても入院中であっても，患者がもつこれらの習慣を継続できるようチームを作って働きかけることが重要といえる。

6. 分類的構造

コンフォートの分類的構造を図2-5に示す。アセスメントや看護ケアの視覚化に有効である。

B 患者への理論の適用

コルカバは，コンフォートの概念分析を行った後，入院患者や在宅療養患者に適用可能なコンフォートを測定するために，256人のデータを用いて48項目の一般コンフォート質問票を開発した[46]。この質問票は，患者がその瞬間に感じたことを即座に回答する内

		ニード		
		緩和	安心	超越
コンテクスト	身体的			
	サイコスピリット的			
	環境的			
	社会文化的			

図2-5 コンフォートの分類的構造

容で，コンフォートのニードやコンフォートケアのアウトカムを測定することができる。この質問票は一般的な患者のみならず，熱傷ユニットや救命救急センターなど，痛みのないこと以上に複雑なニードがあると認識する領域の看護師から興味が寄せられた。これまで，冠動脈造影後の患者[47] や放射線治療患者[48]，および IABP（intra-aortic balloon pumping）施行中の患者の調査[49] などが報告されている。以下に IABP 施行中の患者へのコンフォート理論の適用について解説する。

1. 原因疾患の治療

IABP の適応となるのは，急性心筋梗塞における再灌流前後の補助または急性心筋梗塞の機械的合併症に対する外科的修復前である。加えて，重度の心原性ショックやうっ血が増悪しつつある状態に対しても，IABP を補助循環管理として検討する[50]。急性心筋梗塞の治療時は，開胸手術や血管内治療が実施される。加えて，血管拡張薬や循環作動薬および抗不整脈薬，利尿薬などを用いて循環動態を改善する内科的治療も実施される。それらの薬剤は微量のため手動では調整が難しく，微量輸液ポンプやシリンジポンプなどを用いて管理する。そのような輸液用機材は 2 ～ 6 台に及ぶ。

2. IABPの施行

IABP とは心機能の補助を行う補助循環法の一つで，心臓の拡張期昇圧効果と収縮期後負荷軽減効果によって，循環を補助する圧補助装置である。

IABP を開始するために，バルーン（風船）付きのカテーテルを大腿動脈から胸部下行大動脈内に留置する。そのカテーテルは体外の駆動装置に接続し，ヘリウムガスをとおしてバルーンを拡張・収縮させる。バルーンの拡張・収縮は患者の心電図や血圧を駆動装置に入力して心臓の周期を把握して行う。具体的には，心臓の拡張期にバルーンを膨張させることで冠動脈への血流が改善し，心筋酸素供給量を増加させることができる。また，心臓の収縮期にバルーンを縮小させることで，左心室の駆出抵抗（後負荷）が減少し，血液は心臓から楽に引き出されるため，心臓が血液を押し出す負担が軽減する。

IABP を駆動するために，患者の心電図波形と動脈波形とをコードでつないで装置に取り込む。ICU に入室する患者は，通常ベッドサイドモニターと中央管理用モニターに表示するために心電図モニターを装着している。それとは別に IABP に直接入力するための心電図モニターをもう 1 セット装着していることもある。これにより，患者は 6 つの心電図コードを付けていることになる。また，IABP カテーテルの先端にはセンサーがあり，動脈波形を表示することができる。加えて，IABP 開始前より橈骨動脈から観血的に動脈波形をモニターしていることも多い。IABP の駆動装置は，患者から取り込んだ波形を表示し，駆動方法の設定を行うモニター画面とデータを解析してヘリウムガスを操作する装置からなる。

第
1
編

クリティカルケア
看護の基本

2

基盤になる理論
と看護展開

必要な能力

思考プロセス

全身管理と
日常性への支援

IABP 施行により高い効果が得られる一方で，体外の駆動装置から胸部下行大動脈内のバルーンをつなぐカテーテルが屈曲しないよう，患者は下肢を自由に屈曲できない。体動によりカテーテルが抜去されると，動脈性の出血が生じる。またカテーテル刺入部の血栓形成や，カテーテル刺入による下肢の阻血，および血管壁との摩擦によるバルーン破裂，血小板減少などのリスクもある。

また，IABP 駆動のための波形は，状況に合わせて選択する必要がある。胸部を清拭して心電図波形が乱れることが予測される場合は，動脈波形によって駆動するよう切り替える。また，患者の病変や体の向きによって心電図波形が変化すると IABP が適切に駆動できないため，動脈波形に切り替える。動脈ラインから採血する場合は，心電図波形に切り替えて行う。バルーンの拡張・収縮は，波形に対して毎回膨張・縮小させるか，2 波形に対して 1 回拡張・収縮さ

せるかなど，選択している。

3. IABPによる合併症の予防

IABP 施行中の患者は，原因疾患によって低心機能による末梢循環不全を起こしたり末梢血管を収縮させる作用のある薬剤により下肢の血流が阻害されやすい。加えて，IABP のカテーテルを刺入した側の下肢は，カテーテルや血栓によって血流が阻害されやすい。そのため，看護師は継続的に足背動脈の拍動を触知し，超音波ドプラーを用いて音の変化を聴取して，下肢虚血の徴候の早期発見に努めている。

また，IABP の安全な施行のための姿勢の保持は，踵や外果に褥瘡を生じやすく，下肢の外旋による腓骨頭の圧迫により腓骨神経麻痺を生じやすい。そのため，膝蓋骨外側を圧迫しないよう下肢の位置を調整している。看護師はこのような補助を行い，IABP が安全に適切に駆動するよう管理している。

懸命な治療と IABP を受けている患者は，原因疾患により激しい胸痛や苦痛を経験したことで，治療が開始されていても，再度その症状が生じる不安を感じていることがある。あるいは，いまだ循環動態が不安定で冷汗や末梢冷感が持続していることもある。そのような状態で，患者は IABP を安全に施行するために安静を指示されると，からだを動かしてはならないことに責任を感じ，うっかりからだを動かしてしまわないように強く緊張していることがある。

このような IABP 施行中の患者のコンフォートニード，コンフォートケアについて，コルカバの理論を適用して分析する。具体的には，コンフォートが生じるコンテクストとタイプを配列した12のセル（分類的構造）を用いる。

❶ 身体的コンテクストに生じる緩和

患者にとって安静臥床や下肢伸展の保持は，腰痛や肩こりの原因となる。これは，身体的感覚にかかわるコンテクストに存在する。患者は安静臥床や下肢伸展の保持を守らなければならないため，少しでも腰痛や肩こりを和らげたいと思う。このことから，身体的コンテクストに緩和のニードが生じると分析できる（図2-6★①）。腰痛や肩こりなどは消失できないこともあるが，体位変換や湿布やマッサージなどにより緩和が可能である。また緩和や安心が達成できない場合には，患者が安静や下肢伸展を維持できるよう超越を支援する必要が生じることもある。超越を目指す場合は，音楽療法やアロマセラピーなど患者が好む方法で，気分転換を促すことができる。

❷ 環境的コンテクストに生じる安心

IABP の駆動装置がヘリウムガスを送る小さな駆動音によって，医療者は装置が適切に動いていることを耳でも確認している。その音は，自分の状況を聴こうと注意を集中して

		ニード		
		緩和	安心	超越
コンテクスト	身体的	★①		
	サイコスピリット的			★③
	環境的		★②	
	社会文化的			

図2-6 IABP施行中患者のニード

いる患者にとても大きく聴こえることがある。加えて駆動音は，体位変換や清拭などにより，乱れが生じることがある。このような音の変化に，患者は悪いことが生じているのではないかと恐怖を感じている。また，アラーム音が鳴ると，複数の緊張した表情の医療者が急いで対応する。この様子にも患者は何か悪いことが起きるのではないかとおびえてしまうことがある。これらは環境的コンテクストに安心のニードが生じると分析できる（図2-6★②）。

このような駆動音やアラーム音を完全に消すことができないが，音の意味や見守っていることを伝えることで平静でいられるように支援することは可能である。安心のニードを充足するために，気になる音があるか尋ね，治療が適切に行われていること，小さなことも見逃さないようアラームが設置してあることを説明することができる。

❸ 安静にしていることによる無力感に対する超越

IABPを施行する際は，治療の同意を得る際に状況を患者や家族に説明する。生命の危機状態に直面し，患者は自尊心の低下を感じることもある。このことから，サイコスピリット的コンテクストに超越のニードが生じると分析できる（図2-6★③）。

患者が安静に乗り切ることができるよう，IABP施行後の回復の程度や，IABP離脱までの期間を説明することで，サイコスピリット的コンテクストに生じた超越のニードを充足することができる。それにより，患者は問題を克服してきていることを実感し，無力感は変わらずあったとしても，IABP離脱までの期間を乗り越える気力や希望を得ることができる。

このように，コンフォートの分類的構造を用いることで，コンフォードニードをアセスメントし，看護ケアによる患者の反応を確認することが可能となる。

第
1
編

クリティカルケア
看護の基本

2

基盤になる理論
と看護展開

必要な能力

思考プロセス

全身管理と
日常性への支援

V 意思決定に関する理論

A 理論の概要

　近年，医療技術が進歩し，臓器移植，遺伝子治療，胚移植，手術や抗がん剤の併用など，治療の選択肢が拡大・多様化している。さらに心停止からの蘇生や補助循環装置を装着しての社会復帰など，医療技術の進歩は人々に大きな恩恵をもたらしている。現代の医療では，従来の医師のパターナリズム（Column 参照）から，患者の権利を尊重した患者中心の医療となった。この変化によって，患者は医師からの説明を受け，自分の病気や治療を理解したうえで，どのような治療を望み，治療を選択し，その後どのように病気とともに生きていくか自ら選択することを求められるようになった。

　しかし，医療の専門的知識がない患者にとって，医師の説明だけでは治療について想像し，理解することは難しい。患者はインターネットなどから多くの情報を得ようとするが，自分にとって最善な選択は何かといった決断にとまどうことも多い。さらに，患者の状態が重篤で意思決定能力がない場合は，家族が患者に代わってその難しい決断に直面することとなり，家族にとっても心理的負担は大きい。

　今後，わが国では2060年には2.5人に1人が65歳以上の高齢者となり[51]，認知症など多数の疾患を合併した高齢者や，単身高齢者の増加も予測される。このことは，高齢者の治療選択がより複雑となり，判断能力が低下している場合や家族がいない場合など，患者の意思決定に困難を有するようになることが予測される。

　ここでは，患者の自己決定の権利，患者や家族の意思決定，意思決定プロセス，そして意思決定のプロセスにおいて，看護師がどのように支援すべきかについて解説する。

1. 自己決定の権利

　自己決定は医療の基本であり，患者中心の医療のなかで重要な要素である。自己決定と

Column 「パターナリズム」とは

　「父権的保護主義」と訳される。父親は家族のなかでは権威があり，良いと思われることを家族に代わって決める役割を担っていたことに由来する。医療者は病院では知識が豊富であり，何もわからない患者にとって，良いと思われることを決断できる存在であるため，患者が「お任せします」という姿勢になりやすい。近年は，インフォームドコンセントに基づく自己決定権を尊重する考え方が浸透し，パターナリズムから患者中心医療へと移行してきている。

いう用語が初めて登場したのは，1914年のシュレンドルフ裁判といわれている。麻酔科で腹部検査を受けた女性が，手術の同意がないまま腫瘍切除術が行われたことに対して訴えたもので，裁判では「患者は自分自身のからだに対して何が成されるべきかを決定する権利がある」という考えが示され，患者の**自己決定権**が重視されるようになった。

　自分のことは自分で決めるという考えに基づいた自己決定権は，自己判断に基づいて個人の生き方の自由を求めようとするものであるが，自己決定するには十分な情報がなければ適切な判断をすることができない。したがって，どのような情報があれば患者が自己決定できるのか，どのような情報をいつ，だれが，どのように提供できるかなどについて看護師が情報を得たうえで，他職種と調整し，支援していくことが重要である。また，患者が知りたい情報を十分に得ることができ，納得して自己決定を表明するまでの過程には十分な時間が必要である。そして看護師は一度決定した選択も患者の思いや考え，状況によって揺れ動くもので，選択が変わるものであることを理解し，患者の思いに寄り添い，患者の自己決定の権利を尊重することが重要である。

▌ 2. 意思決定

　意思とは「自己の利用しうる内的・外的情報にもとづいて人びとがいかに行動すべきであるかについての選択を行なう能力」[52]であり，この内なる願望と知覚に基づいて行動を選択する能力（意思の作用）が，自己決定の基盤となっている。

　医療における意思決定とは，患者の自己決定の権利を基盤とし，複数の選択肢について情報収集し，理解・解釈し，自らのQOLを高め，どのように生きるかということの選択，どのように自らの死を迎えるかの選択などを総合的に行う一連のプロセスということができる。

　看護師は，患者が自分の意思を明確にし，納得する意思決定ができるように支援することが重要である。しかし，患者の意思を尊重するがゆえに，意思決定を患者に押し付けることは，患者にとって苦痛であり，パターナリズムに陥る可能性もある。患者が自己決定をしない，医療者にゆだねることも含めての意思決定であることを理解する必要がある。

▌ 3. 意思決定能力

　意思決定能力とは，複数の選択肢について情報収集し，理解・解釈し，自らのQOLを高め，どのように生きるかということの選択，どのように自らの死を迎えるかの選択などを総合的に行う能力といえる。しかし，意識障害，せん妄や軽度の抑うつなどの認知障害など，患者の状態によっては，意思決定能力を有しているかの判断は非常に難しい。現在，意思決定能力を有しているか否かの判定をするためのツールはないため，「意思決定能力判定のポイント」[53]（表2-6）などを参考に，医療チームで総合的に適切な評価を行うことが重要である。

表2-6 意思決定能力判定のポイント

- 患者が医療者や患者・家族の強制ではなく，自分自身で選択しているか
- 患者は自分の意思決定の内容を他者に伝達することができるか
- 医学的状況と予後，医師が勧める治療の本質・内容，ほかの選択肢，それぞれの選択肢の危険と利益についての情報を理解できるか
- 選択した治療が行われた場合，どのような結果になる可能性が高いかを推論できるか
- 治療を拒否したり中断したりすることができることを理解できるか
- 拒否や中断によって治療が行われなかった場合，どのような結果になるのかを（自分の身の上に生起することとして）推論し，決断できるか
- 決断が一時的でなく，安定しているか（ただし急激な変化は疑うべきだが，穏やかな筋の通った変化は評価すべきである）
- 患者の意思決定が患者の今まで表明してきた価値観，医療や人生における目的（価値観）と矛盾しないか
- 患者の意思決定が妄想や幻覚，うつ状態に基づいたものではないか

上記すべてを満たしている場合，自律的に意思決定を行う能力があるといえるが，1つでも疑問点がある場合は，性急な判断は避けなくてはならない。
出典／重症疾患の診療倫理指針ワーキンググループ著，浅井篤，他編：重症疾患の診療倫理指針，医療文化社，2006，p.28．をもとに作成．

B 患者への理論の適用

1. 意思決定プロセス

医療現場における意思決定は，医師による患者への説明から始まる。看護師は，患者がその説明をどのくらい理解し，知りたい情報を得ることができたか，どのように現状を受け止めているかなどについて，十分把握して意思決定プロセスを見守る必要がある。患者は，自分に与えられた情報と知識に基づいて理解し，そのうえで自分の判断に基づいて意思決定を行う。

この意思決定において，患者に与えられる情報が決定要因の一つであるため，不適切な情報は意思決定プロセスにおいて患者の判断をゆがめる可能性がある。そのため，意思決定プロセスで重視されるのが**インフォームドコンセント**（Column 参照）である。インフォームドコンセントは，医療者が治療の情報を十分提供し，患者が自分の価値観や好み，どう生きていきたいか，どうしたいのかなどの希望を伝え，複数の選択肢からメリッ

Column 「インフォームドコンセント」とは

一般的には「説明と同意」と訳されている。2003（平成15）年には「納得診療」と新たに訳されている。以前は，医師による病状説明ととらえられていたが，現在は患者の自己決定を基盤に置き，患者が主体のものであり，患者と医療者の両者が合意し，決定に至るプロセスとされている。インフォームドコンセントには医療者側のコミュニケーションの能力が重要である。

第1編

クリティカルケア看護の基本

2 基盤になる理論と看護展開

必要な能力

思考プロセス

全身管理と日常性への支援

ト，デメリットを考慮し，何が最善の選択かを医療者と患者で十分話し合ったうえで，患者が納得して同意することを意味している。

1 患者の意思が確認できない場合

　患者の意思決定は，本人の意思が最大限尊重されること，自ら主体的な判断を行える意思決定能力があることが前提である。しかし，クリティカルケア看護領域では患者の状態が重篤で，意識状態や認知機能が低下している場合などは患者の意思決定能力が低下しており，患者が自ら判断できない状況が存在する。重篤な患者は，あらゆる治療を施しても救命が困難な状態で，集中治療から終末期医療へと移行せざるを得ない場合もある。

　このように患者自身が意思決定を行うことが難しい場合，家族が代わりに意思決定を行うことを**代理意思決定**という。家族は，愛する人の突然の病気の発症や事故により衝撃を受けているなかで，**代理意思決定者**として重い決断を迫られる。緊急の場面では，患者が重篤であるがゆえに時間的制約があるだけでなく，結果として患者の生死に関連した決断を迫られるため，家族はとまどい，心理的負担が増大する。

　ICUにおいて，代理意思決定者が意思決定をするうえでの障壁には，ストレス，感情，臨床状況の複雑さ，不確実性，医療者とのコミュニケーションの質の低下，社会的支援の欠如などがある。ジュディ・ディビッドソン（Davidson, J. E.）による家族中心のケアのガイドライン[54]では，コミュニケーションの質を向上させ，家族の意思決定の葛藤を軽減するために，家族のための意思決定支援ツールの使用を推奨している。

　意思決定のプロセスを明確化するため，厚生労働省は2007（平成19）年に「終末期医療の決定プロセスに関するガイドライン」を作成した。2015（平成27）年にガイドラインの名称が，「人生の最終段階における医療・ケアの決定プロセスに関するガイドライン」（表2-7）に変更された。ガイドラインは，患者本人による意思決定を基本とし，本人の意思が確認できる場合と本人の意思が確認できない場合に分けて，決定のプロセスを記載している。本人の意思が確認できない場合，家族等は本人の推定意思を尊重し，本人にとっての最善の治療方針をとることを基本としている。さらに，2018（平成30）年にアドバンスケアプランニング（advance care planning；ACP）の概念を踏まえた内容にガイドラインが改訂され，患者の意思を最大限尊重し，さらに人生最終段階のケアにおいてACPの取り組みが重要とされた。

　以下が改訂の主な内容である[55]。

❶病院における延命治療への対応を想定した内容だけではなく，在宅医療・介護の現場で活用できるよう，次のような見直しを実施
- 名称変更に伴い，医療・ケアチームの対象に介護従事者が含まれることが明確化された。

❷心身の状態の変化などに応じて，本人の意思は変化し得るものであり，医療・ケアの方針や，どのような生き方を望むかなどを，日頃から繰り返し話し合うこと（＝ACPの取り組み）の重要性が強調された。

表2-7　人生の最終段階における医療・ケアの決定プロセスに関するガイドライン

〈人生の最終段階における医療・ケア方針の決定手続〉
人生の最終段階における医療・ケアの方針決定は次によるものとする。
（1）本人の意思が確認できる場合
　①　方針の決定は，本人の状態に応じた専門的な医学的検討を経て，医師等の医療従事者から適切な情報の提供と説明がなされることが重要である。そのうえで，本人と医療・ケアチームとの合意形成に向けた十分な話し合いを踏まえた本人による意思決定を基本とし，多専門職種から構成される医療・ケアチームとして方針の決定を行う。
　②　時間の経過，心身の状態の変化，医学的評価の変更等に応じて本人の意思が変化しうるものであることから，医療・ケアチームにより，適切な情報の提供と説明がなされ，本人が自らの意思をその都度示し，伝えることができるような支援が行われることが重要である。この際，本人が自らの意思を伝えられない状態になる可能性があることから，家族等を含めて話し合いが繰り返し行われることも必要である。
　③　このプロセスにおいて話し合った内容は，その都度，文書にまとめておくものとする。
（2）本人の意思の確認ができない場合
　本人の意思確認が出来ない場合には，次のような手順により，医療・ケアチームの中で慎重な判断を行う必要がある。
　①　家族等が本人の意思を推定できる場合には，その推定意思を尊重し，本人にとっての最善の治療方針をとることを基本とする。
　②　家族等が本人の意思を推定できない場合には，本人にとって何が最善であるかについて本人に代わる者として家族等と十分に話し合い，本人にとっての最善の治療方針をとることを基本とする。時間の経過，心身の状態の変化，医学的評価の変更等に応じて，このプロセスを繰り返し行う。
　③　家族等がいない場合及び家族等が判断を医療・ケアチームに委ねる場合には，本人にとっての最善の治療方針をとることを基本とする。
　④　このプロセスにおいて話し合った内容は，その都度，文書にまとめておくものとする。
（3）複数の専門家からなる委員会の設置
　上記（1）および（2）の場合において，治療方針の決定に際し，
　● 医療・ケアチームの中で心身の状態等により医療・ケアの内容の決定が困難な場合
　● 本人と医療従事者との話し合いの中で，妥当で適切な医療内容についての合意が得られない場合
　● 家族等の中で意見がまとまらない場合や医療・ケアチームとの話し合いの中で，妥当で適切な医療・ケアの内容についての合意が得られない場合
等については，複数の専門家からなる委員会を別途設置し，治療方針等についての検討及び助言を行うことが必要である。

資料／厚生労働省：人生の最終段階における医療・ケアの決定プロセスに関するガイドライン，https://www.mhlw.go.jp/file/04-Houdouhappyou-10802000-Iseikyoku-Shidouka/0000197701.pdf（最終アクセス日：2021/06/04）

❸本人が自らの意思を伝えられない状態になる前に，「本人の意思を推定する者」について，家族等の信頼できる者を前もって定めておくことの重要性が記載された。
❹今後，単身世帯が増えることを踏まえ，「本人の意思を推定する者」について，信頼できる者の対象が家族から家族等（親しい友人等）に拡大された。
❺繰り返し話し合った内容をその都度文書にまとめておき，本人，家族等と医療・ケアチームで共有することの重要性について記載された。

　医療者は，代理意思決定者が「患者のかつての願望」「患者の価値に基づいて推定された願望」「患者の最善の利益」「代理意思決定者の願望」について適切に区別し，意思決定ができるように支援することが重要である。また，患者の意思を尊重することが前提であり，看護師は，「代理意思決定者の願望」に寄り添いつつ，患者の意識があったらどのように考えるだろうか，患者は今の状況をどう思うだろうかと，代理意思決定者が，「患者

の願望」に意識が向くような言葉がけや支援が必要である。

　家族が，患者の推定意思を確認できない場合，患者にとって何が最善か家族と医療者が十分話し合い，患者にとって最善の治療方針をとることが重要である。家族のなかで意見がまとまらない場合や医療者との話し合いのなかで，妥当で適切な医療内容についての合意が得られない場合，または家族がいない場合などは，複数の専門家からなる委員会を別途設置し，治療方針などについての検討および助言を行うことが必要となる。

2 ｜ 患者の推定意思

　意思決定においては患者の意思が尊重されることが最も重要であり，患者が事前に意思表示をしておくことは，家族が本人の意思を推定することができ，患者の意思を尊重した選択につながる。加えて，代理意思決定者の心理的負担の軽減，医療チームで行われる判断にとっても重要である。**患者の推定意思を確認できるものとして，事前指示**（advance directive：**AD**），**アドバンスケアプランニング**（**ACP**），**「生命を脅かす疾患」に直面している患者の医療処置**（蘇生処置を含む）**に関する医師による指示書**（physician orders for life-sustaining treatment：**POLST**）などがある。

❶ 事前指示（AD）

　AD とは，将来判断能力を失った際に，自分に施される医療行為についての意向に関する事前の指示のことをいう。リビング・ウィルともいわれている。判断能力を失った際に，自らの代わりに判断を行う代理意思決定者の表明も含まれる。しかし，患者自身が，将来起こり得る状態を予測し，そのときに行われる治療を正しく理解して，治療を選択することは困難であるため，事前指示書の作成ということに重きを置くのではなく，「もしものとき」に備えて，患者が家族や医療者と対話を重ねることが重要とされている。また，高齢化が進むなかで，医療やケアにおいて意思決定をする際に，認知症であっても本人の意思や願望を尊重することが重要である。自分のことを自分で決めることができるうちに，自分の最期をどう生きたいかについて，終末期医療を踏まえて一度考えてみる機会として「AD」が，今後さらに重要となってくる。

　クリティカルケア看護領域では，重症な患者の救命を使命として治療を施すが，高度医療を駆使しても終末期を迎える患者は存在する。このような場合，最期までどのように過ごしたいか，どのような治療を望むかなど患者の推定意思が不確かなことが多く，患者の意思を尊重した意思決定が難しいため，事前の患者の意思表明がとても重要となる。「救急・集中治療における終末期医療に関するガイドライン」[56] では，患者の AD がある場合，それを尊重することを原則としており，日本集中治療医学会でも，AD による患者の意思表明を尊重し，市民へ事前の意思表明を行っておくことを提言している[57]。

❷ アドバンスケアプランニング（ACP）

　ACP とは，「様々な治療困難な進行性疾患をもつ患者とその家族が，将来，患者の意思決定能力が低下した場合に備えて，その時点において本人にとって最善と思われる終末

第1編

クリティカルケア看護の基本

2 基盤になる理論と看護展開

3 必要な能力

4 思考プロセス

全身管理と日常性への支援

の治療方針について，医療者と事前に話し合いながら治療を進めていくプロセス」[58] を指す。ACP では，事前指示を含めた話し合いのプロセスに焦点を当てており，そのプロセスにおける患者の考えや価値観などが重要視される。

医師が患者に病状を説明するときは，患者が自ら主体的に病気と向き合い，どのように生きていきたいかを自分に問い，考えることができる機会であり，ACP を開始する良いタイミングとされる。医療者は，今後病気がどのように進行していくのか患者が予測できるように流れを話すとともに，患者の生きたい思いに共感し，そのために全力で医療を提供し，サポートすることを保証すると伝え，万が一のときのことも，今のうちに時間をかけて一緒に話し合っておきたいと伝えることが必要である。何回かの対話のなかで，患者の大切にしていること，価値観，好み，思い，そして，どのように生きたいかを確認して，一連のプロセスを記録にとどめることで，医療者間で共有でき，患者の意思決定を尊重することができる。現在，ACP は病気をわずらってからのこととととらえられがちではあるが，健康なときに，自分の価値観や好み，大切にしていること，なぜそれを大切にしているのかを家族内で話し合っておくことが必要である。

なお，家族内で「もしものこと」「人生最期のこと」を事前に話し合うきっかけや機会づくりに関して，気軽にゲーム感覚で話し合える「もしバナゲーム」[59] の資材があり，これを利用した地域住民への啓発活動なども行われている。

❸ 「生命を脅かす疾患」に直面している患者の医療処置（蘇生処置を含む）に関する医師による指示書（POLST）

1991年アメリカのオレゴン州で，大枠の治療方針のみを問い，細かい治療の希望に対する有無をあえて問わない形式の書式が開発され，以降多くの州で普及している。また，POLST は，患者または代理人と共に作成した医師による医療行為の指示として扱われている。

わが国では，2015（平成27）年に日本臨床倫理学会が，「日本版 POLST 作成指針」[60] を提示した。これは，生命を脅かす疾患に直面している患者の医療処置に関する医師による指示書であり，患者の自律を尊重し，医療に関する意思決定プロセスをあらかじめ決めておくことで，より良い医療者–患者関係を築くことを基本理念としている。しかし，POLST には，DNAR（do not attempt resuscitation）の指示も含まれ，DNAR の認識の曖昧さもある現状では，DNAR 指示が一人歩きし救命の努力が放棄される懸念も考えられるため，DNAR の指示のあり方を検討するとともに，議論が必要とする意見もある。

3 │ DNAR の認識の曖昧さ

DNAR とは，疾患の進行の結果として呼吸・循環機能が保たれなくなった場合や蘇生成功の可能性が高くない場合に，蘇生処置（心肺蘇生法）を試みないことである。DNAR は，治療の撤退や中止を意味するもの（do not treatment）ではなく，人工呼吸器や昇圧薬の使用，血液透析などの機械的な生命維持補助治療の施行については，指示に含まれな

い。しかし，医療の現場では，日常的に出されている「DNAR」指示にもかかわらず，DNARの概念については医療者個人の考えによって異なるのが現状であり，「Do Not Attempt Resuscitation（DNAR）指示のあり方についての勧告」[61]（表2-8）が日本集中治療医学会より示され，DNARの正しい理解に基づいた実践のために留意点を勧告している。

4 | 意思決定支援

❶共同意思決定（shared decision making：SDM）

　米国予防サービス・タスクフォース[62]では，SDMを「患者と医師による特定の意思決定プロセス」と定義し，その要件として患者が①避けるべきリスクや病気または状態の重大性について理解していること，②予防サービスや含まれるリスク，利益，代替案（選択肢），不確実性について理解していること，③そのサービスと関連した可能性のある利益や害と考えられる自分の価値について熟考していること，としている。現在は，患者と医師間だけではなく，患者と家族と医療者（医療チーム）による意思決定プロセスとされている。

　看護師が患者の意思決定プロセスを共有することは，患者に深い関心を寄せ，患者の立場に立って支援する，看護の基盤であるケアリングやアドボカシーによって患者の意思決定支援を行うために重要な役割である。看護師が患者中心のケア，患者の価値に基づいた意思決定を支援するため，意思決定プロセスにおけるSDMに必要な要素を示す[63]（表2-9）。看護師は，患者の意見を尊重することを基盤に置き，患者が治療をどのように理解し，それぞれの選択肢についての患者の不安や疑問を明らかにし，患者にとって最善の治療や看護について根拠に基づいた情報を提供することが重要である。また，看護師は，意思決定プロセスにおいて，患者の価値観，好み，どのように生きていきたいか，大切にしていることは何かなどに関心を寄せ，患者の傍らでアドボケイトする役割がある。それは，患者の揺れ動く感情や思いに共感し，その思いを受け止め，寄り添うケアであり，患者と十分な話し合いを行い，患者と医療者が共に合意に至り，両者で治療やケアについてゴールとプランを決定することが重要である。その最終的な決定は，決定に参加した患者

表2-8 日本集中治療医学会の「Do Not Attempt Resuscitation（DNAR）指示のあり方についての勧告」

1．DNAR指示は心肺停止時のみに有効である。心肺蘇生不開始以外は集中治療室入室を含めて通常の医療・看護については別に議論すべきである
2．DNAR指示と終末期医療は同義ではない。DNAR指示にかかわる合意形成と終末期医療実践の合意形成はそれぞれ別個に行うべきである。
3．DNAR指示にかかわる合意形成は終末期医療ガイドラインに準じて行うべきである
4．DNAR指示の妥当性を患者と医療・ケアチームが繰り返して話し合い評価すべきである
5　Partial DNAR指示は行うべきではない
6．DNAR指示は日本版POLST-Physician Orders for Life Sustaining Treatment（DNAR指示を含む）の「生命を脅かす疾患に直面している患者の医療処置（蘇生処置を含む）に関する医師による指示書」に準処して行うべきではない
7．DNAR指示の実践を行う施設は，臨床倫理を扱う独立した病院倫理委員会を設置する

出典／日本集中治療医学会：Do Not Attempt Resuscitation（DNAR）指示のあり方についての勧告（2016/12/20），日本集中治療医学会雑誌掲載，http://www.jsicm.org/news-detail.html?id=7（最終アクセス日：2021/7/15）

第
1
編

クリティカルケア
看護の基本

2

基盤になる理論
と看護展開

必要な能力

思考プロセス

全身管理と
日常性への支援

表2-9 SDMに必要な看護師の能力

> **ステップ1**：患者の選択肢に関する知識と理解を共有する
> **ステップ2**：エビデンスに基づいた教材を利用して，情報を共有する
> **ステップ3**：患者の価値を共有する
> **ステップ4**：選択肢の実現可能性を検討する
> **ステップ5**：患者の好みを確認し，選択を支持する
> **ステップ6**：患者の選択が良い影響となるように支援する

出典／Legare, F., et al. : Interprofessionalism and shared decision-making in primary care ; a stepwise approach towards a new model, J Interprof Care, 25（1）: 18-25, 2011.

表2-10 オタワ意思決定ガイド

> **第1のステップ**：意思決定を明確にする
> **第2のステップ**：意思決定を探る
> **第3のステップ**：患者自身の意思決定のニーズを見きわめる
> **第4のステップ**：ニーズを基に具体的な選択肢の検討をする

出典／The Ottawa Hospital Research Institute : Ottawa Personal Decision Guides, http://decisionaid.ohri.ca/decguide.html（最終アクセス日：2021/7/15）

と医療者が共に責任を共有することを意味しており，そのことを患者に伝え，負担を軽減することも大切である。

❷**オタワ意思決定ガイド**

　アネット・オコナー（O' Connor, A.）による「**オタワ意思決定ガイド**」[64]（表2-10）は，患者が直面している課題をどのように理解し，必要な情報を獲得し，一つの決断を下すまでのプロセスの支援ガイドである。段階的なステップのなかで，医療者が患者と共に，患者の知識・価値観，不安や疑問，必要なサポートなどを確認しながら意思決定支援をしていく。

❸**意思決定プロセスを支援する共有型看護相談モデル**

　意思決定支援ツールとして，日本人の行動原理や価値観に合った「感情の共有と価値観の重視」を根底に置いた「**意思決定プロセスを支援する共有型看護相談モデル**（nursing model for supporting shared decision making；**NSSDM**）」[65]（表2-11）が開発された。これは，がん患者とその家族の事例を基盤として作成されたものであるが，汎用性が高い意思決定支援モデルであるため，クリティカルケア看護領域でも活用できるだろう。NSSDMは，看護師が患者の生活に焦点を合わせ，支援するための技法で，意思決定支援の道しるべでもある。患者の状況に応じて必要な部分を活用することで，意思決定の道しるべとなり意思決定支援ができる。

5 ｜ 意思決定支援における看護師の役割

　意思決定を行うプロセスにおいて，患者や家族に対する看護ケアは重要であり，看護師の果たす役割は大きい。日本看護協会の「看護職の倫理綱領」[66]（表2-12）では，「看護職が対象となる人の意向を尊重し，その家族や多職種等と十分な話し合いを通じて合意形成

表2-11 意思決定支援における9つのスキルと30の技法

スキル1：感情を共有する

技法1：感情を浮かび上がらせる
技法2：表出された感情と向き合う
技法3：感情を受け止める
技法4：これまでの療養方法をねぎらう

スキル2：相談内容の焦点化に付きあう

技法5：潜在的に抱えている問題の表面化に付きあう
技法6：共有すべき問題の点検
技法7：療養状況にまつわる価値観の確認
技法8：患者の療養生活に対する認識を認め肯定的な評価を返す
技法9：誤解している認識を解きほぐす
技法10：意思決定に猶予を与える

スキル3：身体状況を判断して潜在的な意思決定能力をモニターする

技法11：セルフケア能力の査定
技法12：意思決定の阻害につながる身体状況のアセスメント

スキル4：自分らしさを生かした療養方法づくりに向けて準備性を備える

技法13：患者の基準に合った生活のあり方を導き出す
技法14：調整を図りながら可能な対処方法を見いだす
技法15：療養生活と向き合うための調整を図る
技法16：患者自らが療養生活に取り組むための構えづくりに付きあう

スキル5：患者の反応に応じて判断材料を提供する

技法17：問題解決に必要な情報を確認しながら見定める
技法18：情報提供するタイミングを図る
技法19：患者が活用できる情報を提供する
技法20：客観的指標を一意見として伝える
技法21：対処の緊急性や重要性を伝える

スキル6：治療・ケアの継続を保証する

技法22：医療者間の連携を強化する
技法23：サポートの求め方を伝える
技法24：患者のペースに合わせて段階的に取り組むことを伝える

スキル7：周囲のサポート体制を強化する

技法25：サポートのバランスを調整する
技法26：患者にとっての重要他者を支える

スキル8：情報の理解を支える

技法27：理解しづらい部分をひも解く
技法28：医学的な知識を理解しやすいかたちに置き換える

スキル9：患者のニーズに基づいた可能性を見いだす

技法29：患者のニーズを汲み取り限界ではなく可能性を見いだす
技法30：意思決定の方向性を強める

出典／川崎優子：看護者が行う意思決定支援の技法30；患者の真のニーズ・価値観を引き出すかかわり，医学書院，2017，p.27-30．をもとに作成．

した上で，最善の選択ができるように支援する」ことを掲げている。

❶患者の置かれている状況を理解する

　医療の現場において，意思決定を迫られる患者や家族は，何らかの治療の決断をしなければならない状況にある。多くの場合，患者や家族は，非日常的な環境に置かれ，身体的な苦痛や不安などを感じており，ストレスフルな状況と考えられる。看護師は，まずはそのような状況に置かれている患者や家族の気持ちを傾聴し，その思いを受け止め，理解し，共有することが重要である。

第1編

1 看護の基本

クリティカルケア

2 基盤になる理論と看護展開

と看護展開

3 必要な能力

4 思考プロセス

5 全身管理と日常性への支援

表2-12 看護職の倫理綱領

1. 看護職は，人間の生命，人間としての尊厳及び権利を尊重する。
2. 看護職は，対象となる人々に平等に看護を提供する。
3. 看護職は，対象となる人々との間に信頼関係を築き，その信頼関係に基づいて看護を提供する。
4. 看護職は，人々の権利を尊重し，人々が自らの意向や価値観にそった選択ができるよう支援する。
5. 看護職は，対象となる人々の秘密を保持し，取得した個人情報は適正に取り扱う。
6. 看護職は，対象となる人々に不利益や危害が生じているときは，人々を保護し安全を確保する。
7. 看護職は，自己の責任と能力を的確に把握し，実施した看護について個人としての責任をもつ。
8. 看護職は，常に，個人の責任として継続学習による能力の開発・維持・向上に努める。
9. 看護職は，多職種で協働し，よりよい保健・医療・福祉を実現する。
10. 看護職は，より質の高い看護を行うために，自らの職務に関する行動基準を設定し，それに基づき行動する。
11. 看護職は，研究や実践を通して，専門的知識・技術の創造と開発に努め，看護学の発展に寄与する。
12. 看護職には，より質の高い看護を行うため，看護職自身のウェルビーイングの向上に努める。
13. 看護職は，常に品位を保持し，看護職に対する社会の人々の信頼を高めるように努める。
14. 看護職は，人々の生命と健康をまもるため，さまざまな問題について，社会正義の考え方をもって社会と責任を共有する。
15. 看護職は，専門組織に所属し，看護の質を高めるための活動に参画し，よりよい社会づくりに貢献する。
16. 看護職は，様々な災害支援の担い手と協働し，災害によって影響を受けたすべての人々の生命，健康，生活をまもることに最善を尽くす。

出典／日本看護協会；看護職の倫理綱領，2021（一部抜粋），https://www.nurse.or.jp/nursing/practice/rinri/rinri.html（最終アクセス日：2021/7/4）

❷意思決定プロセスを見守る

看護師は，患者が自己決定できるだけの情報を得ているか，不安なことや迷っていることが何か，意思表明に躊躇していないかなどを情報収集するとともに，患者がどのような思いで決断をしたのか，そのプロセスを見守り，理解する必要がある。意思決定のプロセスで，患者が自己の価値観を認識し，その価値観に合った納得できる意思決定ができるように支援し，決断後の残された不安や迷いを受け止め，意思決定した医療やケアを全力で提供していくことを約束し，意思決定後のサポートをすることも重要である。

❸患者と医師の調整役となる

意思決定プロセスにおいて，患者と医療者とのコミュニケーションは重要である。患者－医師の関係性を良好に保ち，意思決定プロセスを円滑に進めるうえでも，看護師は両者の関係を見守り，そして調整する役割がある。意思決定プロセスの始まりである「インフォームドコンセント」から看護師は立ち会い，どのような説明が行われ，患者や家族がどのようなことを質問し，患者や家族の思いや価値観はどのようなものかを観察し，情報を共有する必要がある。そして，患者や家族にとって未知のことを，看護師はよりわかりやすく，よりイメージしやすいように情報を補足し提供することも必要である。

また，医師に再度説明を求めたり，自分の意向を伝えることに躊躇する患者も存在するため，患者の思いや疑問，不安なことに耳を傾け，その情報を医師に伝えたり，両者の話し合いの場を設けるなど意思決定のプロセスでの調整が重要となる。

　患者は，意思決定プロセスにおいて，インフォームドコンセント後に衝撃を受け，悩み，葛藤し，気持ちが揺れ動き，不安になる。さらに，一度決断したとしても，その決断が正しいのかどうか，悩み，考えが変わることもある。自分自身では意思決定できず，だれかに決定をゆだねたいと思う患者もいる。自分の思いよりも，家族の思いや医療者のことを優先して，決断する患者もいる。看護師は，そうした患者の心の揺れ動きに寄り添い，励まし，共感することが必要である。

　さらに代理意思決定者は，自分自身の思いと患者の推定意思との間で揺れ動き，心理的負担も大きく，患者の命にかかわる決断の責任の重さに苦悩する。看護師は，このような難しい決断に遭遇している患者や家族へ，患者にとって最善の選択を一緒に考えていく姿勢を示し，患者や家族を支援していくことが重要である。

文献

1) Cannon, W.B. : Stress and strains of homeostasis, Am J Med Sci, 189 : 1-14, 1935.
2) Selye, H. : A syndrome produced by diverse nocuous agents, Nature, 138 : 32, 1936.
3) Holmes, T.H., Rahe, R.H. : The social readjustment rating scale, J Psychosom Res, 11 (2) : 213-218, 1967.
4) 林峻一郎編，訳：ストレスとコーピング；ラザルス理論への招待，星和書店，1990，p.32-39.
5) リチャード・S・ラザルス，スーザン・フォルクマン著，本明寛，他監訳：ストレスの心理学；認知的評価と対処の研究，実務教育出版，1991.
6) Lazarus, R.S., Folkman, S. : Stress, Appraisal, and Coping, Springer, 1984, p.305.
7) リチャード・S・ラザルス著，本明寛監訳：ストレスと情動の心理学；ナラティブ研究の視点から，実務教育出版，2004.
8) T. ヘザー・ハードマン編：NANDA-I 看護診断；定義と分類 2021-2023，原書第 12 版，医学書院，2021.
9) 山本和郎：コミュニティ心理学；地域臨床の理論と実際，東京大学出版会，1997，p.57.
10) 山本和郎：危機介入とコンサルテーション，ミネルヴァ書房，2000，p.38-39.
11) Gerald Caplan 著，加藤正明監修，山本和郎訳：地域精神衛生の理論と実際，医学書院，1968，p.5-6.
12) 前掲書11)，p.46.
13) Mosby's Dictionary of Medicine, Nursing & Health professions, 9th edition, Elsevier, p.459, 2013.
14) 前掲書13)，p.23.
15) 小島操子：看護における危機理論・危機介入；フィンク/コーン/アギュレラ/ムース/家族の危機モデルから学ぶ，改訂3版，金芳堂，2016，p.8-11.
16) 山勢博彰：救急・重症患者と家族のための心のケア；看護師による精神的援助の理論と実践，メディカ出版，2011，p.36.
17) 岡堂哲雄著：パーソナリティ発達論；生涯発達と心の危機管理〈ナースのための心理学③〉，金子書房，2000，p.8.
18) ドナ・C・アギュララ著，小松源助，荒川義子訳：危機介入の理論と実際；医療・看護・福祉のために，川島書店，2002，p.25.
19) Carver, C.S., Scheier, M.F. : Control theory ; a useful conceptual framework for personality-social, clinical, and health psychology, Psychol Bull, 92 (1) : 111-135, 1982.
20) Wiener, N. : Cybernetics ; or control and communication in the animal and the machine, 2nd edition, The MIT Press, 1965.
21) A・ステプトー，A・アペル編，津田彰監訳：ストレス，健康とパーソナル・コントロール．二瓶社，1995，p.3-20.
22) Skinner, E.A. : A guide to construct of control, J Pers Soc Psychol, 71 (3) : 549-570, 1996.
23) リチャード・S・ラザルス，スーザン・フォルクスマン，本明寛監訳：ストレスの心理学；認知的評価と対処の研究，実務教育出版，1991.
24) Miller, S.M. : Controllability and human stress ; method, evidence and theory, Beha Res The, 17 (4) : 287-304, 1979.
25) Weisz, J.R. : Can I control it? The pursuit of veridical answers across the life span, In : Baltes, P.B., Brim, O.G., Jr. (ed.), Life-Span Development and Behavior : Academic Press, 1983, p.233-300.
26) Rotter, J.B. : Generalized expectancies for internal versus external control of reinforcement, Psychol Monogr, 80 (1) : 1-27, 1966.
27) Overmier, J.B., Seligman, M.E. : Effects of inescapable shock upon subsequent escape and avoidance responding, J Com Physiolo Psychol, 63 (1) : 28-33, 1967.
28) Hiroto, D.S., et al. : Generality of learned helplessness in man, J Pers Soc Psychol, 31 (2) : 311-327, 1975.
29) A・ステプトー，A・アペル編，津田彰監訳：ストレス，健康とパーソナル・コントロール．二瓶社，1995，p.179-206.
30) Maier, S.F., Seligman, M.E. : Learned helplessness ; theory and evidence, J Exp Psychol, 105 (1) : 3-46. 1976.
31) Mineka, S., et al. : Control of early socioemotional development ; infant rhesus monkeys reared in controllable versus uncontrollable environments, Child Dev, 57 (5) : 1241-1256, 1986.
32) Rothbaum, F., et al. : Changing the world and changing the self ; a two-process model of perceived control, J Pers Soc Psychol, 42 (1) : 5-37, 1982.

第
1
編

クリティカルケア
看護の基本

2
基盤になる理論
と看護展開

3
必要な能力

思考プロセス

全身管理と
日常性への支援

33) 前掲書32)，p.69-88.

34) Padilla, G.V., et al. : Distress reduction and the effects of preparatory teaching films and patient control, Res Nurs Health, 4（4）: 375-387, 1981.

35) Granberg, A., et al. : Patients' experience of being critically ill or severely injured and cared for in an intensive care unit in relation to the ICU syndrome. Part1, Intensive Crit Care Nurs, 14（6）: 294-307, 1998.

36) Schelling, G., et al. : Health-related quality of life and posttraumatic stress disorder in survivors of the acute respiratory distress syndrome. Critical Care Med, 26（4）: 651-659, 1998.

37) Laitinen, H. : Patients' experience of confusion in the intensive care unit following cardiac surgery, Intensive Crit Care Nurs, 12（2）: 79-83, 1996.

38) Law, A.C., et al. : Failures in the respectful care of critically ill patients, Jt Comm J Qual Patient Saf, 45(4) : 276-284. 2019.

39) Cameron, J.I., et al. : One-year outcomes in caregivers of critically ill patients, New Engl J Med, 374 (19) : 1831-1841. 2016.

40) Hupcey, J.E. : Feeling safe : the psychosocial needs of ICU patients, J Nurs Scholarsh, 32（4）: 361-367, 2000.

41) Lazure, L.L., Baun, M.M. : Increasing patient control of family visiting in the coronary care unit, Am J Crit Care, 4（2）: 157-164, 1995.

42) Skuladottir, H., Halldorsdottir, S. : Women in chronic pain ; sense of control and encounters with health professionals, Qual Health Res, 18（7）: 891-901, 2008.

43) 佐々木吉子：重症外傷患者の回復過程におけるコントロール感の推移と看護師のケアリングに関する研究，お茶の水医誌，53（1-2）: 23-40，2005.

44) キャサリン・コルカバ著，太田喜久子監訳：コルカバ コンフォート理論；理論の開発過程と実践への適用，医学書院，2008.

45) 佐居由美：看護実践場面における「安楽」という用語の意味するもの，聖路加看護大学紀要，(30): 1-9，2004.

46) Kolcaba, K.Y. : Holistic comfort ; operationalizing the construct as a nurse-sensitive outcome, Adv Nurs Sci, 15（1）: 1-10, 1992.

47) Hogan-Miller, E., et al. : Effect of three method of femoral site immobilization on bleeding, and comfort sfter coronary angiogram, Am J Crit Care, 4（2）: 143-148, 1995.

48) Kolcaba K., Fox, C. : The effect of guided imagery on comfort of women with early stage breast cancer undergoing radiation therapy, Oncol Nurs Forum, 26（1）: 67-72, 1999.

49) Sakurai, F., Inoue, T. : Determining patient comfort in the CCU ; development of criteria and an assessment tool of comfort that promoting their recovery for bed bathing for patients with intra-aortic balloon pumps, J Jpn Acad Crit Care Nurs, 7（3）: 1-15, 2011.

50) 日本循環器学会，他（班長筒井裕之）：急性・慢性心不全診療ガイドライン（2017年改訂版），https://www.j-circ.or.jp/cms/wp-content/uploads/2017/06/JCS2017_tsutsui_h.pdf（最終アクセス日：2021/11/15）

51) 厚生労働省：平成28年版厚生労働白書；第1章 我が国の高齢者を取り巻く状況，http://www.mhlw.go.jp/wp/hakusyo/kousei/16/dl/1-01.pdf（最終アクセス日：2021/7/15）

52) E.L. デシ著，石田梅男訳：自己決定の心理学；内発的動機づけの鍵概念をめぐって，誠信書房，1985，p.6.

53) 重症疾患の診療倫理指針ワーキンググループ著，浅井篤，他編：重症疾患の診療倫理指針，医療文化社，2006，p.28.

54) Davidson, J.E.（ed）: Guidelines for family-centered care in the neonatal, pediatric, and adult ICU, Crit Care Med, 45（1）: 103-128, 2017.

55) 厚生労働省：人生の最終段階における医療・ケアの決定プロセスに関するガイドライン，https://www.mhlw.go.jp/file/04-Houdouhappyou-10802000-Iseikyoku-Shidouka/0000197701.pdf（最終アクセス日：2021/ 06/04）

56) 日本集中治療医学会，日本救急医学会，日本循環器学会：救急・集中治療における終末期医療に関するガイドライン；3学会からの提言，http://www.jsicm.org/pdf/1guidelines1410.pdf（最終アクセス日：2021/7/4）

57) 日本集中治療医学会：終末期医療に関して日本集中治療医学会から市民の皆様への提言，http://www.jsicm.org/pdf/121001simin.pdf（最終アクセス日：2017/7/4）

58) Sudore, R.L., Fried, T.R. : Redefining the "planning" in advance care planning: preparing for end-of-life decision making. Ann Intern Med, 153（4）: 256-261, 2010.

59) Institute of Advance Care Planning：もしバナゲーム，https://www.i-acp.org/game.html（最終アクセス日：2021/7/15）

60) 日本臨床倫理学会：日本版 POLST（DNAR 指示を含む）作成指針，http://square.umin.ac.jp/j-ethics/workinggroup.htm（最終アクセス日：2021/7/15）

61) 日本集中治療医学会：Do Not Attempt Resuscitation（DNAR）指示のあり方についての勧告（2021/7/15），日本集中治療医学会雑誌掲載，http://www.jsicm.org/news-detail.html?id=7（最終アクセス日：2021/7/15）

62) Sheridan, S.L., et al. ; Shared Decision-Making Workgroup of the U.S. Preventive Services Task Force : Shared decision making about screening and chemoprevention ; a suggested approach from the U.S. Preventive Services Task Force, Am J Prev Med, 26（1）: 56-66, 2004.

63) Legare, F., et al. : Interprofessionalism and shared decision-making in primary care ; a stepwise approach towards a new model, J Interprof Care, 25（1）: 18-25, 2011.

64) The Ottawa Hospital Research Institute：Ottawa Personal Decision Guides, http://decisionaid.ohri.ca/decguide.html（最終アクセス日：2021/7/4）

65) 川崎優子：看護者が行う意思決定支援の技法30；患者の真のニーズ・価値観を引き出すかかわり，医学書院，2017，p.27-30.

66) 日本看護協会：看護職の倫理綱領，2021，http://www.nurse.or.jp/nursing/practice/rinri/pdf/rinri.pdf（最終アクセス日：2021/7/4）

参考文献

・エイブラム・ガーディナー著、中井久夫，加藤寛訳：戦争ストレスと神経症，みすず書房，2004.

・戸川行男：自我心理学，金子書房，1973.
・小島操子：危機理論発展の背景と危機モデル〈中島紀恵子，他編：「看護研究」アーカイブス第1巻；看護研究の理論と領域〉，医学書院，2003，p.188-195.
・Hausman, W. Rioch, D.M. : Military psychiatry ; a prototype of social and preventive psychiatry in the United States, Arch Gen Psychiatry, 16 (6) : 727-739, 1967.
・H.J. パラド，L.G. パラド編，河野貴代美訳：心的外傷の危機介入；短期療法による実践，金剛出版，2003.
・E.H. エリクソン著，西平直；中島由恵訳：アイデンティティとライフサイクル，誠信書房，2011.
・山勢博彰：救急・重症ケアに今すぐ生かせる みんなの危機理論；事例で学ぶ エビデンスに基づいた患者・家族ケア，メディカ出版，2013.
・林峻一郎編・訳：ストレスとコーピング；ラザルス理論への招待，星和書店，1990.
・小島操子，佐藤禮子編：危機状況にある患者・家族の危機分析と危機介入事例集；フィンク / コーン / アグィレラ / ムース / 家族の危機モデルより，金芳堂，2011.
・野川道子編：看護実践に活かす中範囲理論，第2版，メヂカルフレンド社，2016.
・リチャード・S・ラザルス著，本明寛監訳：ストレスと情動の心理学；ナラティブ研究の視点から，実務教育出版，2004.
・リチャード・S・ラザルス，スーザン・フォルクマン著，本明寛，他監訳：ストレス心理学；認知的評価と対処の研究，実務教育出版，1991.
・岡堂哲雄，鈴木志津枝編：危機的患者の心理と看護，中央法規出版，1999.
・山勢博彰，黒田裕子監修：看護診断のためのよくわかる中範囲理論，第2版，学研メディカル秀潤社，2015，p.325.
・Kolcaba, K.Y. : A taxonomic structuire for the concept comfort, Image J Nurs Sch, 23 (4) : 237-239, 1991.

第 **3** 章

クリティカルケア看護師に必要な能力

この章では

- クリティカルケア看護師の思考を理解する。
- 生体侵襲反応を生じた患者に必要なモニタリング項目を理解する。
- クリティカルな状態にある患者の全人的苦痛と緩和ケアについて理解する。
- クリティカルな状態にある患者へのコンフォートケアを理解する。
- クリティカルな状況から引き起こされる障害と早期回復への支援を理解する。
- エンド・オブ・ライフケアにおける看護を理解する。
- クリティカルケア看護領域で生じやすい倫理的課題の解決プロセスを理解する。
- クリティカルな状態にある患者の家族への支援を理解する。
- クリティカルケア看護領域における医療安全について理解する。
- 多職種連携の必要性を理解する。

I クリティカルケア看護師の思考

　クリティカルケア看護を受ける患者は，中枢神経機能，呼吸機能，循環機能，消化機能，代謝機能などに異常をきたし，生命をも危ぶまれる状況にあることが多い。それは身体的に危機的な状態にあるだけでなく，同時に精神的にも危機状況にある。そのため，クリティカルケア看護は，特に生命を脅かす身体的，心理・社会的な反応に対して看護上の問題を明らかにし，専門的な援助を行わなければならない。そして，これらの看護実践の多くは，患者や家族への直接ケアである。

　直接ケアにおいては，これまで看護過程を展開することに重きが置かれてきた感がある。看護過程は，1960〜70年代にアメリカで導入されて以来，看護基礎教育や看護実践のなかで広く使われるようになり，看護の考え方として定着した。現在でも，看護過程の展開によって，患者の抱える実在的・潜在的問題を明らかにし，期待される成果が得られることを目指して看護を実践することは重要である。

　しかし，それと同時に，患者の状態の変化に気づき，その状態が何を意味しているのか，何が原因なのかを考え，対応するというプロセスを評価し続けながら行動することが看護師には求められる。つまり，常に「思考すること」「判断すること」も重要なのである。特に，クリティカルケア看護領域では，重要臓器を中心とした生体情報のわずかな変化にも迅速に気づき，的確にアセスメントし，判断する能力が必要である。それは，身体的側面だけでなく，患者や家族の心理・社会的側面に関しても同様である。

　さて，看護師の思考については，**臨床推論**（clinical reasoning），**クリティカルシンキング**（critical thinking），**臨床判断**（clinical judgement），**看護過程**（nursing process）など多くの用語が使われている。これらはどれも看護学生，看護師が身に付けなければならない能力であるが，しばしば混同して用いられる。そのため，それぞれの用語の定義とその関連性を整理しておきたい。

A 臨床推論

　臨床推論とは，看護ケアのある時点での問題について考えるプロセスである。臨床現場では，不確実で不明瞭な状況がある。どのような方法をとるのが最も適切なのかがわからないときに，臨床推論が必要となる。

　その状況で起こっている問題が特定できない場合，「このような可能性があるかもしれない」「この可能性は低いだろう」と様々な可能性を考えたり，「その根拠となるポジティブデータとネガティブデータには何があるだろうか」などと推論していくことが重要である。"Ready, aim, fire"という言葉がある。これは，射撃の世界でいう「構えて，狙って，撃つ」を表している。しかし，臨床現場では，しっかり狙いを定めてから撃つのは難しい

ことがある。むしろ，難しい状況のほうが多いかもしれない。

クリティカルケア看護領域では，患者の状態は刻々と変化する。加えて，情報が不十分ななかであってもいや応なく対応を迫られるといった時間的制約もある。このような状況で，「構えて，狙って，撃つ」という対応では，患者の生命が危ぶまれることになる。つまり，すべてのデータがそろう前に対応を求められるのである。そのため，"Ready, fire, aim（構えて，撃って，狙う）"という対応をとり，何か問題がありそうだが，まだ曖昧な状況だが，推論を用いて行動しながら特定していく，ことが重要である。

また，臨床推論は，その場を取り巻く状況によって変化する。たとえば，面会時間の制限が厳しく患者の家族とかかわる機会が少ない集中治療室（intensive care unit；ICU）の看護師は，家族にあまり関心を寄せないかもしれない。しかし，面会時間が柔軟で，家族の存在が患者の回復に大きな影響を及ぼすことを知っているICU看護師は，家族の存在が患者の回復意欲を改善させるかもしれない，家族の情報のニードが満たされるかもしれないなどと考え，意図的に家族にかかわろうとするだろう。同じICUでも，その病棟の特性や環境，職場風土，教育状況によって，看護師の臨床推論のパターンは異なるのである。

B クリティカルシンキング

クリティカルシンキングとは，ある結果を得ることに焦点を当てた目的のある思考であり，情報や根拠の重要性を考えることである。つまり，①先を見越して考える，②考えながら行動する，③思考を振り返るという3つの要素を包含するホリスティック（全体的）な方法である。

クリティカルシンキングと臨床推論は類似した意味をもち，どちらも思考のプロセスであるが，クリティカルシンキングのほうがより広義である。臨床推論がケアのある時点での問題について考えるのに対し，クリティカルシンキングは，臨床環境の内外での推論を含むより包括的な用語である（図3-1）。

絶え間なく改善し，最善策を見いだすために行うクリティカルシンキングは，看護実践能力を向上させるには重要な要素である。測定可能なアウトカムは何か，より効果的かつ経済的にアウトカムを改善あるいは達成するにはどのような方略が必要か，臨床的アウトカムと患者や家族の満足度を改善するには何ができるかといったことを常に考えることで，クリティカルシンキングの能力は向上する。

C 臨床判断

臨床判断とは，患者の健康に対するニード，悩みや健康問題について，標準的な対応をするのか，標準的な対応方法を修正して新たな対応をするのか，そもそも対応が必要なのかなどを患者の反応によって決定していくことである。加えて，クリティカルシンキング

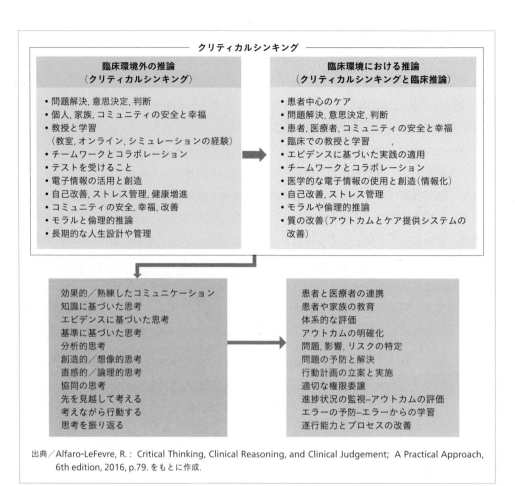

図3-1 クリティカルシンキングと重要な側面の関係性

や臨床推論という問題についての考え，のちに下す結論や決断，意見（アウトカム）のことである（図3-2）。看護師には，その状況や事例のなかで何が関連し重要なのかを見きわめる能力が求められる。初学者と熟練者の大きな違いはこの点にあることが明らかになっている。

　臨床判断において，看護師は患者に近づくとき，何かを予測している。その予測と患者の状態が異なることに気づき，初期把握する。この初期把握に基づき，データを集めて解釈する。直観的にその場で反応できることもあれば，そうではないこともある。そうではない場合は，さらに推論しながら，データを集めて解釈して問題に近づいていくのである。

　クリスティーン・タナー（Tanner, C. A.）（第4章-Ⅰ-A「タナーの臨床判断モデル」参照）によって提唱された臨床判断モデルの研究の対象者は，その多くがクリティカルな状態にある患者あるいはクリティカルケア看護師である。この点で，クリティカルケア看護師にとって，臨床判断モデルは大いに役立つであろう。

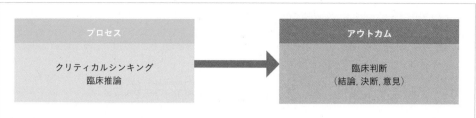

出典／Alfaro-LeFevre, R.：Critical Thinking, Clinical Reasoning, and Clinical Judgement；A Practical Approach, 6th edition, 2016, p.77. をもとに作成.

図3-2　臨床判断とクリティカルシンキング・臨床推論

D　看護過程

　看護過程は，看護に関する問題解決のためのシステムアプローチである。看護実践に対する科学的な手法で，①アセスメント，②診断，③計画，④介入，⑤評価という5つの直線的な段階を踏んで進めていくプロセスである。看護過程では，データを収集し，そのデータを分析，統合して患者の状態を把握する。分析，統合により仮説を立てるが，実際に患者の目の前にいるときのように，患者の状態の把握が進んでいるわけではない。つまり，看護過程の思考プロセスは，臨床判断のそれより直線的である。このように考えると，看護過程と臨床判断の思考プロセスは類似する部分もあるが，看護過程を深く理解すれば，おのずと臨床判断能力が身に付くという単純なものではないことがわかるだろう。

　また，看護過程は，看護基礎教育でも臨床現場でも，熟考に基づく目標思考の看護実践に枠組みを与えるものとして伝統的に用いられてきた。看護過程を学び，患者の抱える実在的・潜在的問題を明らかにし，期待される成果が得られることを目指して看護実践を行うことは，特に初学者にとっては重要である。しかし，臨床現場では「尿量が減少している」や「血圧が下がった」など，変化する患者の状態に対し，常に判断を求められる。そこでは，その状態が何を意味しているのか，何が原因なのかを考えていく必要がある。この思考プロセスの獲得は，看護過程だけでは不十分であり，臨床判断についても，看護学生，看護師が学んでいく必要があると考える。

II　病態，治療，医療機器に関する知識

　クリティカルな状態にある患者は何らかの侵襲を受けており，呼吸，循環を中心とするからだの生命機能が障害されている状態にある。クリティカルケア看護では，このような患者の命を脅かす問題に対して専門的な支援を行うことが求められ，そのためには以下の知識が必要となる。

第1編

クリティカルケア看護の基本

基盤になる理論と看護展開

3　必要な能力

4　思考プロセス

5　全身管理と日常性への支援

1. クリティカルな状態にある患者の病態の特徴とケア

クリティカルな状態にある患者は，急性疾患の発症や慢性疾患の増悪，過大侵襲を伴う手術など様々な原因により，生命機能が不安定で脆弱な状態となっている。原因によって主たる障害は異なり，どのような機能不全で生命機能が不安定となり，脆弱となっているかを，クリティカルケア看護師は知っておく必要がある。この理解には，各疾患の症状，病態，解剖生理を踏まえた正しい知識が必須となる。

このような知識に支えられたクリティカルケア看護師が行うベッドサイドでの観察は，クリティカルな状態にある患者にとって重要なケアである。この観察は**モニタリング**ともよばれ，クリティカルケア看護師は刻々と変化する病状について正常か異常かを判断し，そのときに必要な看護を提供している（図3-3）。たとえば，急性心筋梗塞の患者であれば，責任病変となる冠動脈の場所と心機能について把握し，障害を負った部分から引き起こされる症状を予測する。

そして患者の状態に危険な症状がないかどうかモニタリングを続け，安全かつ迅速に適切な医療が提供できるよう看護ケアを行う。たとえば大腸がんの手術が行われた患者であれば，切除部位はどこか，再建はどのように行われたか，術後挿入されたドレーンの目的は何か，排泄にかかわる予測される機能障害はどの程度か，そして，異常の早期発見に努め，機能障害を患者が受け止め生活に組みこんでいけるよう支援する，などである。

不安定で脆弱な患者のささいな変化を早期にとらえ，対処するため，クリティカルケア看護師はこのような膨大な情報を知識としてもつ必要がある。

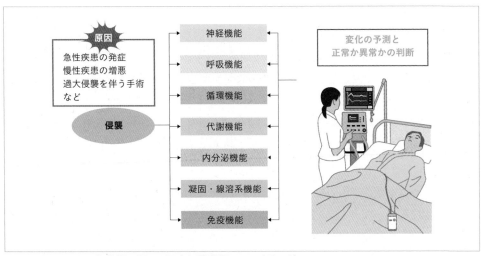

図3-3　クリティカルな状態に起こる反応と看護師のモニタリング

2. 生体侵襲反応と看護ケア

　クリティカルな状態にある患者は様々な原因により生命の危機にあり，その原因によって生体は侵襲を受けている状態となる。この侵襲によって，呼吸，循環を中心とするからだの機能が障害され，生体は内部環境を整えようとする生体防御反応を起こす。この反応は，主に神経系・内分泌系を中心とした働きにより行われており，共通した生体反応として現れる。この反応は**生体侵襲反応**とよばれ，クリティカルケア看護師は，この反応について十分に理解しておく必要がある。

　生体侵襲反応によって，代謝，循環，内分泌，凝固・線溶系，免疫_{めんえき}などの機能が大きく変化する。クリティカルケア看護師はこの反応を早期に緩和し，正常へ導くため，適切な看護ケアを行わなくてはならない。たとえば，交感神経の緊張を和らげるために疼痛の管理を行ったり，感染予防のために適正な血糖管理を行うなどである。

　このようにクリティカルケア看護師には，患者のからだに生じた障害を解剖生理から理解し，生体侵襲反応を踏まえたうえで，患者の病態を予測し，必要な看護ケアを行う役割がある。

Ⓑ 治療の知識

1. クリティカルケア看護に特有な治療の知識

　クリティカルな状態にある患者は，侵襲を受け不安定な状態であるため，生命を維持するために必要な治療と原疾患の治療とをしばしば同時に受ける。クリティカルケア看護師は，患者の命を脅かす問題に対して行われる治療を想定し，治療の補助やケアを迅速に実施しなくてはならない。

　そのため，治療に関する知識は必須となる。とりわけ呼吸，循環を中心とした生命維持の重要な指標であるバイタルサインを安定化させるための知識は重要である。クリティカルケア看護師はこの知識を基に，迅速に患者の生命を維持・向上させる診療補助と，症状を改善させる看護ケアを実施する。たとえば，心筋梗塞が疑われる患者であれば，冠動脈の血行回復のために必要な治療の準備にとどまらず，心不全を想定し，予防するための疼痛管理や血圧管理，患者や家族の不安への看護ケアなど，その役割は多岐にわたる。クリティカルケア看護師が注意深い観察やアセスメントを行うにあたって，治療の知識は必須であり，医師のアセスメントを迅速に共有することによって，質の高いチーム医療を提供しているのである。

2. 最新の治療の知識

　生命機能が不安定で脆弱な状態の患者にとって，クリティカルケア看護師が主要な病態

の治療に精通していることは，治療の迅速性と効率性を向上させる。病態に関する診断の流れや治療について学ぶ際に役立つのがガイドラインである。

　近年，クリティカルな状態にある患者の多くにみられる病態に対して，様々な診療ガイドラインが各学会より発表されている。診療ガイドラインとは，学会などから発表されたその時点までのエビデンスを基に作成された指針や指標のことである。クリティカルケア看護領域においても，日本集中治療医学会・日本救急医学会より「日本版敗血症診療ガイドライン2020」や日本呼吸器学会，ほか「ARDS診療ガイドライン2016」などが発表されている。これらのガイドラインをクリティカルケア看護師が熟知しておくことで，診療の流れやその診療の根拠が理解でき，より良い看護ケアの提供につなげることができるのである。これらのガイドラインはたびたび新しいものが発表されるため，クリティカルケア看護師は生涯をとおして学び続ける必要がある。

Ⓒ 医療機器の知識

　クリティカルケア看護師は，生命機能が不安定で脆弱な状態の患者の病態を理解し，生命維持に必要な治療や，生命を脅かす重篤な病態の治療についての知識をもっておくことが重要である。生命を維持するため，時には迅速に医療機器を患者のからだに取り付ける必要性が生じる。

　クリティカルな状態にある患者は，生命維持装置のサポートを受けて，その生命を維持しているため，クリティカルケア看護師は，患者の生命を支える医療機器の特性と異常への対応などを理解し，患者へ安全な治療と看護ケアを提供する必要がある。

　クリティカルな状況で装着される生命維持装置には，経皮的心肺補助装置（percutaneous cardiopulmonary support device：PCPS）や，大動脈バルーンパンピング（intra-aortic balloon pumping：IABP），ペースメーカー，透析装置，人工呼吸器などがある。たとえばPCPSやIABPは，生命維持のための迅速な管理開始と装着中の管理が重要である。侵襲的な装置であるため，目的の効果が得られているか，合併症のリスクが生じていないかなど，クリティカルケア看護師はその医療機器に精通し，安全な管理体制を提供しなくてはならない。人工呼吸器であれば，多くは経口で気管チューブを気管に挿入し，人工呼吸器に接続される。クリティカルケア看護師は，人工呼吸器によって患者の呼吸機能，すなわち酸素化が適切か，換気量は維持されているか，呼吸仕事量は適切かなどをアセスメントしながら，人工呼吸器の補助を最小で最も効果的な設定へと，医師や臨床工学技士と共に導いている。これらのアセスメントには，呼吸機能の病態生理の知識だけでなく，人工呼吸器の特性や生じるリスクについての知識が必要である。

　このように，クリティカルケア看護師は，生命が不安定で脆弱な状態にある患者の生命維持のために必要となる医療機器の知識は必須であり，その患者の身体面，精神面などから多角的にアセスメントを行い，適切な医療機器のサポートが受けられるよう調整を行う。

Ⅲ 全人的苦痛の理解と緩和ケア

A 全人的苦痛

全人的苦痛（total pain）は，1995年にシシリー・ソンダース（Saunders, C.）が提唱した概念で，がん患者が体験している複雑な苦痛を表している[1]。死に直面した人の苦痛は，身体的・精神的・社会的・スピリチュアルな側面が互いに影響し合って生じる全人的な痛みである（第1章図1-8参照）[2]。クリティカルな状態にある患者が表現する痛みも，組織損傷による痛みのみならず，不快な感覚や情動体験が表現される。患者が痛みや苦痛を訴えるときは，痛みや苦痛が存在することを理解し，緩和ケアを実施する必要がある。

1. 身体的苦痛

痛みには危険を知らせる有益な生体反応としての役割もあるが，患者にとって大きな苦痛を伴う。クリティカルな状態にある患者は，すべての患者で痛みをモニターすることが推奨されている[3]。患者は痛み，気管チューブの違和感，呼吸困難感，全身倦怠感，不眠などの苦痛を感じ，症状の緩和を望んでいる。加えて身体侵襲を伴う治療や処置のために用いられる鎮静薬の使用によってコミュニケーションが制限されることから，クリティカルケア看護師が患者の身体的苦痛をアセスメントすることは重要である。

2. 精神的苦痛

クリティカルな状況になったことへの衝撃や，死を予測することによる予期悲嘆，および痛みや呼吸困難感などの身体的苦痛は，恐怖や不安など精神的苦痛の要因となる。特別な環境で集中的な治療を受け，予断を許さない状況である病状について説明を受けることは，見通しが立たないことに対する不安や苦痛となり得る。また治療が優先される状況は，悲しみやいらだちなどを感じて苦痛となり得る。このため，共感に満ちた傾聴や情緒的支援，ならびに適切な情報提供が求められる。

3. 社会的苦痛

発症や治療により，家庭内あるいは職業上の役割が果たせないという苦痛や，それにより家族や他者に負担をかける苦悩，経済的な問題や自分の存在感の希薄さを感じるなど，社会的苦痛が生じる。何の準備もなく，日常生活の多くを他者にゆだねなければならなくなる状況は，さらに社会的苦痛を増幅させる。このような状況にあっても，集中治療の環境は，患者の回復のための新たな社会環境となり得る。医療者や面会に来た家族，介護者とのかかわりが新たな社会とのつながりとなり，回復意欲を増進することもある。クリ

ティカルケア看護師はこれらを意識してかかわる必要がある。

4. スピリチュアルペイン

突然の出来事や，患者が長くコントロールしてきた疾患の急性増悪により，生きる意味の喪失や罪の意識などのスピリチュアルペインが生じる。「生きている実感がない」「生きている価値がない」などと苦悩が表現されることもある。スピリチュアルペインを緩和するためには，これまでの自分と比較して「無力な存在」と感じる苦悩から，「受け入れられている存在」「生きる存在」などと感じることができるように，価値観の転換を促す人間的な理解と共感や，患者の苦悩にいつでも耳を傾ける用意が重要である。

Ⓑ 緩和ケア

1. 緩和ケアの定義

緩和ケアとは，生命を脅かす疾患による問題に直面している患者とその家族に対して，疾患の早期より痛み，身体的問題，心理社会的問題，スピリチュアルな問題に関して，きちんとした評価を行い，それが障害とならないように予防し対処することで，QOLを改善するためのアプローチである[4]。

クリティカルケア看護師は，治療中の患者のQOLと共に，回復後のQOLの維持・向上を支援する。治療を受けている患者のQOLは，苦痛を緩和したり，医療者や面会者との交流を増やしたり，患者の気分転換を促すことで維持・向上する。回復後のQOLの維持・向上を支援するために，患者の状態や生体モニターに注意して早期離床を支援する。

一方，懸命な救命にもかかわらず，「突然の死」ともいうべき最期を迎えることがある。患者の意思が確認できないために，患者の意思をよく知る家族らが行う場合は，家族に対して代理意思決定の苦悩を緩和する必要がある。高度な専門医療を継続しても生命の維持が難しい状況に変化した際は，家族に寄り添い，適切な情報提供を行うとともに，最期まで看護を保障するエンド・オブ・ライフケア（end-of-life care）が重要である[5], [6]。

2. クリティカルケア看護における緩和ケア

1 | 患者は生命の危機状態にある

クリティカルケア看護は，きわめて死に近い状態（クリティカル）にある人々に対するケアである[7]。患者は，人工呼吸器や補助循環装置など危機的状態にある患者の臓器を保護，治療するために，一時的にその機能を医療機器で代償することもある。また，患者は強心薬や利尿薬など微量で強力な作用をもたらす薬剤を用いた治療を受けている。治療は24時間以上継続して行われるため，治療に対する身体の反応を継続して観察し，治療の

効果や副作用を判断し，適切な対処を行う役割をクリティカルケア看護師が担っている。患者の身体は脆弱な状態にあり，小さな反応も生命維持のためには重要な徴候である。クリティカルケア看護師は，各種モニターが示す値が正常か異常かの判断だけでなく，患者の苦痛をアセスメントし，治療経過とともにどのように変化しているかをとらえて対処することで，患者の回復に適した治療を管理している。

2 患者は苦痛の緩和を要求できない

生命の危機状態にある患者は，激しい胸痛や頭痛などが生じても，身体的苦痛を明確に他者に伝えることが難しい。特に人工呼吸器を使用している場合は，気管挿管や鎮静薬の影響下にあり，声を発することができない。そのため，患者は悪心があることや痰が貯留していることなど，看護ケアを必要としていても声に出して要求することができない。苦痛が強いと，血圧や脈拍が変動し，呼吸抑制につながることもある。そこでクリティカルケア看護では，病態による症状や治療による影響を熟知し，患者のわずかな動きや反応，顔色や表情の変化をみて，身体的苦痛を読み解く能力が求められる。

また，患者は四肢の機能障害がない場合も，負担を軽減して回復を促進するために，動作が制限される。そのため洗面やトイレへの歩行など日常生活の支援を受けることを余儀なくされる。このような状態が長期に及ぶと，臥床や不動による重力負荷の低下に起因する筋肉や骨萎縮，関節拘縮，褥瘡，深部静脈血栓などを生じる。このように，患者は原因疾患による身体的苦痛に加えて，安静に過ごすことによって生じる身体的苦痛に関しても，緩和ケアを声に出して要求できないことがある。

3 患者の精神的苦痛と身体への影響

動作が制限されることは，身体的苦痛だけでなく精神的にも意欲の低下や感情の鈍麻をもたらす。加えて，救急搬送されたことや，ICUにいること，見慣れない医療機器が並ぶベッドに横たわること，臥床した姿で複数の医療者に囲まれることは，患者に緊張や不安を生じさせる。突然の発症や事故の場合は，患者が激しく混乱することも多い。患者のまわりには状況を知らされた家族や身近な人々が集められ，患者にも悪い知らせが伝えられる。加えて，発症時に激しい痛みを経験した患者は，再度痛みが起こるのではないかという恐怖を抱えている。突然の出来事で予期的悲嘆がなされていないことや，医学用語が理解しにくいことで情報不足に対するストレスも生じやすい。それらの精神的苦痛は，せん妄の引き金となり[3]，死亡率や在院日数に影響することもある。このようにクリティカルケアを受ける患者は精神的苦痛も甚大になるため，積極的に緩和ケアを行う必要がある。

4 患者の社会的苦痛と回復意欲

クリティカルケアを必要とする状態になると，患者や家族には経済的な問題や仕事の調整，家族関係や役割の負担など，生活を営むために苦悩するという社会的苦痛が生じる。

これらの問題はすぐに解決や調整を迫られ，今後の見通しが立たず，個人的に感じられることも多い。他者に相談しにくいため，抱え込んでしまいさらに社会的苦痛が増大してしまうこともある。クリティカルケア看護師がそのような社会的苦痛をアセスメントし，社会的資源の情報を提供することで，社会的苦痛が緩和され，患者が安心して療養に取り組むことにつながる。

このようにクリティカルケア看護では患者の全人的苦痛の理解と緩和ケアが重要であり，最も患者の近くにいるクリティカルケア看護師が獲得すべき能力であるといえる。

Ⅳ 日常性への支援とコンフォートケア

患者や家族は助かりたい，助けたいと願うあまり，医療者の提案を強力で，絶対的で，従わざるを得ないと感じやすい。そのような患者や家族は「すべてお任せします」と表現することも多い。

このようにクリティカルケア看護領域は，患者の権利や価値観よりも治療が優先される威圧的な環境となりやすく，患者自身が回復する意欲を失うおそれがある。しかし，治療が優先される状況でも，患者の自尊心や感情への看護ケアは，クリティカルケア看護師の重要な役割である。

クリティカルケアの環境は，照明や医療機器などが医師や看護師ら医療者の動作に合わせて配置されており，患者が療養する場所として必要な安心や休息，楽しみを生み出す家庭的な雰囲気とはかけ離れている。しかし，クリティカルケア看護師による快適で人間的なかかわりにより，患者は自分の気持ちを落ち着かせることができる。処置の最中にそばに付き添われ，声かけにより勇気づけられることで，患者は治療の受け手であるという無力さから脱し，自ら回復を目指す力を獲得することができる。

クリティカルケア看護領域は処置や治療が劇的で目を引きやすいが，日常性への支援やコンフォートケア（第2章-Ⅳ-A-2「コンフォートケア」参照）により，患者はクリティカルな状況から回復する力を得ることができる。

A 安静臥床が必要な患者の日常性への支援とコンフォートケア

クリティカルな状態にある患者は，臓器への負荷を予防し酸素消費量を抑えるなどの理由により，安静が指示される。加えて，死を覚悟するような激痛を体験した場合は，再び激痛に襲われるかもしれないという恐怖によって身動きできずにいることもある。意識が清明であり，運動神経や感覚神経に麻痺が生じていない場合でも，各種デバイス（輸液ルートやドレーンなど）によってからだを自由に動かすことができないことがある。また，

第
1
編

クリティカルケア
看護の基本

基盤になる理論
と看護展開

3
必要な能力

思考プロセス

全身管理と
日常性への支援

深部静脈血栓を予防する間欠的空気圧迫法は，快適な感覚が得られる一方，下肢を拘束されていると感じることもある。これらにより，からだが抑制されていなくても患者の活動性が低下する。

クリティカルケア看護師は，患者の手をとり，各種デバイスや医療機器に影響がない範囲を一緒に確認しながら動作を促す。これによって患者は，両手が挙上できることに気づき，万歳の姿勢とともに深呼吸するという動作が支援される。また，足背や足指を動かす動作を誘導することは，拘縮を予防するとともに，臥床して緊張している患者の動作を促すことにつながる。このようにごく日常的な動作を支援することで，早期離床を支援するとともに，患者を気分転換に導くコンフォートケアとなる。

B 身体抑制が必要な患者へのコンフォートケア

循環動態や呼吸状態が変調しやすい患者では，動脈圧のモニタリングや血液ガスの測定のため，橈骨動脈に動脈ラインが挿入されていることが多い。この動脈ラインが意図せず生じる事故で抜けてしまうと，動脈性の大出血に至る。そのような事態を避けるために，動脈ラインや手首は固定される。また，外傷患者や術後患者では，合併症を予防し，回復を促進するために頸部や胸部が固定されることがある。

このような状況で，クリティカルケア看護師は患者のそばにいて患者の動作を見守り，身体抑制を最小限にして解放感を得られるよう促す。モニターの数値や波形の知識に基づき，安全な動作を見きわめつつ清拭することで，身体的な苦痛の緩和や心理面の安心を促している。一時的にも固定を解除できない場合は，世間話や手浴など看護師とのかかわりによって，安心感や爽快感を導くコンフォートケアが施行される。

C 医療機器が取り巻く環境にある患者へのコンフォートケア

患者はICUへの入室によって社会生活が一変し，時間感覚が失われる。そのうえ食事制限によって，日常的に得られていた食事による満足感を失う。医療処置のための照明や音は，昼夜を問わず生じる。ベッドやその柵を通して感じる揺れや音は，全身がベッドに接触している患者にとって，大きな衝撃となる。

このような環境を和らげ，日常性を取り戻すために，カーテンやベッドの向きを利用して，患者が見ることができる景色を調整する。これにより，患者は絶え間なく見られている苦痛や，物々しい装置を見る苦痛を緩和することができる。患者に近づく際はその都度，邪魔にならないように声をかけたり，足音に気をつけたり，ベッドや柵などの付属物を不用意に揺らさないことで，環境を整え患者をていねいに扱うことができる。

患者のスペースを尊重し，患者の意見を求めて調整することで，患者が「まな板の鯉」になったような，成すすべがない思いを緩和することができる。

表3-1 急性期の重症患者への安楽の方法

- 安楽の源としての身体的ケア
- 邪魔にならないようにしながら適度な刺激や気晴らし，休息を提供すること
- 先端医療の環境を和らげること
- 人間関係やつながりによって安楽にすること
- でしゃばらずに応じること
- 鎮痛・鎮静薬の使用や緩和ケアの手段について倫理的な側面を考慮すること
- 痛みを伴う処置の影響を抑えることとリラクセーション技法や視覚化，気晴らし，楽しみを活用すること
- 日々の日課や習慣が安楽をもたらすこと

出典／パトリシア・ベナー，他著，井上智子監訳：看護ケアの臨床知；行動しつつ考えること，第2版，医学書院，2012, p.365.

D バイタルサインの測定や治療に追われる患者へのコンフォートケア

　治療の評価や，合併症予防のために2時間ごとにバイタルサイン測定が行われる。また，侵襲を伴う処置は適切に鎮痛薬を用いて行われるが，医療者が多い時間帯に実施されるなど，安全が優先される。このように継続的なバイタルサイン測定や痛みを伴わない治療に追われる患者にも，痛みとは異なる苦痛が生じる。

　このような状況においてクリティカルケア看護師は，患者の日々のスケジュールを調整して，休息や気晴らしのサイクルをつくる。これにより患者は心の準備をして能動的にバイタルサイン測定や処置に取り組むことができ，気分転換の時間があることを意識することができ，人間性を維持することができる。加えて，治療に参加しているなどコントロール感をもつことができる。

　パトリシア・ベナー（Benner, P.）は安楽（comfort）とは，落ち着かせたり慰めたりするだけでなく，力づけたり支えたり勇気づけたりすることでもあるとし，急性期の重症患者への安楽の方法を示している（表3-1）[8]。コンフォートケアを提供することで，患者は治療や処置を自分ではどうにもならない受動的なことから，医療者と共に乗り越えることとしてとらえることができる。

V 早期回復への支援

A クリティカルな状況から引き起こされる障害

　生命機能が不安定で脆弱な状態であるクリティカルな状況では，治療や看護ケアはまず生命徴候を安定させることを中心に始まる。そのため患者は安静臥床の状態となり，意識

レベルも低下していることが多い。しかし安静臥床に伴う不動の状態は様々な合併症をもたらし（図3-4），それらは廃用症候群とよばれている。

1 呼吸器系

機能的残気量が低下することに加え，肺下葉の拡張が妨げられ，無気肺を形成しやすくなるため，酸素化能が低下する。

2 循環器系

圧受容器反射やホルモン，筋ポンプ作用によって調整されている血圧を維持する機能が低下するため，自力での血圧維持が困難となる。筋ポンプ作用の低下では，さらに侵襲による血液凝固系の異常と血管内皮の障害も加わり，深部静脈血栓症を引き起こす。

3 筋・骨格系

不使用に伴う筋萎縮のみならず，ICU 関連筋力低下（intensive care unit-acquired weakness：ICU-AW）とよばれる，人工呼吸管理を必要とする全身的な筋力低下と四肢麻痺が生じる可能性がある。

4 消化器系

交感神経の緊張により腸管運動が抑制され，麻痺性イレウスを生じたり，長期間の絶食は消化管粘膜の萎縮を引き起こし，栄養吸収が困難となる。

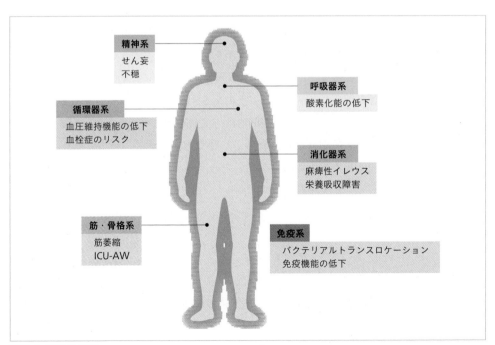

精神系
せん妄
不穏

呼吸器系
酸素化能の低下

循環器系
血圧維持機能の低下
血栓症のリスク

消化器系
麻痺性イレウス
栄養吸収障害

筋・骨格系
筋萎縮
ICU-AW

免疫系
バクテリアルトランスロケーション
免疫機能の低下

図3-4 不動の影響

第1編

クリティカルケア看護の基本

基盤になる理論と看護展開

3 必要な能力

思考プロセス

全身管理と日常性への支援

5 | 免疫系

免疫機能が低下すると，バクテリアルトランスロケーションとよばれる腸内細菌の体内への侵入が起こり，重篤な感染症となる。

6 | 精神系

たび重なる侵襲による交感神経の緊張や痛みがストレスとなり，せん妄や不穏といった障害を引き起こす。

Ⓑ 早期回復への支援

生命機能が不安定で脆弱な患者に対し，クリティカルケア看護師は，生命維持のため必要な治療に関して，前述した1〜5のようなリスクがあることを踏まえて，生命徴候の安定化を見通しながら，少しでも早い回復への支援を行わなくてはならない。

1. 呼吸器系

呼吸器系の早期回復への支援において，患者の残存機能を生かし，自発呼吸の温存ができるように呼吸器を設定し，人工呼吸を行う期間の短縮を目指す。人工呼吸を行う期間を短縮するために，1日に1回は人工呼吸からの離脱を検討する「人工呼吸器離脱に関する3学会合同プロトコル」が作成された[9]。このプロトコルでは，**自発覚醒トライアル**（spontaneous awakening trial；**SAT**）とよばれる覚醒試験で1日1回の鎮静の中止を行い，自発呼吸の機能を**自発呼吸トライアル**（spontaneous breathing trial；**SBT**）とよばれる自発呼吸試験で確かめ，人工呼吸からの離脱が可能かどうかを検討する。これにより，漫然とした人工呼吸を行う期間の延長を防ぐことができ，人工呼吸の必要性についてクリティカルケア看護師が積極的に検討を行うことができるようになる。

一方，人工呼吸器のサポートが必要な期間には，生命維持が可能となれば，早期から**ポジショニング**とよばれる体位調整が行われる。不動での人工呼吸器による陽圧管理下では，無気肺形成や排痰不足などの可能性があるため，隅々まで換気や排痰ができるよう，様々な体位の調整を行う必要がある。

2. 循環器系

ポジショニングは，循環器系の早期回復への支援ともなる。早期からファーラー（Fowler）位や背面開放座位，端座位などのポジションをとることで，必要な血圧を駆出する機能の回復につながる。また端座位などで下肢の筋ポンプを動かすことは，深部静脈血栓症発生のリスクを抑えることにもつながる。

このような早期からのポジショニングや離床は，筋・骨格系の動きも必要とし，ADL

第1編

1 クリティカルケア看護の基本

2 基盤になる理論と看護展開

3 必要な能力

4 思考プロセス

全身管理と日常性への支援

の回復にもつながる。ICU-AW の発生機序は，全身的な炎症によって引き起こされた筋障害や，不動によるものが要因と考えられており，早期からのポジショニングは ICU-AW の予防にもつながると考えられる。

3. 消化器系

早期からの回復への支援は，消化器系への看護ケアでも実施されている。「日本版重症患者の栄養療法ガイドライン」[10] では，重症病態に対する治療を開始したのち，可及的速やかに24時間以内，遅くとも48時間以内に経腸栄養を開始することが推奨されている。

クリティカルな状態にある患者への栄養としては，従来は循環動態の改善とともに腸蠕動音の回復を確認してから経腸栄養を検討しており，栄養の主たる経路は静脈栄養であった。しかし近年では，早期からの栄養管理が，感染性の合併症の発生を抑えることが明らかとなり，多くの施設で早期からの栄養管理が行われるようになった。

クリティカルケア看護師は，早期からの栄養管理の意義を認識し，クリティカルな状態にある患者に対して安全で効果的な栄養投与ができるようケアしなくてはならない。

4. 代謝系

クリティカルな状態にある患者は，生体侵襲を受けることによって，糖尿病の既往歴がなくとも高血糖となりやすい。高血糖は，マクロファージや好中球の遊走能・貪食能などの低下をもたらすため，感染性合併症を引き起こす。さらに ICU-AW の要因になるともいわれている。そのため，適切な血糖管理が重要であり，クリティカルケア看護師は，刻々と変化する病状に合わせて患者の血糖を管理しなくてはならない。

5. 精神系

クリティカルケア看護師は，クリティカルな状態にある患者に対して，身体面では生命機能が不安定な状態を安定させながら，離床に向けた働きかけを早期から開始している。また患者は脆弱な状態であるため，2次的な合併症を引き起こさないように，予防的な看護ケアを呼吸器系，循環器系，消化器系，運動器系などあらゆる面で行い支援している。そして，このような看護ケアを患者の回復意欲を支えながら行わなくてはならない。

クリティカルな状態にある患者は，生命徴候を脅かされる状態となり，それは精神状態の変調も引き起こす。このクリティカルな状態でよくみられる，急性に起こる注意力の欠如や精神状態の変動，意識の障害を伴う症候群は**せん妄**とよばれている。

せん妄は急性の脳機能障害であり，多臓器障害の一つである。近年，せん妄発症が死亡率と関係していることが報告されたことにより，せん妄が注目されるようになり，「集中治療室における成人患者の痛み，不穏／鎮静，せん妄，不動，睡眠障害の予防および管理のための臨床ガイドライン」[3] が策定された。クリティカルケア看護師によって，せん妄の評価や予防など，様々な介入が行われている。

せん妄の評価では，**CAM-ICU**（第2編表1-21参照）や **ICDSC**（第2編表1-22参照）といった評価スケールが用いられるようになった。特にCAM-ICUは，ベッドサイドにいる看護師たちがリアルタイムに評価でき，その結果からケアを検討することができるため，よく使用されている。

また，せん妄の予防には，痛みの緩和が重要であることが示されたことにより，ベッドサイドにいる看護師が，**BPS**（後述。第5章-I-F-2「鎮痛と看護ケア」参照）などの評価スケールを使用して痛みを評価し，積極的な鎮痛を行っている。

C クリティカルな状況からの回復の影響

クリティカルケア看護師は，早期回復への支援として身体的，精神的な看護を行っているが，近年，集中治療後症候群（post intensive care syndrome：**PICS**）とよばれる重症疾患後に新たに生じた，もしくは悪化した身体機能，認知機能，メンタルヘルスの障害の概念が登場した（column参照）。これは重症患者の家族にも及び，家族がうつ症状や心的外傷後ストレス障害（post-traumatic stress disorder：PTSD）などを発症するメンタルヘルス障害も含んでいる。早期回復への支援は，このようなクリティカルな状態を脱した後の回復にもつながっている。

Column PICS（集中治療後症候群）

PICSとは，身体機能，認知機能，メンタルヘルスの障害が，重症疾患後に新たに生じたり，急性期治療後も継続して悪化したりする状態の総称である。身体機能障害として，4日以上の人工呼吸器管理を受けた患者の25〜80％，敗血症患者の50〜75％がICU-AWを発症し，1年後もその症状が残存するといわれている。さらに，認知機能障害として，重症疾患後患者の30〜80％に記憶，問題解決能力，視空間認知能力，実行能力の障害がみられ，ARDS患者の4人に1人は6年後も認知機能障害が残存している。メンタルヘルス障害として，ICU退室から1か月後に不安症状をもっている患者は42％にも及ぶ。重症疾患後患者のPTSD罹患率は，1〜6か月後で25〜44％，7〜12か月後でも17〜34％と報告されている。社会問題として，ARDS患者の半数は退院から1年後も仕事に復帰できておらず，特にARDSかつ4日以上の人工呼吸器管理を受けた患者のうち，自立した生活を送っている患者は10人中1人に満たない。

PICSのリスク因子として，不動性，人工呼吸日数，ICU滞在日数，深鎮静，せん妄，敗血症，ARDS，低血糖，低血圧などがあげられる。特に，せん妄とICU退室後の認知機能障害との関連は強く示唆されている。

そして，生存患者だけでなく，その家族にも不安や急性ストレス障害，PTSD，うつ症状などメンタルヘルスの障害を起こすことが知られており，PICS-F（family）とよばれている。PICS-Fは集中治療を受けたのち患者が亡くなった場合には，複雑性悲嘆が生じる可能性もある。PICS-Fの症状である不安は15〜66％に，複雑性悲嘆は5〜46％の家族に生じることが報告されている。

第1編

クリティカルケア看護の基本

基盤になる理論と看護展開

3 必要な能力

4 思考プロセス

全身管理と日常性への支援

1. ABCDEFGH バンドルの活用

早期回復への支援を実現するため，クリティカルケア看護師は，特に人工呼吸器装着患者の管理では ABCDEFGH バンドルを活用している。

ABCDEFGH バンドルとは，図3-5 に示される看護ケアを包括的に行うケアの束のことである。A は SAT のことで毎日の覚醒トライアルを実施する。B は SBT のことで毎日の呼吸器離脱トライアルを実施する。C は A と B の毎日の実践のことである。また適切な鎮静・鎮痛薬の選択を行うことである。D はせん妄のモニタリングとマネジメントを行うことである。E は早期離床のことである。

2010年に敗血症患者を対象に医原性リスク低減を目指して作られたバンドルは当初ABCDE までであった。近年，クリティカルケア領域では，ICU で治療を受けた後あるいは亡くなった後の患者や家族に生じる PICS の問題が明らかとなった。そのため，これまで救命に注力してきたクリティカルケア領域においても，その後の患者や家族の QOL の向上を目指して，バンドルに FGH が加えられた。F は家族を含めた対応とフォロー先への紹介状，機能的回復のことである。G は患者のことに関する良好な申し送り伝達を示し，PICS のことも含まれている。そして最後の H は PICS や PICS-F についての情報提供を示している。

この ABCDEFGH バンドルはまさに早期回復への支援のためにクリティカルケア看護師が行うべきケアが束として示されている。このような基本姿勢のもとにクリティカルケア看護師は，生命の維持を得たのちは早期回復への支援を超急性期より開始するのである。

A (awakening)	B (breathing)	C (coordination, choice)	D (drlirium monitoring and management)	E (early mobility and exercise)	F (family inbolvement, follow-up referrals, functional reconciliation)	G (good handoff communication)	H (handout materials on PICS and PICS-F)
毎日の鎮静覚醒トライアル	毎日の呼吸器離脱トライアル	A と B のコーディネーション 鎮痛・鎮静薬の選択	せん妄のモニタリングとマネジメント	早期離床	機能的回復 家族を含めた対応 転院先への紹介状	良好な申し送り伝達	PICS や PICS-F についての書面での情報提供

図3-5 ABCDEFGHバンドル

VI エンド・オブ・ライフケア

A エンド・オブ・ライフケアの定義と特徴

　これまで人が死に至る過程において提供されるケアは，ターミナルケア，終末期ケアなどとよばれてきた。ターミナルケアや終末期ケアは，あらゆる医療の手段を用いても近いうちに死に至ることが避けられないと判断された時期（終末期）から開始される。すなわち，人の長い人生のなかで，死を目前とした最期の一時点で提供されるケアである。

　近年では，死は生の延長線上にあるものであるという前提のもと，人が老いや病気の発症を契機に，死について考え始めた時期から死に至る過程において，その人らしく最期まで生きることに焦点が当てられるようになり，その過程で必要とされるケアとして「エンド・オブ・ライフケア」という用語が用いられるようになった。

　「人が死を意識するとき」とは，たとえば，加齢に伴って身体機能の低下を感じたときや，命にかかわるような病名を宣告されたとき，慢性疾患が進行し症状による苦痛が緩和されなくなっていることを感じたとき，大切な家族の死が迫っていると感じたときなどが考えられる。

　エンド・オブ・ライフケアという言葉が広まるきっかけとなった「アジア太平洋ホスピス緩和ケアネットワーク学術大会（1999年，香港）」では，エンド・オブ・ライフケアは「人生の終焉を迎える直前の時期の患者へのケア」という意味で用いられ，終末期ケアやターミナルケアと同義に位置づけられていた。また「アジアオンコロジーサミット（2012年，シンガポール）」では，エンド・オブ・ライフケアは「患者の人生の終わりの週単位，日から時間単位の時期のケア」として合意されている。

　現在のところ，エンド・オブ・ライフケアに国際的に統一された定義はないが，終末期という限られた時期に限定することなく，「病気や老いなどにより，人が死について考え始めた時期から死に至る過程において，最期まで最善の生を生きることができるように支援するケア」として，終末期ケアを包含したより広い概念として用いられることが多い（図3-6）。よって，エンド・オブ・ライフケアの期間は，数日〜数週単位という短期ではなく，月〜年単位の長期になる。

　エンド・オブ・ライフケアの特徴は以下のとおりである。

- 人のライフ（生活や人生）に焦点を当てる
- 年齢や疾患を問わない
- 患者や家族，医療者が死を意識したときから開始される
- QOLを最期までより良い状態に保ち，その人らしい死を迎えられることが目標となる

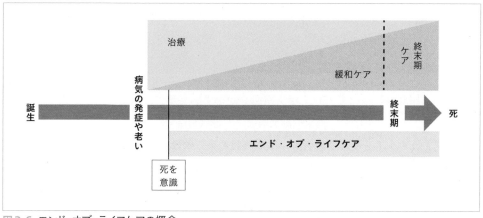

図3-6 エンド・オブ・ライフケアの概念

B エンド・オブ・ライフケアにおけるアセスメントの視点

　エンド・オブ・ライフケアの目標は，人生最期のときまでQOLを最大限に保つことである。QOLのアセスメントにおいては，身体面，精神面，社会面，スピリチュアルな面の4つからなる全人的な苦痛をアセスメントすることが必要である（第1章図1-8参照）。

　また，QOLの目標設定にあたっては，その人のそれまでに歩んできた人生をもとに，これから先どのように生きたいか，何を大事にしたいかが重要である。日本人一般市民を対象にした「望ましい死（good death）」についての調査では，「日本人の多くが共通して大切にしていること」と「人によって重要さは異なるが大切にしていること」が示されている（表3-2）。人が大切にしたいことは，本来個別のものである。しかし，一般的な傾向については，QOLの目標を設定するために患者や家族から情報を集め，アセスメントするうえで念頭に置いておくべき内容である。

表3-2　患者や家族が望む望ましい死

日本人の多くが共通して大切にしていること	人によって重要さは異なるが大切にしていること
• 苦痛がない • 望んだ場所で過ごす • 希望や楽しみがある • 医師や看護師を信頼できる • 負担にならない • 家族や友人と良い関係でいる • 自立している • 落ち着いた環境で過ごす • 人として大切にされる • 人生をまっとうしたと感じる	• できるだけの治療を受ける • 自然な形で過ごす • 伝えたいことを伝えておける • 先々のことを自分で決められる • 病気や死を意識しない • 他人に弱った姿を見せない • 生きている価値を感じられる • 信仰に支えられている

出典／Miyashita, M., et al.: Good death in cancer care; a nationwide quantitative study, Ann Oncol, 18（6）: 1090-1097, 2007. をもとに作成.

第1編

クリティカルケア看護の基本

基盤になる理論と看護展開

3　必要な能力

思考プロセス

全身管理と日常性への支援

クリティカルケアにおいてエンド・オブ・ライフケアを
提供する看護師の役割

　わが国は超高齢社会に突入し，疾病構造が変化するなかで，病気を共有しながらQOL
を維持・向上させるために，**病院完結型医療**から**地域完結型医療**へと改革が始まっている。

　クリティカルケアを受ける患者も，医療施設に来る前は介護施設や自宅など地域で生活
していた人々である。高齢者の場合は，すでにそれぞれの生活の場でエンド・オブ・ライ
フケアを受けていた可能性もある。病状の悪化や発症，不慮の事故などによりクリティカ
ルケアを必要とする状況になったとしても，エンド・オブ・ライフケアを途切れさせるこ
となく継続できるような連携が必要である。なかには，発症を契機にクリティカルケアの
現場からエンド・オブ・ライフケアが始まる場合もある。昨今のクリティカルケアの目標
は救命だけではない。さらに先のその人のライフに焦点を当て，QOLを改善させること
が使命である。クリティカルケア看護領域において，エンド・オブ・ライフケアを提供す
る看護師の役割を以下に述べる。

1. 苦痛緩和

　身体面，精神面，社会面，スピリチュアルな面の4つからなる全人的苦痛は，患者の
QOLを低下させる大きな要因である。これら4つの要因は，それぞれ影響し合う関係で
あるが，なかでも身体的苦痛は精神的苦痛やスピリチュアルペインに影響をもたらす。ク
リティカルケア看護領域では，病状の悪化や事故などにより，身体的苦痛を伴うことが多
い。痛みのアセスメントに基づき，苦痛緩和に向けた看護ケアを行い，患者に安楽を提供
することが重要である。

2. 意思決定支援

　本来，疾病の治療に関する選択は，医師からの情報提示を基に，患者本人が自分自身の
価値観や人生観によって自己決定するものであり，医療者が患者の決定を尊重することが
基本である。しかし，クリティカルケアの現場では，病状や鎮静薬の使用などにより意識
レベルが低下しており，生命にかかわるような重大な治療方針の決定を患者本人ができな
いことも少なくない。その場合，患者の意思を推定できる家族ら重要他者と医療者が話し
合い，治療方針を決定することになる。しかし，家族ら重要他者が患者とあらかじめ治療
や延命治療，療養への希望を話し合っていないことも多く，方針決定に難渋することも少
なくない。

　近年，意思決定能力が低下した場合に備えて，患者自身が望む医療について，医療者と
事前に話し合いながら治療を進めていく**アドバンスケアプランニング**（advance care plan-
ning：**ACP**）が導入されつつある。

第
1
編

クリティカルケア
看護の基本

基盤になる理論
と看護展開

3

必要な能力

思考プロセス

全身管理と
日常性への支援

ACPとは，将来，判断能力を失ったときに備えて，自らに行われる医療行為や療養について，前もって話し合うプロセスである。

診療録に記録されているACPは，クリティカルケアの場面においても，方針を検討するうえで重要な情報となる。ACPから，患者の価値観や希望，思いなどを汲み取り，患者の意思を推定しながら，重要他者と医療者とで最善を検討することが望ましい。

また，クリティカルケアからエンド・オブ・ライフケアが始まるような場合においては，病状経過をみながら，ACPを導入するケースもある。ACPにかかわる医療者は医師だけではない。看護師や医療ソーシャルワーカー（medical social worker；MSW），薬剤師など多職種によるアプローチが重要である（図3-7）。自分の死について多くを語らない日本人と，あえて人生の最期に向けた話し合いを行うためには，高いコミュニケーション力が求められる。話し合う場や時間，参加者の設定を行いながら，患者が語れる環境を整えることが大切である。患者への問いかけの一例を示す。

- 万が一，体調が悪くなった場合，ご自分の意思を医療者に伝えることができなくなることもあります。そのような場合に，○○さんがしてほしいこと，大切にしていること，またはしてほしくないことがわかっていれば，私たち医療者とご家族であなたの意向に沿うための最善を考えることができます。あなたが今，したいこと，大切にしていること，してほしくないことは何ですか？
- 「もし病状が進行してしまったらどうしよう」と考えることはありますか？　そうですか，考えることがあるんですね。もしよかったら教えていただけますか。
- どうしてそのように思われますか？　そのことについて，ご家族と話し合ったことはありますか？

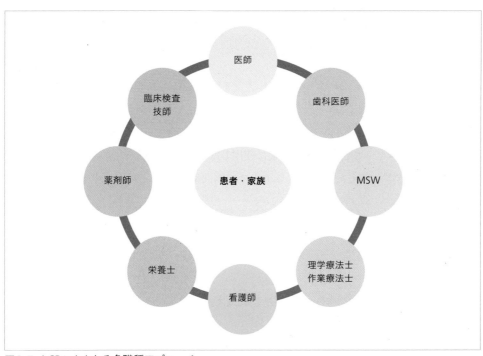

図3-7 ACPにかかわる多職種アプローチ

ACPにより患者の意向に沿った目標設定ができれば，たとえ本人の意思を確認できないような状況に陥ったとしても，患者にとっての最善を検討することができる。

わが国ではACPはまだ新しい概念であり，これから普及させていくことによって，より良いエンド・オブ・ライフケアにつながることが期待される。

VII 倫理的課題への感受性と患者擁護

A 倫理的問題が生じる状況

私たちが社会のなかで何らかの行為をするとき，正しいこと間違っていること，良いことと悪いことを判断する基準としているのが「倫理」である。特に，医療やケアを提供する際の判断の基盤となるのが倫理原則（トム・ビーチャム［Beauchamp, T. L.］とジェイムズ・チルドレス［Childress, J. F.］，1979年）（表3-3）である。また，サラ・フライ（Fry, S. T.）は，看護実践にとって重要な倫理原則として，善行，正義，自律，誠実，忠誠の5つをあげている。

これらの倫理原則は，われわれ医療者の実践の基盤であり，判断に迷ったときや，何が正しいのかわからなくなってしまったときの判断の根拠となるものである。よって，これらの倫理原則に反した判断や行動をした場合には，倫理的問題が生じることになる。どの倫理原則に反しているかが明確であれば，問題の所在もわかりやすく解決策も講じやすいのだが，臨床現場では時に，何が正しいかを判断するときに倫理原則が対立してしまうことがある。

術後の鎮痛薬の使用を例に考えてみる。たとえば，受持ち看護師は，術後痛みで苦しんでいる患者に「もっと鎮痛薬の量を増やして鎮痛を図ること」が善行であると考えたとする。一方で，医師は，鎮痛薬による腎機能への影響を考慮し，「多少の痛みはあっても，副作用を考慮すれば，これ以上の鎮痛薬は使用しないこと」が善行であり，無害の原則に即した判断であると考えたとする。このとき，看護師，医師，双方の考えはどちらも間

表3-3 倫理原則

- **無害**：害を与えないこと，害を回避すること
- **善行**：善を提供すること
- **自律**：個人がその人の計画や行動を自己決定することを認めること
- **正義**：人は相対的にみて平等な人に同じように対応すること
- **忠誠**：人が専心することに忠実であり続けること
- **誠実**：真実を告げること，他者を惑わさないこと

第
1
編

クリティカルケア
看護の基本

基盤になる理論
と看護展開

3

必要な能力

思考プロセス

全身管理と
日常性への支援

違ってはいない。このように，倫理原則は見方によって判断が変化するため，時に対立することもある。倫理原則の対立は，どちらかが必ず正しいといい切れないために，医療者にとって，何かすっきりしない，もやっとした感覚として知覚される。これを「倫理的ジレンマ」という。

倫理的ジレンマは，そのほかにも個人的または専門的価値の対立によっても生じる。先に述べた鎮痛薬使用の例では，看護師の思いは，「患者の苦痛を緩和したい」という専門職としての価値観や，「私だったら痛みは十分に緩和してほしいと思うだろう」という個人的価値に基づくものかもしれない。一方，医師の判断は，「生体への悪影響は避けなければならない」という専門職としての価値観によるものかもしれない。このように，私たちは，1人の人間として，また医療を担う専門職者として様々な価値観をもっている。倫理的ジレンマは，倫理的思考や倫理的意思決定を必要とする状況において，複数の価値観が対立しているときに生じる。

これらの価値観は，医療者側のものだけではない。患者本人の価値観や家族をはじめとする重要他者の価値観も存在し，さらに医学的状況（重症度や予後など）も影響するため，倫理的ジレンマは複雑で，時に解決に難渋することもある。

Ⓑ クリティカルケアにおける倫理的課題

倫理的課題は領域を問わず，医療やケアのあらゆる場面で生じる可能性がある。どの領域にも共通する倫理的課題には，患者や家族に十分な説明が行われていない状況など情報提供に関するものや，救命の可能性があるにもかかわらず患者が治療を拒否する状況，医療者によるパターナリズム（paternalism）で治療方針が決定される状況など方針決定に関するもの，患者と家族の意向が異なる状況で，患者の尊厳が守られない状況などがある。

一方，クリティカルケアで生じやすい倫理的課題を以下に示す。

❶生命にかかわる重大な意思決定を，時間的猶予のないなかでいくつも行わなければならない状況が少なくないこと
❷生命の危機状態や意識障害などのために，患者が自分自身の価値観や人生観，信念に基づいて自己決定できない状況が多いこと
❸患者の代理として家族らに意思決定を行ってもらうことが多く，それは家族にとって多大なストレスとなる状況であること
❹医療者と患者や家族との間に信頼関係が構築されていない状況があること
❺DNAR（do not attempt resuscitation）指示により，心肺蘇生法（cardiopulmonary resuscitation；CPR）以外の治療やケアまでも手控えられる状況があること
❻自殺企図や自傷行為を繰り返す患者がいること
❼虐待や家庭内暴力（domestic violence；DV），事件性が疑われる場合があること
❽病態が複雑であるが故に，救命の可能性が不確実で，終末期の判断が難しいこと
❾臓器提供や移植医療に伴う諸問題が絡むことがあること

このように，クリティカルケアにおいては，患者の生命に直結するような重大な倫理的

課題が多いこと，また，課題解決までに時間が切迫していることなどの特徴がある。

C 倫理的課題の解決プロセス

　倫理的課題の解決には4つのプロセスがある（図3-8）。まず最初のステップは，「あれ，おかしいな」という倫理的感受性を働かせて，**状況を明確につかむ**ことである。倫理的課題は日常業務のなかで発生するため，倫理的課題が生じていても気づかれないまま時が過ぎてしまうことも少なくない。「何かおかしい」と違和感があっても，業務に追われているうちに曖昧なまま時が過ぎてしまうこともある。しかし，倫理的課題は機を逃さず解決することが大切である。倫理的感受性を働かせて，ジレンマをキャッチしたときには，声に出して他者に伝えることで状況をとらえることができる。

　状況をはっきりとつかんだら，次のステップは，**倫理的問題の所在を明確にする**ことである。そのために必要な情報収集を行い，アセスメントする必要がある。情報収集を行う際には，多角的な視点で全体像をとらえることが重要であり，既存の枠組みを用いることも有用である。

　日本集中治療医学会が公表している終末期家族のこころのケア検討シート（図3-9）は，アルバート・ジョンセン（Jonsen, A. R.）らの開発した臨床倫理の4分割表＊に，家族らの情報を整理するための枠組みを追加したものである。家族の代理意思決定に関する倫理的課題が生じやすいクリティカルケア領域で用いることを想定して作成されている。

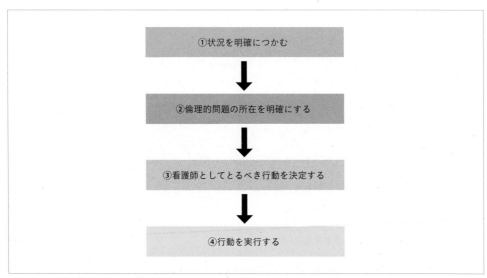

図3-8 倫理的課題の解決プロセス

＊ **臨床倫理の4分割表**：倫理的課題を明らかにするために，①医学的適応，②患者の意向，③QOL，④周囲の状況の4側面から情報を整理するためのシートである。

第
1
編

クリティカルケア
看護の基本

基盤になる理論
と看護展開

3

必要な能力

思考プロセス

全身管理と
日常性への支援

臨床倫理の4分割表	
医学的適応 1. 診断と予後 2. 治療目標の確認 3. 医学の効用とリスク 4. 無益性	**患者の意向** 1. 患者の判断能力 2. インフォームドコンセント 3. 治療の拒否 4. 事前の意思表示 5. 代理決定(代行判断,最善利益)
QOL 1. QOLの定義と評価 2. だれがどのような基準で決めるか 3. QOLに影響を及ぼす因子	**周囲の状況** 1. 家族や利害関係者 2. 守秘義務 3. 経済的側面,公共の利益 4. 施設の方針,診療形態 5. 法律,慣習,宗教 6. その他

家族の認識(患者の病状や治療に対する認識,家族システム,社会,経済状況など)
家族の身体・心理状態に関すること

図3-9 終末期家族のこころのケア検討シート

倫理的課題が明らかになったら,第3のステップである**看護師としてとるべき行動を決定**し,最後のステップとして実行に移す。

Ⓓ 倫理的課題解決のための看護師の役割

クリティカルケア看護領域で倫理的課題を解決するために,看護師には**ケアの倫理**に則った看護実践が求められる。ケアの倫理とは,**アドボカシー,責任と責務,ケアリング,協働**の4つからなる。

1. アドボカシー

アドボカシーとは,「権利擁護」という意味で用いられる。患者が自らの権利を行使することが困難な場合に,患者に代わって権利を守るために代弁し,支持することである。患者の最も近くにいて,患者や家族の思いや考えを知り得る立場にあるのは看護師である。故に看護師は,患者の権利の何が侵害されているかあるいは侵害されようとしているかについて倫理的感受性を高くもち,倫理的課題の解決のために他職種メンバーに患者の思いを代弁したり,患者の権利を守るためにどう解決を図ればよいかについて,コーディネーターの役割も果たしながら問題解決に導く役割が求められる。

2. 責任と責務

　看護師は，「保健師助産師看護師法（保助看法）」に定められた範囲のなかで，医療や看護ケアを提供していく責任がある。また，自分の行った行為を説明できるようにすることが責務である。責務を果たすためには，倫理原則を基盤とした看護実践を行うことが必要である。

3. ケアリング

　ケアリングとは，相手（患者）の世界や経験に関心を寄せ，相手を理解し，支援することである。患者のケアニードや全人的な苦痛はないかなど対人関係のなかから見いだし，ケアする。これは看護師の本質そのものである。

4. 協働

　ある目的（医療では，患者の回復であったり安楽の提供であったり様々である）のために多職種が協力して働くことである。医療現場では1人の患者に，医師，看護師，薬剤師，理学療法士など多職種が介入しているケースは少なくない。多職種で患者の状況を共有し，専門職がどのような役割を担っていくかを調整するコーディネーターの役割が必要になる。看護師は患者や家族のことを最もよく知る立場であり，かつ病棟に必ずいる存在であるため，医療チームが協働するためのコーディネーターの役割を担うことが多い。

Ⅷ 家族支援

Ⓐ クリティカルケア看護領域における家族の特徴

　クリティカルケアを必要とする患者は，急病の発症や事故，術後の重症合併症の発症などにより生命の危機に直面している。この状況は，患者のみならず家族にとっても予期しない突然の出来事であり，心理的なバランスが崩れた危機状態に置かれている。

　危機とは，「不安の強度な状態で，喪失に対する脅威，あるいは喪失という困難に直面して，それに対処するには自分のレパートリーが不十分で，そのストレスを対処するのにすぐ使える方法をもっていないときに経験するものである」[11]と定義されている。重症患者を抱える家族にとって，大切な家族員が生命の危機に直面していることは，あまりにも重大な問題であり，それまでのストレスへの対処では心のバランスを維持することが困難な状況に陥っているのである。

　また，家族が抱えているストレスは，患者の病気のことだけではない。家族の抱えるス

第1編

クリティカルケア看護の基本

基盤になる理論と看護展開

3 必要な能力

思考プロセス

全身管理と日常性への支援

トレスには以下のようなものが考えられる。

1. 慣れない病院環境

医療者にとって日常である病院環境は，家族にとっては非日常の特殊な環境である。特に，重症患者に医療や看護ケアを提供する ICU の環境は，多くの医療機器に囲まれ，アラームの音が鳴り続ける異様な空間であり，患者の入院によっていや応なしに病院環境に適応しなければならないことは家族にとってストレスの一つである。

2. 医療者との人間関係

クリティカルケア看護領域への受診や入院は，多くの場合，予期していない急なことである。救命できるのかどうか生命の維持さえも不確かな状況で，初対面で関係性の構築されていない医療者とのかかわりは，家族にとって心理的な負担となる。

3. 経済的問題や家庭内での役割，生活リズムの変化

高額な医療費や通院費用，また，入院による収入減は家庭に大きな経済的負担となる。また，家族員の1人が入院することにより，家庭内でそれまで担っていた役割の調整が必要となったり，面会に来る時間を確保するなど生活リズムの変更を余儀なくされる。このような家族システムの変化は，家族にとってストレスの要因となる。

4. 意思決定役割

クリティカルケア看護領域では，意識障害や鎮静薬の影響により患者自身が治療や延命処置などの重要事項について自己決定できないとき，患者のことを最もよく知る家族ら重要他者に意思決定の役割を担ってもらうことになる。たとえ家族であっても，命にかかわるような重大事項を患者に代わり決定していくことは計り知れないストレスとなる。

このように，クリティカルケア看護領域においては，家族は複数のストレスを同時に抱えているために心理的なバランスが崩れやすく，その結果として不安や恐怖，悲嘆など心理的に不安定な状況に置かれているのである。

Ⓑ 家族支援

クリティカルケア看護領域においては，患者だけでなく，心理的危機状態にある家族への支援についても，その必要性の認識は定着しているといってもよい。介入の方向性としては，危機理論に基づく危機介入，悲嘆ケア，意思決定支援，ニードの充足など多岐にわたる。危機介入や意思決定支援の詳細は他項を参照してもらい，ここでは家族ニードの充足，悲嘆ケアに焦点を当てる。

1. 家族ニードの充足

近年，クリティカルケア看護領域における家族支援の一つとして，**家族ニード**に着目し，それらを満たすことを看護目標としていることが多い。**ニード**とは，何らかの欠乏あるいは不足の状態にあるときに，その欠乏や不足を満たそうという欲求である。

クリティカルケア看護領域における家族の特徴（第3章 - Ⅷ -A）で述べたように，多重ストレスを抱え，心理的安寧（あんねい）が脅かされている家族には，満たされていない欲求（ニード）があり，安寧を取り戻すための**コーピング**が働くと考えられる。故に，家族のニードに働きかけ，充足させることは，適切なコーピングを促進し，心理的な恒常性を取り戻すための効果的な看護ケアである。

重症患者の家族のニードはこれまで多くの研究の蓄積により，家族に特徴的なニードとして，①サポート，②安楽，③情報，④接近，⑤保証の5つがあることがわかっている。

1 | 「サポート」のニード

「サポート」のニードとは，医療者，家族，知人などの人的，社会的リソースを求めたり，自己の感情を表出し，それを受け止めてもらったり，対応してもらいたいと意識的あるいは無意識的に表出される欲求を指す。家族どうしで支え合っていたり，経済的な問題について相談したり，不安を訴えたり，悲しんだり，泣いたり，怒りの言動があるなどの場面は「サポート」のニードの表れととらえることができる。

2 | 「安楽」のニード

「安楽」のニードとは，家族自身の物理的，身体的な安楽，安寧，利便を求めるニードである。ニードを示す患者・家族の言動としては，家族待機について要望をしたり，身体的安楽や休息を求めることなどが該当する。

3 | 「情報」のニード

「情報」のニードとは，患者のことを中心とした様々なことに関する情報を求めるニードである。現在の治療や処置，ケアについて尋ねたり，現在の患者の状態や安否，予後について質問したりといった医療者に直接ニードを示す場合もあれば，面会中にモニターを見つめていたり，話すことをメモしたり，処置やケアを覗こうとしたりといった言動も間接的に示された情報のニードの表れである。

4 | 「接近」のニード

「接近」のニードとは，患者に近づき，何かしてあげたいと思うニードを指す。このニードをもつ家族は，多くの面会回数や時間を求めたり，患者の身体ケアへの参加を希望したり，患者のからだに触れたり，ねぎらいの言葉をかけるなどの言動がみられる。

第
1
編

クリティカルケア
看護の基本

基盤になる理論
と看護展開

3

必要な能力

思考プロセス

全身管理と
日常性への支援

表3-4 重症患者の家族ニードを満たすケア

ニード	ニードを満たすためのケア（例）
サポートのニード	感情表出ができる環境を提供する 利用可能な社会資源について手続きを支援する
安楽のニード	家族が待機できる環境を提供する 休息を促す
情報のニード	大事な情報を精選し，繰り返し提供する 理解しやすい言葉で説明する 早期の面会を実現する 場合によっては，処置中の様子を見てもらう 一度に多くの情報を与えすぎない
接近のニード	要望に応じて面会時間を調整する 希望に応じて患者のケアに参加を促す 患者のそばにいることのできる環境を整備する 患者の身体に触れられるようにする
保証のニード	最善の治療やケアが行われていることを直接伝える 家族不在時に行った処置やケア，患者の様子を伝える 療養環境や外観をきれいに整えておく

5 「保証」のニード

「保証」のニードとは，治療や処置に安心感や希望などを保証したいニードである。ICU など現在の病棟での治療やケアを望んだり，処置やケアに理解を示し，安心や信頼を示す言動はこのニードの存在を示す家族の言動といえる。

これらのニードのなかでも，「情報」「接近」「保証」の3つのニードは，重症患者の家族が重要と考えるニードであるといわれている。日々の家族とのかかわりのなかで，家族のニードをとらえ，それらのニードを満たすケア（表3-4）を提供することは，家族の満足度を高めるだけでなく，心理的安寧にもつながる。

2. 悲嘆ケア

クリティカルケア看護領域では，患者の病状が重篤であるが故に，家族が患者の突然死や予期しなかった死に直面することも少なくない。愛する者の死を経験する家族は，悲嘆という一連のプロセスを体験する。

悲嘆（グリーフ）とは，喪失によって起こる一連の心理過程で経験する落胆や絶望の情緒的体験である。喪失は死別だけではないが，愛する者を喪うことは，人生で最もストレスフルな喪失体験である。この体験によって起こる様々な症状，反応を悲嘆反応という。

悲嘆の反応には，身体的反応，情緒的反応，認知的反応，行動的反応がある（表3-5）。

このような悲嘆反応は，喪失を体験した誰にでも起こり得るものであるが，反応の種類や強度，期間は様々な要因に影響を受ける。その要因には，性別，続柄，喪失に対するストレス評価，ソーシャルサポート，喪失への対処パターン，死の形態などがある。性別では男性よりも女性のほうが悲嘆反応は強く現れやすいといわれている。また，配偶者や身

表3-5 悲嘆反応の種類

分類	症状
身体的反応	口渇，息の詰まる感じ，呼吸促迫，ため息，胃の空虚感，筋力の衰退，食欲低下，睡眠障害，虚脱
情緒的反応	悲しみ，パニック，泣く，怒り，不安，自責罪悪感，孤独感，抑うつ，疲労感，感情鈍麻，思慕，無力感，解放感，安堵感
認知的反応	否認，集中力低下，散漫，混乱，幻影を見る
行動的反応	摂食障害，社会的引きこもり，故人を思い出させるものの回避，落ち着きのない過剰行動，嗜好への傾倒の増大，故人を思い出す場所の訪問や品物の携帯，故人への思いに取りつかれた探索行動

近な者からのサポートが十分に受けられない場合，喪失に対して適切なコーピングが行えない場合に，悲嘆反応は増強する傾向にあるとされている。

　喪失に対するストレス評価も，悲嘆反応に影響する要因として重要である。死別の場合であれば，遺された家族が，故人の死を安らかであったと感じられない場合や，死別に対して，「もっとこうしていればよかった」などと後悔をもっている場合には，死別をストレスに感じやすく，結果として悲嘆反応は強く現れやすい。突然死や予期していなかった死という，クリティカルケアにおける特徴的な死の形態もまた，遺された家族の死別に対するストレス評価を高める一因である。急病の発症や事故などにより救命が困難であると判断され，死の宣告を受けた家族が，短い期間でその事実を理解し，受け入れることは困難を極める。状況が理解できず，心の準備もできないままに大切な家族を喪うことは，家族にとって大きなストレスとなる。

　家族の悲嘆は，大切な家族員の死が避けられないものであると告げられたときから始まる。家族が正常な悲嘆過程をたどれるかどうかは，その本人が自ら**悲嘆作業**（グリーフワーク）* に取り組むことができるか否かにかかっている。

　グリーフケアとは，家族が家族員の死という現実と向き合い，それを受け入れ，新しい生活に向けて再出発できるように，死別前後の時期に悲嘆過程を援助することである。クリティカルケア看護領域における家族へのグリーフケアを，終末期，臨終期に分けて表3-6にまとめた。死に至るまでに時間的な猶予のないクリティカルケア看護領域では，家族が死を納得し，受け入れることは困難を極める。そのような悲嘆の渦中にある家族にとって，そばで支えてくれる医療者の存在は心強いものであり，医療者によるグリーフケアが重要である。

表3-6 終末期・臨終期におけるグリーフケア

時期	グリーフケア
終末期	● 予期悲嘆の促進 ● 患者の身体的，精神的苦痛の緩和 ● 家族ニードの充足 ● 意思決定支援
臨終期	● 死亡宣告への配慮および遺体との対面 ● 希望に応じた死後の処置への参加

＊ **悲嘆作業（グリーフワーク）**：悲しみの渦中において，死者と自分をみつめ直し，生きる意義を問い返す内省を伴う自己整理の作業である。

第
1
編

クリティカルケア
看護の基本

基盤になる理論
と看護展開

3

必要な能力

思考プロセス

全身管理と
日常性への支援

IX 医療安全

Ⓐ 医療事故とその管理

　わが国では，1999（平成11）年に手術患者の誤認，消毒薬の誤注入という重大な医療事故がたて続けに発生したことを契機に，医療安全への関心が高まった。それ以来，医療安全対策は，医療者個人の努力にゆだねるものではなく，システムの問題としてとらえることを前提とし，システム全体を安全性の高いものにするという考えのもと，法整備や各医療機関での対策が講じられてきた。しかし，近年の医療の高度化，患者像や医療体制など医療を取り巻く社会情勢の変化，さらには，「2025年問題」といわれる超高齢社会に向けて，新たな局面を迎えようとしている。

　生命維持装置をはじめとした複数の医療機器が装着された急性かつ重症患者を管理するクリティカルケア看護領域においては，よりいっそう安全への意識をもつ必要がある。また，患者は多種類の薬剤が投与され，複数のデバイス（輸液ルートやドレーンなど）が挿入されている。クリティカルな状態にある患者に行われる医療行為は複雑かつ濃密であり，患者の容態は急変しやすいため，医療者には迅速で的確な対応能力が求められる。

　医療安全推進のためには，医療者の取り組みだけでなく，患者自身による医療への参加も重要な視点だといわれているが，クリティカルケア看護領域では，意識レベルが低下している患者も多く，自ら意思表示できないなど，患者自身が安全管理に参加することは難しいという特徴がある。

1. 医療事故の概要

　日本医療機能評価機構（Japan Council for Quality Health Care；JCQHC）のヒヤリ・ハット事例収集・分析・提供事業[12]によると，病院全体でのヒヤリ・ハット発生件数は年間2万5699件であり，事例の概要は「薬剤」が最も多く，「療養上の世話」「ドレーン・チューブ」と続いた。クリティカルケア看護領域（救命救急センター，ICU，CCU，NICU，救急外来とする）でのヒヤリ・ハット発生件数は1935件であり，全体の約7.5％を占めていた。事例の概要は，「薬剤」や「ドレーン・チューブ」「検査」などが多く，一般病棟とは異なる傾向があった。また，発生場所と事故の程度の関係でみると，クリティカルケア看護領域では，「死亡」が全体の約11.1％，「障害残存の可能性が高い」が全体の約10.5％であり，医療事故が発生した際は，生命予後に影響が及ぶ可能性が高く，医療安全上，リスクの高い領域といえる。

2. 医療安全推進の概要

1 組織における体制

　看護師は，業務中断，時間的制約，多重課題といったヒューマンエラーを誘発する要因に常に囲まれており，危険とプレッシャーにさらされていることが指摘されている。加えて，診療の補助および療養上の世話を行う看護師は，医療事故の最終行為者となることも多い。しかし，医療事故は，患者に最終的にかかわった個人の問題ではなく，組織における医療事故予防に関するシステムの不備や偶発的な不可抗力の結果ととらえる必要がある。そのため，エラーが発生した際は，エラーが誘発された根本的な要因を洗い出したうえで，組織の課題を解決していくことが再発防止につながる。

　各医療機関においては，医療安全管理室の設置，医療安全管理者や専従職員の配置，医療安全委員会の設置，部署単位でのリスクマネージャーの任命など，組織の責任者や看護管理者がリーダーシップを発揮し，医療安全管理体制を整備していく必要がある。同時に，看護師をはじめ医療の最前線にいる医療者が安全に働くことができるように，組織全体で横断的に取り組んでいくことが重要である。

2 医療安全教育

　2006（平成18）年の医療法の改正に伴い，医療者に対する研修の実施が義務づけられた（医療法第6条の10）。さらに，医療安全対策加算の要件には，全職員に対する年2回以上の医療安全教育が課されることとなった。研修内容（表3-7）は，「医療安全管理者の業務指針および養成のための研修プログラム作成指針；医療安全管理者の質の向上のために」に示されており[13]，個々の看護，転倒転落防止，薬剤・放射線曝露防止，ヒヤリ・ハットおよび事故事例の報告などの研修内容を網羅する教育が求められている。このような実践の安全性を高める研修を効果的に行うには，専門看護師，認定看護師の資源を活用することが望ましい。

　クリティカルケア看護領域に関する医療安全研修は，「集中治療室（ICU）における安全

表3-7 医療安全教育の研修内容

- 医療の専門的知識や技術に関する研修
- 心理学・人間工学・労働衛生など，他分野から学ぶ安全関連知識や技術に関する研修
- 法や倫理の分野から学ぶ医療従事者の責務と倫理に関する研修
- 患者，家族や事故の被害者から学ぶ医療安全に関する研修
- 医療の質の向上と安全の確保に必要な知識と技術に関する研修
- 患者，家族，医療関係者間での信頼関係を構築するためのコミュニケーション能力の向上のための研修

資料／厚生労働省医療安全対策検討会議医療安全管理者の質の向上に関する検討作業部会：医療安全管理者の業務指針および養成のための研修プログラム作成指針；医療安全管理者の質の向上のために，2007，http://www.mhlw.go.jp/topics/bukyoku/isei/i-anzen/houkoku/dl/070330-2.pdf（最終アクセス日：2021/6/28）をもとに作成．

表3-8 クリティカルケア看護領域の医療安全研修の基本指針

1. 医療安全に対する意識を高めるための研修を実施すること
2. 研修項目には生命維持装置をはじめ各種医療機器の使用法や保守点検，医薬品管理，投薬，院内感染制御対策，不穏患者への対応，医療従事者間での情報伝達の方法，停電・災害などの非常事態への対応，患者及び家族への情報提供と対応，医療事故発生時の対応など
3. 生命維持装置などの医療機器に関しては，特に職員採用時や職員異動時および新規機種導入時などに，容態の急変への対応や医療機器の使用方法について実際の事例や器具を用いた実習を実施すること

資料／厚生労働省医療安全対策検討会議：集中治療室（ICU）における安全管理について（報告書）．http://www.mhlw.go.jp/topics/bukyoku/isei/i-anzen/hourei/dl/070330-5.pdf（最終アクセス日：2021/6/28）をもとに作成．

管理指針」[14] が示されている（表3-8）。クリティカルケア看護領域では，この指針に則り，医療安全教育を計画，実施していく必要がある。

3 看護部門における医療安全

日本看護協会の看護業務基準では，「看護職は対象者が安心できるように，安全を第一に考えた看護実践を行う」[15] と述べられており，看護職には，エビデンスに基づいた看護実践をとおして，医療の安全を高める継続的な取り組みが求められているのは自明のことといえよう。患者の安全を脅かす潜在的な要因を分析，評価し，医療事故を未然に防ぎ，医療事故発生後の患者や家族の被害を最小化しなければならない。

看護実践における安全対策の具体例としては，患者誤認防止，転倒・転落防止，ドレーン・チューブ類の事故・自己抜去防止，医薬品・医療機器の安全使用などがあげられる。しかし，クリティカルケア看護領域では，患者は生命の危機状態にあり，安全対策に自ら参加することは困難である。そのため，通常の安全対策に加え，よりいっそうの努力が必要である。

❶医薬品の管理

与薬に関連した事故は，医療事故のなかでも頻度が高い。用法・用量の統一化やダブル

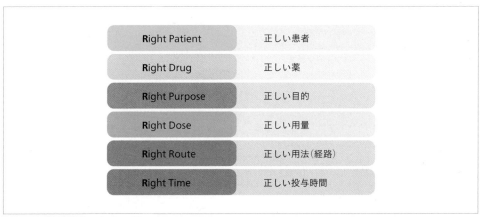

図3-10 誤薬防止のための6R

チェック，「**誤薬防止のための6R**」（図3-10）などの対策が講じられている。患者の容態急変など，焦る，慌てるといった場合であっても，基本を怠ってはならない。むしろ，そのような状況だからこそ，基本に則った手順に沿って行う必要があるとともに，常日頃の心がけが重要である。また，原則的には，医師による口頭での指示受けは望ましくないが，クリティカルケア看護領域では，医師から口頭で指示を受けたり，微量でも効果を発揮する薬剤を扱うことが多い。不明確なこと，疑問があれば，指示を出した医師に確認し，実施後は速やかに投薬内容を記録に残すことが大切である。

❷患者誤認防止

　薬剤を別の患者に投与してしまったなど，患者誤認は重大な事故につながる可能性がある。患者誤認防止のためには，患者自身にフルネームで名乗ってもらうことが原則である。しかし，クリティカルケア看護領域では，患者自身にフルネームで名乗ってもらえない場合が多い。そのため，バーコードシステムを活用し，医薬品使用時には，患者名など

Team STEPPS®

　チームとは，「共通の目標に向けて，適宜，適応性をもって相互協力し合う2人以上の人間の集まりであり，それぞれが特定の役割または機能をもち，期間限定で参加している」と定義されている[17]。有能なチームメンバーは，ほかのメンバーが必要としているものを予測する能力が高く，適切な情報・フィードバックを提供し，レベルの高い意思決定を行い，対立があればうまく対応し，個人のパフォーマンスが向上してチーム全体にかかるストレスを軽減することが期待されている。

　この医療チームのメンバーが**4つのコンピテンシー**（図）を実施することで，知識・態度・パフォーマンスの3側面からアウトカムが得られるとし，4つのコンピテンシーに期待される行動とスキル，ツールと戦略が示されている（表）。

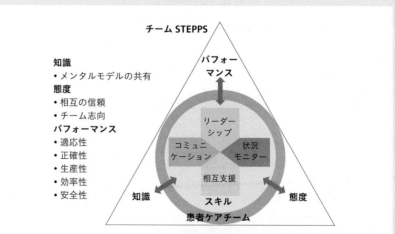

出典／種田憲一郎：チーム医療とは何ですか？　何ができるとよいですか？：エビデンスに基づいたチームトレーニング—チーム STEPPS, 医療の質・安全会誌, 7（4）：430-441, 2012.

図 TeamSTEPPS®の4つのコンピテンシーとアウトカム

第
1
編

クリティカルケア
看護の基本

基盤になる理論
と看護展開

3
必要な能力

思考プロセス

全身管理と
日常性への支援

の情報が盛り込まれたラベルを与薬用のシリンジに貼るなどの対策が必要である。

❸ 医療機器の管理

クリティカルケア看護領域は，他領域と比べても医療機器の使用頻度は高く，複雑な操作を必要とするものも多い。看護師は，機器の操作方法やトラブル発生時の対処方法を熟知しておく必要がある。加えて，刻々と変化する患者の状態に応じて設定が変更されるため，患者に正しく作動していることを確認しなければならない。医療機器のメンテナンスに関しては，定期的な点検，使用後の整備点検など，包括的に管理し，その記録を残しておく必要がある。

❹ ドレーン・チューブ類の事故・自己抜去防止

ドレーン・チューブ類が挿入されている場合，看護師は，挿入部位，接続部の緩み，固定方法，注入物・排泄物，患者の理解度などを定期的に観察する必要がある。特に，クリティカルケア看護領域では，気管チューブや IABP などの事故・自己抜去など患者の生命

表 TeamSTEPPS® における4つのコンピテンシーとツール

チームワークコンピテンシー	行動とスキル	ツールと戦略
リーダーシップ 指示や調整，作業の割り当て，チームメンバーの動機付け，リソースのやり繰りを行い，チームのパフォーマンスが最適になるように促進する能力	チームメンバーの役割を明確にする。期待されるパフォーマンスを示す。チームのイベントを行う。チームの問題解決を促進する	• リソースマネジメント • 権限の移譲 • ブリーフィング（打ち合わせ） • ハドル（途中協議，相談） • デブリーフィング（振り返り）
状況モニター チームの置かれている状況・環境に対して共通の理解を発展させ，適切な戦略を用いてチームメイトのパフォーマンスを正しくモニターし，共通のメンタルモデルを維持する能力	チームメンバーの行動を相互モニターし，お互いのニーズを予想し推測する。早めにフィードバックを行い，チームメンバーが自分自身で修正することができる。セイフティーネットを構築する。お互いを気にかける	• 状況認識 • 相互モニター • STEP • I'm Safe チェックリスト
相互支援 正確な認識によって，他のチームメンバーのニーズを予想し，作業量が多いときや，プレッシャーを強いられているときに，作業を委譲してバランスを保つ能力	活用できるチームメンバーに責任を委譲することにより作業配分の不具合を修正する。建設的および評価的なフィードバックを受けたり与えたりする。対立を解決する。患者擁護や主張を行う	• 作業支援 • フィードバック • 患者擁護（アドボカシー）と主張（アサーション） • 2回チャレンジルール • CUS • DESC（デスク）スクリプト • 協働
コミュニケーション 手段に関係なく，チームメンバー間で情報を効率的に交換する能力	定式化されたコミュニケーション技術により，重要な情報を伝える。伝えられた情報が理解されていることを，追加確認と承認をとおして確かめる	• SBAR*（エスバー） • コールアウト（声出し確認） • チェックバック（再確認） • ハンドオフ（引き継ぎ） • I Pass the Baton（「バトンを手渡します」）

＊ SBAR：状況（Situation）・背景（Background）・評価（Assessment）・提案（Recommendation）の頭文字をとったものであり，アメリカ海軍において重要な情報を迅速に伝える際に使われはじめた。
出典／国立保健医療科学院訳：チーム STEPPS ポケットガイド 06.1（日本語訳版 8.1）. AHRQ Pub, 2014, No6-0020-2.

に直結するようなことも高頻度に起こる。そのため，挿入したチューブの長さや固定の位置などを正確に記録し，より慎重に管理する必要がある。

4 | 医療チームによる医療安全

人には①生理学的特性，②心理学的特性，③認知的特性という3つの特性があり，この特性と人を取り巻く環境が合致しない場合に，ヒューマンエラーが誘発されるといわれている。ヒューマンエラーを誘発しやすい環境要因はシステムエラーとしてとらえることができる。

これまで，良質かつ安全な医療を提供する体制を整えるには，人とシステムの両方に働きかけることに重点が置かれてきた。しかし，最近では，チームにおけるコミュニケーションや関係性がヒューマンエラーの背景にあることがわかってきている。したがって，医療安全にあたっては，人とシステムの両方に働きかけるだけでなく，コミュニケーションエラー低減へ向けて，チームが効果的に機能するための戦略も重要となる。

❶システムエラー対策

2000年にアメリカで医療事故防止策の提言書「To Err Is Human : Building a Safer Health System」が出版されて以来，「人はだれでも間違える」を前提とした対応がなされるようになった。この前提に立ちシステムを設計することが，システムエラー対策には欠かせない。

わが国においては，2015（平成27）年，医療事故の原因究明および再発防止を目的とした医療事故調査制度が運用開始された。この制度は，医療安全の確保が目的であり，医療機関または医療者個人の責任追及を目的とするものではない。運用間もない医療事故調査制度が，これから先，医療事故の低減にどれだけ貢献するのか未知の部分はある。しかし，ヒヤリ・ハットを含め，医療事故発生時に最終行為者個人が責められることがないように，事故発生時の報告システム（有害事象を収集し，そこから教訓を得る制度）[16]が整備されることを期待する（表3-9）。

❷ヒューマンエラー対策

2008（平成20）年，脳出血を起こして緊急搬送先を探していた妊婦が7つの医療機関に受け入れを拒否された。この事例は，コミュニケーション不足により起こった医療事故で

表3-9 ヒヤリ・ハット，インシデント報告を受ける際の注意点

- 発生時の状況をていねいに確認する。どのような状況で発生したかに焦点をあてる
- 情報共有する場合は，起きたインシデントだけではなく，発生時の状況を共有する
- システムに問題がなかったか確認する（システムの問題か個人の問題かで対応が異なる）
- 決められた手順で実施したかどうかを確認する
- 報告してくれたことを褒める
- インシデントを反省ツールとして利用しない。「またこんなことをしたの」「どうすればよかったと思うの」と一方的に個人を責める発言をしない
- 有害事象が起きた場合は，スタッフを支援する

出典／道又元裕編：ICU マネジメント；クリティカルケア領域の看護管理，学研メディカル秀潤社，2015，p.108.

あるといわれている。このようなコミュニケーション不足が医療事故の原因となる事例は珍しくない。事実，医療施設認定合同審査会（Joint Commission on Accreditation of Healthcare Organizations；JCAHO）による1995（平成7）年1月～2005（平成17）年12月の3548件の警鐘事例の分析の結果はコミュニケーション不足が原因の事例が圧倒的な1位であった。この頃より，医療事故の防止に対するコミュニケーションの重要性が注目されるようになった。

　クリティカルケア看護領域では，医師，看護師，薬剤師，臨床工学技士など多くの職種がかかわるだけでなく，患者の状態変化も早いため，他職種への報告，相談を迅速に行う必要がある。チームのパフォーマンスは，患者の生命に直結するため，チーム内およびチーム間のコミュニケーションが何より重要となる。

　2005年，アメリカで医療安全を推進するための枠組みである「チームとしてのよりよい実践と患者安全を高めるためのツールと戦略（Team Strategies and Tools to Enhance Performance and Patient Safety；**TeamSTEPPS®**）」（**Column** 参照）が開発された。アメリカにおいて TeamSTEPPS® は，チームのパフォーマンスを改善し，より安全なケアを提供するプログラムとして，医療安全の推進，質の向上に成果を上げている。2007（平成19）年頃からは，わが国でも導入する医療機関が散見される。TeamSTEPPS® は，良好なチームワークを形成し，組織全体の医療安全文化の醸成を自覚できる方法と考えられる。今後，ヒューマンエラー低減のための対策として普及することが望まれる。

X　多職種連携

　クリティカルな患者が多く存在する ICU では，医師，看護師，臨床工学技士，薬剤師，理学療法士，歯科医師，管理栄養士，臨床検査技師，医療ソーシャルワーカー（MSW）など様々な職種が連携して患者に適切な医療を提供している。このような複数の医療職が連携して患者に適切で効果的な医療を提供するには，中心となる者が必要であり，ICU では集中治療に精通した医師と共に患者の状態を把握する専門性の高い看護師が両輪となってその役割を果たしている。クリティカルな状況にある患者の病状や看護上の問題などをカンファレンスで共有し，チームで問題を共有してその解決に取り組む必要がある。

A　チームの主な医療職

1　看護師

　クリティカルな患者は，呼吸，循環といった生命徴候が安定せず，ME 機器によって生命を維持していることが多い。看護師は，患者の安全を守り早期回復に導くため，多くの

他職種と協働する。他職種との協働において，看護師は患者の最も身近にいる職種であり，患者にとって必要なときに必要な医療が提供できるようコーディネーターの役割を果たしている。

2 | 医師

クリティカルな患者は，疾患そのものだけでなくその疾患の枠を超えて多臓器障害が進行する。多臓器障害の進行を予防し，重篤な状態から質の高い効率の良い診療を行う必要があり，ICU では集中治療に精通した医師を中心に診療が行われる。集中治療に精通した医師は，外科医師や内科医師などあらゆる専門の医師と協働して患者のために最善の治療を提供している。

3 | 臨床工学技士

臨床工学技士は，血液浄化装置や人工呼吸器，補助循環装置まで様々な生命維持管理装置の管理を担当している。特に生命反応が著しく乏しい場合には，呼吸，循環といった生命維持のための医療を可及的に提供しなくてはならない。このような生命維持装置を迅速に安全に提供できるよう，厚生労働省が定めている「特定集中治療室管理料1」には，「専任の臨床工学技士が常時，院内に勤務していること」との条件があり，その必要性を裏づけている。

4 | 薬剤師

クリティカルな患者では危険度の高い薬剤を緊急に使用することがしばしばあり，さらに刻々と変化する病態に応じて薬剤の種類，量が多彩に変化する。このような状況のなか，薬剤師が薬剤の種類や量，投与方法などが適切であるかを検討し，安全で効果的な処方を管理することで安全性を高めることができる。そこで，救命救急センターや ICU などに専任の薬剤師を配置して，病棟薬剤業務を実施することが進められている。

5 | 理学療法士，作業療法士

クリティカルな患者への早期回復に向けた支援としては，生命徴候が安定すれば，人工呼吸器や持続透析などの医療機器装着中の患者であってもリハビリテーションを開始する。その際には，医師，看護師に加えて，理学療法士や作業療法士が中心となり，時には臨床工学技士とも連携して，どのようにすれば安全にリハビリテーションが行えるか多職種で検討し実施する。

6 | 歯科医師，歯科衛生士

クリティカルな患者は呼吸機能が障害されていることが多く，人工気道を挿入し人工呼吸器による管理を受ける。人工呼吸が開始されてから生じる肺炎を人工呼吸器関連肺炎と

よぶ。また人工気道が抜去されてからも誤嚥性肺炎を生じる可能性がある。このような呼吸器系の感染を予防するためには，上気道の病原菌の数を減らすことが重要であり，口腔ケアが注目されている。歯科医師や歯科衛生士は，クリティカルな患者の口腔機能の維持を担当している。

7 | 管理栄養士，言語聴覚士

クリティカルな患者は侵襲を受けており，免疫機能が低下している。そのため早期から栄養管理を行う必要があり管理栄養士が介入を行っている。抜管後には，経口摂取が一日も早く開始できるよう言語聴覚士による嚥下機能の評価を受け，適切な形態の食事を管理栄養士が提供し，摂食に向けた支援が開始される。

8 | 臨床検査技師，診療放射線技師

クリティカルな患者は，病期の進行が早く，多臓器障害へと陥ることがある。また多くの治療が行われ，その効果をタイムリーに評価していく必要がある。臨床検査技師と診療放射線技師は，そのような病状の変化をとらえるための検査を行い，医師の診断や治療をサポートしている。

9 | 医療ソーシャルワーカー（MSW）

クリティカルな患者は ICU で治療が行われることが多いが，ICU での治療は医療費が高額となる。MSW は，入院時より医療費の補助制度の利用など福祉の面からサポートを行う。また，施設や次の病院への転院の際には，患者の回復の状況に応じて調整を行い，自宅へ戻る場合には，自宅の設備の改修や福祉用具の準備など生活を行うための支援を行う。

B クリティカルな状態にある患者を支援するチーム

このように ICU では，患者の生命が不安定で脆弱であることと身体が受けた侵襲からの回復のため，様々な職種が連携して患者に医療を提供している。そして，患者にかかわる複数の医療職が連携してチーム医療を展開することも多い。専門的な問題を解決するチームが支援を行って医療を提供することで，その効果を高めている（図3-11）。以下にクリティカルな患者を支援する代表的なチームについて紹介する。

1 | 呼吸ケアチーム（respiratory support team；RST）

クリティカルな状態の患者の多くは，生命機能が不安定で脆弱な状態となっており，呼吸機能に障害があることが多い。生命の危機を脱したとしても，呼吸機能の障害は長期化することがあり，早期の人工呼吸器からの離脱や安全な呼吸管理の提供はクリティカルケ

第1編

クリティカルケアと看護の基本

基盤になる理論と看護展開

3 必要な能力

思考プロセス

全身管理と日常性への支援

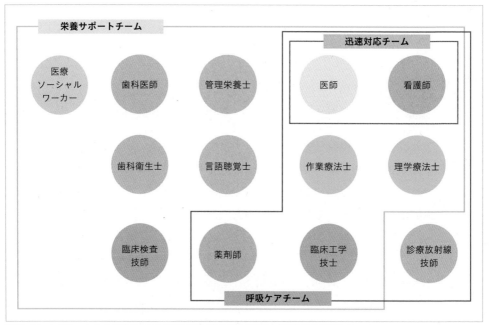

図3-11 クリティカルな状態にある患者を支援する医療職と代表的な専門チーム

ア看護師にとって重要なケアの一つである。早期回復の視点からも，人工呼吸器からの離脱を早期に試みることは重要である。しかし，人工呼吸器からの離脱では，看護師の鋭い繊細な観察をもとにしたアセスメントや理学療法士による患者のもつ呼吸機能に合わせたリハビリテーション，そして患者の呼吸機能に最適な呼吸器設定を医師が指示することなど，医療チームとしての介入が必要であった。そこで，平成22（2010）年度の診療報酬改定で，呼吸ケアチーム加算が追加された。この診療報酬では，48時間以上継続して人工呼吸器を装着している患者や人工呼吸器装着後に一般病棟での入院が1か月以内の患者を対象として，チームとしての診療計画書に沿ったケアを行うことで週1回150点の報酬が認められている。クリティカルな状況であっても早期より退院および在宅医療との連携を検討することは重要であり，RSTは早期の人工呼吸器離脱を目指すとともに，人工呼吸器を要する患者が在宅で過ごせるよう退院後の連携を強化していく役割を担っている。

2 | 迅速対応チーム（rapid response team；RRT）

　RRTは，患者の心肺停止に至る前の何らかの生命徴候の変化に対し適切な対応を行い，院内の急変の発生を未然に防ぐためのチームである。院内で発生した心肺停止の状態はコードブルーとよばれる蘇生チームが対応している。しかし，このような急変にはその6〜8時間前には何らかの生命徴候に異常が生じていることがわかっており，この変化の時点で対応し，急変を未然に防ぐことを目的にしているのがRRTである。心肺停止を起こす前に対応することで，重症病態に陥る前から介入することができ，患者の予後の改善が得られるのである。RRTはクリティカルな患者の呼吸や循環を管理することに精通した

第
1
編

クリティカルケア
看護の基本

基盤になる理論
と看護展開

クリティカルケア
と看護展開

3

必要な能力

思考プロセス

全身管理と
日常性への支援

医師や看護師をチームメンバーとして構成されており，RRT の症例から ICU 管理につなげるなど集学的治療の開始を受け持つこともある。また状態変化に対する気づきが呼吸状態の変化であることも多いため，RST のチームメンバーが役割を兼ねていることもある。

3 | 栄養サポートチーム（nutrition support team：NST）

NST は，クリティカルな状況で侵襲によって代謝が亢進した患者に適切な栄養投与の方法や量を検討し，病気の治癒促進および感染症などの合併症を予防するための栄養管理を担当している。医師や看護師，管理栄養士，言語聴覚士，薬剤師，理学療法士，作業療法士，臨床検査技師，臨床工学技士，歯科医師，歯科衛生士，MSW などから構成されている。NST の活動によって，クリティカルな患者は早期から栄養障害リスクを評価され，適切な栄養投与を受けることができるのである。

C クリティカルケア看護と地域包括ケアシステム

このようにクリティカルな状況においては，様々な医療職や専門チームが介入し，患者に効果的で安全な医療を提供している。さらに近年では，クリティカルな状況であっても，入院当初より在宅を見据えた看護ケアを開始しており，入院3日以内に退院困難な患者を抽出すること，また7日以内に患者や家族との面談や多職種カンファレンスを実施することなどを行っている。

クリティカルな状況から問題点の整理と抽出を行うことで，これまでの生活環境からどのような支援が必要なのかが明らかとなる。そして，退院支援を専門にする看護師や社会福祉士，介護支援専門員（ケアマネジャー）とが連携して，重症病態からの早期回復，在宅への復帰，社会復帰のための支援を行っている。こうしたクリティカルな状況を早期に脱し，復帰させるという考えは，住民が地域で安心・安全で自立した生活を継続し，地域参加を行う地域包括ケアシステムの一要因となっている。地域包括ケアシステムのなかでは，地域救急医療は必要となったときにスムーズに救急要請ができ，また適切な医療の提供と早期回復に向けたリハビリテーションを開始して，生活の準備や退院支援を実施することを求められている。

地域包括ケアの構築のインフラストラクチャーは救急医療が担っており，必要に応じて適切に包括的に提供されるために，地域の保健師，ケアマネジャーや社会福祉士と救急医療に携わる医療職との連携が強化されている。

文献

1) Saunders, C., et al. : Living with Dying : A Guide for Palliative Care, 3rd edition, Oxford University Press, 1995.
2) 日本看護協会，他編：看護師に対する緩和ケア教育テキスト，改訂版，2014，p.45.
3) 日本集中治療医学会：集中治療室における成人患者の痛み，不穏／鎮静，せん妄，不動，睡眠障害の予防および管理のための臨床ガイドライン，https://www.sccm.org/getattachment/Research/Guidelines/Guidelines/Guidelines-for-the-Prevention-and-Management-of-Pa/PADIS-Guidelines-Japanese-2019.pdf?lang=en-US（最終アクセス日：2021/9/21）

4) 厚生労働省：緩和ケア，http://www.mhlw.go.jp/stf/seisakunitsuite/bunya/kenkou_iryou/kenkou/gan/gan_kanwa.html（最終アクセス日：2021/10/21）

5) 日本集中治療医学会：救急・集中治療における終末期医療に関するガイドライン：3学会からの提言，http://www.jsicm.org/pdf/1guidelines1410.pdf（最終アクセス日：2021/6/27）

6) 日本集中治療医学会：集中治療領域における終末期患者家族のこころのケア指針，http://www.jsicm.org/pdf/110606syumathu.pdf（最終アクセス日：2021/6/27）

7) 寺町優子，他編：クリティカルケア看護理論と臨床への応用，日本看護協会出版会，2010.

8) 井上智子監訳：ベナー看護ケアの臨床知；行動しつつ考えること，第2版，医学書院，2012，p.357-406.

9) 日本集中治療医学会，日本呼吸療法医学会，日本クリティカルケア看護学会：人工呼吸器離脱に関する3学会合同プロトコル，https://www.jsicm.org/pdf/kokyuki_ridatsu1503b.pdf（最終アクセス日：2021/9/21）

10) 日本集中治療医学会重症患者の栄養管理ガイドライン作成委員会：日本版重症患者の栄養療法ガイドライン，jstage.jst.go.jp/article/jsicm/23/2/23_185/_pdf（最終アクセス日：2021/9/21）

11) Caplan, D. 著，加藤正明監，山本和郎訳：地域精神衛生の理論と実際，医学書院，1968，p.263.

12) 日本医療機能評価機構医療事故防止事業部：医療事故情報収集等事業 2020年 年報，http://www.med-safe.jp/pdf/year_report_2020.pdf（最終アクセス日：2021/6/28）

13) 厚生労働省医療安全対策検討会議医療安全管理者の質の向上に関する検討作業部会：医療安全管理者の業務指針および養成のための研修プログラム作成指針；医療安全管理者の質の向上のために，http://www.mhlw.go.jp/topics/bukyoku/isei/i-anzen/houkoku/dl/070330-2.pdf（最終アクセス日：2021/6/28）

14) 厚生労働省医療安全対策検討会議集中治療室（ICU）における安全管理指針検討作業部会：集中治療室（ICU）における安全管理について（報告書），http://www.mhlw.go.jp/topics/bukyoku/isei/i-anzen/hourei/dl/070330-5.pdf（最終アクセス日：2021/6/28）

15) 日本看護協会：医療安全推進のための標準テキスト，https://www.nurse.or.jp/nursing/practice/anzen/pdf/text.pdf（最終アクセス日：2021/6/28）

16) 日本救急医学会診療行為関連死の死因究明等の在り方検討特別委員会監訳：患者安全のための世界同盟 有害事象の報告・学習システムのためのWHOドラフトガイドライン；情報分析から実のある行動へ，へるす出版，2011.

17) 種田憲一郎：チーム医療とは何ですか？；エビデンスに基づいたチームトレーニング―チームSTEPPS，medical forum CHUGAI，14：1-4，2013.

参考文献

・山勢博彰編著：クリティカルケア看護のQ＆A，医学書院，2006，p.6-7.

・井上智子：蓄積から挑戦へ，日クリティカルケア看会誌，1（1）：15-19，2005.

・Alfaro-LeFevre, R. : Critical Thinking, Clinical Reasoning, and Clinical Judgement : A Practical Approach, 6th edition, Saunders, 2016, p.75-120.

・Tanner, C.A. : Thinking like a nurse ; a research-based model of clinical judgement in nursing, J Nurs Educ, 45（6）：204-211, 2006.

・井上智子：専門性としてのクリティカルケア看護が果たす役割，日クリティカルケア看会誌，2（2）：27-29，2006.

・氏家良人：集中治療における医療者の専門性とチーム医療，日クリティカルケア看会誌，12（1）：31-38，2016.

・高見沢恵美子：クリティカルケア看護の専門性，日クリティカルケア看会誌，4（2）：1-4，2008.

・道又元裕：高齢者の重症集中ケア実践と今後の展望，老年看，11（2）：31-39，2007.

・道又元裕：クリティカルケア看護技術の実践と根拠，中山書店，2011，p.2-11.

・日本集中治療医学会・日本救急医学会日本版敗血症診療ガイドライン2016作成特別委員会編：日本版敗血症診療ガイドライン2020（J-SSCG 2020）ダイジェスト版，真興交易医書出版部，2021.

・日本呼吸器学会，他：ARDS診療ガイドライン2016 PDF版，http://www.jsicm.org/ARDSGL/ARDSGL2016.pdf（最終アクセス日：2021/6/7）

・方山真朱，布宮伸：ウィーニング（weaning）；基礎と実践；開始のタイミングと方法，ICUとCCU，41（1）：51-59，2017.

・葛川元：最新エビデンスから読み解く離床頻度と離床時期；2015年から2016年前半の文献を中心に，早期離床，3：6-8，2017.

・齋藤大輔：集中治療室での早期リハビリテーションの実際，杏林医会誌，47（1）：37-41，2016.

・櫻本秀明：重症疾患後の身体機能；重症疾患後の身体症状・機能障害を俯瞰し，そのケアを模索する，ICNR，3（3）：51-59，2016.

・中川遥：押さえておきたいPICSの基礎；退院後は楽しく生活してほしいから，今日からPICS予防，ICNR，3（3）：6-12，2016.

・道又元裕：急性期だからこそ知っておきたい 早期回復につながるケアとやってはいけないケア，Expert Nurse，21（10）：32-35，2005.

・道又元裕：人工呼吸器離脱に関する3学会合同プロトコル，呼吸ケア，13（12）：1244-1246，2015.

・布宮伸：日本版・集中治療室における成人重症患者に対する痛み・不穏・せん妄管理のための臨床ガイドライン（J-PAD），人工呼吸，33（2）：150-157，2016.

・安村大拙，普天間誠：どう進める？ICU-AWを発症した患者のリハビリテーション，重症集中ケア，15（4）：63-72，2016.

・Miyashita, M., et al. : Good death in cancer care ; a nationwide quantitative study, Ann Oncol, 18（6）：1090-1097, 2007.

・荻原祥弘，他編：ICU合併症の予防策と発症時の戦い方；真剣に向き合う！現場の知恵とエビデンス，羊土社，2016.

・宇都宮明美：呼吸ケアチームの実績と専門看護師の活躍，看護，62（8）：57-60，2010.

・内田康太郎：具合の悪い高齢者の対応はシステムに乗って！；地域包括ケアで変わる高齢者救急医療，EMERGENCY CARE，28（12）：1173-1181，2015.

・内野滋彦：MET/RRT の概念と歴史，ICU と CCU，34（6）：427-432，2010.

・栗原正紀：地域包括ケア時代を支える " 救急医療とリハビリテーション "，日職災医会誌，64（4）：197-202，2016.

・戸部賢：集中治療医の院内医療安全に対する試み；ICU 減床期間を利用して，ICU と CCU，40（5）：367-372，2016.

・東一成：救急医療とかかりつけ医，在宅医療との関わり，日臨，74（2）：203-214，2016.

・前田幹広：集中治療における薬剤師の役割，月刊薬事，58（11）：2467-2469，2016.

・山下康次：急性期呼吸リハビリテーションの質の向上と RST の役割；理学療法士の立場から，日呼吸ケアリハ会誌，26（1）：11-15，2016.

・安宅一晃：迅速対応システム（Rapid Response System：RRS）の概念と定義，ICU と CCU，40（4）：251-256，2016.

・日本集中治療医学会 ICU 機能評価委員会：改訂版，https://www.jsicm.org/pdf/2010VAP.pdf（最終アクセス日 :2021/06/04）

第 1 編

1 クリティカルケア看護の基本

2 基盤になる理論と看護展開

3 必要な能力

思考プロセス

全身管理と日常性への支援

第 4 章

クリティカルケア看護に
おける思考プロセス

この章では

● 臨床判断プロセス（気づき，解釈，反応，省察）を理解する。
● クリティカルケア看護における看護過程の展開の特徴を理解する。

I 臨床判断プロセスの特徴

A タナーの臨床判断モデル

　看護師は，患者や家族，ほかの医療者とのかかわりにおいて，常に判断を求められる。また，臨床場面では，あらかじめ計画したことがそのとおりにならないことが多々ある。看護は**臨床判断**の積み重ねで成り立っており，計画した看護をその時々で変更しなければならないことも多い。その状況に適切に対応するには，自身の経験を手がかりにして，自分でその意味を探求する能力を看護学生時代から培うことが大切である。

　クリスティーン・タナー（Tanner, C. A.）は，「臨床判断はすべての看護専門職にとって必要不可欠な技術である」と述べ，臨床判断を次のように定義している[1]。

> 　患者の健康に関するニーズ，懸念，または健康上の問題についての解釈をしたり結論づけたりする，もしくはある行為をとるかとらないかということを決定する，また標準的なアプローチを用いるのか，それとも変更して用いるのか，あるいは，患者の反応によって適切であると思われる新しい対応をその場で考えて，それを実践していくのか，といった決定をすること。

　タナーは，科学的根拠に基づく知識やナラティブによる文脈のなかで明らかとなるような臨床の知，これらを含んだ熟練看護師の臨床判断のプロセスをモデル化し，教育に使える**臨床判断モデル**を示した[2]。この臨床判断のプロセスには，①気づき，②解釈，③反応，④省察（リフレクション）の4つの側面が含まれている（図4-1）。

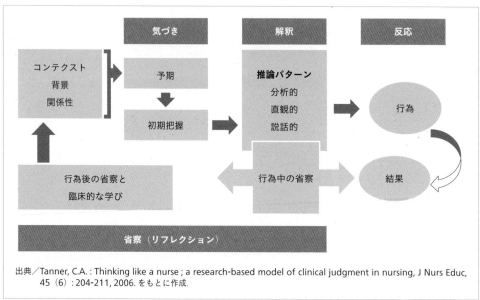

出典／Tanner, C.A. : Thinking like a nurse ; a research-based model of clinical judgment in nursing, J Nurs Educ, 45（6）: 204-211, 2006. をもとに作成.

図4-1 タナーの臨床判断モデル

第
1
編

クリティカルケア
看護の基本

基盤になる理論
と看護展開

必要な能力

4
思考プロセス

全身管理と
日常性への支援

1. 気づき

気づきとは，目の前の状況を知覚的に把握し，そこから今後どうなっていくかを**予期**し，全体的な見込みをつける初期把握のことである。「何か変だな」と気づくことで，次にどうすべきか，という思考がスタートする。気づきが臨床判断プロセスの最初のポイント，つまりトリガーとなる。

気づきには，典型的な患者の反応やそれに対する看護師の対処パターンを知っていることが前提となる。その基盤となるのは，教科書的知識に加え，類似した患者から得られた実践的知識，経験などといった看護師おのおのの背景や，患者の状況における文脈や患者との関係性などである。そのため，看護師の気づきを形づくる要因であるコンテクストや背景，関係性が図4-1の左側に表示されている。

2. 解釈

解釈とは，後に続く「反応」に向けて十分に状況を理解し，発展させることである。そのためには気づきであげた情報・データを深く吟味するとともに，解釈に必要な情報（看護知識）を収集し，事例に応用することが必要である。タナーは解釈に必要な**推論パターン**には，①分析的推論，②直観的推論，③説話的（ナラティブ・シンキング）推論の3タイプがあり，これらの推論パターンを単独もしくは複合的に用いて，対象を「解釈」していると述べている。

▶ 分析的推論　状況をその構成要素に分解し，理論的知識を用いて重み付けをしていく。たとえば，看護学生や新人看護師で必要な知識が不足している場合や，予想したことと実際に起きたことが一致しない場合，あるいは複数の選択肢のなかから意図的に決定する場合に，教科書やガイドラインなどの知識やルールを用いることである。

▶ 直観的推論　臨床状況の即時的なアセスメントであり，類似した状況の患者経験から引き出される機能である。つまり，臨床経験をとおして身に付いた知識や熟達した技術をもとに瞬時に状況を把握し，直観的にこうしたらよいとわかって反応する状態を指す。

▶ 説話的推論　ナラティブを基盤にしたもので，患者の語りを解釈し，経験を意味づけることをとおして考える方法である。つまり，患者がどのような体験をし，疾患をどのように受け止めているかということが，どのような看護（反応）をするかにかかわる。

3. 反応

反応とは，解釈に基づき，状況に対して適切と考えられる看護ケアを決定し，実際に看護師が行った**行為**に対する（患者の）結果をいう。結果を評価することが，パターン認識を支持することにつながる。

4. 省察（リフレクション）

　省察とは，自らの看護行為を振り返ることで，さらなる臨床判断のサイクルのきっかけとしたり，臨床判断を発展させる契機にすることである。省察には**行為中の省察**と**行為後の省察**がある。

▶ 行為中の省察　看護行為に対する患者の反応に関心を向け，アセスメントに基づく看護ケアを暗黙知的に調整することである。これには，患者の反応を読む力が基盤となる。

▶ 行為後の省察　看護行為とアウトカムの関連付けを行うことであり，行為後の省察とそれに続く学習の積み重ねによって，臨床判断を含む看護実践能力を発展させ，同じような状況での臨床判断がより適切に行えるようになる。

B　臨床判断の特徴

1. 臨床判断をするために必要な2つの能力

　臨床判断モデルは，看護師の思考を探ることで構築された実践ベースで生まれたモデルである。そのため，実践に適応しやすく，様々な状況に応用することができる。しかし，臨床判断をするには2つの能力が必要となる。1つは，科学的根拠に基づいた知識と技術的知識，つまり**一般的な事例に対する知識**である。それに加えて，その一般的知識を特定の事例，目の前の対象者に当てはめる力，つまり**どの知識が重要で，何を適応させるべきかを見きわめる力**が必要とされる[3]。後者には，経験の積み重ねが必要である。

2. 臨床判断へ影響を与えるもの

　臨床判断には，看護師自身の知識や価値観と環境が影響する[3]。臨床判断を行う際には，状況を把握するための様々な知識が必要となる。熟練看護師は即時に状況を理解し，直観的に反応できるが，経験の少ない看護師や看護学生は，分析的に物事の根拠付けをしていかなければならない。そのためマニュアルやガイドラインといったルールを遵守することを大切にする。それゆえ，省察をとおして，エビデンスやガイドラインに基づく情報を患者の状況に合わせて吟味し，看護ケアの結果を評価することで，次の看護ケアに生かしていくというプロセスが重要となる。

　また，看護師自身の倫理的認識や価値観は，関心を向ける事象や行動の選択，提供するケアに関与する。看護師と患者の間に起こるすべての相互作用には，実在または潜在的な倫理的課題に対する感受性や価値観にかかわる側面が影響を及ぼすということである。

第
1
編

クリティカルケア
看護の基本

① クリティカルケア
看護の基本

② 基盤になる理論
と看護展開

③ 必要な能力

④ 思考プロセス

全身管理と
日常性への支援

C クリティカルケア看護での臨床判断の特徴

1. 即時的な判断と気づきの重要性

　クリティカルケア看護とは，急性の生命の危機状態にある患者の生命を守るとともに，患者や家族に対し，状況に応じてできる限りの安楽を提供することである。クリティカルな状態にある患者は，傷病や症状に伴う苦痛だけでなく，治療そのものが侵襲的であることが多く，苦痛を強いられる。

　このように様々な侵襲下に置かれた患者は，身体機能が不安定で，病態の変化が速いという特徴がある。そのため，クリティカルケア看護においては，即時的な判断と行動が求められる。つまり，「解釈」と「反応」のプロセスにおいてほとんど時間的ブランクがない場合が多い。

　臨床判断モデルは，多くの急性期ケアのデータから発展してきた。「一般的な状況と何か違う」「ふだんと違う」といった**気づき**がトリガーとなり，情報収集を行い，意味を解釈し，看護ケアを行う。小さな変化を見落とすことなく，早期対応によって悪化を防ぐことができる。また，適切な急変対応によって生命の危機状態から脱することができる。

　さらに，患者に関する情報は乏しいことが多いため，最初の出会いでの印象と予期による**初期把握**といった気づきが重要な位置を占め，その後の生命予後に与える影響も大きい。

2. 生命維持と安楽の両立のための臨床判断

　クリティカルな状態にある患者の苦痛は，QOLを低下させるだけでなく，交感神経を活性化し，呼吸器・循環器系の負担となる。そのため，現在では積極的に鎮痛薬，鎮静薬を使用する傾向にある。その薬剤投与も含めた安楽を提供するための看護ケアの選択，実施もクリティカルケア看護における重要な臨床判断である。

　たとえば，日常生活援助の一つであり，安楽ケアでもある身体の清潔ケアは，クリティカルな状態にある患者にとっては，体位変換に伴う生体への影響を考慮しなければならない。一方で，安静臥床に伴う皮膚トラブルのリスクが高い状況にもあるため，合併症予防のための重要な身体ケアでもある。そのため，患者の身体的特徴，反応パターンを十分に理解したうえで，看護ケアの必要性を判断し，ケア方法を選択する必要がある。これらのことから，臨床判断モデルは患者の個別性を重視したモデルであるといえる。

＊

　このようにクリティカルケア看護領域における臨床判断には，①異常の察知やリスクの見きわめ，危険性を回避するという生命維持に関する判断と，②苦痛症状の緩和や回復促進のためのケアの選択といった患者の安楽と生活を支えるための判断，という2つの側面がある。

3. クリティカルケア看護領域における臨床判断の手がかり

クリティカルケア看護領域においては患者との関係性を構築する時間が短く，患者の情報が少ない場合が多い。よって，疾患，生体情報，痛みなどの症状とそれらの経時的変化という客観的情報を用いた臨床判断が重要視される。さらに，判断の手がかりとして以前の類似した経験を用いていることが多い。つまり，患者の情報が非常に少ないため，状況の変化を判断する際に，その患者との関係性や以前との比較から判断するだけではなく，類似した経験を活用し判断する比率が高くなる。したがって，その状況についてどの程度経験したことがあるかによって，患者への関心や懸念の程度も変わってくる。

そのため，経験の累積から生まれる知識と状況下での知識の活用が必要である。患者の治療や看護ケアへの反応と，変化に対する経験知を活用した臨床判断が，クリティカルケア看護では求められる。

＊

以上のように，臨床判断モデルは，クリティカルシンキングをはぐくむ。エビデンスやガイドラインがあっても，その情報を患者の状況に合わせて吟味したうえで，看護ケアを実施し，評価し，省察をとおして次のケアに生かしていくという思考過程がなければならない。その結果，一人ひとり異なる患者とその状況に応じた「最適」な看護を考え，実践することにつながっていく。

II 看護過程の特徴

看護過程とは，「看護の知識体系と経験にもとづいて，対象の看護上の問題を明確にし，計画的に看護を実施・評価する系統的・組織的な活動である」と定義[4]されており，情報収集・アセスメント，看護上の問題の明確化（看護診断），計画立案，実施，評価から構成される（図4-2）。

クリティカルケアの対象となる患者は，急性の臓器障害や侵襲的な治療によって生命が危機的な状況にあり，生命を維持するために高度な救命処置を受けている。看護過程を展開する際には，こうした状況にある患者の病態生理，心理反応，療養環境などの特徴を理解し，患者や家族への支援の方法を考える必要がある。

情報収集とアセスメント

1. 情報の種類

情報には，**患者本人から得る情報**と**患者の周囲から得る情報**がある。

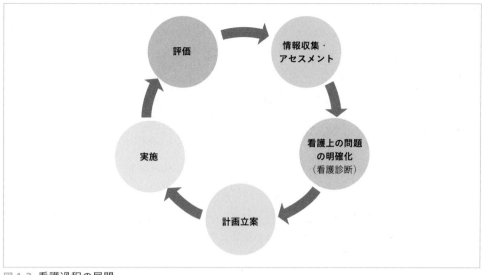

図4-2　看護過程の展開

❶患者本人から得る情報

▶ 主観的情報（S情報／Sデータ）　患者の発言，症状の訴えなど主観的な情報

▶ 客観的情報（O情報／Oデータ）　バイタルサイン，観察した事実，評価尺度が示す状態，検査データ，診察所見などの客観的な情報

❷患者の周囲から得る情報

　患者にかかわる人が知る患者の言動や状況，感じている印象も情報とする。

　看護問題につながる「原因」や「良くない情報」だけでなく，看護問題を解決するのに有用と思われる患者の「強み」に関する情報も収集し，アセスメントの根拠とする。

2. クリティカルケア看護における情報収集の特徴

　クリティカルケア看護領域の場面では，患者の意識レベルが低いなどの理由から，直接患者から主観的情報が得られないことも多い。救急搬送された患者で氏名もわからない場合には，患者の携行品から現在の状況に関連する情報を得ることもある。

　また，患者の状態が刻一刻と変化するなかでは，得た情報を分析・判断してから何をすべきかをゆっくりと考える時間的猶予はない。情報の分析・判断と，それを生かした看護はほぼ同時に進行することから，根拠に基づいて系統的に効率よく情報収集する必要がある。

3. 観察による情報収集

　クリティカル看護では，まず観察によって生命の危機状況にあるのかを把握する必要がある。すでに情報収集すべき項目があがっている場合でも，それ以外に「何か起こっていないか」を念頭に置いて観察する。また，客観的情報として評価尺度を活用して継続的に変化を観察するのも有用である。

第1編

クリティカルケア看護の基本

基盤になる理論と看護展開

必要な能力

4 思考プロセス

全身管理と日常性への支援

▶ **看護師の感覚を用いた情報収集**　最初に患者を見たときの印象から，危険な徴候を察知する。直接患者から情報が得られないときには，看護師の視覚，聴覚，触覚などの感覚を用いて情報収集を行う。顔面蒼白，苦悶様表情，末梢冷感，努力呼吸，いびき，橈骨動脈の触知不可，発疹など，五感をとおして得た客観的な情報によって状態を推測することは可能である。

4. クリティカルケア看護におけるアセスメントの特徴

看護過程におけるアセスメントとは，収集した情報の意味を解釈・分析し，何が問題となるのか，どのような看護をすれば2次障害や合併症を予防しながら，より健康レベルを上げることができるのかを検討することである。

クリティカルケア看護では生命の維持が重要となるため，疾患や病態を含んだ身体的な内容のアセスメントが不可欠であるが，安楽やセルフケアを阻害している状況にも目を向けて情報収集とアセスメントを行う。

アセスメントの際には，カリスタ・ロイ（Roy, C.）やドロセア・オレム（Orem, D. E.）の看護理論，ヴァージニア・ヘンダーソン（Henderson, V. A.）の基本的欲求，マージョリー・ゴードン（Gordon, M.）の機能的健康パターンなどを活用して情報をパターンやカテゴリーにまとめる方法もある。

5. アセスメントの進め方

収集した情報の意味や，情報と情報の関連性を解釈・分析していく。クリティカルケア看護では，得た情報の何がどの程度，患者の生命の維持や安楽に関連しているのかを考える必要がある。個々の情報について，正常より逸脱しているのか，今の状態に介入をしなければどのような成り行きが予想されるのか，ということを考えていく。アセスメントの進め方の例を表4-1に示す。

表4-1　アセスメントの進め方

STEP1　状況の認知
情報が示す患者の状況は脅威となるものなのかを認知する。患者の状況は正常範囲なのか，それとも正常範囲を逸脱しているのか，患者にとってどのような意味をもつのかを確認する。
STEP2　状況の原因・誘因
なぜ患者はこのような状態なのか，何が原因でこのような状況に陥っているのかという原因や誘因を考える。
STEP3　成り行きの予測
今のこの状態が継続した場合，どのような困ったことになってしまうのか，その成り行きを考える。クリティカルケア看護では状況が悪化することを予測して考える。
STEP4　看護の方向性
STEP3であげた成り行きに至ることを防ぎ，より健康レベルを上げるため，あるいは安楽を得るために必要となる，大まかな看護の方向性を考える。方向性の具体策は次の看護計画のなかで立案する。

第
1
編

クリティカルケア
看護の基本

基盤になる理論
と看護展開

必要な能力

4
思考プロセス

全身管理と
日常性への支援

6. アセスメントの統合

　情報のアセスメントができたら，関連性を意識しながら同じような問題につながりそうなまとまりに統合する。そして，最終的にどのような看護上の問題（看護診断）があるのかという全体像を明らかにする。

B 看護問題の明確化

1. クリティカルケア看護における看護問題の特徴

　看護の視点で介入する問題を**看護問題**という。クリティカルケア看護では，まず患者の生命維持を危うくしていることが看護問題としてあがる。さらに，生理機能の低下，苦痛，日常性の阻害，ADL やセルフケアの制限，QOL の低下，および家族への影響も看護問題となり得る。生命を脅かす疾患や病態に伴う身体的な状況だけでなく，全人的苦痛に対してケアを行うという視点で看護問題を抽出する。

2. 看護問題のあげ方

　アセスメントによって抽出された看護上の問題点を看護問題としてネーミングする。NANDA インターナショナル（NANDA I）で承認された看護診断名を用いる場合は，必ず診断名の意味（定義）を理解し，患者の状態を表現するのに適切かを確認してから用いるようにする。

　クリティカルケア看護では，病態に関連した看護問題をあげるときに医学的な診断名と

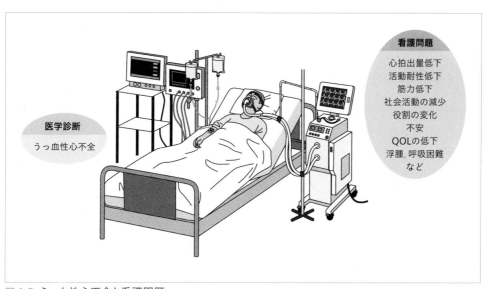

図4-3 うっ血性心不全と看護問題

ならないように注意する。たとえばうっ血性心不全の場合は，症状としてみられる浮腫，呼吸困難や心理・社会的な問題に着目する（図4-3）。病態生理をもとに，患者の状態を最もよく説明している表現であり，かつ看護ケアとして介入ができるネーミングを選ぶ。看護問題を表現する際は，問題の原因・成因を関連因子として列挙し，解決のための看護計画に結びつけるようにする。

3. 看護問題の優先順位

特定した看護問題の優先順位は次のように考える。

❶生命の危機に関する看護問題
❷苦痛に関する看護問題
❸増悪，合併症，2次障害などのリスクに関する看護問題
❹セルフケアに関する看護問題
❺心理・社会的な看護問題
❻家族に関する看護問題

クリティカルケア看護では，生命に直結した問題が最優先の看護問題となる。それ以降の優先順位はそのときの患者の状況によって判断する。優先順位を判断する際には「生命の危機につながりやすい看護問題」「実在する看護問題」「緊急性が高い看護問題」がより上位となると考えればよい。「増悪，合併症，2次障害などのリスクに関する看護問題」は発症すれば生命の危機につながるため，上位問題としてあげられるが，患者は精神的，社会的，霊的な「苦痛」を実在する問題として抱えていることも認識する。

看護問題の優先順位は，患者の変化に伴って日ごと，場合によっては数時間ごとに変わる。順位が低い看護問題が突然上位の看護問題となることもある。

C 看護計画の立案

1. クリティカルケア看護における看護計画の特徴

看護計画には即時性と迅速性が求められる。比較的短期間で達成できる目標を設定し，立案後は速やかに実施する。立案しても実施直前や実施中にバイタルサインの変動や症状出現などによって，計画の中断，中止を迫られることがあるため，計画は患者の状態に臨機応変に対応できる柔軟性もあることが望ましい。また，患者の安全を守るためには，エビデンスに基づいた計画を立案する必要がある。学会などが公表している診療や看護に関するガイドラインには，エビデンスに基づく実践が紹介されており，看護計画に取り入れることもできる。ガイドラインの活用には，①エビデンスに基づいた看護ケアや統一した手技による実施が可能になる，②目標設定や評価の視点が明確になる，③計画立案の迅速化を図ることができる，などの利点もある。

2. 看護目標（期待される結果）の設定

看護計画を立案する前に，患者の看護目標を設定する。看護目標は看護問題が解決した時点での患者の状態を表現するものであり，患者が主語となる。

1 長期目標と短期目標

看護目標には長期目標と短期目標があり，次のような違いがある。

▶ **長期目標**　目標達成までの期間設定が長期的。看護問題が解決した時点での患者の状態を表現している。

▶ **短期目標**　目標達成までの期間設定が短期的（クリティカルケア看護では数時間から3日後くらいまで）。看護問題の症状，徴候が解決した時点での患者の状態を表現している。

「看護問題」「長期目標」「短期目標」と「看護計画」には一貫性があることが重要であり，患者の状態に合わせて必要時に修正する。

2 看護目標に含む内容

看護目標を設定する際には，次の内容を含む。

- 主語（患者. 記載時は省略可能）
- 動詞（何をどうする）
- 状態（どのように）
- 尺度（どこまで）
- 期間（いつまでに）……評価日として記載

3 評価しやすい看護目標とするための工夫

看護目標は実施後に評価を行う際の指標となる。このため，現実的に到達可能な内容とし，具体的で評価しやすい表現を用いる。

❶ 具体的に表現する

活動や行動が目標となる場合，時間，内容，活動内容（歩行距離など）がどの程度であれば達成できたとするのかを具体的な表現を用いて設定する。

❷ 問題をただ裏返しただけの表現は避ける

たとえば感染の危険がある患者に対しては「感染症を起こさない」という目標ではなく，どういう状況なら感染症が起きていないと評価できるのか，評価指標を用いて表現する。

❸ キーワードは定義を確認して用いる

たとえば「良好な回復過程をたどることができる」ということを目標としていた場合，「良好な回復過程」とは何か，正確な定義を確認する。

こうした目標は達成できたとするレベルの個人差が大きいため，その患者にとって現実的で妥当な基準を設定して表現する。

第1編

クリティカルケア看護の基本

基盤になる理論と看護展開

必要な能力

4 思考プロセス

全身管理と日常性への支援

治療上の目標ではなく，「呼吸困難感がない」「○○を行っても酸素飽和度が○○％以上を維持できる」など，看護ケアの結果が評価できる表現にする。

3. 看護計画の立案

看護計画は看護問題ごとに立案し，内容には短期目標の解決を目指した看護ケアを盛り込む。**観察計画**（observational plan；**OP**），**療養的計画**（therapeutic plan；**TP**），または**ケア計画**（care plan；**CP**），**教育計画**（educational plan；**EP**）に分けて具体的に記述する。

クリティカルな状態にある患者は，体位変換，吸引，保清などの看護ケアも負荷・侵襲になり得るため，安全・安楽に実施することが最優先課題となる。リハビリテーションを計画する際には学会のガイドラインなどを参考に，開始基準や中断基準を設定しておく。

また，一般的な基準だけでなく，個別性も考慮する必要がある。ケアによるバイタルサインの変動はどの程度許容できるのかを医師にも確認し，治療目標や患者の状態に合わせた患者個別の基準を設定することもある。

看護ケアの実施に際しては，実施前・中・後をとおして患者の変化を確認するような計画としていく。さらに，患者にとって安全・安楽な方法を常に検討し，最も良い方法をスタッフ間で共有する。

看護計画は，それを見ればだれでも同じように実施できる内容とするために，**4W1H**（いつ［**When**］，どこで［**Where**］，だれが［**Who**］，なにを［**What**］，どのように［**How**］）を意識して具体的に立案する。立案者だけが実施するのではなく，医療チームとして看護ケアを行うことを念頭に置いて，包括的な内容とすることが重要である。

Ⓓ 実施

クリティカルケア看護では刻一刻と変化する患者の状態に対応するために，情報収集，分析，看護上の問題の明確化，計画立案を行うのとほぼ同時に看護を実施しなくてはならない。立案した計画に基づいて看護を実施しながら，必要に応じて内容を変更する。

Column 「ケア」と「侵襲」は紙一重

クリティカルな状態にある患者では，看護ケアがバイタルサインの変動や自覚症状の悪化を招くことがある。たとえば，清潔ケアの一つである足浴には，血液循環の促進をはじめ，筋肉疲労や疼痛の緩和，入眠促進，リラクセーション効果などがあり，重症患者に実施することも多い。しかし，足浴によって末梢血管が拡張することに伴って血圧が変動する可能性もある。看護ケアも侵襲になる可能性があることを念頭に置いて慎重に計画し，実施中も細かく患者を観察する必要がある。

第
1
編

クリティカルケア
看護の基本

基盤になる理論
と看護展開

必要な能力

4

思考プロセス

全身管理と
日常性への支援

E 評価

1. クリティカルケア看護における評価の特徴

　看護過程における評価では，看護計画を立案したときの目標がどのように達成されたのかを振り返る。患者が重篤で状態が刻一刻と変化するクリティカルケア看護では，継続的に患者の生命維持や安楽を図る必要があり，評価は実施とほぼ同時に行うことが多い。このため，短期目標としては1〜3日程度先を見越して評価日を設定したとしても，実際の評価は随時となる。評価の結果によっては方向性を転換し，新たな短期目標を設定していくこともある。評価の際に検討したことはそのまま情報・アセスメントとなって，次のステップの看護計画に反映される。

2. 評価の視点

　計画を実施したことによって，患者がどのように反応し，変化したのかを評価する。評価は，評価基準でもある看護目標がどのように達成されたのかを判断することによって行う。

　設定した目標のうち，長期目標は短期目標がすべて達成され，看護問題がすべて解決した時点で達成となる。短期目標は設定した目標が達成されたかどうかを評価し，看護ケアの継続の必要性を検討して今後の方向性を確認する。

❶ 短期目標が達成された場合

　看護問題そのものが解決した場合は看護ケアを終了する。短期目標は達成したが，看護問題は残存している場合は達成した短期目標より高位の目標を新たに設定し，継続して看護問題に対する看護ケアを実施する。その場合，看護計画は新しい目標に合わせて修正・変更する。

❷ 短期目標が達成されなかった場合

　同じ目標を継続もしくは別の目標に修正・変更して看護ケアを継続する。看護計画はこれまでと同じ内容を継続，もしくは必要に応じて修正・変更する。

❸ 短期目標の達成・未達成の原因や理由に影響した要因のアセスメント

　どのようなことが目標達成や未達成に影響したのか，その原因や理由をアセスメントする。反省点だけではなく，目標が達成できた場合には，何が良かったのか，どうしてうまくいったのか，ということを振り返る。これによって目標の妥当性や効果的・非効果的な看護ケアが明確になり，次のアセスメントや看護計画の立案に反映させることができる。

文献

1) Tanner, C.A. 著，和泉成子訳：看護実践における Clinical Judgement，インターナショナルナーシングレビュー，23（4）：66-72，2000.
2) Tanner, C.A.：Thinking like a nurse ; a research-based model of clinical judgment in nursing, J Nurs Educ, 45（6）：204-211, 2006.
3) 松谷美和子監訳：クリスティーン・タナー氏講演録より；臨床判断モデルの概要と，基礎教育での活用について，看護教育，57（9）：700-706，2016.
4) 日本看護科学学会，看護学学術用語検討委員会：看護過程，看護学学術用語，http://jans.umin.ac.jp/iinkai/yougo/pdf/1995_yougo.pdf（最終アクセス日：2021/9/21）

参考文献

・日本救急看護学会監：外傷初期看護ガイドライン；JNTEC，改訂第4版，へるす出版，2018.
・江川隆子編：ゴードンの機能的健康パターンに基づく看護過程と看護診断，第3版，ヌーヴェルヒロカワ，2010.
・任和子編：実習記録の書き方がわかる 看護過程展開ガイド〈プチナース BOOKS〉，照林社，2015.
・日本循環器学会，他：循環器の診断と治療に関するガイドライン（2011年合同研究班報告）心血管疾患におけるリハビリテーションに関するガイドライン（2012年改訂版），2015/1/14更新版，http://www.jacr.jp/web/pdf/RH_JCS2012_nohara_h_2015.01.14.pdf（最終アクセス日：2021/9/21）
・日本脳卒中学会脳卒中ガイドライン委員会：脳卒中治療ガイドライン2021，協和企画，2021.
・前田真治：リハビリテーション医療における安全管理・推進のためのガイドライン，Jpn J Rehabil Med，44（7）：384-390，2007.
・中村俊介編：ICU から始める早期リハビリテーション；病態にあわせて安全に進めるための考え方と現場のコツ〈Surviving ICU シリーズ〉，羊土社，2016, p.27-59.

第 **5** 章

クリティカルな状態にある
患者の全身管理と
日常性への支援

I 全身管理

A 呼吸管理

1. クリティカルケアにおける呼吸管理の重要性と看護師の役割

　呼吸は，循環や代謝と相互に関連し，全身状態の影響を受けて変化する。クリティカルな状態にある患者は全身の予備能が低下しているため，直接的な呼吸状態の悪化だけでなく，全身状態や治療の影響を受けて，間接的に呼吸状態の悪化をきたすことも多い。そのため看護師は，呼吸状態を常に観察して変化を察知し，迅速に対応しなければならない。看護師がタイムリーに対応することにより，人工呼吸管理を回避することも可能となる。

　しかし，クリティカルな状態にある患者の呼吸状態は不安定であり，呼吸不全などにより人工呼吸管理を余儀なくされることも少なくない。そのような患者の苦痛は多大であり，苦痛緩和や安楽のための看護ケアも求められる。看護ケアが患者の呼吸状態を大きく左右することを忘れてはならない。

2. クリティカルな状態にある患者の呼吸状態

1 ｜ 呼吸のしくみ

　呼吸とは，酸素（O_2）をからだに取り込み細胞の代謝によって二酸化炭素（CO_2）を排出することであり，空気を吸って吐く**換気**と O_2 と CO_2 の受け渡しを行う**ガス交換**からなる。

　換気は，脳幹にある呼吸中枢が司っている。酸素分圧，二酸化炭素分圧，pH をモニタリングする化学受容器，および肺の伸展受容器からの情報が呼吸中枢に送られ，呼吸中枢は吸気と呼気の切り替えを調整して指令を出す。指令は脊髄を介して末梢神経に伝わり，横隔膜や外肋間筋などの呼吸筋が収縮して胸腔が広がる。これにより胸腔内は陰圧となり，空気が引き込まれる（吸気）。空気の流入により肺が伸展すると，伸展受容器からの情報が入力され吸息性神経活動が抑制される。肺・胸壁は弾性収縮力を有するため，吸気時に蓄えられた弾性収縮力により肺は収縮し，肺内の空気が押し出される（呼気）。換気運動には多くの機能がかかわっており，いずれかの機能障害が換気障害を導く。

　ガス交換には肺胞－毛細血管で行われる外呼吸，血液－組織細胞あるいは細胞内で行われる内呼吸があり，酸素分圧・二酸化炭素分圧の圧較差によって行われる（拡散）。O_2 や CO_2 は，血液－肺胞・組織間の分圧の差により高いほうから低いほうへと移動し，受け渡される。ガス交換のためには，①十分な血流があること，②血液－肺胞・組織間の間隙

第
1
編

クリティカルケア
看護の基本

基盤になる理論
と看護展開

必要な能力

思考プロセス

全身管理と
日常性への支援

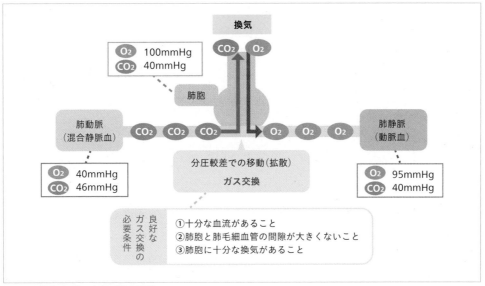

図5-1 換気とガス交換（外呼吸）

が大きくないこと，③肺胞に十分な換気があること（外呼吸）が必要である（図5-1）。

2 | 呼吸不全

　呼吸不全は，動脈血酸素分圧（PaO_2）が60mmHg以下になる状態と定義される。PaO_2が60mmHgでは，酸素飽和度（SpO_2）は約90％となる。また呼吸不全は，動脈血二酸化炭素分圧（$PaCO_2$）が正常を示すⅠ型呼吸不全と，$PaCO_2$が45mmHg以上の異常高値を示すⅡ型呼吸不全に分類される。

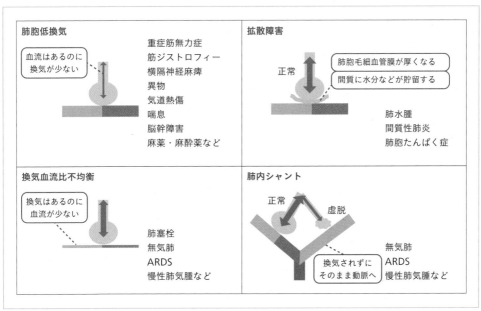

図5-2 呼吸不全の原因

CO_2の拡散能はO_2の約20倍と非常に高く，換気ができていれば異常はほとんど生じない。そのため，Ⅰ型呼吸不全の原因はガス交換障害にあり，Ⅱ型呼吸不全の原因は換気障害にあるといえる。Ⅰ型呼吸不全の原因となるガス交換障害には，拡散障害，換気血流比不均衡，シャントの3つがある。一方，Ⅱ型呼吸不全の原因となる換気障害には，肺胞低換気がある。臨床ではこれらの原因が複雑に絡み合い，呼吸不全を生じる（図5-2）。

▍ 3. 人工呼吸器と看護ケア

1 │ 目的

換気を補助もしくは代行することを人工呼吸という。圧力をかけて換気を行うため，陽圧換気となる。人工呼吸療法の目的として以下の3点があげられる。

❶**ガス交換の改善**：肺胞低換気の改善
❷**換気血流比の改善**：酸素化の改善
❸**呼吸仕事量の軽減**：酸素消費量の軽減および呼吸筋疲労の回避

人工呼吸器の適応は，呼吸不全により酸素投与だけではガス交換が不十分である場合，心肺停止や脳血管障害などにより呼吸中枢に支障をきたし換気が維持できない場合，クリティカルな状態にある患者の全身管理の一環として施行する場合など多岐にわたる。クリティカルな状態にある患者ではこれらの要因が複合的に関連していることも多い。

2 │ 方法

❶**非侵襲的陽圧換気**（non-invasive positive pressure ventilation：NPPV）

マスクを介して人工呼吸を行う方法である。気道が開通しており，患者に自発呼吸がある場合に適応となる。マスクには鼻マスク，鼻と口を覆うフェイスマスク，顔全体を覆うフルフェイスマスク，ヘルメット型マスクがある（表5-1）。鼻呼吸，口呼吸にかかわらず効果的な陽圧換気ができ，閉塞感のより少ないフェイスマスクが選択されることが多い。適切なマスクサイズの選択，適切なフィッティング，そして患者が治療を許容できるよう十分な苦痛緩和を行うことが必要である。

❷**侵襲的陽圧換気**（invasive positive pressure ventilation：IPPV）

経口（もしくは経鼻）気管チューブや気管切開チューブを介して人工呼吸を行う方法である。NPPVで十分な改善が得られない場合や気道閉塞，自発呼吸消失を認める患者が適応となる。気管切開術は長期人工呼吸管理を必要とする患者，上気道閉塞などにより気管挿管が困難な患者が適応となる。

人工呼吸器が用いられ，患者の状態に応じた換気設定が可能である。近年，人工呼吸器のモードは発展を遂げているが，ここでは基本となる3つのモードについて示す。

▶ **補助調節換気**（assist/control：A/C）　すべての呼吸で設定された換気（強制換気）を行う

表 5-1 NPPV の種類と適応・長所・短所

	鼻マスク	フェイスマスク	フルフェイスマスク	ヘルメット型マスク
適応	長期的（終日）使用する患者，在宅で使用することが多い	呼吸不全の急性期で，比較的重篤な患者	呼吸不全の急性期で重篤な患者。サイズ選択が不要なため救急使用時の第一選択となる	ほかのマスクの不快感に耐えられない患者やリーク制御が困難な患者。長期使用が必要と見込まれる患者
長所	• 会話や食事が可能 • 閉塞感が少ない • 死腔が少ない	• 口・鼻呼吸の両方に使用可能 • 開口時も酸素化が維持できる	• サイズ選定が不要 • リークが少ない • フィッティングが容易 • 皮膚トラブルが生じにくい	• 圧迫感・閉塞感が少ない • リークが少ない • 視野が良好
短所	• 有効な換気のためには口を閉じる必要がある • 高い圧はかけられない	• 鼻と口の両方から送気されるため違和感が強い • 圧迫感・閉塞感がある • 吸引や飲水のときはマスクを外す必要がある • 会話がしにくい • 鼻根部に皮膚障害をきたしやすい	• 死腔が大きい • 呼気再呼吸の可能性がある • 圧迫感・閉塞感が強い • 眼が乾燥しやすい • 吸引や飲水のときマスクをはずす必要がある • 会話がしにくい • 顔の小さい患者には適さない	• 死腔が非常に大きい • 呼気再呼吸の可能性がある • フード内の騒音が大きい • 自発呼吸が感知されにくい • 仰臥位や側臥位になりにくい • コストが高い • 異様な目でみられることがある

出典／道又元裕編：人工呼吸ケアのすべてがわかる本，照林社，2014．をもとに作成．

モードである。主に自発呼吸のない患者に用いるが，自発呼吸が出た場合にも患者の呼吸に同調させて強制換気が行われる。換気設定は，量規定（volume control；VC）か圧規定（pressure control；PC）で行う。肺胞虚脱予防のために呼気終末陽圧（positive end expiratory pressure；PEEP）が付加される。

▶ 同期式間欠的強制換気（synchronized intermittent mandatory ventilation；SIMV）　強制換気と自発呼吸を組み合わせたモードである。換気回数を設定し，その回数だけ強制換気を行い，これに患者の自発呼吸が加わる。強制換気は VC または PC で行われる。

▶ 持続的気道内陽圧（continuous positive airway pressure；CPAP）　強制換気は行われない自発呼吸だけのモードである。自発呼吸が安定している患者に用いる。また呼吸回路・気管チューブの気道抵抗を打ち消すためにプレッシャーサポート換気（pressure support ventilation；PSV）を併用することが多い。

3 ｜ 全身への影響

　生理的呼吸が陰圧呼吸であるのに対し人工呼吸は陽圧呼吸となる。また人工気道を留置して換気が行われる。これらにより，人工呼吸療法は患者の全身へ様々な影響を及ぼす。

❶ 循環への影響

陽圧換気により胸腔内圧が上昇し，静脈還流が低下するため心拍出量が減少する。特に，PEEPを高く設定している患者では，胸腔内圧が常に高く維持されるため，さらに影響を生じやすい。加えて，静脈還流の低下は頭蓋内圧の上昇にも影響するため，頭蓋内圧亢進患者では注意を要する。

❷ 腎臓への影響

上述したように，陽圧換気により心拍出量が減少するため，腎血流量減少，抗利尿ホルモン分泌により，尿量が低下する。同時に，レニン−アンジオテンシン−アルドステロン系の働きにより，尿細管における水，ナトリウムの再吸収が促進され，さらに尿量は減少する。

❸ 肺実質への影響

▶ 人工呼吸器関連肺障害（ventilator associated lung injury：VALI）　VALIとは人工呼吸管理中に生じる肺損傷のことである。陽圧換気により気道内圧は上昇し，肺胞の過伸展が生じる。その結果，肺外への空気流出による気胸・縦隔気腫・皮下気腫や，肺毛細血管内皮細胞の障害などの透過性亢進による肺水腫が引き起こされるリスクがある。炎症後の線維化などにより肺の弾性が低下した患者は，VCによる強制換気によって特に気道内圧が上昇しやすい。またPCによる強制換気で高圧を要している患者にも注意が必要であり，プラトー圧（肺胞内圧）が30cmH$_2$O以下となるよう管理して予防に努める。

▶ 下側無気肺　無気肺は気管支内部の閉塞もしくは外部からの圧力によって生じる。肺は組織密度が低く，伸展性に富む臓器であることから，重力の影響を大きく受ける。それを利用して，無気肺の予防もしくは改善を図ることが可能である。気管支内部の閉塞要因の一つである気道分泌物は，体位変換で重力を利用して気道に移動させることができ，咳嗽反射や気管吸引によって除去され，気道クリアランスを図ることができる。また人工呼吸器装着中は陽圧換気となるため，横隔膜は受動的に動く。仰臥位では，背側は腹腔内臓器に圧迫され，横隔膜の動きは制限を受け，下側無気肺を引き起こす。一方，肺胞血流は重力の影響を受け，下側でより豊富となる。下側無気肺が生じている患者を仰臥位にしていると，換気が悪化している下側肺に血流が集中することとなり（換気−血流比不均衡），酸素化の悪化を招く。このようなことから，人工呼吸器管理中は患者を仰臥位のままにせず，腹臥位を含めた体位変換を積極的に行うことが望ましい。

▶ 人工呼吸器関連肺炎（ventilator associated pneumonia：VAP）　気管挿管から48時間以上経過して発症した肺炎と定義され，人工気道を留置することにより細菌が下気道に侵入し生じる肺炎である。人工呼吸器装着患者では，気道が本来もっている生体防御機能であるフィルター機能，自浄作用，加温加湿機能が低下している。そこに，口腔など上気道の細菌がカフと気道壁の間から，あるいは人工気道から細菌が下気道に侵入することでVAPが発症する。VAPの発症により死亡率は24〜40％も増加するといわれる。

第
1
編

クリティカルケア
看護の基本

基盤になる理論
と看護展開

必要な能力

思考プロセス

5

全身管理と
日常性への支援

4 | 人工呼吸器からのウィーニング

　人工呼吸器からのウィーニングとは，人工呼吸器から徐々に離脱をして，患者自身で自立して呼吸ができるまでの一連の過程を示す。人工呼吸療法の長期化は，VAP のリスク因子[1]であり，人工呼吸器からの早期離脱が患者の日常生活動作（activity of daily living ; ADL），生活の質（quality of life ; QOL）を改善することも明らかになっている[2]。そのため，人工呼吸療法が開始された段階から，人工呼吸器からいかに早く離脱できるかを計画することが重要である。そこで，2015（平成27）年には人工呼吸器離脱に関する3学会（日本集中治療医学会，日本呼吸療法医学会，日本クリティカルケア看護学会）による人工呼吸器離脱合同プロトコルが発表された[3]。以下にプロトコルの概要を示す。

　　人工呼吸器離脱のプロセスには段階がある。3 学会合同の人工呼吸器離脱プロトコルが運用可能であれば，以下のフローでウィーニングを進めていく。

　　まず自発覚醒トライアル（spontaneous awakening trial ; SAT）を行う。人工呼吸器の稼働に伴い使用している鎮静薬を中止または減量し，自発的に覚醒が得られるか評価する。ただし，挿管チューブの苦痛を含めた疼痛に対して使用する鎮痛薬は継続する。SAT 開始が可能かを安全基準で確認したら SAT を開始する。SAT は 30 分〜 4 時間程度を目安とし，この間の覚醒状態は鎮静スケールを使用して評価する。この際，目標鎮静レベルを含めた SAT 成功基準および中止基準をチームで共有する。

　　SAT が成功した場合は，自発呼吸トライアル（spontaneous breathing trial ; SBT）を実施する。SAT が成功しなかった場合には，鎮静薬を再開し，翌日に開始前の評価から始める。

　　SBT 開始も，SAT と同様に開始安全基準をクリアしているかどうかをチームで共有する。SBT は人工呼吸によるアシストなしで呼吸が可能かどうかを確認するための試験である。開始基準をクリアしていると判断されれば，人工呼吸器の設定は CPAP もしくは T ピースに変更する。人工呼吸器離脱プロトコルに記載はないが，自発呼吸が可能かどうかのトライアルなので，SBT を開始する前に SIMV などのモードをはさむ必要はないとされている。理由は，SIMV モードは呼吸仕事量を減らす効果は小さく，明らかなメリットはないからである[4]。SBT 実施は 30 分〜 2 時間以内で患者の呼吸状態を含めたバイタルサインを観察する。SBT 成功基準をクリアすれば，抜管を考慮する。一方，SBT に耐えられなかった場合は，SBT 前の設定条件に戻し，その原因を検討し，翌日に再トライをする。再トライまでの間に，SBT 失敗の要因が解消できるように対処する。

　ウィーニング中および人工呼吸器離脱後は，呼吸状態のみならず全身状態の変化や苦痛が増強するリスクがある。そのため，異常の早期発見と評価，看護ケアがより重要となる。

5 | 看護ケア

　患者の呼吸状態を全体的にとらえアセスメントし，必要な看護ケアを見きわめ実践することが必要である。ここでは主に人工呼吸管理中の患者に対する看護ケアについて概説する。

❶人工呼吸器との同調性の評価

　人工呼吸器装着時は，まず，換気モード（A/C，SIMV など）と設定（吸入酸素濃度 $[FIO_2]$，呼吸回数，1 回換気量，吸気圧，PEEP，気道内圧，吸気時間，吸気流量，流量パターンなど）を確認する。そのうえで，呼吸回数，1 回換気量・分時換気量，気道内圧，終末呼気二酸化炭素濃

度（EtcO₂）などをモニタリングし，患者の呼吸パターンと人工呼吸器との同調性を評価する。患者の自発呼吸と人工呼吸器の補助・強制換気が合わないとファイティング（同調しないこと）が起こり，ガス交換の改善が妨げられるだけでなく，バッキング（咳き込み）による苦痛や気胸，血圧上昇，頻脈が生じる危険性があるため注意が必要である。

❷アラーム対処

人工呼吸器には安全かつ確実な呼吸管理のためにアラーム機能が備わっている。各アラームの意味を理解し，速やかにアラームの原因に対処することが必要である（表5-2）。患者側の要因，人工呼吸器側の要因，患者と人工呼吸器の接続部の要因がある。呼吸音の減弱や左右差，SpO₂低下などバイタルサインの悪化を伴っていないか観察する。換気不良の場合には，人工呼吸器をはずして用手的人工換気による換気確保を行う。気管チューブのトラブルを認める場合には入れ替えが必要となる。患者は生命活動に不可欠な呼吸を機械に頼っており，アラーム音は患者の不安を助長する。アラーム発生時には可能な範囲で原因を説明し，患者の不安を軽減できるようにケアすることが必要である。

❸人工呼吸器の安全管理

人工呼吸器の機器点検を定期的に行う。チェックリストなどを用いて4～6時間ごとに安全点検を行うことが望ましい（図5-3）。

❹排痰ケア，気管吸引

排痰のために必要な要素は，①痰の粘性，②重力，③換気速度の3つである。この3つの要素がクリアされれば有効な排痰が可能となる。

▶ 痰の粘性　痰を軟らかくするためには，十分な加湿が必要である。人工呼吸器装着中は，人工鼻により加湿が行われているが，それでも粘性が高い場合には加温加湿器やネブライザーの使用を検討する。特に，循環血液量が不足している患者や肺炎など気道感染をきたしている患者などでは痰の粘性が高まりやすい。

▶ 重力　重力を有効に使うために体位ドレナージを実施する。気管支は立体的に分枝しているため，解剖をイメージしてターゲットとする部位が上方になるように体位変換を行

表5-2　人工呼吸器アラームの要因と対処

	換気量		気道内圧		呼吸数	
	下限	上限	低下	上昇	下限	上限
要因	• 回路リーク • カフ漏れ • 1回換気量設定の不適切	• 自発呼吸増加	• 回路接続はずれ • 気管チューブの逸脱 • カフ漏れ	• 回路屈曲や閉塞 • 痰の貯留 • コンプライアンス低下 • 緊張性気胸	• 回路接続はずれ • 回路リーク • 気管チューブの逸脱や閉塞 • 自発呼吸減少 • 無呼吸	• 自発呼吸増加 • 不適切なトリガー設定
対処	• 回路確認 • カフ圧確認 • 1回換気量，吸気圧設定確認	• 患者観察と苦痛緩和 • 1回換気量，吸気圧設定確認	• 回路確認 • 気管チューブ位置の確認 • 呼吸音聴取と胸郭挙上観察	• 回路確認 • 呼吸音聴取	• 回路確認 • 気管チューブ位置の確認 • 呼吸音聴取と胸郭挙上観察	• 患者観察と苦痛緩和 • トリガー設定の確認

※赤字：救命アラーム，緑字：合併症予防アラーム

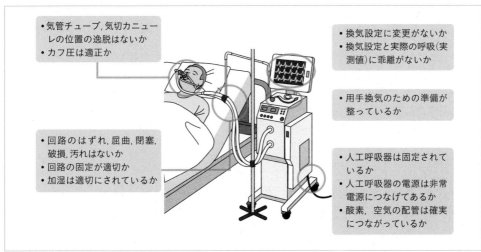

図5-3 人工呼吸器の安全点検

う。主気管支まで痰を移動させるには60°以上の側臥位が有効である。ただし，循環血液量が不足している患者などでは，体位変換による血圧変動を生じるリスクがあるためバイタルサインの変化には注意が必要である。

▶ 換気速度　換気速度のサポート方法には，スクイージングがあげられる。スクイージングは呼吸理学療法の一つで，患者の呼気時に胸壁を圧迫して吸気移行時に開放することで換気流速を高める手技である。患者の呼吸との同調など手技習得が必要であり，患者の呼吸パターンや呼吸器のグラフィックモニター，気道内圧，換気量変化に十分注意して行うことが必要である。

▶ 気管内吸引　気管内吸引は気道クリアランスを保ち，患者が楽に呼吸できることを目的とする一方で，患者にとっては大きな苦痛である。また，気道内圧上昇や交感神経反射，気道内の酸素濃度低下，気道粘膜損傷などの合併症を引き起こす看護ケアであることを認識することが必要である。そのため，排痰の3要素を十分に考慮し，患者の咳嗽力と痰の貯留位置から吸痰できる範囲にあるのかを判断して実施することが重要である。

❺VAP予防

　日本集中治療医学会から発表されているVAP予防についての対策をまとめた「VAPバンドル」がある。予防方法の詳細は，感染予防の項を参照されたい（本節-G「感染予防」参照）。

❻苦痛緩和

　人工呼吸器装着患者は，各種デバイス（輸液ルート，チューブ，ドレーンなど）の留置に伴う痛みや違和感，創部の痛みや熱感などの身体的苦痛のみならず，発声ができない，自由に動けない，状況が十分に理解できない，慣れない環境下などによって全人的苦痛を経験している。苦痛もまた患者にとって侵襲と考えられ，頻呼吸や頻脈・不整脈などを引き起こすこともある。十分な鎮痛薬の使用や，看護師による環境整備，精神的ケアが苦痛緩和

のために重要となる。患者を尊重し，患者とコミュニケーションを交わし，患者の苦痛や想いを汲み取る最大限の努力が看護師に求められる。看護ケアのみでは十分な苦痛緩和が得られない場合や呼吸・循環動態の安定が得られない場合には鎮静薬の使用を考慮するが，過鎮静はせん妄の発症を助長させるなどの弊害もあるため注意が必要である。

┃ 4. 呼吸管理

1 │ 呼吸状態の観察

▶ 呼吸回数・呼吸の深さ　呼吸回数は，非常に重要なバイタルサインであり，頻呼吸が入院患者の心肺停止を予測する因子となる。脈拍や血圧の異常よりも良好な予測因子とされている[5]。徐呼吸は，文献にもよるが，8〜10回/分以下とされていることが多く，呼吸抑制状態を予測し，鎮静状態のレベルとも相関するとされている[5]。

▶ 努力呼吸　安静時の呼吸では使用されない呼吸補助筋などを総動員して行う呼吸である。気道を広げるための鼻翼呼吸，口や下顎を動かして気道を広げる下顎呼吸，換気面積を広げるための肩呼吸などがある。吸気時には胸鎖乳突筋，斜角筋，僧帽筋など，呼気時には内肋間筋や腹筋群などの呼吸補助筋が使用されるため，これらの筋緊張を観察する。

▶ 呼吸音　左右差，聴取部位での吸気量の差，副雑音を聴取する。副雑音は4つに分類される（図5-4）。呼吸音により気道内の状況を推察することができる。

▶ 気道分泌物の性状と量・排痰状況　肺炎など気道内に細菌が存在する場合には膿性，肺循環にうっ血がある場合には泡沫性など病態により性状は変化する。分泌量の増加は，病態悪化や体内の水分バランスの変化を反映する。そして分泌物の粘稠度・量に応じて十分で効果的な排痰ができているか判断する。

▶ 呼吸困難感　"息が苦しい"という自覚症状は重要なサインの一つである。ほかのバイタルサインや検査データが正常にみえても，呼吸困難感がある場合には呼吸不全の前兆である場合もある。

▶ 不穏状態の有無　そわそわと落ち着きがなくなる，多弁になる，大声を上げるといった不穏状態は低酸素血症のサインの一つでもある。脳に十分な酸素が供給されないことで生じる。低酸素血症がさらに進行すると，低活動から昏睡へと陥る。

▶ 皮膚の色調　PaO_2が50mmHg以下になると皮膚の色調変化としてチアノーゼとよばれる青色調の変化が確認される。よく観察される部位としては，表皮が薄く血管が豊富な口唇，鼻，頬，耳，手，足，口腔粘膜・舌などがある。

▶ 循環動態　低酸素血症では酸素を組織に送り届けるために代償機能が働き，頻脈や血圧上昇が生じる。しかし進行すると徐脈，血圧低下に転じ，循環動態は悪化する。

▶ 酸素化と換気　パルスオキシメーターは，身体徴候としてのチアノーゼを確認するよりも高感度に低酸素状態の徴候を確認することができる。しかし，ヘモグロビン異常，マニキュアなどの色素，末梢灌流圧の低下などによって，測定値が不正確になったり，測定不

第1編

クリティカルケア
看護の基本

基盤になる理論
と看護展開

必要な能力

思考プロセス

全身管理と
日常性への支援

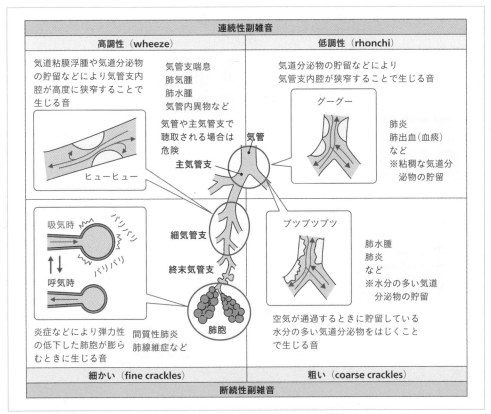

図5-4 副雑音の分類

可能となることがある。また，周囲の環境が明る過ぎる場合にも，パルスオキシメーター
の精度が妨害されて，正しく測定できないことがある。

▶ **画像検査** 胸部 X 線，胸部 CT によって，無気肺，肺炎，肺うっ血などの有無と程度を
確認する。

▶ **痰培養検査** 感染の起炎菌を確認したり，抗菌薬の効果を判定したりする。

2 | 酸素療法

呼吸不全では酸素分圧の低下，すなわち体内の酸素濃度が不足している。酸素療法は通
常より高濃度の O_2 を吸入させることで，低酸素血症の改善を図ることを目的とする。酸
素療法には，低流量から高流量のものまで様々な方法がある（表5-3）。

酸素療法のなかで特に注意すべきは，II型呼吸不全の患者に対する酸素療法における
CO_2 ナルコーシスである。慢性閉塞性肺疾患（chronic obstructive pulmonary disease：
COPD）など慢性換気障害を有する患者では，慢性的に $PaCO_2$ は高めとなる。そのため
$PaCO_2$ に対する換気応答が弱まり，PaO_2 の低下が換気刺激となっている。高濃度酸素投与
により PaO_2 が上昇すると，呼吸中枢は酸素が足りていると判断して呼吸抑制が生じ，換
気不全が進行する。結果として $PaCO_2$ はさらに上昇し，場合によっては昏睡状態に陥る。

表5-3　酸素療法の種類と特徴

	経鼻カニューレ	フェイスマスク	リザーバーマスク	ベンチュリマスク（インスピロンの場合）	ネーザルハイフロー
酸素流量	1〜5L/分	5〜8L/分	6〜10L/分	5〜15L/分	30〜60L/分
患者吸入酸素濃度	約25〜40%	約40〜60%	約60〜90%	約35〜50%	約20〜100%
特徴・注意点	• 鼻腔粘膜障害に注意が必要	• 低流量では呼気再吸入が生じる	• リザーバー容量は600〜1000mL • リザーバーにためた酸素ガスを吸入できる	• 設定は100%まであるが流量15L/分までのため最大吸入酸素濃度は50%	• 死腔洗い流し効果あり • PEEP効果あり（酸素流量や解剖学的差異・性差および開口の有無でPEEP効果は大きく変わり，一定の陽圧が得られるわけではない） • 呼気再呼吸がない • 加温加湿が必須

そのためⅡ型呼吸不全患者においては$SpO_2$90%程度を目標とした慎重な酸素投与が必要となる。

Ⓑ 体液・循環管理

1. クリティカルケアにおける体液・循環管理の重要性と看護師の役割

侵襲（しんしゅう）を受けた患者の体液，循環動態は著しく変動する。正常な体液分布と侵襲を受けた生体の反応，それに伴う体液・循環動態の変化を理解したうえで，体液・循環動態をモニタリングし，臓器への影響を最小限にとどめることが看護師の役割である。

2. 体液管理と看護ケア

1 正常な生体の体液分布の状態

体内の水分は，「水分摂取量＝不感蒸泄量＋尿量＋糞便の水分量－代謝水」の関係にあり，水分摂取量と尿量によって平衡（へいこう）状態を維持している。正常な生体の体内の水分は，新生児では体重の約70〜80%であり，成人では約60%を占めるが，加齢とともに減少し，高齢者では約50%となる。この水分の約2/3が細胞の中に（細胞内液），残りの約1/3は細胞外に分布している（細胞外液）。細胞外液の約1/4は血漿（けっしょう）中の成分として血管内に存在し，約3/4は細胞間に存在する（間質液）。

クリティカルケア
看護の基本

基盤になる理論
と看護展開

必要な能力

思考プロセス

全身管理と
日常性への支援

細胞内液と細胞外液の分布，および血管内外の細胞外液の分布には浸透圧，血管透過性，毛細血管前後の細動脈圧・細静脈圧が重要な役割を果たす。浸透圧とは，組織における水分を保持するのに必要な力である。細胞内液の主なイオンはマグネシウムイオン（Mg^{2+}），カリウムイオン（K^+），リン酸イオン（HPO_4^{2-}）などである。細胞外液の主なイオンはナトリウムイオン（Na^+），塩化物イオン（Cl^-）などである。血管内の細胞外液と間質液は毛細血管壁で分けられており，無機イオンや小さな分子は水とともに毛細血管壁を透過するが，血漿中のたんぱくの一つであるアルブミンなどの大きな分子は透過を制限され，水だけが移動する。このような水が移動する力を膠質浸透圧とよぶ。

2 クリティカルな状態にある患者の体液分布の状態

侵襲を受けた生体は，恒常性を維持するために神経・内分泌系を中心に反応を示す。視床下部−下垂体系を介して抗利尿ホルモンが分泌され，レニン−アンジオテンシン−アルドステロン系の賦活化によって，腎尿細管での Na^+ と水分の再吸収が促進されるため，尿量が減少し体内に水分が貯留される。さらに，サイトカインによって血管透過性が亢進し，たんぱくなどの大きな分子が血管外へ移動するとともに，たんぱくの異化に伴い血漿たんぱくが減少するため，膠質浸透圧が低下する。その結果，血管内の細胞外液は第三腔（サードスペース）に移動する。また，経口摂取が難しいことや創面からの不感蒸泄の増加，出血などの要因も加わるため，血管内の細胞外液が減少し，循環血液量は減少する。

神経・内分泌反応が鎮静化すると，第三腔に移動していた細胞外液が血管内に戻り，循環血液量が増加して利尿が高まる。侵襲を受けてから1〜数週間程度の時期になると，たんぱく質代謝が同化傾向となり，体液分布も正常に近くなる。

体液分布の変化に伴う臓器への影響を最小限にとどめるために，クリティカルな状態にある患者の体液管理では，水分出納の観察と確実な輸液管理を行うことが必要となる。

3 水分出納の観察

体液分布の異常を早期に発見するために，患者の重症度に応じて水分出納を算出する時間を設定する。水分出納の算出では，水分摂取量から尿量，糞便の水分量，ドレーン類からの排液量を引く。水分摂取量には，輸液・輸血量，経口や胃管からの食事・水分摂取量，胸腔・腹腔内の洗浄水が含まれる。

一方，排出量には，尿量，糞便中の水分，胃管からの排液量，ドレーン類からの排液量，創部からの出血や滲出液の量，発汗が含まれる。設定時間ごとの水分出納の算出値とその推移を観察し，体温や呼吸・循環動態との関連をアセスメントすることが重要である。

4 体重測定

クリティカルな状態にある患者では，過換気や発熱，代謝の亢進によって発汗や不感蒸

表5-4 輸液製剤の特徴と体内分布

輸液の種類	特徴
生理食塩水	血管内に投与後も細胞外液の浸透圧を変化させないため，細胞内外での水の移動は起こらない。クリティカルな状態の患者に一般的に用いられる輸液製剤の一つであるが，大量に投与すると高塩素血症，希釈性アシドーシスになることがある。
5%ブドウ糖液	血漿浸透圧と同じになるようにつくられているが，血管内に投与されたブドウ糖は分解されて二酸化炭素と水になる。水欠乏時の水補給や高カリウム血症，薬物中毒の治療などに用いられる。
乳酸リンゲル液	ナトリウム濃度は生理食塩水より少ないが，ほかの電解質が含まれている。大量投与時の高塩素血症と希釈性アシドーシスを防ぐために塩化物イオン濃度を減らし，アルカリ化剤である乳酸が加えられている。大量出血や急性の細胞外液喪失時に使用される。
開始液（1号液）	生理食塩水に5%ブドウ糖液を1：1で混合したもので，カリウムが含まれていない。そのため，腎機能障害や高カリウム血症の患者，病態が不明な患者の治療開始時の輸液として使用される。
2号液	1号液にカリウムとリンを追加したもの。電解質の補正で使用される。
維持液（3号液）	生理食塩水に5%ブドウ糖を1：2〜1：3で混合したもので，カリウムやカルシウムが加えられている。投与後は主に細胞内に分布し，体液バランスの維持に用いられる。
アルブミン製剤（25%アルブミナー）	アルブミンは分子量が大きいため血管壁を通過できない。そのため，投与した輸液の全量が血管内にとどまるため，効率よく血管内容量を増やすことができる。

泄が増加しているが，それらを測定することは困難である。そこで，体重の推移が体液管理の重要な指標の一つとなる。そのため，クリティカルな状態にある患者であっても，1日1回程度の体重測定を行う。

また，透析前後には必ず体重を測定し，除水量を算出する。循環動態が不安定な患者や立位を保持することが困難な場合は，体重計付きのベッドや臥位のまま測定できる体重計を用いて測定する。測定時は，測定条件が一定になるよう着衣や測定時間を調整する。

5 ｜ 輸液管理

輸液療法は，生体の恒常性を維持するために，体内の水分および電解質のバランスを補正することを目的として実施される。輸液製剤には，生理食塩水と5%ブドウ糖液，それらの混合やほかの内容が追加されたものがあり，患者の病態，呼吸・循環動態，身体所見，水分出納，体重，電解質の変化などから必要な輸液量と種類が決められる。

過剰な輸液や腎不全，心不全がある場合には，循環血液量が急激に増えることで，肺水腫や胸水の貯留を引き起こす可能性がある。また，輸液量が不足している場合は，組織の血流が減少し，細胞障害を起こす。輸液製剤の特徴（表5-4）を理解し，呼吸・循環動態をモニタリングすることは看護師の重要な役割となる。

▌ 3. 循環管理と看護ケア

1 ｜ クリティカルな状態にある患者の循環動態

循環を規定する心臓，血管，血液の3要素は，心収縮力，全末梢血管抵抗，心拍出量などに反映され，それらが適切に機能することで各臓器への血流が保たれる（表5-5）。侵襲を受けた生体では，交感神経−副腎髄質系を介してノルアドレナリンやアドレナリンの分

第
1
編

クリティカルケア
看護の基本

と看護展開
基盤になる理論

必要な能力

思考プロセス

5
全身管理と
日常性への支援

表5-5 循環を規定する要素と循環に与える影響

要素	循環に与える影響
心拍出量	1分間に心臓から全身に送り出される血液量のことであり，1回拍出量と心拍数により規定される（心拍出量＝心拍数（1分間）×1回拍出量）。1回拍出量は，前負荷・後負荷・心収縮力で規定される。
前負荷	心臓が収縮する直前に心室にかかる負荷のことであり，拡張期までに心室に流入した血液量。原理的には，拡張期までに心室に流入した血液量が多いほど，前負荷は増大する。
後負荷	心臓が収縮した直後に心臓にかかる負荷で，心筋の筋肉が収縮するときの心筋壁の張力のことを指す。後負荷は末梢血管抵抗，血液粘稠度，動脈の弾性などに影響される。
心収縮力	心臓が収縮しようとする性質のことで，前負荷と後負荷のもとで心筋が行う仕事量のことを指す。
全末梢血管抵抗	左心室を出た血液が受ける体循環の抵抗のことであり，末梢血管への血液の流れにくさを表す。末梢血管抵抗が大きいほど血圧は高くなり，小さいほど血圧が低くなる。
血圧の規定因子	循環動態をモニタリングする基本は血圧である。血圧によって，心臓の収縮力・拍出力，動脈壁の弾力性が判断できる。血圧と心拍出量と全末梢血管抵抗の関係は，「血圧＝心拍出量×血管抵抗」と示すことができる。血圧によって血流が保持され，全身の臓器に酸素供給が可能となる。血圧には，収縮期圧（SBP），拡張期圧（DBP），平均動脈圧（MAP）があり，SBPは出血などに影響する要因となり，DBPは冠血流量を規定する要因の一つとなる。また，MAPは臓器環流量を規定する要因となる。

泌が亢進し，心拍数（heart rate：HR）の増加，心収縮力増強，血管収縮が起こり，血圧が維持される。

しかし，そのような生体の代償機転が破綻すると，重要臓器の細胞，組織の機能を維持するために必要な酸素と栄養素を供給するための血液循環が得られなくなり，ショック，多臓器障害に陥る。

2 循環動態の観察

❶ 循環動態のフィジカルアセスメント

循環動態のフィジカルアセスメントを行うときは，重要臓器（脳・心臓・肺・肝臓・腎臓）と末梢循環への血流が維持されているかという視点で行う。患者の意識，自覚症状，皮膚色，体温，湿潤状態，浮腫，心音，呼吸音，腸蠕動音などの観察は，循環動態をモニタリングするうえで重要な手がかりとなる。

❷ 循環動態のモニタリング

侵襲を受けた生体では，循環動態が変化しやすいため，様々な測定機器を用いて患者の循環動態を経時的にモニタリングする。モニタリングでは，値の推移，患者の症状や徴候，複数のパラメーターの結果を併せて循環動態を評価することが重要である。また，測定内容によっては合併症のリスクを伴うものもあるため，合併症が起こらないように管理することも重要である。

（1）心電図

心電図モニターの3点もしくは5点誘導を用いて，持続的に心拍数，波形の変化，不整脈の種類と頻度を観察する。見逃した不整脈がないか，定期的にリコールを確認することも大切である（表5-6）。心電図モニターの電極は，体動や呼吸による胸郭の動きの影響が出ない位置に貼る。基本的にはⅡ誘導を観察するが，波形の確認が難しい場合はⅠ誘導や

表5-6 致死性不整脈・重症不整脈の特徴と波形

名称	特徴	波形
心静止	心臓の動きが停止した状態。	
心室細動 （Vf）	心室が無秩序に興奮し，心臓がポンプ機能を果たしていない状態。直ちに心肺蘇生と治療を行わなければ死に至る。	
心室頻拍 （VT）	心室を起源とする頻脈で，心室細動への移行や無脈性となることがあるため，緊急を要する。無脈性VTの場合は，直ちに心肺蘇生を行う。	
完全房室ブロック	P波とQRS波が無関係に出現する。早期に治療を行わなければ心静止に移行する可能性がある。	P波　QRS波
Ⅱ度房室ブロック （モビッツⅡ型）	PQ間隔は一定であるが，突然QRS波が消失する。早期に治療を行わなければ心静止に移行する可能性がある。	P波　QRS波　　QRS波の消失
R on T	前のT波に心室期外収縮のQRS波が重なること。VTに移行する可能性が高い。	N　N　V V V V V V V V R on TからVTへ

Ⅲ誘導を用いる。

（2）観血的動脈圧

　直接動脈を穿刺し，カテーテルを留置して連続的に動脈圧（arterial blood pressure；ABP）をモニタリングする。特に，体位変換や昇圧薬・降圧薬投与，輸液の減量または増量前後の急激な変化に注意する。また，痛みや不快感，不安などによって血圧が上昇することもあるため，患者の心身の状態と併せてモニタリングすることも重要である。

　動脈圧ライン挿入中は，出血や血腫，カテーテル関連血流感染（catheter related blood stream infection；CRBSI）の予防と異常発見のために，挿入部の安静を保ち，固定テープの剝がれの有無，刺入部の出血，腫脹，疼痛，発赤の有無を観察する。また，動脈血の逆流を予防し，正確に圧を測定するため，ゼロ点の高さが合っているか，圧バッグのヘパリン生理食塩水の圧が300mmHg以上になっているかを確認する。正常な波形でない場合は，カテーテルの屈曲や閉塞，回路内への気泡の混入の可能性があるためカテーテル全体と刺入部を確認する。

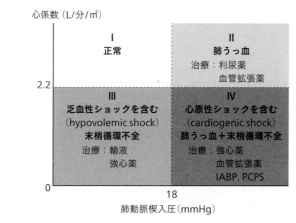

図5-5 フォレスター分類

(3) 中心静脈圧

　右心室の前負荷を表しており，循環動態の指標の一つとなる。経時的な変化を観察し，ほかの測定値との関連をアセスメントする。正確な値を測定するために，適切にゼロ点が設定されていること，測定時の体位が適切であることを確認する。

(4) スワン-ガンツ（Swan-Ganz）カテーテル

　重度の心機能低下を呈する状態のときに使用される。右心房圧，肺動脈圧，肺動脈楔入圧，血液温，心拍出量と心係数，混合静脈血酸素飽和度などを測定し，循環動態を評価する。評価には，フォレスター（Forrester）分類などを用いる（図5-5）。気胸・血胸やCRBSIなどの合併症を起こすことがあるため，挿入時および留置中の循環動態の異常，不整脈の有無，挿入中の感染徴候（発熱，挿入部の腫脹，疼痛，熱感など）に注意する。

(5) フロートラックセンサー

　動脈圧ラインに専用のセンサーを接続することで，心拍出量，心係数，1回拍出量，1回拍出量係数，1回拍出量の変化を測定することができる。

4. 循環障害の治療と看護ケア

1　薬物療法

　心拍出量を改善するために，血圧や心臓の動きに作用する薬剤が血管作動薬であり，心血管作用の違いにより薬理作用の違いが出てくる（表5-7）。カテコールアミンが循環動態に与える主な作用は，α作用が末梢血管収縮，β_1作用が心収縮力増加・心拍数増加・冠血管拡張，β_2作用が末梢血管拡張である。臨床現場で使用する血管作動薬は，これらの作用を一つだけもっているわけではなく，異なる割合でそれぞれの作用を併せもってい

第1編

クリティカルケア看護の基本

基盤になる理論と看護展開

必要な能力

思考プロセス

5 全身管理と日常性への支援
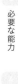

表5-7 血管作動薬

一般名	製品名（例）	特徴
アドレナリン	アドレナリン注0.1%シリンジ ボスミン®	心停止時に1mgを3〜5分間隔で投与する 昇圧・徐脈の治療では希釈して用いる
ドパミン塩酸塩	イノバン®	心収縮力増強，腎血流増加 上腸間膜血流量増加 心拍出量増加により血圧が上昇する
ドブタミン塩酸塩	ドブトレックス®	心収縮力増強により血圧を上昇させる
ノルアドレナリン	ノルアドリナリン®	強力な血管収縮作用により血圧を上昇させる

る。昇圧薬と強心薬の違いとしては，心収縮力増加や心拍数上昇が作用として出てくるβ作用が中心のものが強心薬で，血管収縮作用として出てくるα作用のある薬剤は昇圧薬となる。

2 持続的血液濾過透析（CHDF）

▶ **CHDFの目的と効果** 急性腎障害，急性肝障害や多臓器障害など循環動態が不安定な患者に対して，水分・代謝産物・薬物の除去，電解質・酸塩基の補正，病因物質を除去し症状の悪化を防ぐことを目的として行われる。

▶ **CHDF中の管理と看護ケア** 持続的血液濾過透析（continuous hemodiafiltration；CHDF）は長時間の体外循環であるため，開始時，施行中，終了後の循環動態，呼吸状態，意識レベル，凝固系（ACT），出血の有無，電解質・酸塩基濃度，水分出納，血液回路の異常の有無などを観察する。また，CHDF施行中に清拭や体位変換などを行う場合は，回路の屈曲や接続部のゆるみ，過度に引っ張られていないかなどに注意する。

3 心肺補助療法

❶大動脈バルーンパンピング（IABP）

▶ **IABPの目的と効果** 大動脈バルーンパンピング（intra aortic-balloon pumping；**IABP**）は，急性心筋梗塞などの重症冠動脈疾患や心不全症例において，バルーンの付いた大動脈内カテーテルを心臓に近い大動脈に留置し，心臓の動きに合わせてバルーンを拡張・収縮させることによって血流補助を行う装置である。心臓が拡張するとき，大動脈から血液が冠状動脈へ流入するが，この局面でIABPのバルーンが拡張することで，冠状動脈への流入が増加し心臓の低酸素血症状態を予防する。同時に，心臓が収縮するときにバルーンが閉じると，大動脈に急激な陰圧がかかることで血液が心臓から流出しやすくなり，心負荷を減らして血液を押し出す機能を補助する。心臓のポンプ機能が著しく低下した重篤な心不全の患者に対し，自己の心機能が回復するまでの間，心臓のポンプ機能を補助する。

▶ **IABP装着中の看護ケア** IABPの装着中は常に呼吸・循環動態のモニタリングを行うとともに，バルーン拡張頻度の変更前後は，呼吸・循環動態が悪化していないか観察することが重要である。

また，IABP 挿入中の主な合併症である血管裂傷，動脈解離，出血，血栓・塞栓症，CRBSI，腓骨神経麻痺，下肢虚血，溶血の徴候の有無を観察するとともに，回路の屈曲，接続はずれ，破損などがないか確認することも重要となる。

❷ 経皮的心肺補助装置（PCPS）

▶ PCPS の目的と効果　経皮的心肺補助装置（percutaneous cardio pulmonary support；**PCPS**）は，重症心不全や劇症型心筋炎，体外循環からの離脱が困難な患者に対して，循環を維持するために行われる体外循環である。大腿動脈と大腿静脈からカニューレを挿入し，遠心ポンプで体外循環を行い，静脈から脱血した血液に人工肺で酸素化を行い，動脈に挿入したカニューレで血液を体内に戻す。

▶ PCPS 装着中の管理と看護ケア　装着中は常に呼吸・循環動態のモニタリングを行うとともに，遠心ポンプの回転数や人工肺の酸素濃度の変更前後は，呼吸・循環動態が悪化していないか観察することが重要である。

また，PCPS 挿入中の主な合併症である出血，血栓・塞栓症，CRBSI，下肢虚血，溶血の徴候の有無を観察するとともに，回路の屈曲，接続はずれ，破損などがないか確認することも重要となる。

C 体温

1. クリティカルケアにおける体温管理の重要性と看護師の役割

体温は，生体にとって生命活動に不可欠である代謝の維持のために重要な要素である。また体温の異常は呼吸・循環状態にも影響を与え，全身状態の悪化を招くこともある。それとともにクリティカルな状態にある患者においては，循環動態の変化や感染症など，全身状態の変化を反映する重要な情報の一つでもある。看護師は患者の体温変化とその意味をとらえ，可能な限り患者の負荷を軽減できるよう努めることが求められる。

2. 体温がクリティカルな状態にある患者に与える影響

体温は視床下部にある体温調節中枢の働きによって熱産生と熱放散により調整され，通常は約37℃で一定に維持されている。

しかし，クリティカルな状態にある患者においては，感染症や悪性症候群，頭蓋内圧亢進などの病態により，高体温を示すことが多い。体温が1℃上昇するごとに基礎代謝は10％亢進し，呼吸，循環への負荷となる。また脳は高体温下では活動低下をきたし，42℃で脳波が平坦となる。

一方で，長時間の手術後や人工心肺使用後，体外循環による治療時，長時間の寒冷曝露患者においては低体温を示すこともある。35℃以下となるとシバリングなど寒冷反応が生じ，酸素消費量は安静時の2〜3倍に増加する。また血液凝固障害や免疫抑制，薬剤代

謝障害をきたす。脳代謝は，体温が1℃低下するごとに代謝が6 ～ 7％低下し，32℃で意識障害が著明となる。さらに徐脈や電解質異常，不整脈，血圧低下が生じ，28℃以下で心室細動・心停止が生じる。

　クリティカルな状態にある患者においては重要臓器の予備力が低下していることが多く，体温異常により負荷が大きく加わり，全身状態を著しく悪化させることがある。

▍3. クリティカルな状態にある患者の体温測定方法

1 ｜ 体温の種類

❶中枢温（核温，深部体温）

　身体の深部の温度であり，体温調節中枢のある視床下部を循環する血液の温度をモニタリングすることが可能である。外的環境の影響を受けず，比較的一定に保たれる。

❷末梢温（体表温）

　四肢の皮膚表面の温度であり，外的環境や末梢循環により影響を受ける。中枢温との較差をみることで末梢循環状態の評価指標の一つとなる。

2 ｜ 体温の測定部位と測定方法

　体温測定には様々な方法があるが，ここでは ICU で主に用いられる方法について示す。

❶中枢温（核温，深部体温）

▶ **腋窩温**　電子体温計を腋窩にはさんで間欠的に測定する。侵襲を要さず簡易に測定可能であるが，るい痩患者や発汗過多の患者，腋窩クーリング実施中の患者，大量末梢輸液中の患者，片麻痺患者などでは測定に誤差が生じることも多い。

▶ **血液温**　スワン-ガンツカテーテルに付属している温度センサーで連続的に測定する。肺動脈温を反映する。中枢温として理想である大動脈温に最も近い測定ができる。

▶ **膀胱温**　温度センサー付膀胱留置カテーテルで連続的に測定する。骨盤内臓温を反映する。

▶ **直腸温**　温度センサーを直腸内に挿入して連続的に測定する。骨盤内臓温を反映する。外気温の影響を避ける必要があり，成人では8 ～ 12cm 挿入する。腸管穿孔のリスクが伴う。

▶ **鼓膜温**　専用の耳式体温計を用いて間欠的に測定する。測定時間が約1秒と最も短く，特に小児で有用である。

❷末梢温（体表温）

　末梢皮膚温は，温度センサーを足底など末梢皮膚に貼付して連続的に測定する。

　末梢温のモニタリングを行うことで術直後や感染症罹患時などの末梢血管の収縮・拡張の程度を推測し，循環管理につなげることができる。また両側足底温のモニタリングは，鼠径部デバイス留置時やバイパス術後などの下肢血流障害の早期発見に有用である。

第
1
編

クリティカルケア
看護の基本

① 基盤になる理論
と看護展開

② 必要な能力

③ 思考プロセス

5

④ 全身管理と
日常性への支援

4. 体温管理と看護ケア

1 │ 高体温の原因と体温管理

　高体温には発熱とうつ熱があり，それぞれで発生機序が異なる。発熱は白血球からサイトカインなどの発熱物質が産生され体温中枢のセットポイントが上昇することにより生じるものであり，生体防御反応の一つといえる。一方，うつ熱は熱放散が熱産生に追いつかなくなることで生じる。

❶ 発熱の原因と体温管理

　発熱の原因は多様であるが，大きく感染性と非感染性に分けることができる（表5-8）。発熱を認めた場合，現病歴，既往歴，血液検査，熱型などから感染症か非感染症かを推定する。感染症が疑われる場合には各種培養検査や画像検査，血液検査を実施し，速やかな感染症治療を行わなければ敗血症に至り致命的となる危険性がある。非感染症の場合にも，高体温を引き起こしている原因を特定し早期に治療介入することが重要である。

　発熱による代謝亢進や酸素需要増大などの悪影響の緩和，および患者の苦痛緩和を目的として，腋窩や鼠径部，頸部など血流豊富な部位のクーリングを行う。クーリングで解熱効果が得られない場合には非ステロイド性抗炎症薬（Non-steroidal anti-inflammatory drugs：NSAIDs）やアセトアミノフェン投与による解熱が考慮される。一方で，クーリングや解熱薬投与による患者予後改善のエビデンスは乏しい。解熱は生体防御機能を妨げるともとらえられ，発熱による利益・不利益と解熱による利益・不利益のバランスを考慮してケアすることが必要である。また，特に感染症の場合には，高サイトカイン血症によって血管透過性の亢進が生じ，循環血液量の減少をきたすことが多いため十分な輸液管理が必要となる。

❷ うつ熱の原因と体温管理

　うつ熱の原因は，高温環境や多湿環境などの外部環境である。重症化すると熱中症となり，中枢神経障害，肝・腎機能障害，血液凝固異常のうちいずれか1つでも生じている場合には重症熱中症として集中治療が必要となる。この場合，速やかな冷却が必要であり，

表5-8 ICUで発熱をきたす主な原因

感染性原因	非感染性原因
● 手術部位感染 ● カテーテル関連血流感染症 ● 肺炎（人工呼吸器関連肺炎を含む） ● 心内膜炎 ● バクテリアルトランスロケーション ● *Clostridium difficile* 感染 ● 尿路感染症 ● 肝膿瘍や脳炎など化膿性病態	● 全身性炎症反応症候群 　（systemic inflammatory response syndrome：SIRS） ● 術後早期の発熱 ● 悪性高熱症 ● 肺塞栓症 ● 輸血 ● 薬物熱 ● 内分泌異常（副腎クリーゼ，甲状腺中毒症） ● 無石胆嚢炎 ● 中枢性発熱

出典／稲田英一監訳：ICUブック，第4版，メディカル・サイエンス・インターナショナル，2015. をもとに作成.

ぬるま湯を霧吹きで体幹部に吹きかけ扇風機で冷却し気化熱を利用する方法などが用いられる。また水分欠乏をきたしているため，十分な輸液が必要である。熱中症の場合，水分欠乏量がナトリウム欠乏量を上回り相対的に高ナトリウム血症を呈することがあるため，電解質補正にも注意が必要である。また重症熱中症では合併症として横紋筋融解症をきたすことがあるため，尿量や尿性状の変化には注意する必要がある。

2 │ 低体温の原因と体温管理

低体温の原因には，①長時間の寒冷刺激曝露，②高齢者や新生児，低血糖，中枢機能障害，鎮静・鎮痛薬の使用などによる体温調節機能低下，③低栄養や下垂体機能低下などによる熱産生低下，があげられる。低体温時には，低体温による合併症を予防・治療するとともに復温を行う。毛布や室温調整での保温では効果が得られないことも多く，その場合には加温を行う。加温には保温マットや温風加温システム，赤外線ヒーターを用いる体表面加温法と，加温輸液や暖気吸入，臓器温液体灌流，体外循環加温装置の使用などによる体腔内加温法がある。急激な復温は，末梢血管拡張に伴う循環血液量低下や中枢温低下，電解質異常による血圧低下や致死性不整脈をきたすこともあり，注意深いモニタリングが重要となる。また，治療の一環としてあえて低体温で管理することもある（**Column** 参照）。

D 栄養管理

1. クリティカルケアにおける栄養管理の重要性と看護師の役割

クリティカルな状態にある患者の栄養管理は，感染性合併症の予防において重要な意味をもつ。また長期のクリティカルな状態にある患者に対する栄養管理は，生理的機能維持のために不可欠な要素の一つであるだけでなく，リハビリテーション，回復促進のためにも重要である。看護師には，栄養管理中の合併症を予防し安全に管理すること，病状変化

Column 心肺蘇生後患者に対する脳低体温療法

心肺停止後に心拍再開が得られた患者で意識障害を有する場合には，脳虚血，低酸素の期間に対して神経を防御し，予後を改善する目的で脳低体温療法が推奨されている。目標体温を32 〜 36℃に設定し，その体温に達してから少なくとも24時間維持する目標体温管理を行う。特に，重症低酸素脳症が懸念される患者に対しては，脳保護や頭蓋内圧亢進抑制を目的として一定期間32 〜 34℃の低体温で管理することがある。冷却から復温までの体温管理には専用機器を用いることが多い。

冷却時には低カリウム血症・低マグネシウム血症などの電解質異常，徐脈，耐糖能異常，血球減少，皮膚障害に留意する。また復温時には血圧低下，高カリウム血症，低血糖，高体温に留意する。

第
1
編

クリティカルケア
看護の基本

基盤になる理論
と看護展開

必要な能力

思考プロセス

5
全身管理と
日常性への支援

や活動量変化をとらえた適切な栄養管理を実践することが求められる。

2. クリティカルな状態にある患者の栄養状態

1 侵襲時の栄養状態の変化と生体への影響

　クリティカルな状態にある患者は，手術や慢性疾患の増悪（ぞうあく），感染，外傷など様々な侵襲（しんしゅう）下におかれている。生体では侵襲の大きさに相関して炎症性メディエーターが放出され，サイトカインやストレスホルモンの産生が亢進する。これらの産生・亢進によって，筋たんぱく質異化によるアミノ酸を基質とした糖新生と脂肪組織からの脂肪酸放出により内因性エネルギーが供給される。そして侵襲から回復していくとサイトカインやストレスホルモンの産生は減少し，たんぱく異化からたんぱく同化へと移行する。この一連の変化は生体が侵襲を乗り越えるための生理的反応といえる。また，侵襲期は重症であるほどたんぱく異化亢進が生じ，過剰栄養（over feeding）となりやすい。侵襲後に適切な栄養管理を行わなければ異化亢進は持続し，呼吸筋などの筋肉量の減少，免疫機能低下，創傷治癒遅延，臓器機能障害など，あるいは感染性合併リスクが増大し，死亡率は増加する。

　また絶食の持続は腸管粘膜を萎縮させ，腸管粘膜上皮のバリア機能の破綻をもたらす。これにより腸管内の細菌がバリアを通過し，血流やリンパ流に乗って体内に侵入して感染を引き起こし，全身状態を悪化させる。これをバクテリアルトランスロケーション（bacterial translocation：BT）といい，予防には早期の経腸栄養投与が鍵となる。

2 異化亢進時の栄養代謝

❶ エネルギー需要量の増大

　侵襲直後〜約24時間は干潮期とよばれ，一時的に安静時エネルギー需要量は低下する。約24〜48時間後からは満潮期とよばれ，炎症性サイトカインやストレスホルモンが増加し，組織修復のために安静時エネルギー需要量は増大する。侵襲の程度により増大の程度も変化するが，最重症患者においては通常の2倍程度にもなるとされる。

❷ たんぱく異化亢進・負の窒素バランス

　エネルギー需要量の増大に対して，生体はたんぱく異化を亢進させることで内因性エネルギーの供給を増大させる。異化亢進時には，生体内で合成されるたんぱくよりも破壊・消耗されるたんぱくが上回り，排泄される窒素量は増加するため負の窒素バランスとなる。侵襲から1〜数週間経過するとたんぱく異化亢進はしだいに治まり，たんぱく同化へと移行し，正の窒素バランスに転じる。

❸ 高血糖

　侵襲時にはカテコールアミン，糖質コルチコイド，グルカゴン，成長ホルモンの分泌が亢進する。これにより，肝臓でのグリコーゲンの分解，たんぱく異化亢進による糖新生，脂肪分解による糖新生が促進する。一方でインスリン感受性は低下し，末梢組織でのブド

ウ糖利用は低下する。これらの結果，侵襲時には高血糖状態となる。

▎3. 栄養管理と看護ケア

クリティカルな状態にある患者への栄養投与では，侵襲によって生じる代謝変動に応じて，熱量およびアミノ酸量のバランスを適正化することが課題となる。また，同時に誤嚥や感染，高血糖など栄養投与に伴う合併症を予防することが必要である。

1 ┃ 栄養状態の評価

前述したように，侵襲時には，その程度によりたんぱく異化や糖新生により内因性エネルギーが供給される。この内因性エネルギーがどの程度供給されているかを測定する方法は確立していない。また通常評価指標となる体重の増減は，クリティカルな状態にある患者では全身浮腫を生じやすいために指標とできない。侵襲期においては，有効とされる複数の生化学的指標および入室前の栄養状態，重症度などから総合的に栄養評価を行うことが必要となる（表5-9）。

また栄養状態の評価は入室時，栄養投与開始時，および栄養投与開始後において定期的に行う必要がある。これは侵襲後のたんぱく異化亢進からたんぱく同化へのシフトや覚醒状況，リハビリテーションなどによる活動量の増加など，患者の全身状態の変化をタイムリーにとらえた栄養管理が必要なためである。

2 ┃ 栄養投与の方法

❶ 開始時期

「日本版重症患者の栄養療法ガイドライン」[6] において，経腸栄養は ICU 入室 24 ～ 48 時間以内に開始することが推奨されている。重症患者に対する早期の経腸栄養開始によ

表5-9 侵襲期に有効と考えられる生化学的栄養指標

窒素バランス	摂取したたんぱく質の含有窒素量と，体外に排泄された総窒素量の差 窒素バランス＝アミノ酸投与量（g/ 日）/6.25 －尿素窒素（g/ 日）× 5/4 正の場合：同化が優位な状態→投与たんぱく量は十分と判断 負の場合：異化が優位な状態→投与たんぱく量は不十分と判断
RTP （rapid turnover protein）	①プレアルブミン：半減期 3～ 4 日 ②トランスフェリン：半減期 7 日。ただし貧血で高値。 ③レチノール結合たんぱく：半減期 0.5 日。ただし腎障害で高値。 半減期が 21 日であるアルブミンよりも，急性期評価に適する。
呼吸商 （respiratory quotient：RQ）	間接熱量計を用いて，呼気中の酸素・二酸化炭素濃度と容積から安静時エネルギー消費量を算出する。投与エネルギーの適正化に有用である。
コレステロール （LDL，HDL-Cho）	低値は糖質の不足や枯渇により脂質がエネルギー源として利用されていることを示す。すなわちエネルギー供給不足と判断される。
3 メチルヒスチジン （3-MeHis）	骨格筋のたんぱく質分解により生じるアミノ酸であり，新たなたんぱく質合成に利用されることなく尿中に排泄される。そのため筋たんぱく質の異化量を反映する。異化亢進持続，低栄養持続にて高値となる。
ビタミン・微量元素 （亜鉛，銅など）	侵襲期に欠乏しやすく必要量が増加する。 亜鉛の欠乏はたんぱく質の分解・合成をもたらす。

出典／宮坂友美：侵襲期における栄養評価・栄養スクリーニング，急性・重症患者ケア，2（2）：272-279，2013．をもとに作成．

第
1
編

クリティカルケア
看護の基本

基盤になる理論
と看護展開

必要な能力

思考プロセス

5
全身管理と
日常性への支援

り，感染性の合併症減少および死亡率低下[7]も報告されている。静脈栄養法の場合の望ましい開始時期は明確にされていないが，患者の病態や侵襲度，栄養状態から総合的に判断して開始を検討することが必要である。

❷投与経路の選択

（1）経腸栄養法

経鼻チューブ，胃瘻，腸瘻を介して直接消化管に栄養剤を投与する方法である。経鼻チューブの場合，吸収不良や通過障害など嘔吐・逆流のリスクが高い患者では，チューブの先端を胃内ではなく十二指腸内まで進めて使用する。経腸栄養法は，BTの予防や侵襲に対する代謝亢進反応の抑制，腸管免疫・全身免疫の維持などの利点が期待できる。そのため腸閉塞，腹膜炎，嘔吐，急性膵炎，短腸症候群，呼吸・循環動態が安定しないなど経腸栄養を禁忌とする病態がない限り第一選択とする。

（2）静脈栄養法

経腸栄養が禁忌である患者では，静脈カテーテルを介して静脈栄養輸液を投与する。短期間の場合には末梢静脈栄養が行われることもあるが，7日間を超えるような長期間の静脈栄養管理が必要な場合には中心静脈栄養とする。中心静脈は末梢静脈に比べて血管が太く血流量も豊富であるため，高濃度輸液の投与が可能である。経腸栄養法のみでは栄養投与が不十分な場合に，中心静脈栄養を併用する場合もある。

最近では末梢静脈から挿入したカテーテルの先端を中心静脈に留置するPICC（peripherally inserted central catheter）が用いられることも多い。PICCは，中心静脈カテーテルと比較して挿入時の気胸合併症リスクがなく，またCRBSIのリスクが低いことが特徴である。

❸投与メニューの設計

経腸栄養剤および高エネルギー輸液剤は多岐にわたる。それぞれでエネルギー量，たんぱく質量，水分量，電解質などが異なっており，病態別に調整され設計されたものもある。栄養剤の特徴を理解し，患者の状態に応じて選択・組み合わせを行い使用する。表5-10に主な病態別経腸栄養剤とその特徴を示す。

特に，クリティカルな状態にある患者においては，適切なエネルギー量，たんぱく質量

表5-10 病態別経腸栄養剤

	製品名	特徴
免疫調整	メイン®，インパクト®	免疫増強作用を有するグルタミン，アルギニンなどを強化
腎不全	レナウェル®3，リーナレンMP®	高エネルギー，低たんぱく，低カリウム，低リンの設計
肝不全	アミノレバンEN®，ヘパンED®	必須アミノ酸を多く含有し，アルブミン合成を促進
呼吸不全	プルモケア®-Ex	呼吸商を考慮した高脂肪低糖質の設計
耐糖能異常	グルセルナ®-REX，タピオン®	脂質エネルギー比を増加したり，吸収しにくい糖質にするなどして血糖の急上昇を抑制
炎症性腸疾患	エレンタール®，エンテミール®R	窒素源は結晶アミノ酸のみで構成され吸収が容易

出典／道又元裕編：クリティカルケア実践の根拠，照林社，2012，p.242-249．をもとに作成．

を設計することが重要である。また，脂肪，ビタミンや微量元素を加えて設計する。

（1）エネルギー量

間接熱量計を用いた安静時エネルギー量の測定が望ましい。間接熱量計がない場合には，ハリス-ベネディクト（Harris-Benedict）の式により求めた基礎エネルギー消費量に侵襲係数と活動係数を乗じる方法で代用する方法がある（表5-11）。また，25〜30kcal/kg/日の簡易式計算を用いてもよい。急性期の初期1週間程度は，エネルギー消費量よりも少なめにエネルギーを投与することが望ましい。これは過剰エネルギー投与（overfeeding）によって惹起されるグルコース毒性と栄養ストレスを避けるためである。侵襲下ではたんぱく異化亢進と糖新生により内因性エネルギー供給が行われるため，「エネルギー必要量＝内因性エネルギー供給量＋外因性エネルギー供給量」となるよう栄養設計する必要があり，必要量と同等のエネルギー量を投与すると overfeeding が導かれ，患者に有害となる可能性がある。

（2）たんぱく質

効率よくアミノ酸からたんぱく合成が行われるためには，必要エネルギー量と窒素（アミノ酸）のバランスが至適である必要がある。そのため，糖質や脂質に由来するエネルギーである非たんぱく熱量（non-protein calorie：NPC）と，たんぱく質に含まれる窒素量（nitrogen：N）のバランスである NPC/N 比が適正であることが重要となる。非侵襲下においては最も効率よくたんぱく合成ができるバランスは NPC/N 比＝150〜200とされる。

しかし，クリティカルな状態にある患者においては至適 NPC/N 比は病態や疾患により異なる。高度侵襲下でたんぱく異化亢進状態にある場合には80〜150程度が至適となる。一方，腎不全患者では窒素排泄が低下するため窒素投与量の制限が必要となり，NPC/N比は300〜500と高めが至適となる。患者の状態をとらえ，栄養状態の評価を行いながら設計する必要がある。

表5-11 エネルギー必要量の算出方法

Harris-Benedict の式
　男性：66.47+13.75 ×体重（kg）＋ 5.00 ×身長（cm）－ 6.76 ×年齢
　女性：655.1+ 9.56 ×体重（kg）＋ 1.85 ×身長（cm）－ 4.68 ×年齢

活動係数：活動に応じて1.0〜1.8
　ベッド上安静：1.0　歩行可能：1.2　労作あり：1.4〜1.8

侵襲係数：重症度に応じて1.0〜2.0
　術後（3日間）：軽度 1.2，中程度 1.4，高度 1.6，超高度 1.8
　熱傷：熱傷範囲 10% ごとに 0.2 ずつ up（最大 2.0）
　臓器障害：1.2 ＋ 1 臓器につき 0.2 ずつ up（4臓器以上は 2.0）
　発熱1℃：1.0〜 2.0

出典／福村早代子，他：投与カロリーの算出と投与栄養素の決定，medicina，43（5）：742-746，2006．をもとに作成．

第1編

クリティカルケア看護の基本

基盤になる理論と看護展開

必要な能力

思考プロセス

5 全身管理と日常性への支援

3 ｜ 血糖管理

高血糖状態は炎症性サイトカイン産生の増加や酸化ストレスをもたらす。これにより免疫機能低下，浸透圧利尿に伴う循環血液量減少，炎症悪化，血管内皮細胞障害，凝固線溶障害，肝機能障害などの種々の障害を助長する。このため栄養投与時の血糖管理が不可欠である。

クリティカルな状態にある患者では，180mg/dL 以上の高血糖を呈した場合にインスリン投与を開始し，目標血糖値を 80 ～ 110mg/dL とする強化インスリン療法は行わないことが推奨される。この背景には，強化インスリン療法により重症低血糖の発症頻度が有意に上昇[7),8)]し，さらには死亡率が増加した[9)]という研究報告がある。よって目標血糖値は144 ～ 180mg/dL として管理することが推奨されている。

血糖変動の大きい侵襲期においては，持続インスリン静注による管理が望ましい。インスリン使用時には，目標血糖値内に安定している場合には4時間ごと，安定していない場合には1時間ごとの血糖値測定が推奨される。重症患者はインスリン投与による血糖変動も大きく，さらには鎮静や意識障害から低血糖症状を見落としやすい。低血糖もまた患者予後を悪化させるため，注意深い観察と血糖変動の予測が必要である。

4 ｜ 栄養管理における看護ケア

❶ 経腸栄養管理中

経腸栄養中には，頭側を30°～ 45°挙上するなど体位の工夫や吸収状況の確認を行い，嘔吐や逆流による誤嚥予防に努める必要がある。加えて，クリティカルな状態にある患者は，活動低下や麻薬・鎮静薬の使用により便秘を生じやすいため，排便コントロールを行うことも重要となる。経腸栄養中に嘔吐や下痢を認め難渋する場合には，減量や中止を検討する必要がある。また栄養剤中のたんぱく成分が固まるなどしてチューブ閉塞をきたすことがあるため，定期的な通水により閉塞予防を行う必要がある。

❷ 静脈栄養管理中

末梢静脈栄養では血管痛や静脈炎に，中心静脈栄養では長期留置による CRBSI などに留意し観察する。クリティカルな状態にある患者の多くは，鎮静下であることや意識障害により自覚症状を訴えることが困難である。そのため，看護師が管理を怠れば，静脈炎や感染，計画外抜去など患者に不利益が生じるリスクがあることを忘れてはならない。

❸ 嚥下機能の維持・回復・評価

多くの場合，侵襲期には全身状態や治療のために経腸栄養や静脈栄養が行われるが，全身状態が改善すれば経口栄養摂取に移行する。しかし意識障害患者，長期絶食や気管挿管を必要とする重症患者では嚥下機能が低下するとともに，咳嗽反射の低下を生じることが少なくない。口腔器官の筋力低下・拘縮・感覚低下の予防を目的とする口・舌・頬の訓練，嚥下反射訓練であるアイスマッサージは人工呼吸管理中などにおいても実施できる嚥

下リハビリテーションである。また口腔ケアは口腔内清潔を保つのみではなく，口腔内観察により動揺歯や口腔内乾燥，歯周病やう歯など咀嚼・嚥下のためのアセスメントの機会としても有効である。必要時には歯科受診を検討し，早期に対処をする。咀嚼・嚥下機能を維持・回復するために，早期から継続的に介入することが必要である。

経口摂取開始時には誤嚥リスク低減のために嚥下スクリーニングテストや嚥下画像検査による嚥下評価を行う。多くの場合，専門医や摂食・嚥下チームが嚥下評価を実施している。専門チームと協働し，生活の中でケアが継続できるよう図ることも看護師の役割である。

E 代謝管理

1. クリティカルケアにおける代謝管理の重要性と看護師の役割

重症患者において，からだの恒常性を保つためには，電解質管理，酸塩基平衡，血糖，水分出納，浸透圧，体温を適正に保つことが重要である。重症患者では，これらが維持できない状態になっており，これを適正にモニタリングしコントロールすることが重要になる。水分出納と体温管理については他項に譲り，ここではそれ以外について解説する。

2. 代謝管理と看護ケア

1 電解質管理

電解質は，主にナトリウム（Na^+），カリウム（K^+），クロール（Cl^-），カルシウム（Ca^{2+}），マグネシウム（Mg^{2+}），重炭酸（HCO_3^-）などのミネラルを指す。重症患者は電解質バランスが崩れることが多く，適切なコントロールが必要になる。

❶ カリウム（K^+）

K^+は，神経・筋肉の活動，特に心臓の収縮に対して敏感に影響する（表5-12）[10]。したがって，血清カリウムを適正に保つことが重要である。ICUでは，定期的に血液ガス分析装置でカリウムを測定しながら，補正を行う。

高カリウム血症では，四肢のしびれ感，脱力感，弛緩性麻痺，不整脈，心電図（electro-

表5-12 カリウム異常の発生理由

高カリウム血症	低カリウム血症
• 保存血の輸血や輸液による過剰注入	• Kの摂取不足
• K^+の過剰経口摂取	• アルカローシス
• 生体内・生体外溶血	• 嘔吐，下痢
• アシドーシス，組織壊死	• アルドステロン高値
• 低アルドステロン症	• 多尿
• 乏尿，無尿	

出典／河合忠，他：異常値の出るメカニズム，第7版，医学書院，2018，p.127-130. をもとに作成.

cardiogram；ECG）上でテント状に尖った T 波がみられ，さらに高カリウム血症が進むと心停止を起こす。低カリウム血症では，脱力感，弛緩性麻痺，神経過敏，昏睡，ECG 上は T 波の平坦化，U 波出現・ST 低下がみられる[10]。

低カリウム血症であれば，輸液剤にカリウム製剤を希釈して微量点滴で補正をする。急速に補正すると高カリウム血症を起こし，生命の危険を伴うので KCl やカリウム製剤を静脈注射で急速に投与することは，絶対に避けなければならない。

K^+ は尿中に排泄されるため，尿量が多いと低下する。また，インスリン使用時には細胞内液に K^+ が取り込まれるため，低下する。それらを総合的にアセスメントしながら補正を行う必要がある。また，心電図にも注意を払い，先に示すような変化があったら，K を測定し異常を早期に発見する必要がある。

❷ ナトリウム（Na^+）

Na^+ は，体内の浸透圧を規定する。Na^+ のバランスが崩れると水電解質バランスが不均衡になり，様々な問題を引き起こす（表5-13）。

重度の**高ナトリウム血症**では，傾眠，見当識障害，頻脈，血圧低下，**低ナトリウム血症**では，意識障害，痙攣などを引き起こす。高ナトリウム血症は飲水や輸液によって容易に改善できるが，低ナトリウム血症は何が原因で起こっているのかをアセスメントする必要がある。腎不全，ネフローゼ症候群などの浮腫性疾患の場合は Na^+ の制限と利尿薬の投与を行い，脱水であれば体液量を正常に戻す。抗利尿ホルモン不適合分泌症候群（syndrome of inappropriate ADH secretion；SIADH）であれば水分制限を行う。重篤な低ナトリウム血症に対して Na 製剤で補正を行う場合，急速に補正すると橋中心部神経細胞の細胞内脱水による非可逆的な中枢神経障害を引き起こす可能性があるため緩徐に行う必要がある[11]。

❸ カルシウム（Ca^{2+}）

Ca^{2+} は，高値になると口渇，食欲不振，悪心・嘔吐，倦怠感，脱力感，多尿，血圧上昇，心電図異常（QT 短縮）などの症状が現れ，低値では神経・筋肉系の興奮の増加（テタニー，痙攣など）や心電図異常（QT 延長，T 波増高）などの症状が現れる。

Ca^{2+} の調節は，副甲状腺ホルモンとビタミン D が大きく関与する。異常値の場合，ビタミン D（腸管の Ca^{2+} 吸収，腎臓の Ca^{2+} 再吸収の促進），ビタミン A（骨吸収促進），サイアザイド系利尿薬（腎尿細管の Ca 再吸収促進）などが関与していないかを検討する。低アルブミン

表5-13 ナトリウム異常の発生理由

高ナトリウム血症	低ナトリウム血症
• 水分喪失（不感蒸泄や発汗の増加，尿崩症など） • Na の過剰負荷や摂取 • Na 貯留（原発性アルドステロン症，クッシング症候群）	• Na 喪失 　− 腎性 Na 喪失（利尿薬の使用，アジソン病） 　− 腎外性 Na 喪失（消化管からの喪失，高度熱傷） • 多飲症など • 腎不全，ネフローゼ症候群 • 心不全 • SIADH

出典／大久保昭行，井上智子編：わかる！検査値とケアのポイント，第2版，医学書院，2015，p.140-143. をもとに作成.

血症がある場合，見かけ上は低カルシウム血症を示すため注意を要する[12]。

❹ マグネシウム（Mg²⁺）

Mg^{2+}は，高値になると筋弛緩から呼吸停止に至る可能性があり，徐脈・低血圧，完全房室ブロックなどを引き起こす。Mg^{2+}低値の場合は，筋痙攣，テタニー，不整脈，呼吸困難などをもたらす可能性がある。疑われる場合には，呼吸・循環のモニタリングが必要である[13]。

2 | 酸塩基平衡管理

血液の pH は生体内部環境の恒常性を保つため，常に一定の値をとるように酸-塩基の平衡が保たれている。基準値は7.40 ± 0.05で，7.45より高い状態を**アルカローシス**，7.35より低い状態を**アシドーシス**という。この調節に関与するのは，呼吸で調節される$PaCO_2$と腎臓で調節されるHCO_3^-である。

▶ **アルカローシス** 一時的変化として$PaCO_2$が低下する呼吸性アルカローシスと，HCO_3^-が上昇する代謝性アルカローシスがある。

▶ **アシドーシス** 一時的変化として$PaCO_2$が上昇する呼吸性アシドーシスとHCO_3^-が低下する代謝性アシドーシスに分類され，さらに代償性，非代償性や急性，慢性に分類される。

臨床では base excess（BE）が使用され，基準値 − 2 〜 + 2 mEq/L で，プラスなら代謝性アルカローシス，マイナスなら代謝性アシドーシスを疑う[14]。

代謝性の異常は，肺の換気量を増減させることにより速やかに行われるが，呼吸性の異常については，腎臓でのHCO_3^-の排泄や再吸収が遅いため，1 〜 2日遅れる[14]。

腎不全や糖尿病性ケトアシドーシスにより代謝性アシドーシスが起こっている場合，$PaCO_2$を低下させることによりアシドーシスを改善しようとする。そのために過換気となる。したがって，呼吸数が増加しているときは，代謝性アシドーシスを引き起こしているサインの場合もあるため，呼吸数の測定に続いてさらなるアセスメントを行う必要がある。

3 | 血糖管理

重症患者では，ストレスホルモンの分泌が亢進し**急性期高血糖**の状態になる。200mg /dL以上の高血糖状態が続くと白血球の機能低下が生じ，感染防御能の低下，高浸透圧による中枢神経障害や臓器障害が進行する[15]。**血糖管理**は，患者の予後に影響を与える重要なケアである。

現在，血糖値の目標を150mg 程度に管理するのが良いといわれている[15]。インスリンを使用して管理する場合は，特に低血糖に注意する必要がある。ICU では動脈血採血により，血液ガス分析器を用いて測定されることが多い。ICU での測定間隔は数値が不安定な時期は1時間ごと，安定したら4時間ごとというプロトコールが推奨されている[14]。ICU での血糖管理は主に速効型インスリンと超速効型インスリンを使用し，皮下注射で

はなく微量点滴で行われる。

　看護師は，数値だけに頼るのではなく，低血糖のサインなどを見逃さないように注意する必要がある。70mg/dL になると，冷汗，振戦，頻脈（ひんみゃく）などの交感神経症状，不安感，頭痛，悪心などが現れる。また，30mg/dL 以下になると痙攣や意識障害などを引き起こし，心肺停止になることもある。いつもと違う患者の状態をみたら，低血糖を疑うことが重要である。

Ｆ 鎮痛・鎮静管理

1. クリティカルケアにおける鎮痛・鎮静管理の重要性と看護師の役割

　ICU 入室患者は様々な侵襲（しんしゅう）的な手技，鎮静をはじめとする薬物療法，各種モニタリングなどを施され，昼夜の区別がつきにくい非日常的な光や音環境にさらされる。このようななか，多くの患者が幻覚や妄想，混乱，記憶の消失などを体験する。また，せん妄を引き起こし，体内留置物の自己抜去やベッドからの転落などの有害事象が発生する。退院後も ICU での体験をゆがんだ記憶として維持し続け，社会生活において心的外傷後ストレス障害（post traumatic stress disorder：PTSD）や不安，うつ症状など様々な心理的影響が残る人がいる[16),17)]。したがって，ICU 入室中の苦痛やストレスの軽減が必要である。

2. 鎮痛と看護ケア

1 鎮痛管理の意義

　疼痛（とうつう）とは，「実際に何らかの組織損傷が起こったとき，あるいは組織損傷が起こりそうなとき，あるいはそのような損傷の際に表現されるような，不快な感覚体験（sensory experience）および情動体験（emotional experience）」と定義されている[18)]。疼痛が治療されなければ，本来防ぐことができたはずの機能低下，疲労，うつ，希望の喪失，QOL の低下など様々なマイナスの影響が生じる。

　一方で疼痛管理をすれば在院日数の短縮，再入院の減少，臨床成績の改善，患者の快適さの改善など様々な効果が得られる。特に急性期病棟では，適切な疼痛管理を行えば，創傷や疾病からの速やかな回復，機能改善，より良い治療成績が得られるといわれている[19)]。

　また，痛みは，侵害刺激に対する警告信号でもあるため，痛みを適切にアセスメントして，原因を追究し，異常の早期発見と対処につなげる必要がある。

痛みは，患者の主観的な感覚であり，第三者が把握することは難しい。患者が「痛みがある」と訴えれば，痛みがあるものとして対応する。わが国では，痛みを定期的に評価するということが一般的には行われてこなかったが，近年では，第5のバイタルサインとして，痛みを伴う治療が行われていなくても痛みの有無を評価することが推奨されている。

❶ 疼痛スケールでの評価

痛みを客観的に評価するために，疼痛スケール（表5-14）を使用する。患者が会話可能で，意識が清明であれば，**数値評価スケール**（numeric rating scale：**NRS**）や**視覚的評価スケール**（visual analogue scale：**VAS**）を使用し，疼痛の強さを数値で表してもらう[20]。

数値で表すことができない小児などの場合は，**表情評価スケール**（face rating scale：**FRS**）などを活用する。人工呼吸器装着などで会話ができない，鎮静されている状態の場合など自己申告が不可能な患者の場合では，**BPS**（behavioral pain scale，表5-15）や**CPOT**（critical care pain observation tool，表5-16）などを活用する[21]。

▶ **NRS** 痛みの段階を0 〜 10の数値で表し，痛みがまったくない状態を0，最大の痛みを10（あるいは5）としたとき，今の痛みの程度を選んでもらう方法。口頭で数値を選んでもらうこともできる。

▶ **VAS** 10cmの線を引き，左（0）を痛みのない状態，右（100）を想像できる最大の痛みとして，現在感じている痛みの強さに印を付ける方法。

表5-14 疼痛スケール

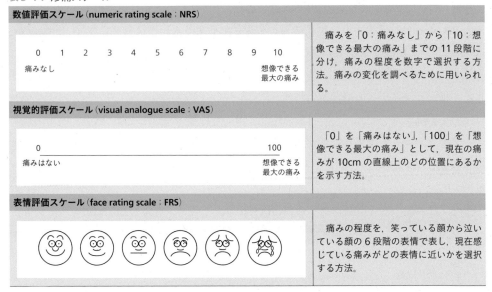

数値評価スケール（numeric rating scale：NRS）	
0　1　2　3　4　5　6　7　8　9　10 痛みなし　　　　　　　　　　　　　　　想像できる 　　　　　　　　　　　　　　　　　　最大の痛み	痛みを「0：痛みなし」から「10：想像できる最大の痛み」までの11段階に分け，痛みの程度を数字で選択する方法。痛みの変化を調べるために用いられる。
視覚的評価スケール（visual analogue scale：VAS）	
0　　　　　　　　　　　　　　　　　　100 痛みはない　　　　　　　　　　　　　　想像できる 　　　　　　　　　　　　　　　　　　最大の痛み	「0」を「痛みはない」，「100」を「想像できる最大の痛み」として，現在の痛みが10cmの直線上のどの位置にあるかを示す方法。
表情評価スケール（face rating scale：FRS）	
（表情イラスト）	痛みの程度を，笑っている顔から泣いている顔の6段階の表情で表し，現在感じている痛みがどの表情に近いかを選択する方法。

表5-15 behavioral pain scale（BPS）

項目	説明	スコア
表情	穏やかな	1
	一部硬い（たとえば，まゆが下がっている）	2
	まったく硬い（たとえば，まぶたを閉じている）	3
	しかめ面	4
上肢	まったく動かない	1
	一部曲げている	2
	指を完全に曲げている	3
	ずっと引っ込めている	4
呼吸器との同調性	同調している	1
	時に咳嗽，大部分は呼吸器に同調している	2
	呼吸器とファイティング	3
	呼吸器の調整が利かない	4

出典／Payen, J.F., et al.：Assessing pain in critically ill sedated patients by using a behavioral pain scale. Crit Care Med, 29（12）：2258-2263, 2001，一部改変.

表5-16 critical care pain observation tool（CPOT）

指標	状態	説明	点
表情	筋の緊張がまったくない	リラックスした状態	0
	しかめ面・眉が下がる・眼球の固定，まぶたや口角の筋肉が萎縮する	緊張状態	1
	上記の顔の動きと眼をぎゅっとするのに加え固く閉じる	顔をゆがめている状態	2
身体運動	まったく動かない（必ずしも無痛を意味していない）	動きの欠如	0
	緩慢かつ慎重な運動・疼痛部位を触ったりさすったりする動作・体動時注意をはらう	保護	1
	チューブを引っ張る・起き上がろうとする・手足を動かす／ばたつく・指示に従わない・医療スタッフをたたく・ベッドから出ようとする	落ち着かない状態	2
筋緊張（上肢の他動的屈曲と伸展による評価）	他動運動に対する抵抗がない	リラックスした	0
	他動運動に対する抵抗がある	緊張状態・硬直状態	1
	他動運動に対する強い抵抗があり，最後まで行うことができない	極度の緊張状態あるいは硬直状態	2
人工呼吸器の順応性（挿管患者）	アラームの作動がなく，人工呼吸器と同調した状態	人工呼吸器または運動を許容している	0
または	アラームが自然に止まる	咳きこむが許容している	1
	非同調性：人工呼吸の妨げ，頻回にアラームが作動する	人工呼吸器に抵抗している	2
発声（抜管された患者）	普通の調子で話すか，無音		0
	ため息・うめき声		1
	泣き叫ぶ・すすり泣く		2

出典／Gélinas, C., Johnston, C.：Pain assessment in the critically ill ventilated adult；validation of the Critical-Care Pain Observation Tool and physiologic indicators, Clin J Pain, 23（6）：497-505, 2007，一部改変.

❷バイタルサインでの評価

　痛みの有無をバイタルサインのみで評価することは推奨されていない。痛みが強いときは頻脈になるなど変化することはあるが，バイタルサインの変化が痛みの程度を示す信頼できる指標とはならない。

　ただし，バイタルサインの変化をきっかけとして客観的な評価指標で測定することはできる[22]。

❶薬物的方法

薬物は主に，オピオイド（モルヒネ塩酸塩水和物やフェンタニルなど），オピオイド拮抗性鎮痛薬（塩酸ペンタゾシンなど），解熱消炎鎮痛薬（アセトアミノフェンやアスピリンなど）が使用される。内服薬と注射薬では効果発現時間や半減期が異なるため，投与後は薬物ごとに適切な時間経過の後に痛みの再評価を行う。

手術後などでは，**患者自己調節硬膜外鎮痛法**（patient controlled epidural analgesia；**PCEA**）あるいは**患者自己調節鎮痛法**（patient controlled analgesia；**PCA**）により，患者自身が痛みをコントロールする方法がある[23]。痛みを感じたときに患者自身がボーラスで投与することができ，また，必要以上に投与量が過剰になることはない。患者に使用方法などをよく説明して有効に使用できるように配慮する。

❷処置を行う際のコントロール

痛みを伴うことが予測される処置を行う場合は，痛みを軽減するために，**先行性鎮痛**や**非薬物的介入**（リラクセーションなど）を施行する[23]。その際には，処置の前後で疼痛評価を行う。また，痛みを伴う処置であること，適切な鎮痛を行うこと，痛ければ遠慮なく伝えることを事前によく説明し，痛みを我慢する必要はないと理解してもらうことが必要である。

❸非薬物的方法

薬物に頼るだけではなく，看護ケアによって疼痛の軽減を図ることが重要である。非薬物的方法は様々なものがあるが，エビデンスレベルが高いものは存在しない。効果を評価しながら工夫して，有効な方法を行っていく。

（1）痛みの閾値を上げる看護ケア

生体に反応を引き起こす最小の刺激の強さを**閾値**という[24]。閾値には個人差があり，また疼痛が繰り返されると閾値は低下する。閾値を低下させるものとして，不快感，不眠，疲労，不安，怒り，悲しみ，抑うつ，孤独感などがある[24]。これらを取り除くような看護ケアを検討する。そばにいる，話を聞くなどコミュニケーションを深め，その他，緊張を和らげるためのリラクセーションやマッサージ，音楽なども効果があるかもしれない。

（2）ポジショニング

手術部位や方法，各種ドレーンの挿入部位などによって，痛みは様々である。体位によって痛みが緩和したり増強したりする。痛みが緩和する体位を見つけ，患者に適切な体位をとる。反対に，痛みが強くて体位変換ができないとき，褥瘡予防や呼吸理学療法，リハビリテーションなどのために必要な体位がとれないときは，薬物療法を行うことも考慮する。

（3）冷罨法・温罨法

冷罨法・温罨法も疼痛緩和の手段となるが，有害になる場合もあるので，医師とよく相

談して行う。炎症による疼痛がある場合は冷罨法が有効かもしれないが，手術部位の血流を担保したい時期に冷罨法を行うと，血流が低下して創の治癒を妨げることもある。

（4）体内付属物の管理

体内に挿入されているドレーンなどが痛みを引き起こしている場合がある。ドレーン挿入部の固定や排液バッグの位置などを工夫し，痛みが軽減する方法を検討する。

■ 3. 鎮静と看護ケア

1 | 鎮静の適応

ICUや急性期治療を行う環境下では，患者に侵襲的な処置が行われ，また，昼夜の区別がつかないような光環境，アラーム音などの特殊な音環境に置かれ，様々な苦痛を伴う。しばしば不穏状態に陥る患者も存在する。**鎮静**は，①患者の快適性・安全性の確保（不安・不穏の防止），②酸素消費量・基礎代謝量の減少，③換気の改善と圧外傷の減少などのために行われる。しかし，過度の鎮静が人工呼吸期間やICU入室期間を延長させ，ICU退室後のPTSD発症と関連するなど，長期のアウトカムに悪影響を及ぼすことが明らかになっており，鎮静薬使用を必要最低限にすることが推奨されている[25]。

適切な鎮静管理のために，騒音防止などの環境整備を実施するとともに，疼痛対策を十分に行い，適切な鎮静スケールを使用し，医療チーム全体で鎮静深度の現状と目標を共有して適切で安全性の高い鎮静状態にコントロールすることが必要である。その前提として，不穏の原因となる不安，痛み，せん妄，低酸素血症，低血糖，低血圧などを鑑別し，治療することが重要である[25]。

2 | 鎮静薬の使用方法

鎮静薬は，クリティカルケア看護領域では，主にミダゾラム，プロポフォール，デクスメデトミジン塩酸塩を使用する。それぞれの薬剤の特徴を表5-17に示す[21]。

3 | 鎮静深度のコントロール

❶適切な鎮静深度

浅い鎮静深度を維持することにより，人工呼吸期間やICU入室期間が短縮できるといわれている。一方でストレス反応が増加する可能性があるが，現在では浅い鎮静深度で管理することが推奨されている。

❷鎮静深度のモニタリング

医療チームで適切な鎮静深度にコントロールするために，**RASS**（Richmond agitation-sedation scale，表5-18）や**SAS**（sedation-agitation scale，表5-19）などの鎮静スケールを使用することが望まれる。適切な鎮静深度はRASSでは−2〜0，SASでは3〜4である[21]。

第1編

クリティカルケア看護の基本

基盤になる理論と看護展開

必要な能力

思考プロセス

全身管理と日常性への支援

表5-17 クリティカルケアで使用される主な鎮静薬一覧

薬剤名	ミダゾラム	プロポフォール	デクスメデトミジン塩酸塩
初回投与後の発現	2〜5分	1〜2分	5〜10分
活性化代謝産物	あり[a]	なし	なし
初回投与量	0.01〜0.06mg/kg を1分以上かけて静注し、必要に応じて0.03mg/kg を少なくとも5分以上の間隔を空けて追加投与。初回および追加投与の総量は0.3mg/kg まで。	0.3mg/kg/時間[c] を5分間。	初期負荷投与により血圧上昇または低血圧、徐脈をきたすことがあるため、初期負荷投与を行わず維持量の範囲で開始することが望ましい。
維持用量	0.02〜0.18mg/kg/時間[b]	0.3〜3mg/kg/時間（全身状態を観察しながら適宜増減）	0.2〜0.7μg/kg/時間[e]
肝機能障害患者への対応	肝硬変患者ではクリアランスの低下による消失半減期延長のため50%減量。	肝機能正常者と同じ。	肝機能障害の程度が重度になるに従って消失半減期が延長するため、投与速度の減速を考慮する。重度の肝機能障害患者に対しては、患者の全身状態を慎重に観察しながら投与速度を調節。
腎機能障害患者への対応	Ccr＜10mL/分、または透析患者：活性化代謝産物の蓄積により鎮静作用が増強することがあるため常用量の50%に減量。	腎機能正常者と同じ。	鎮静作用の増強や副作用が生じやすくなるおそれがあるので、投与速度の減速を考慮し、患者の全身状態を観察しながら慎重に投与。
副作用	呼吸抑制、低血圧	注射時疼痛[d]、低血圧、呼吸抑制、高トリグリセリド血症、膵炎、アレルギー反応、プロポフォールインフュージョン症候群、プロポフォールによる深い鎮静では、浅い鎮静の場合に比べて覚醒が著明に遅延する。	徐脈、低血圧、初回投与量による高血圧、気道反射消失

注） a) 特に腎不全患者では、活性化代謝産物により鎮静作用が延長する
　　 b) 可能な限り少ない維持用量で浅い鎮静を行う
　　 c) プロポフォールの静脈内投与は、低血圧が発生する可能性が低い患者で行うことが望ましい
　　 d) 注射部位の疼痛は、一般的にプロポフォールを末梢静脈投与した場合に生じる
　　 e) 海外文献では、1.5μg/kg/時まで増量されている場合があるが、徐脈などの作用に注意する

出典／日本集中治療医学会 J-PAD ガイドライン作成委員会：日本版・集中治療室における成人重症患者に対する痛み・不穏・せん妄管理のための臨床ガイドライン，日集中医誌，21（5）：539-579，2014.

表5-18 Richmond agitation-sedation scale（RASS）

スコア	用語	説明	
+4	好戦的な	明らかに好戦的な、暴力的な、スタッフに対する差し迫った危険	
+3	非常に興奮した	チューブ類またはカテーテル類を自己抜去；攻撃的な	
+2	興奮した	頻繁な非意図的な運動、人工呼吸器ファイティング	
+1	落ち着きのない	不安で絶えずそわそわしている、しかし動きは攻撃的でも活発でもない	
+0	意識清明な落ち着いている		
−1	傾眠状態	完全に清明ではないが、呼びかけに10秒以上の開眼およびアイ・コンタクトで応答する	呼びかけ刺激
−2	軽い鎮静状態	呼びかけに10秒未満のアイ・コンタクトで応答	呼びかけ刺激
−3	中等度鎮静状態	呼びかけに動きまたは開眼で応答するがアイ・コンタクトなし	呼びかけ刺激
−4	深い鎮静状態	呼びかけに無反応、しかし、身体刺激で動きまたは開眼	身体刺激
−5	昏睡	呼びかけにも身体刺激にも無反応	身体刺激

出典／日本呼吸療法医学会，他．：人工呼吸中の鎮静のためのガイドライン，人工呼吸，24（2）：146-167，2007.

表5-19 sedation-agitation scale（SAS）

スコア	状態	説明
7	危険なほど興奮	気管チューブやカテーテルを引っ張る。 ベッド柵を越える。医療者に暴力的。 ベッドの端から端まで転げ回る。
6	非常に興奮	頻回の注意にもかかわらず静まらない。 身体抑制が必要。気管チューブをかむ。
5	興奮	不安または軽度興奮。 起き上がろうとするが，注意すれば落ち着く。
4	平静で協力的	平静で覚醒しており，または容易に覚醒し，指示に従う。
3	鎮静状態	自然覚醒は困難。声がけや軽い揺さぶりで覚醒するが，放置すれば再び眠る。 簡単な指示に従う。
2	過度に鎮静	意思疎通はなく，指示に従わない。 自発的な動きが認められることがある。目覚めていないが，移動してもよい。
1	覚醒不能	強い刺激にわずかに反応する，もしくは反応がない。 意思疎通はなく，指示に従わない。

出典／Riker, R.R., et al.：Prospective evaluation of the Sedation-Agitation Scale for adult critically ill patients, Crit Care Med, 27（7）：1325-1329, 1999, 一部改変.

❸鎮静管理のプロトコール

鎮静を行う際，何のために鎮静を行っているのかを明確にし，共有しておく必要がある。必要のない鎮静は行うべきではない。人工呼吸器を使用している患者の鎮静に関して，近年では，毎日一時的に鎮静を中断して患者を覚醒させることが推奨されている[26]。

❹鎮静の合併症と予防

鎮静は，薬物により意識を低下させるため，呼吸抑制や血圧低下が起こる可能性がある。したがって，鎮静を行う際には，鎮静深度の評価とともに呼吸状態や血行動態のモニタリングを必ず行う。特に呼吸数や気道状態を確認し，SpO_2モニターだけでなく，できることなら$EtCO_2$モニターを装着し，気道閉塞や深鎮静による呼吸抑制から起こる高二酸化炭素血症や呼吸停止に十分注意する必要がある。

ICU以外の病棟や内視鏡室などで処置に伴う鎮静を行う際には，鎮静中はもちろん，鎮静後にも評価を行い，鎮静からの回復を必ず確認する。

G 感染予防

1. クリティカルケアにおける感染対策の重要性と看護師の役割

クリティカルケア看護領域で治療や看護ケアを受ける患者は，各種デバイス（輸液ルートやドレーンなど）の存在や褥瘡や創など皮膚バリアの破綻により感染経路を多く有し，易感染状態にある。また，免疫力が低下しており，重篤な状態に陥りやすい。特にICUでは，多くの医療者が患者に接するため，交差感染が起こりやすい。また，患者自身もICUから病棟などへ移動することから，院内感染の発生源となる可能性がある。このよ

うな理由から，感染対策は重要である。

▶ 看護師の役割　患者を感染から守るための看護師の役割を以下に示す。

❶感染経路を絶つこと
　　部位別感染症対策，褥瘡予防，創部の感染対策，口腔ケアや清潔ケア
❷患者の免疫力を高めること
　　血糖管理，栄養管理，早期経腸栄養
❸交差感染を防ぐこと
　　手指衛生，環境整備，標準予防策・感染経路別予防策

2. 感染予防と看護ケア

1 ┃ 環境管理

　環境管理は，感染予防にとって重要な要素である。標準予防策のなかでも具体策として取り上げられているが，ここでは特にICUの環境管理について述べる。

　感染予防を適切に行うには，十分な看護職員の配置が重要であり，常時患者2人に対し1人の看護師が配置されることが診療報酬上の要件になっている。また，病床においては，交差感染を防ぐために十分な広さを確保することが必要であり，最低でも1床当たり20㎡を確保することとなっている。空気の清浄度においては，「バイオクリーンルーム」と記述されているが，清浄度クラス分類としては，手術室よりは清浄度が低く，病棟よりは高い「準清潔区域」に該当する[27]。

　日常的には，環境表面を清潔に保ち，医療者や患者がよく触れるところは頻繁に清拭する必要がある。

2 ┃ 標準予防策

　標準予防策とは，すべての患者に対して適応される基本的対策である。感染源の有無にかかわらず，血液，体液，汗以外の分泌物，排泄物，損傷のある皮膚・粘膜は伝染性の感染性病原体を含む可能性があるという原則に基づく[28]。

　標準予防策を行うための具体策を表5-20に示す。

3 ┃ 感染経路別予防策

　標準予防策だけでは感染の伝播を予防できない患者には，標準予防策に加えて，**感染経路別予防策**を実施する（表5-21）。感染経路別予防策には，①接触予防策，②飛沫予防策，③空気予防策の3つがある[29]。

4 ┃ 部位別感染症対策

　クリティカルケア看護領域の患者には，多くのデバイスが挿入されている。そのデバイ

表5-20 標準予防策の具体策とその概要

対策項目	概要
手指衛生	医療を提供する際は，患者近辺の環境表面に手を触れない。手が目に見えて汚染しているときは，消毒薬を含んだ石けんで手を洗う。それ以外は，擦り込み式アルコール製剤を用いて手指消毒する
個人防護具	血液，体液，汗以外の分泌物，排泄物，損傷のある皮膚・粘膜に曝露する可能性があるときに，汚染を避けるための防護具のこと。手袋，ガウン，ゴーグルやフェイスシールドなど
呼吸器衛生／咳エチケット	咳やくしゃみをするときには口と鼻を覆い，ティッシュを使用して破棄し，手指に分泌物が付着したときには手指衛生を実施する
腰椎処置時の感染対策	腰椎穿刺の際にはサージカルマスクを使用する
安全な注射処置	注射器具や薬剤の汚染を防ぐ。器具，バイアル，アンプルは単回使用とする
患者の配置	患者の収容を決定するときには，感染性病原体の伝播の可能性を考慮する
患者ケア物品および医療器具・機器	汚染されている医療器具を物理的に封じ込め，運搬・取り扱う方針と手順を確立する
環境整備	環境の汚染防止，清掃の方針を決め，計画的に行う
布製品の取り扱い	汚染された布，洗濯物からの感染を防ぐ
医療従事者の安全	医療者を血液媒介病原体への曝露から保護する

出典／坂本史衣：基礎から学ぶ医療関連感染対策；標準予防策からサーベイランスまで，改訂第2版，南江堂，2012, p.8-49. をもとに作成.

表5-21 感染経路別予防策

感染経路	対象	感染症・病態
接触予防策	ヒトやモノをとおして微生物が伝播するリスクが高い感染症が判明，または疑われている患者	創傷感染症，多剤耐性菌感染症，急性ウイルス症
飛沫予防策	咳嗽，くしゃみ，話をしている患者から発生する呼吸器の飛沫（5μm超の大きさの大型飛沫）によって伝播する病原体の感染が判明，または疑われている患者	流行性耳下腺炎，風疹，インフルエンザ，マイコプラズマ肺炎，百日咳
空気予防策	空気感染とは，時間と距離をおいても感染力を維持できる感染性病原体を含んだ呼吸可能な大きさの浮遊飛沫核，あるいは微粒子の散布により発生すること。空気感染によってヒト−ヒト間に伝播する感染性病原体の感染が判明または疑われている患者	結核，水痘，麻疹

出典／坂本史衣：基礎から学ぶ医療関連感染対策；標準予防策からサーベイランスまで，改訂第2版，南江堂，2012, p.8-49. をもとに作成.

スが感染経路となり，病原体が侵入し感染を引き起こすため，デバイスの管理が重要となる。特にICUでは，①人工呼吸器関連肺炎，②血管内留置カテーテル関連血流感染，③カテーテル関連尿路感染を予防することが重要である。それぞれについての看護ケアについて述べる。

❶人工呼吸器関連肺炎（VAP）

人工呼吸器関連肺炎（ventilator associated pneumonia；VAP）は，気管挿管下の人工呼吸患者に人工呼吸開始48時間以降に新たに発生した肺炎である。VAPは，人工呼吸器装着日数が長くなるほど罹患しやすくなり，死亡率も高い[30]。したがって，VAP予防は重要である。

VAP予防に対する看護ケアについて表5-22に示す。感染教育やサーベイランス，標準予防策，手指衛生など一般的に必要なケアは除き，VAPに特に必要なもののみ整理した。

VAPの発生は，口腔から気管内に挿入された気管チューブを介して，あるいは気管

表5-22　人工呼吸器関連肺炎（VAP）予防のためのケア

項目	概要
呼吸器・回路・周辺機器	・人工呼吸器本体や回路は，汚染したときや壊れたときに交換し，定期的に交換しない ・回路内の結露が患者側に流れないようにする
気管吸引	・吸引カテーテルは使い捨てにする ・吸引操作は清潔操作とし，必要最小限にする
気管チューブ	・経鼻挿管は回避する ・カフ上部の貯留物を除去するための側孔付気管チューブを使用する ・気管チューブが口腔内で動くときには，カフ上部や口腔内の分泌物を除去する
人工呼吸	・抜管の可能性について日々検討する ・人工呼吸器離脱手順を作成し，適用する ・RASSなどの鎮静スケールを使用して鎮静深度を客観的に評価し，日中の鎮静薬中断・減量を検討する
体位	・仰臥位で管理しない ・上体を30°〜45°挙上した頭高位とする（経管栄養中は特に） ・側臥位・腹臥位でもよい
口腔内清拭	・定期的に口腔内清拭を行う

チューブのカフを通過して病原体が気管内に入り，肺炎を引き起こす。汚染されたガスを吸い込むことよりも，口腔や鼻腔の分泌物が流入し，あるいは胃の内容物が逆流して気管内に入る誤嚥によって，肺炎が起こることが多いといわれている。

　これらの理由から，看護ケアとしては①人工呼吸器回路を清潔に取り扱うこと，②気管吸引の清潔操作，気管チューブの管理により口腔内の分泌物が気管内に流入しないようにすること，③体位を頭高位にして胃の内容物が逆流しないようにすることがポイントである。また，人工呼吸器装着日数が長くなるほど感染のリスクが高まるため，早期に抜管できるように離脱のためのアセスメント，鎮静のコントロールなどが必要である。

❷ カテーテル関連血流感染（CRBSI）

　カテーテル関連血流感染（catheter related bloodstream infection：**CRBSI**）とは，カテーテルを血管内に留置することが契機になって発症する，全身性の感染症のことである[31]。CRBSIを発症した患者は重症化しやすく死亡の危険性も高い。主な感染経路として①皮膚細菌叢，②カテーテル接続部位の汚染，③薬液汚染があげられる[32]。予防策を表5-23に示す[32]。

❸ カテーテル関連尿路感染（CAUTI）

　膀胱留置カテーテルが挿入されている患者で清潔操作により採取された尿検体から10^2〜10^3cfu/mL以上の細菌が検出された場合をカテーテル関連尿路感染（catheter-associated urinary tract infection：**CAUTI**）という[33]。

　感染経路は，①膀胱留置カテーテル挿入時に病原体が膀胱内に侵入する，②陰部の病原体が膀胱留置カテーテルの外則から尿路に入り込む，③病原体が膀胱留置カテーテルの内側から侵入する経路がある。内側から侵入する場合は，①膀胱留置カテーテルの接続部の開放，②蓄尿バッグ排液口の汚染，③蓄尿バッグからの尿の逆流などが原因となる[33]。予防のための看護ケアを表5-24に示す。

第1編

クリティカルケア看護の基本

基盤になる理論と看護展開

必要な能力

思考プロセス

全身管理と日常性への支援

表5-23 CRBSI予防のためのケア

項目	概要
手指衛生	• カテーテルの挿入や被覆材の交換など処置を行う前に手指衛生を実施する
挿入部位の選択	• 感染のリスクと機械的合併症のリスクとを考えて適切な挿入部位を選択する
カテーテルの挿入	• 中心静脈カテーテルを挿入する際には，術者が滅菌ガウン・手袋，マスク，キャップを着用し，患者に大きなドレープをかけて行う • 挿入部位の消毒は70%アルコールを使用し，挿入部位から外側に向かって円を描くように被覆材より広い範囲を消毒する
カテーテル交換	• 定期的には交換しない • 必要性がなくなったら速やかに抜去する
カテーテル挿入部位のケア	• 挿入部位は被覆材で保護する • 挿入部を頻繁に観察し，発赤・腫脹・熱感・疼痛など感染徴候を早期に発見する
輸液ルートの管理	• 薬剤の種類などによって交換の間隔を設定して定期的に交換する • 三方活栓などの接続部は，使用するたびに消毒を行う
薬液の調整	• 薬液の調合は，手指衛生ののち，清潔に行う • 調合した薬液はできる限り早く使用する

表5-24 CAUTI予防のための看護ケア

項目	概要
膀胱留置カテーテルの使用	• カテーテルの使用は最低限にする • 抜去が可能か毎日検討する
膀胱留置カテーテルの挿入	• 挿入時には手指衛生を行い，滅菌手袋を着用し，滅菌操作で行う
膀胱留置カテーテルの管理	• カテーテルと蓄尿バッグの間を開放しないように閉鎖式カテーテルを使用する • 蓄尿バッグにたまった尿は定期的に廃棄し，逆流しないようにする • 蓄尿バッグの排液口が容器や床に触れないようにする • 膀胱訓練や膀胱洗浄は行わない • カテーテルは定期的に交換しない。汚染時やカテーテルなどの不具合があった場合に交換する

II 日常性への支援

A ポジショニング

1. ポジショニングの目的と意義

1 ポジショニングの目的と意義

　ポジショニングとは，「動けないことにより起こる様々な悪影響に対して予防対策を立てること，自然な体軸の流れを整えるとともに，安全・安楽な観点から体位を評価し，現状維持から改善に役立つよう，体位づけの管理を行うこと」と定義されている[34]。

　私たちは日々の日常生活において，遊びや趣味，仕事や学習，家事など，様々な活動をしている。クリティカルな状態にある患者は，意識障害や鎮静の影響により，自分自身でからだを動かせない状態にあることが多く，活動の場もベッド上に限られることが多い。

そのため，からだを動かさないことによる悪影響が生じやすいといえる。このような悪影響はいわゆる合併症ともいわれ，その発生率は，看護師の提供するケアの質を表すものである。

　患者の疾患が治癒，軽快するまでの間，日常生活援助をとおして合併症の発生を予防することは看護師の重要な役割の一つであり，日常性の回復を支援することにつながる。

2 クリティカルな状態にある患者の特徴

　先にも述べたように，クリティカルな状態にある患者は，意識障害や鎮静の影響により，自分自身でからだを動かせない状態にある。また，治療のため気管チューブや中心静脈カテーテル，動脈ライン，膀胱留置カテーテル，胃管などの多くのデバイスがある。治療を安全に行うため，からだを拘束されている場合もある。

　また，感染や外傷，手術などの侵襲の影響を受けており，サイトカインなどの化学伝達物質の作用によって血管透過性が亢進し，血漿が組織へ漏出することで浮腫が生じるなどの反応が起きている。浮腫は皮下だけでなく，体内の各臓器内でも起こり，それに伴う臓器機能の障害が生じることもある。また，侵襲によって障害された組織を修復するために，生体は自己の体たんぱくを分解することでエネルギーを得ようとする。これを**異化**といい，異化が亢進している患者の栄養管理が適切に行われないと，低アルブミン血症となり，これもまた浮腫を増悪させる因子となる。

■ 2. ポジショニングによる患者への影響

1 呼吸器合併症

　クリティカルな状態にある患者は人工呼吸を必要としている，もしくはいつ人工呼吸を導入してもおかしくない状態であることが多い。人工呼吸を導入すると，身体的にも物理的にも活動範囲が限られることになる。さらに人工呼吸中は，**VAP，無気肺，下側肺障害**などの合併症が出現するおそれがあり，これらの合併症が出現すると人工呼吸からの離脱が遅れ，日常性の回復が遅れる。そのため，看護師はポジショニングをとおして肺のコンディションを整え，人工呼吸の導入を回避，もしくは離脱を促進する必要がある。

❶ VAP

　VAP の予防について，人工呼吸関連肺炎予防バンドル[35]では，人工呼吸中の患者を仰臥位で管理しないとある。禁忌でない限り，30°を一つの目安とした頭側の挙上が推奨されている。仰臥位で患者を管理すると，胃内容物が口腔咽頭に逆流し，VAP の発生率が増加するためである。

❷ 無気肺

　無気肺は，分泌物による気道の閉塞，胸水や気胸による圧迫，手術による肺の圧迫など，様々な要因で生じる。無気肺が生じると，ガス交換に関与できない肺胞が増え，**低酸**

第1編

クリティカルケアと看護の基本

基盤になる理論と看護展開

必要な能力

思考プロセス

5 全身管理と日常性への支援

素血症が生じる。また，無気肺は**肺炎**を引き起こす要因ともなる。そのため，分泌物をドレナージし，肺胞が十分に膨らむ状態にするためにポジショニングを活用する。

　具体的な方法としては，呼吸音の聴診や胸部の触診，胸部X線所見などにより，分泌物が貯留している肺区域を推測し，その区域を上にしたポジショニングを行う。そうすることで重力により分泌物が末梢気道から中枢気道に移動する効果を期待する。ただし，適切なタイミングで分泌物の除去を行わなければ，移動した分泌物が下側となった肺に移動するため注意する必要がある。

❸ 下側肺障害

　仰臥位を続けると，気道分泌物や肺間質の液体成分が重力の影響で下側（背側）に貯留し，無気肺や肺浮腫，炎症などの病変が生じる。この状態を下側肺障害という（図5-6）。1日立ちっぱなしのとき，夜，脚がむくむ現象と同じように，仰臥位で過ごす時間が長くなると背側の肺間質に水分が貯留し，肺がむくむ。クリティカルな状態にある患者は，血管透過性亢進の影響により，肺毛細血管から肺間質へ水分が漏れやすい状態にある。夜むくんだ脚は，朝になると改善している。これは，夜間に臥床することで重力の影響を排除したことによる。肺の間質にたまった液体も同様に重力の影響を排除する体位をとることで，リンパ管をとおして肺間質液をドレナージでき，下側肺障害を予防・改善できる。

　肺間質に液体が貯留すると肺胞と肺毛細血管の間の距離が離れてしまい，酸素の取り込みが悪くなり，**低酸素血症**となる。そのため，ポジショニングを活用して予防・改善しなくてはならない。

　下側肺障害の予防・改善に有効なポジショニングは，**腹臥位**もしくは**前傾側臥位**である（図5-7）。腹臥位をとるためには多くのマンパワーが必要であり，留置物の管理が適切に行われないと生命の危機につながる。加えて，患者のストレスも強いなどリスクが高いため，慎重にアセスメントをして行う必要がある。前傾側臥位でも腹臥位と同様の効果を期待することができ，リスクも少ないため，前傾側臥位で代用してもよい。前傾側臥位とは，意識障害時の気道確保法として知られている**回復体位**（**シムス**［**Sims**］**位**）のことである。

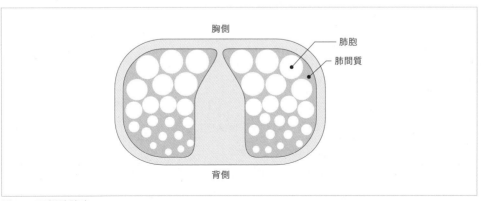

図5-6 下側肺障害

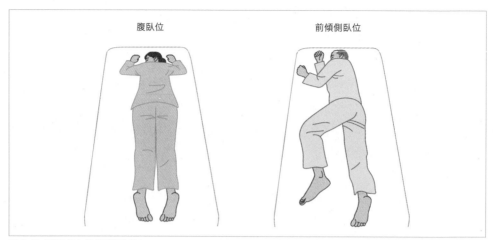

図5-7 腹臥位と前傾側臥位

2 循環変動

　クリティカルな状態にある患者は，複数の循環作動薬を使用していることが多い。また，侵襲の影響により血管透過性が亢進している場合は，循環血液量が減少していることが考えられ，ポジショニングによる循環変動が起こりやすいため，注意が必要である。特に頭部挙上では，重力の影響により静脈還流が低下するため，血圧が下がりやすい。人工呼吸をしている場合は陽圧換気により胸腔内圧が高くなり，静脈還流が低下するため心拍出量が低下する。

　右心不全や肺水腫の場合は仰臥位をとることで静脈還流が増加し，病状を増悪させることがある。また，頭蓋内圧の上昇を避けたい場合にも仰臥位は注意が必要となる。

3 褥瘡

　日本褥瘡学会は，褥瘡について「身体に加わった外力は骨と皮膚表層の間の軟部組織の血流を低下，あるいは停止させる。この状況が一定時間持続されると組織は不可逆的な阻血性障害に陥り褥瘡となる」と定義している[36]。

　先にも述べたように，クリティカルな状態にある患者は，侵襲の影響による浮腫や低アルブミン血症，低酸素血症などがみられ，褥瘡発生のリスクが高い。褥瘡予防のためには2時間以内の間隔で体位変換を行うことが推奨されている[36]。術後の患者では，術中に長時間同一体位でいたことにより，褥瘡が発生することがある。

　また，各種デバイス（輸液ルート，チューブ，ドレーンなど）や医療機器を使用することが多いため，それらによる皮膚損傷，**医療機器関連圧迫創傷**（medical device related pressure ulcer：**MDRPU**）が問題となることも多い。気管チューブによる口角の圧迫創傷，胃管による鼻翼の圧迫創傷，酸素マスクや非侵襲的陽圧換気に用いるマスクによる顔の圧迫創傷，深部静脈血栓予防のための弾性ストッキングによる脛骨や腓骨骨頭の圧迫創傷などに注意

する。

3. ポジショニングの実際

1 情報収集

どのようなポジショニングが適切かを判断するために，患者の呼吸機能，循環動態，皮膚，骨格筋機能などについて情報を収集する。

▶ **呼吸機能に関する情報**　呼吸回数，呼吸音，胸郭の動き，呼吸補助筋使用の有無，胸部の触診，SpO_2，チアノーゼの有無，呼吸困難感の有無，胸部 X 線所見，胸部 CT 所見，動脈血液ガス検査の結果

▶ **循環動態に関する情報**　心拍数，心電図波形，血圧，中心静脈圧，末梢冷感の有無，毛細血管再充満時間，使用している循環作動薬の種類や投与量

▶ **皮膚に関する情報**　褥瘡や発赤などの皮膚障害の有無とその部位，浮腫の有無と程度

▶ **骨格筋機能に関する情報**　骨折の有無，関節可動域，麻痺の有無

▶ **その他の情報**　禁止体位の有無，留置物の種類と挿入部位，採血結果

2 アセスメント

合併症の予防，回復の促進を視野に入れ，患者にとってふさわしいポジショニングを検討する。

3 実施

実施の手順を示す。

❶今からポジションを変えること，その目的について患者に説明を行う
❷ポジショニングに必要な枕やタオルを準備する
❸必ず 2 人以上の複数人で行い，留置物の管理やモニターの監視をする役割を決め，声をかけ合いながら行う
❹ポジショニング実施後は必ず背抜きを行い，褥瘡を予防する

4 評価

ポジショニングにより期待した効果が得られているか，予期していなかった悪影響が出ていないかを評価する。ポジショニングによる苦痛の有無など，患者自身の思いも併せて評価する。

第1編

1 クリティカルケア看護の基本
2 基盤になる理論と看護展開
3 必要な能力
思考プロセス
5 全身管理と日常性への支援

B 清潔ケア

1. 清潔ケアの目的と意義

1 清潔ケアの目的

　清潔ケアの目的は，①皮膚の汚れを取り除き，皮膚を清潔にすること，皮膚の防御機能を保つこと，②全身の皮膚の状態を観察すること，③患者が爽快感を得ることなどがあげられる。また，清潔ケアそのものの目的ではないが，清潔ケアを④リハビリテーションを実施する，⑤患者や家族とのコミュニケーションの場をもつ，などの機会として活用する目的もある。

2 清潔ケアの意義

　クリティカルケアを受けている患者の多くは疾患や鎮静の影響下にあり，意識レベルが低いことや安静により自分で動くことができない。このため圧迫による皮膚障害を生じやすい。さらに気管チューブ，膀胱留置カテーテル，動脈ライン，静脈ライン，ドレーンな

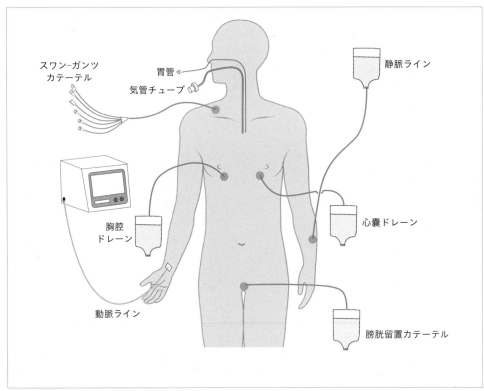

図5-8 心臓外科術後患者の留置物の様子

第
1
編

クリティカルケア
看護の基本

基盤になる理論
と看護展開

必要な能力

思考プロセス

5

全身管理と
日常性への支援

ど留置物が多く（図5-8），その機械的圧迫や固定のためのテープによる皮膚障害のリスクも高い。これらは近年 MDRPU とよばれ，新たな褥瘡対策の課題として話題になっている。

また，クリティカルな状態にある患者は循環が不安定であり，全身の浮腫を生じている場合が多い。このため皮膚は乾燥してバリア機能が低下し，皮膚障害を起こしやすく，治癒に時間がかかる。さらに患者は，意識レベルの低下により皮膚障害に対する苦痛を認識して訴えることが困難であり，生じた皮膚障害などの発見が遅れるというリスクが高い。

清潔ケアは皮膚の観察により，皮膚トラブルを早期に発見する，皮膚の清浄化とマッサージ効果により新たな皮膚障害を防ぐ，などの良い看護ケアとなる。

2. 清潔ケアによる患者への影響

清潔ケアは日常生活援助の一端として行われるものであるが，クリティカルケア看護領域では，清潔ケアが患者の生命のリスクとなることがある。循環動態が不安定な ICU の患者は，からだの向きを変えるだけで血圧が下がる，呼吸状態が悪化するなどの問題が生じる。図5-9は，清拭時，体位変換に伴い混合静脈血酸素飽和度（SvO2）が変化する様子を示している。SvO2 の低下は清拭に伴う酸素消費量の増加が要因と考えられ，清拭後には改善しているが，呼吸，循環に負担がかかっていることがわかる。このため，体位変換を伴う背部清拭などは，清拭をするメリットとそのリスクを検討して実施の可否を判断する必要がある。

また，体位変換時や清潔ケアの際，各種デバイス（動脈ライン，静脈ライン，チューブ，ドレーンなど）の抜去や閉塞などのトラブル防止にも細心の注意を払う必要がある。多くの患者は，各種デバイスがあることで生命を維持できているともいえるため，これらのトラブルは生命の危機に直結することを忘れずに清潔ケアを行うべきである。

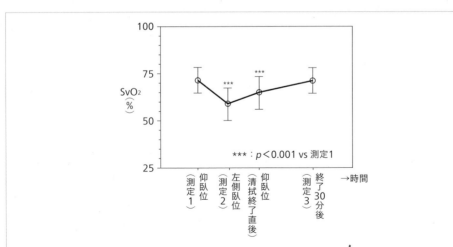

出典／林田眞和，他：心臓手術後の全身清拭・体位交換時の混合静脈血酸素飽和度低下は心肺機能代償不全を意味するか？，麻酔，47（8）：934，1998.

図5-9 清拭・体位変換中の SvO2 変化

3. 清潔ケアの実際

クリティカルケアを受ける患者の清潔ケアの可否について，看護師は実施前・実施中とも観察，アセスメントしながら実践する必要がある。

1 | 情報収集

患者を疲れさせず，手早く清拭を実施するために，必要な情報，物品をあらかじめ準備する。

❶**必要な情報**
- 関節可動域やセルフケア能力，安静制限の有無
- 留置物の挿入位置や長さ
- 皮膚の状態，出血傾向の有無
- 痛みの有無（体位変換などで痛みの増強があるかどうかを含める）
- 循環変動の有無
- 清拭前後の処置の有無とその内容
- 食事の時間

❷**必要な物品**
- 一般的な清拭の準備に準ずる

（これに加えて）
- 患者ごとの皮膚ケアに必要な物品
- 吸引の準備（清拭時吸引が必要になることが多い）

2 | アセスメント

事前に清潔ケアを避けるべき状況の有無を確認し，清潔ケアの実施可否をアセスメントする。以下の患者では，清潔ケアの実施を見合わせる。

❶血圧や呼吸数，体温などのバイタルサインが異常値を示している
❷食事直後（経腸栄養直後）である
❸気管チューブ抜去，透析など，からだへの負担が大きい治療の直後である
❹自発呼吸トライアル（spontaneous breathing trial：SBT*）を実施中である

3 | 実施

❶皮膚の観察を行う

前述したとおり，クリティカルな状態にある患者は皮膚障害のリスクが高く，清拭は全身の皮膚の観察を行う良い機会となる。

背部清拭の際，褥瘡好発部位の皮膚に皮膚障害の徴候がないかどうかを観察する。患者はおむつの使用や発汗などにより，特に殿部の皮膚が湿潤環境に置かれやすい。湿潤環境

＊SBT：患者が呼吸器から離脱できるかどうかを評価するために，30分〜2時間呼吸器を一時的にはずす，呼吸器の設定を自発呼吸モードにするなど，患者が自分で呼吸をする状態をつくったうえで，呼吸状態の変化を観察すること。

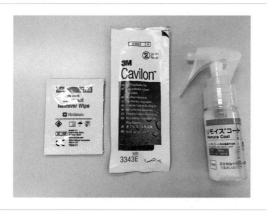

では褥瘡が発生しやすいため，仙骨・大転子部に特に注意する。また，おむつやドレッシング剤・テープの使用はおむつかぶれなど接触性皮膚炎の一因となる。しめつけ，貼付位置に沿った発赤がないかどうかも観察する。

❷ 皮膚を清潔にし，防御機能を保つ

浮腫の強い皮膚は乾燥しているため，外部からの刺激に弱く，発汗した皮膚は表面に病原微生物が付着しやすい。発汗や汚れを認めたときはこまめに清拭し，清拭時には摩擦が生じないように注意しながら実施する。最近はホットキャビネットなどで加温した温タオルを利用することがあるが，長時間加温するとタオルは乾燥し，毛羽立ちやすい。水分の抜けた温タオルは摩擦が強く，皮膚障害のもととなる可能性があるため，使用しないように心がける。

手足浴などの部分浴は，タオルなどによる摩擦を起こさず清潔にすることができ，また保温効果により循環を改善して皮膚機能の改善に効果的であるため，必要に応じて取り入れていく。

清潔ケアの際にルート類を固定するテープを貼り替えることが多いが，剥離の刺激で皮膚損傷を起こさないよう，①必要以上に貼り替えない，②皮膚洗浄剤を使用する，③皮膚障害のリスクが高い患者（小児，高齢者，浮腫がある，など）にはテープを貼付する部位に皮膚保護剤を使用するなどの配慮が必要である（図5-10）。また，摩擦や乾燥による刺激でおむつかぶれを起こすことを防ぐため，清拭ののちに保湿剤を塗布し，陰部洗浄時の水分は軽く押さえるように拭き取るなど，皮膚保護に努める。

❸ 安全に清潔ケアを実施する

事前に循環が安定していることを確認して清拭を開始したとしても，患者の状態はいつ変化してもおかしくないことを念頭に置く。患者は仰臥位から側臥位へ体位を変えるときに血圧低下やSpO₂低下など，状態の変化をきたしやすい。必ず2人以上で実施し，1人は背部清拭をしながら皮膚の観察に努め，もう1人はモニターで血圧・心拍数の変化や呼吸器で換気量の変化をモニタリングし，病態悪化を防止する。

図5-10 皮膚保護剤・リムーバーの一例

第1編

クリティカルケア看護の基本
基盤になる理論と看護展開
必要な能力
思考プロセス
全身管理と日常性への支援

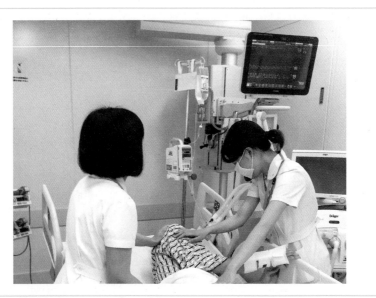

図5-11 2人で体位変換を行うときの様子

　また，患者の体位を変えるタイミングは，各種デバイスの抜去や閉塞などのトラブルも生じやすい。特に，気管チューブの抜去は致命的である。これらの固定を確実に行い，ルートなどが引っ張られていないか，折れ曲がっていないかを確認する。一緒にケアを行う看護師どうしで，自分がどの役割を担うか（留置物の管理，モニタリング，清拭など）について声をかけ合い，協力して実施することが大切である（図5-11）。患者の状態に変化があった場合はケアを中断し，中止するか継続するかを検討することが重要である。

❹安楽なケアを実施する

　ICUで治療を受けている患者は，安静制限や多くのデバイス，創部の存在などにより身体的苦痛が強い。また，自由に動けないストレスや生命の危機への不安から，精神的にも緊張状態にある。そのような状況下で実施する清潔ケアは「入院患者の孤独で，行き場のない身体的・心理的苦痛を少しでも軽減するために，身体の保清を行うことはストレスを軽減し，快感情を刺激する重要なケアと位置付けられる」[37]とされている。

　クリティカルな状態にある患者は言葉で苦痛を訴えることが難しいため，患者の表情の変化やからだの動きに注意しながらケアを行い，苦痛表情があればいったんケアを中止して，患者に声をかけて原因を検討する。意識がないなどの理由で，自分で苦痛を訴えられない患者はCPOT（critical care pain observation tool），BPS（behavioral pain scale）などの痛みの客観的指標（第1編 - 第5章 - I -F-2「鎮静と看護ケア」参照）を用いて評価していく。また，快・不快や清潔に関する好みは人それぞれである。患者のニードに合ったケアを実施するために，清潔や整容に関する患者の好みを知っておく必要がある。家族は患者の生活習慣を把握しているため，家族と相談する，家族と共に清潔ケアを実施する，患者の好みに合ったシャンプーなどを持参してもらうなども一つの方法である。

患者の日常生活に関する話題は，家族にとって病気ではない患者その人や，家族の思いについて話すきっかけとなり，コミュニケーションの機会としても活用できる。

4　評価

患者の皮膚の状態を観察し，皮膚トラブルに関しては記録やカンファレンスで情報の共有とケアの内容の検討を行う。継続したケアが行われ，皮膚トラブルの回避，治癒に向かうことができたかを評価する。

ICUで治療を受ける患者の多くは褥瘡（じょくそう）ハイリスク患者であるため，褥瘡予防計画の評価を行うことも必要である。また，患者が満足感を得られたか，循環変動などの問題を生じさせずに清潔ケアを実施できたかも評価指標の一つといえる。

C　口腔ケア

1. 口腔ケアの目的と意義

口腔ケア（こうくう）とは，「口腔内の疾病予防，健康保持・増進，リハビリテーションにより QOL の向上をめざした科学であり，技術である」[38]と定義されている。

口腔ケアの目的は口腔機能を保つことである。口腔ケアを行うことで①唾液の分泌を促し，自浄作用を助けること，②プラークを除去して口腔内の細菌繁殖を防ぎ，2次感染を防止することが可能になる。また，人間が生きていくうえで自分の口で食べられることは，からだと心が健康であるために大切なことで，いつまでも"その人らしい"からだも心も豊かな生活を送ることができ，QOL を高めることにつながる。

このように，口腔ケアは人間にとって大事なケアであるが，クリティカルな状態にある患者は，自身で口腔機能を保つことが難しい。クリティカルな状態にある患者の口腔機能の変化や状態をアセスメントし，安全・安楽なケアが求められる。

2. 口腔ケアによる患者への影響

1　感染予防

急性期のクリティカルな状態にある患者は，意識障害や呼吸障害などで経口摂取ができない絶食状態のため，摂食，会話など口腔機能が使われず，唾液の分泌低下が起こる。加えて気管挿管による人工呼吸管理は，経口的に気管内にチューブを挿入するため，開口状態となり，口腔内は乾燥し，唾液による自浄作用は低下する。唾液中に含まれる免疫グロブリンA（immunoglobulin A）量も低下するため，乾燥，唾液分泌量の低下は自浄作用だけでなく，口腔（こうくう）・咽頭（いんとう）の免疫力の低下につながる。そして，粘膜面の防御機構が作用せず，粘膜損傷や出血，口角炎などの合併症を発症し，血流中に菌が流入して菌血症や細菌

第1編

1　クリティカルケアと看護の基本

2　基盤になる理論と看護展開

3　必要な能力

4　思考プロセス

5　全身管理と日常性への支援

性心内膜炎を引き起こす可能性がある。

また，口腔の衛生状態が悪化し，デンタルプラークの蓄積に伴って口腔内細菌が過剰増殖するため，誤嚥性肺炎やVAPのリスクも高くなる。VAPは，気管チューブと気管内壁との隙間を通じて口腔内分泌物が下気道内へ流入し（不顕性誤嚥），肺内へ口腔内細菌が播種されることが原因で発症する。

生体防御機能が低下していると，口腔内常在菌でも肺炎の起炎菌となる。よって，口腔ケアにより口腔内を清浄にすることで乾燥を防ぎ，下気道へ播種される可能性のある口腔内細菌を減少させることは，口腔内合併症やVAP発生の予防のために重要である。

2 │ 口腔領域の廃用予防

口腔には，口輪筋，舌筋，咬筋，味蕾，唾液分泌の耳下腺，顎下腺など，様々な器官がある。絶食や気管挿管による人工呼吸管理により，口腔機能を使用しないことで，咀嚼・嚥下関連筋の萎縮，唾液腺の萎縮など口腔領域の廃用症候群が生じる。食べることはQOLにとって重要な因子である。

急性期を脱したときに摂食・嚥下機能の低下や会話困難を引き起こすことがないように，口腔ケアによる口腔清浄，唾液腺への刺激，筋肉への刺激は重要である（表5-25）。

口腔ケアによる口腔内の刺激や，気管チューブを動かすことで起きた刺激に対する反応に注意が必要である。開口やチューブの刺激により循環動態の変化（血圧の上昇），咳嗽反射が起きやすい。

また，チューブのかみ締め，自己抜去に留意する。安全・安楽に行うために，手順を守って実施する必要がある（下記「3. 口腔ケアの実際」参照）。

3. 口腔ケアの実際

患者の病態，治療による口腔内の変化や気管チューブ挿入による合併症を十分理解したうえで，口腔内の状態をアセスメントし，きめ細かくケアを検討していく必要がある。また，挿管中の患者は言葉でコミュニケーションをとれない状況であることに配慮し，ケア中は患者の表情に気を配り，安心してケアを受けられるように言葉をかけていくことも大事である。口腔機能を保つことが，患者が食事をする機能の維持，食べるというQOLの

表5-25 クリティカルな状態にある患者の特徴と口腔ケアの目的

特徴	口腔ケアの目的
• 重症者で易感染，易出血状態 • 経口摂取不可能により低栄養状態 • 経口摂取不可能により唾液分泌低下 • 挿管による開口状態で口腔内乾燥 • 自浄作用の低下 • 唾液中の免疫グロブリン減少 • 口腔領域を使用しないため廃用が起こる • 挿管，気管チューブによる不顕性誤嚥 • 挿管による嚥下障害	• 口腔粘膜損傷，出血，口角炎の予防 • 口腔合併症（心内膜炎，菌血症）の予防 • 口腔内細菌の増殖を防ぐ • VAP・誤嚥性肺炎の予防 • 唾液の分泌促進 • 自浄作用の増進 • 口腔領域の廃用予防

維持につながることを忘れてはならない。

1 情報収集

　口腔ケアを行う前に，口腔内の観察と全身状態の確認（表5-26）を行う。口腔内の観察はアセスメントシート（表5-27）を使用し，看護師が同じツールで評価することで，継続した看護ケアにつながるのが望ましい。

2 アセスメント

　全身状態の確認により，患者の呼吸・循環状態が看護ケアを行えるレベルであるかどう

表5-26 全身状態のアセスメント項目

- ICU 入室となった疾患の把握
- 感染症の有無
- バイタルサインの確認
- 酸素療法や人工呼吸療法の有無
- デバイスの確認（酸素マスク，気管チューブなど）
- 循環作動薬の種類と量
- 体液バランス（脱水の有無）
- 鎮痛・鎮静レベル
- 嚥下障害の有無
- 機能的障害の確認
- 意識レベル

表5-27 名古屋市立大学病院口腔ケアアセスメントシート

ROAG（声～口臭）

カテゴリー	方法	スコア1（1点）	スコア2（2点）	スコア3（3点）
①声	患者と会話	□正常	□低いもしくはかすれた	□会話しづらいもしくは痛い
②口唇	観察	□平滑でピンク	□乾燥もしくは亀裂 かつ／もしくは 口角炎	□潰瘍もしくは出血
③粘膜	観察 ライトと歯科用ミラーを使用	□ピンクで潤いあり	□乾燥 かつ／もしくは 赤，紫や白色への変化	□著しい発赤もしくは厚い白苔，出血の有無にかかわらず水疱や潰瘍
④舌	同上	□ピンクで潤いがあり舌乳頭がある	□乾燥，乳頭の消失 もしくは赤や白色への変化	□非常に厚い白苔，水疱や潰瘍
⑤歯肉	同上	□ピンクで引き締まっている	□浮腫性かつ／もしくは発赤	□手で圧迫しても容易に出血
⑥歯／義歯	同上	□きれい，食物残渣なし	□①部分的に歯垢や食物残渣 □②う歯や義歯の損傷	□全般的に歯垢や食物残渣
⑦唾液	歯科用ミラーを頬粘膜にあてて滑らせる	□歯科用ミラーと粘膜との間に抵抗なし	□抵抗が少し増すが歯科用ミラーが粘膜にくっつきそうにはならない	□抵抗が明らかに増し歯科用ミラーが粘膜にくっつく，あるいはくっつきそうになる
⑧嚥下	嚥下してもらう 観察・問診	□正常な嚥下	□痛いもしくは嚥下しにくい	□嚥下不能
⑨口臭	嗅診	□特になし	□開口すると臭う	□開口しないでも臭う
			合計	点

出典／Andersson, P., et al. : Inter-rater reliability of an oral assessment guide for elderly patients residing in a rehabilitation ward, Spec Care Dentist, 22（5）: 181-186, 2002. を引用して和訳．一部改変．

第1編

クリティカルケア看護の基本

基盤になる理論と看護展開

必要な能力

思考プロセス

5 全身管理と日常性への支援

かを判断する。循環器系の薬剤使用中や人工呼吸管理中であっても，大きな数値の変動がなくコントロールされていることや，RASS などのツールで患者の鎮痛・鎮静度を確認し，興奮状態にないことを確かめることで，実施中のバイタルサイン変動が最小限に抑えられ，効果的な口腔ケア実践につながる。

　口腔ケアアセスメントシートでは，声〜口臭を評価する。表5-27 の ROAG（revised oral assessment guide）評価表ではカテゴリーが①声，②口唇，③粘膜，④舌，⑤歯肉，⑥歯／義歯，⑦唾液，⑧嚥下，⑨口臭の9つあり，正常から異常所見をスコア1〜3で点数化している。カテゴリーごとにスコアの高いところへの重点的なケアの検討を行い，全体の合計点数の変化で改善を確認していく。

3 ┃ 実施

❶口腔ケアの手順（経口挿管患者の口腔ケア）

（1）準備物品（図5-12）

　　①アングルワイダー　②保湿ジェル　③含嗽薬　④綿棒　⑤スポンジブラシ　⑥歯ブラシ　⑦水

（2）体位

　　15°〜30°の頭部挙上，仰臥位で気管チューブを正中固定してから2人で行う。

　仰臥位はケアが行いやすいため，効果的な口腔ケアと時間短縮につながり，患者の負担の軽減になる。看護ケアによる誤嚥予防のため，気管伸展位は避け，枕などを用いて頸部を後屈させず，前屈位となるように体位を整える。

（3）手順

　以下のケアを6〜8時間ごとに行うことで，細菌の増殖・歯垢の蓄積を防ぐ。

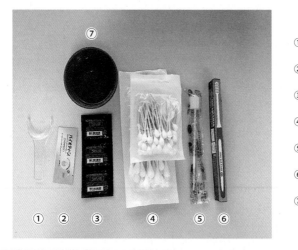

①アングルワイダー

②保湿ジェル

③含嗽薬

④綿棒

⑤スポンジブラシ

⑥歯ブラシ

⑦水

図5-12　口腔ケア準備物品

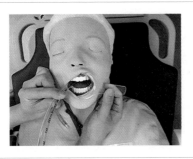

図5-13 アングルワイダーで視野を確保した状態

❶**口鼻腔・カフ上吸引を行い，カフ圧を確認する**：口腔ケアの刺激によるバッキングで気管へのたれ込みが生じる可能性があるため，口腔ケア前には口・鼻腔を吸引し，カフ上部の分泌物を吸引しておく。カフ圧は適正圧を確認する。

❷**視野を確保する**（図5-13）：気管チューブを挿入しているため看護者の視界が悪く，口腔内の観察が難しいため，シーリングライトなど照明の工夫や，アングルワイダーによる視野の確保を行う。

❸**ブラッシング**：口腔ケアの方法としては，プラークの除去効果の高いブラッシングが効果的である。含嗽薬を付けた歯ブラシでブラッシングし，プラークや舌苔を除去したのち，含嗽薬を塗布したスポンジブラシで拭く。

口腔内の乾燥が強い場合は，あらかじめぬらして絞ったスポンジブラシに保湿ジェルを塗布し，上顎，舌上，舌下に薄く伸ばし，口腔内を保湿してからブラッシングを行う。

口腔内の汚れが強いときは，シリンジで10mLほど含嗽薬を吸い，少量ずつ洗い流しを行い，誤嚥しないように確実に吸引しながら行う。

洗口は，口腔内の汚染の除去や細菌の繁殖予防ができるが，咳の誘発による誤嚥の可能性があるため，注意が必要となる。

❹**乾燥予防**：口腔内の乾燥の程度に応じて，必要であれば保湿ジェルを口腔内に塗布し，乾燥予防を行う。

❷唾液腺マッサージ

健康な成人の唾液は1日に1〜1.5Lの量が分泌される。クリティカルな状態にある患者は，すでに述べたように唾液分泌量が低下している。耳下腺，顎下腺，舌下腺の唾液腺を皮膚の上から指で押すことによって，唾液分泌を促すマッサージ（図5-14）を口腔ケア時に一緒に行う。

❸実施中の注意点

口腔ケア時は，患者は鎮静状態下で何をされるかわからないという不安や，看護ケアによる開口状態の持続や刺激により交感神経が緊張し，心拍数・血圧の上昇が起こる可能性がある。患者の理解と協力が得られるように説明し，実施中も声をかけながら表情に注意して実施する。バイタルサインの変動の有無についてモニタリングしながら行うことが重要である。また，口腔内へのブラッシングなどの刺激は患者の咳嗽反射を誘発しやすく，咳嗽反射は患者の苦痛となるだけでなく誤嚥につながるため，特にSpO_2値の低下，呼吸音の聴取による呼吸状態の変化に注意する。

第1編

クリティカルケア看護の基本

基盤になる理論と看護展開

必要な能力

思考プロセス

5 全身管理と日常性への支援

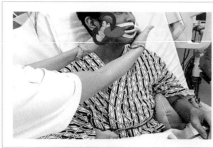

耳下腺
〈位置〉
● 耳たぶのやや前方
● 上の奥歯あたり
〈マッサージ方法〉
● 人さし指を当て，指全体で優しく押す
● 5 〜 10 回繰り返す

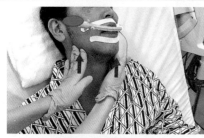

顎下腺
〈位置〉
● 顎の骨の内側の軟らかい部分
〈マッサージ方法〉
● 指を当て，耳の下から顎の先まで優しく押す
● 5 〜 10 回繰り返す

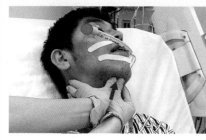

舌下腺
〈位置〉
● 下顎
〈マッサージ方法〉
● 下顎から舌を押し上げるように，両手の親指でグーッと押す
● 5 〜 10 回繰り返す

出典／デンタルサポートホームページ：はじめよう！やってみよう！口腔ケア.
http://www.kokucare.jp/training/training/daekisen/（最終アクセス日：2021/6/18）をもとに作成.

図 5-14　唾液腺マッサージ

❹多職種連携

　ROAG 評価でスコアが高い患者では，口腔外科医師や歯科衛生士と連携し，より専門的な口腔処置を検討する。含嗽薬や保湿剤の選択，口腔内の炎症や潰瘍への医療的処置，口腔内の不随意運動や犬歯による損傷がある場合のマウスピースの作製など，多職種と連携することでさらに患者へ効果的な口腔ケアにつながる。

4 ｜ 評価

❶口腔ケアの評価

　口腔ケア後は全身状態，アセスメントシートでケアの評価を行い，行ったケアにより改善しているかどうかを確認し，次のケアにつなげていく（図 5-15）。

❷患者の QOL における評価

　口腔ケアにより口腔内の不快感が低下すると，爽快感を得られ意欲向上につながる。また，口腔機能が維持されることで，早期の食事摂取が可能となる。

第1編

クリティカルケア看護の基本
基盤になる理論と看護展開
必要な能力
思考プロセス
全身管理と日常性への支援

アセスメント	ケア	評価
・発熱による脱水 ・薬剤の副作用 ・挿管中の開口状態による口腔内乾燥と菌交代症による口腔内カンジダが考えられる	・基本ケア ＋ ・保湿の強化 ・唾液腺マッサージ	・全身状態 ・ケア中のバイタルサインの変動は？ ・呼吸音，SpO2の変化，1回換気量，呼吸回数，呼吸パターンは？ ・ROAGスコアの改善は？ ・歯科衛生士からのフィードバック

図5-15　口腔ケアのアセスメントから評価までの流れ

D　排泄ケア

1. 排泄ケアの目的と意義

　クリティカルな状態にある患者への排泄ケア，特に排便ケアの目的は，①患者の腸管機能を維持する，②患者の不必要な心負担を回避し安全な排泄を助ける，③排泄物の性状などの観察により腸管機能，健康状態を把握する，④患者の快感情を刺激しコントロール感をもてるようにする，⑤患者の排泄行為の自立によりQOLの維持・向上を図る，などがあげられる。

　低酸素状態，低血圧，広範囲の手術などによる侵襲下においては，重要臓器（脳・肝臓・腎臓など）の機能保持のため血液の再分布が起こり，腸管の血流は低下する。血流の低下により腸管粘膜の浮腫，萎縮，炎症を起こすことで，腸管機能は低下し（①消化，栄養素・電解質・水分の吸収低下，②蠕動運動低下による排泄機能の低下，③腸管細菌・腸管バリアの低下による免疫機能の低下），便秘や下痢を起こしやすくなる。下痢は皮膚損傷や褥瘡発生につながる。よって，排泄物の性状などを観察し，栄養状態や水分出納などをアセスメント，管理することで，皮膚損傷，褥瘡発生など2次障害を予防することができるだろう。

　また，クリティカルな状態にある患者は，時に排泄時の怒責により重症不整脈などが引き起こされることがある。看護師は排便時のからだへの影響を理解し，安全に排泄できるように支援しなければならない。

　このように，クリティカルケア看護領域における排泄ケアは，身体面への看護ケアが重要であると同時に，心理・社会的側面への配慮も重要である。少しの動作で呼吸・循環動態に影響を及ぼしかねないクリティカルな状態にある患者の多くは，ベッド上かベッドサイドでの排泄となる。想像に難くないだろうが，ICUという環境はオープンフロアであることが多く，看護師に介助してもらうことに加え，プライバシーを保てない環境で排泄を強いられる。これは患者のコントロール感を奪い，回復への意欲も自尊心も失わせる可能性があることを十分に考える必要がある。どんなにきめ細かい配慮をしたとしても，排泄のストレスが解消しない場合もあるが，看護師の対応いかんによっては，患者が快反応

表5-28 排泄時の心理的な影響

年代	心理
若年者	環境の変化には順応できるため，床上排泄の受け入れはできる傾向にある。同室者に対する気兼ねのほうが大きい。
壮年期以降	柔軟性に乏しく，きれいな環境で床上排泄をすることは受け入れにくい。加えて，人に依頼して介助を受ける羞恥心など二重の苦痛がある。
高齢者	介助者を専門職としてではなく，一人の人間としてとらえるため，介助している側の苦痛がわかってしまうことによる遠慮や恐縮が大きい。
床上排便は避けがたく受容できない事実であるため，自尊心の喪失につながる	

- 排便時に漏れるのではないかという不安を感じている。
- 排便時に配慮されていないと感じている。

を示すことも事実である。また，この快反応は，生体防御反応として交感神経を緊張させている状態にある患者の副交感神経に作用する。逆にいうと，排泄行為によりさらに不安やストレスが加わると，交感神経の緊張はより高まり，免疫力の低下や回復に必要となる副交感神経が作用しにくい状態となる（表5-28）。よって，排泄行為を他人にゆだねざるを得ない患者に対し，少しでも快適な状態を保障する質の高い看護ケアを提供することが求められる。

2. 排泄ケアによる患者への影響

クリティカルな状態にある患者は，本来の腸管の生理的機能が働かず，便秘や下痢，腸管からの栄養吸収への影響，腸管の免疫機能の低下など，様々に回復を遅延させる状態にある。特に，腸内細菌が腸粘膜を通過して腸間膜リンパ節や門脈などに侵入する現象である**バクテリアルトランスロケーション**（bacterial translocation；**BT**）は，全身の血流に腸内細菌や毒素が侵入し，全身に炎症が拡大することで重篤な感染症を引き起こす。

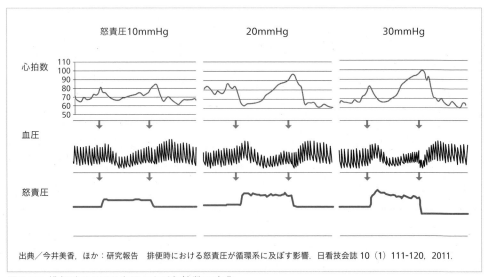

出典／今井美香，ほか：研究報告　排便時における怒責圧が循環系に及ぼす影響．日看技会誌 10（1）111-120，2011．

図5-16 排便時における血圧および心拍数の変化

第1編

1 クリティカルケア看護の基本

2 基盤になる理論と看護展開

3 必要な能力

4 思考プロセス

5 全身管理と日常性への支援

表5-29 怒責によるからだへの影響

動作	循環器系への影響	機序
息こらえ 筋肉の収縮 腹腔内圧の上昇	血圧の上昇（2〜3秒間）	筋肉の収縮による血管の収縮と，腹圧による大動脈の圧迫が生じる
	血圧と脈圧の低下	腹腔内圧の上昇により心臓への循環血液量が減少し，心拍出量が減少する
	再び血圧の上昇と心拍数の増加	血圧と脈圧の低下に対する圧受容器の作用により血管収縮が起こる
呼吸の再開 腹腔内圧の減少	血圧の上昇	腹筋が収縮して腹腔内圧が上昇し心拍出量が増加する
	心拍数の減少	血圧の上昇に対する圧受容器の作用により心拍出量の減少と血管拡張が生じる
	徐々に安静時の血圧に落ち着く	

　また，下痢は皮膚損傷や褥瘡発生につながる。よって，感染や皮膚損傷，褥瘡発生の予防には，腸管機能の維持・回復のための排泄ケアが重要となる。また，排泄ケアが及ぼす身体的影響や自力による排泄行為が制限されていることによる心理的影響も理解しておく必要がある。

　クリティカルな状態にある患者は，生体の防御反応により交感神経が緊張しており，外的なからだへの負荷に対応する予備力が備わっていない。排泄，特に排便時は酸素消費量の増加，怒責による心負荷へつながる可能性がある（図5-16，表5-29）。排便時のからだへの影響や変化を理解し，その影響を最小限にするような支援が必要である。

3. 排泄ケアの実際

　腸管の生理的機能の維持・改善とともに，皮膚障害を起こさないように綿密なフィジカルアセスメントを行い，異常の早期発見と，排泄に伴う身体的・心理的負担を最小限に抑えたケアを実践する。また，回復状況に合わせて，排泄行為をADL向上の一つの手段として日常生活支援を行い，患者の自立を支えていく。

1 情報収集

　どのような方法で排泄ケアを行うかを判断するために，腸蠕動音の程度，腹部膨満感，腹部緊満感の有無などの腹部症状だけでなく，意識レベルや呼吸，循環状態などの全身状態についての情報を得る。加えて，認知機能の低下や離床の進行度，筋力低下の有無など，排泄行為の自立度についての情報を収集する必要がある。

　また，排便障害がある患者の場合，水・電解質バランスや使用薬剤，栄養投与方法などの情報も得る必要がある。

2 アセスメント

❶排泄ケア方法の選択

　腹部症状，全身状態と併せて，排泄行為の自立度の評価を行い，安全に排泄ができる状態か，負担の少ない排泄方法は何かを判断する。

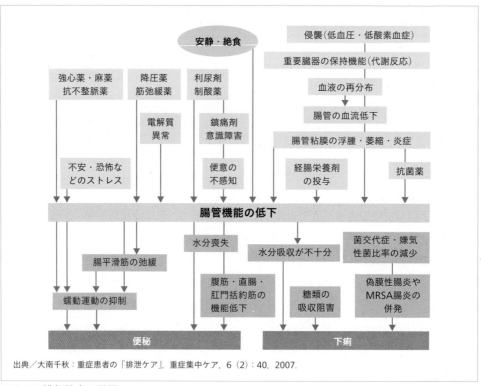

出典／大南千秋：重症患者の「排泄ケア」，重症集中ケア，6（2）：40，2007.

図5-17 排便障害の原因

❷排便障害の要因

便秘や下痢などの排便障害がある場合，その要因（侵襲<ruby>侵襲<rt>しんしゅう</rt></ruby>による腸管の血流低下，脱水，薬剤の副作用，ストレスなど）をアセスメントする（図5-17）。

❸栄養投与方法・量

栄養と排泄は密接に関連しており，排便障害の有無にかかわらず，適切な栄養管理がなされているかアセスメントする必要がある。重症患者の栄養方法は，①経静脈栄養，②経腸栄養，③経口栄養の3つがある。栄養投与方法の確認を行い，栄養剤の量や特徴を把握し，栄養や水分と排泄のバランスをみる。

3 ｜ 実施

アセスメントから排泄ケア方法を選択し，実施する。

❶排便コントロール

重症患者の場合は，腸管機能の変化，臥床安静や水分バランスの変化，経管栄養の使用により，下痢・便秘を起こしやすい。その要因をアセスメントして，排便のコントロールが行えるように支援していく必要がある。

❷便失禁の場合の排便方法

おむつを使用している場合は失禁していなくても発汗などによっておむつ内に湿気があ

第
1
編

クリティカルケア
看護の基本

2
基盤になる理論
と看護展開

3
必要な能力

4
思考プロセス

5
全身管理と
日常性への支援

る状態であり，皮膚バリア機能の低下を防ぐため，適宜おむつ交換を行う。下痢による便失禁では，便の皮膚への付着を最小限にとどめ，便による皮膚損傷や細菌感染を防いでいくために排便直後におむつを交換する必要がある。

❸ 自立排泄が可能な場合の排便方法

（1）仰臥位での排便

仰臥位時の怒責は，和式トイレでの動作より3〜6倍の心負荷がかかる。また，怒責回数も多く，排便時間も長くなる傾向にある。仰臥位で行う場合は，腹圧がかけやすく循環器系への影響が少ない体位（下肢を屈曲させた姿勢など）に調整する。

（2）座位での排便

「腹圧のかかる方向-直腸の傾き-肛門」の軸がほぼ同じ方向を示すため，仰臥位に比べて腹圧をかけやすい。重力の影響で自然に腹圧がかかり，腹筋収縮も有効に働きやすいため，仰臥位に比べて排便しやすい体位である。

できるだけ座位に近い角度の体位に近づけるために，ヘッドアップを取り入れ，排便しやすい体位へと調整する。

（3）ポータブルトイレでの排泄

腹圧をかけやすく排便しやすい体位である。一方，移動動作による酸素消費量の増加や血圧の低下や心拍数の増加など循環器系への影響も考えられるため，患者の状況に合わせた体位の選択が必要である。

❹ 怒責を最小限にするには

怒責による腹圧は高ければ高いほど，心拍数や血圧が元に戻るのにも時間がかかる。怒責時には外腹斜筋と腹直筋が最も関与しているため，この筋肉を利用して腹壁を緊張させることで，排便の誘発や促進に有効な腹圧を得ることも可能である。また，最大吸気時に腹圧をかけることは循環器系への影響が大きいため，呼気時に腹圧をかけることにより，からだへの影響を最小限にすることが可能となる。

❺ 環境整備について

患者の年齢や性格，精神的な状況から，排泄に伴う心理的な負担を予測し，個人に合わせた環境整備や方法を選択する。自立が制限され，プライバシーが確保されていない環境，人工呼吸器装着により言語的なコミュニケーションができない状況において，排泄における患者の苦痛を理解しようとする看護師の姿勢は，患者を励ますことにつながる。

どのような排泄ケアの方法でも，排泄ケア実施時には，患者の状態が変化する可能性があることを念頭に置き，モニタリングしながら介助することが重要である。表5-30 に排泄ケア時の観察ポイントをまとめた。

4 ｜ 評価

観察ポイントに沿って行ったケアの全身状態への影響はどうだったか，排泄はできたのかを評価し，次のケアに生かす。ベッド上排泄では，看護師の援助が患者にとって気持ち

表5-30 排泄ケア時の観察ポイント

	観察ポイント
実施前	• 侵襲の程度や全身状態の把握，栄養投与法・内容・量，水分バランス • 排便の性状・量，腹部蠕動音の程度，腹部膨満感や腹部緊満感の有無 • 栄養の吸収状態や排便状況の把握 • 排便習慣や薬剤使用の有無，自覚症状 • 排便障害の有無，排便障害の要因 • 体位の選択（仰臥位，ヘッドアップ座位，端座位），物品の準備，環境整備 • 患者への具体的な方法の説明と同意
実施中	• 自覚症状，患者の訴えや表情，バイタルサイン，全身状態の把握 • 心負荷指数（pressure rate product；PRP*）＝収縮期血圧×心拍数 • 循環動態や呼吸状態の悪化，ふらつきの出現など，排便行為を中止する状況の有無，皮膚損傷や褥瘡の有無
実施後	• 排便の有無・量・性状 • 排泄介助前後のバイタルサインや全身状態の評価 • 患者の自覚症状や排泄に関するニードの把握 • 排泄の状況に関して記録に残し，継続したケアにつなげる

＊：PRP の上昇は心筋酸素消費量が増加していることを示している。

の良いものであったのかを考え，排泄できたことに患者が肯定的な気持ちになれたか否か
が重要である。

E リハビリテーション

1. リハビリテーションの目的と意義

1 リハビリテーションとは

リハビリテーション（rehabilitation）の語源は，「re（再び）」「habilis（適した）」「ation（に
すること）」で，「再び適した状態にすること」[39]を意味する。身体的な機能や能力の低下を
改善することにとどまらず，低下した機能を維持しながら自立を獲得し，精神的，社会的
な面も含めて，その人らしい生活を送ることを目指す活動として広くとらえられている。

治療や訓練による医学的な対応だけでなく，障害者や高齢者の可能な限りの自立や社会
参加を目指して，急性期から回復期・維持期に至るすべての時期で，切れ目のないリハビ
リテーションが必要となる。看護師は，患者が低下した機能あるいは失った機能を抱えな
がら，地域でどのように生活していくのかを想像し，早期回復を支援する必要がある。

2 クリティカルケアにおけるリハビリテーション

❶治療としてのリハビリテーション

近年，医療の進歩によりクリティカルな状態にある患者の救命率は向上し，回復後の患
者のQOLに目が向けられるようになってきた。しかし，多くの患者が，全身の筋力低下
や各臓器の機能低下により元の日常生活に戻れないこと，さらには認知・精神機能障害な
どの後遺症に苦しみ，QOLを低下させていることが明らかになった。クリティカルな状

態にある患者は，からだへの負担を軽減しエネルギーの消費を最小限に抑えるために，安静が必要とされる。しかし，長期間の過度な安静や活動性の低下は，心身へ様々な悪影響を及ぼし，廃用症候群が生じる（表5-31）。

また最近では，不動のほかに，複数臓器の機能障害や高血糖，薬剤の影響など，重篤な状態や治療そのものを危険因子とし，全身的な四肢筋力低下を示すICU-AWも明らかになってきた。安静臥床をはじめとするこのような悪循環は，原疾患を悪化させ2次的合併症を発生させるだけでなく，結果的に，在院日数の延長やQOLを低下させることにつながる（図5-18）。かつては，安静を保つことが治療を促進するとされてきたが，疾患からの回復に合わせて覚醒させ，早期から離床や積極的な運動を取り入れることが重要であるとされ，クリティカルな状態にある患者の全身管理の考え方が変化してきた。2次的合併

表5-31 廃用症候群

分類	内容
1. 局所性廃用によるもの	・関節拘縮 ・筋廃用萎縮：筋力低下，筋耐久性低下など ・骨粗鬆症：高カルシウム尿・尿路結石 ・皮膚萎縮 ・褥瘡 ・静脈血栓症
2. 全身性廃用によるもの	・心肺機能低下：1回心拍出量の低下，頻脈，肺活量減少，最大換気量減少 ・消化器機能低下：食欲不振，便秘 ・易疲労性
3. 臥位・低重力によるもの	・起立性低血圧 ・利尿 ・ナトリウム利尿 ・血液量減量（脱水）
4. 感覚・運動刺激の欠乏によるもの	・知的活動低下 ・うつ傾向 ・自律神経不安定 ・姿勢・運動調整機能低下

出典／特集／看護師のためのリハビリテーション実践，看技，59（12）：50，2013.

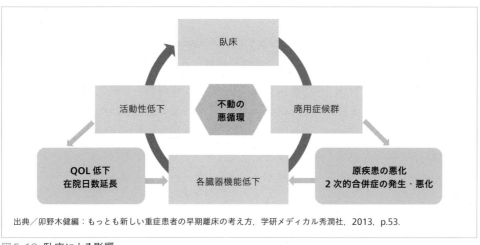

出典／卯野木健編：もっとも新しい重症患者の早期離床の考え方，学研メディカル秀潤社，2013，p.53.

図5-18 臥床による影響

第1編

クリティカルケア看護の基本

基盤になる理論と看護展開

必要な能力

思考プロセス

5 全身管理と日常性への支援

症の影響を最小限にし，その後の患者の回復や退院後の QOL 向上に目を向けて，重症患者に対しても早期からリハビリテーションを行う必要がある。

❷日常性を取り戻すためのプロセス

　看護師は，清拭や体位変換，口腔ケアなど，患者の日常生活を支援している。しかし，疾患からの回復過程にある患者が，自分でできることについても看護師が援助してしまうことは，患者のセルフケア能力を低下させてしまう可能性がある。回復の時期をアセスメントし，心身の反応をみながら離床や積極的な運動の支援を行うと同時に，日常生活のなかで患者自身ができることを増やすかかわりをもつことが，自立を促し日常性を取り戻すための支援につながる。

　クリティカルな状態にある患者へのリハビリテーションとは，ADL が急激に低下し，他者へ依存せざるを得ない患者が，生きている感覚を取り戻し，自らできる喜びや自信を少しずつ取り戻していくためのプロセスとなり得る。

2. リハビリテーションによる患者への影響

　重症患者へリハビリテーションを行うことは，血圧の低下，呼吸回数の上昇，低酸素血症など，全身状態へ影響を与えるリスクもあり，慎重に実施する必要がある。リハビリテーションを実施する効果とリスクを考え，開始のタイミングや実施内容，実施時間など，多職種で事前に協議し，段階的に実施する必要がある。

1　リハビリテーションの効果

❶早期リハビリテーションの効果

　クリティカルな状態にある患者へのリハビリテーションは，これまでは呼吸理学療法や関節可動域（range of motion：ROM）訓練が主流であった。しかし，前述のように患者を覚醒させ，自発的な呼吸や運動を促進し，積極的に離床を促す早期リハビリテーションが推奨され，離床までの日数やせん妄期間，人工呼吸器装着期間の短縮，合併症発生率の低下といった効果が期待される。

　体内における代謝のメカニズムは，**ワッサーマン（Wassermann）の歯車**＊（図5-19）に示すように，大気から取り込まれた酸素が，呼吸の歯車によって肺に取り込まれ，ガス交換されて血中へと移動し，循環の歯車によって酸素が全身へ運ばれて組織へと供給される。リハビリテーションにより離床を進めることは，このすべての歯車を回すことになる。クリティカルな状態にある患者は，それぞれの歯車の機能が低下している状態である。疾患からの回復に合わせて，離床という手段を使って全身へアプローチを行っていくことは，生命維持や活動に必要なエネルギーを効率よく生み出すことにつながる。

＊**ワッサーマンの歯車**：細胞（内）呼吸と肺（外）呼吸の連関に対するガス輸送機構を説明する模式図。持続的な身体活動を維持するためには，必要なエネルギーを供給し続けるために「3つの歯車」である①肺，②心臓・血液，③筋がスムーズに回転しなければならないことを示している。

第
1
編

クリティカルケア
看護の基本

と看護展開
基盤になる理論

必要な能力

思考プロセス

5
日常性への支援
全身管理と

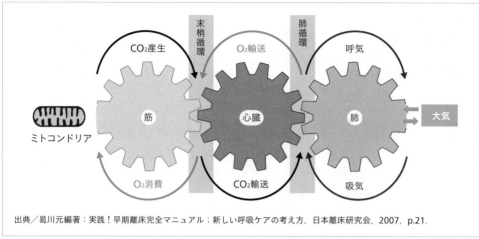

出典／曷川元編著：実践！早期離床完全マニュアル；新しい呼吸ケアの考え方，日本離床研究会，2007，p.21.

図5-19　ワッサーマンの歯車

❷ 主な臓器における影響

（1）呼吸器系

　離床により仰臥位から立位になると，重力による内臓の圧迫が軽減し，横隔膜の位置が下がることで，換気の効率が上昇する。また，安静時の呼気終末における肺内のガス量を示す機能的残気量（functional residual capacity；FRC）*は姿勢により影響を受けるため，離床を進めることで，ガス交換の効率も上昇する（図5-20）。患者の回復の状態に合わせて，

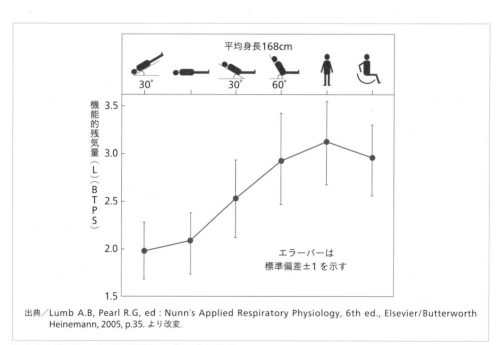

出典／Lumb A.B, Pearl R.G, ed：Nunn's Applied Respiratory Physiology, 6th ed., Elsevier/Butterworth Heinemann, 2005, p.35. より改変.

図5-20　姿勢による機能的残気量（FRC）の変化

＊ FRC：自然に呼気を行ったのちに肺内に残っている残気量。肺のガス交換にかかわる空気の量を表し，FRC が多ければガス交換にかかわる空気の量が多いため，酸素化に有利となる。

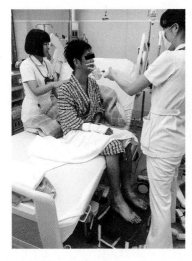

椅子やベッドの端など高さのある座面に腰かけ，足を下ろした体位。

図5-21　端座位

離床を積極的に進めることで，肺機能の改善や人工呼吸器の離脱につながる。

（2）循環器系

　臥床により重力による刺激が欠如することで，起立耐性能*が低下する。離床により可能な範囲で重力刺激を与えることで，運動に対する循環応答の機能が高まる。

（3）筋骨格筋系

　筋肉を刺激する機会が減ることや，侵襲によりたんぱく質の分解が進むことで，筋容量が減り，筋力が低下する。原疾患の治療と併せてROM運動や離床を行うことは，筋萎縮や関節拘縮を予防し，筋肉の低下を予防・維持することにつながる。

　端座位（図5-21）や立位訓練は，姿勢保持や歩行に関係する抗重力筋*を刺激することができる。

2 ┃ リハビリテーションのリスク

　早期から重症患者へリハビリテーションを行うリスクとして，SpO_2の低下，心拍数・血圧の変動，カテーテル，ドレーン類の偶発的な抜去などがあげられる。特に，酸素の需要と供給のバランスが崩れている場合や，状況の悪化が懸念される場合は，からだへの過度な負担になる可能性がある。そのため，リハビリテーションの効果とリスクについて検討し，実施の際は，適切な身体評価とモニタリングを行う必要がある。プロトコールを活

＊**起立耐性能**：重力に抗して血圧を維持するための心血管系の能力であり，筋ポンプ作用，自律神経系による受容体の反射的調整，ホルモンによる体液量調整のこと。

＊**抗重力筋**：座位や立位姿勢の保持に働く筋肉。代表的なものに，背側に位置する①脊柱起立筋群，②大殿筋，③ハムストリングス，④下腿三頭筋があり，また腹側に位置する①胸鎖乳突筋，②腹直筋，③腸腰筋，④大腿四頭筋，⑤前脛骨筋がある。

用し，開始基準や中止基準を施設ごとで設けることも，安全に実施するための一つの方法である。

　また，リハビリテーションの実施により，患者の疲労感や不安感が増強すると，リハビリテーションを行うことが失敗体験になり，患者の意欲の低下につながる可能性がある。事前に，目標の共有や実施内容の説明を行い，心理的な状況も含めて評価を行い，効果的に実施できるように支援することが大切である。

3. リハビリテーションの実際

　患者の目標に沿って，早期からの離床や積極的な運動を行うとともに，日常生活ケアのなかにも自立を促す支援を組み込むことが必要である。安全に効果的にリハビリテーションを進めるためには，患者の状態のアセスメントや多職種連携など，あらゆる準備を事前に整えておくことが重要となる。

　また，ベッドサイドが患者の生活の場であるため，日常性を取り戻すためには24時間患者とかかわる看護師の役割は大きい。活動と休息のバランスを整えることや，患者の苦痛を軽減し，回復力を高める支援を行うことも，リハビリテーションの一つとして考える必要がある。

1 ｜ 情報収集・アセスメント

❶安全性

　クリティカルな状態にある患者は全身状態が変動しやすく，各種デバイス（輸液ルート，チューブ，ドレーンなど）が多く留置されているなど，状態悪化のリスクがあるため，リハビリテーションも慎重に行われる必要がある。リハビリテーション開始基準をもとに実施可能か否かをアセスメントし，医師や理学療法士など他職種と事前にリスクを共有することが重要である（図5-22）。安全に進められる環境や人員が確保されているか否かも把握しておく。

❷目標設定

　今後の患者の生活を見据えて短期目標を設定し，毎日具体的にどこまで進めることができるのか，その目的や必要性についてアセスメントする。本来の患者のADLや家族からの情報，開始基準，現在の患者の状態，以前の記録などから総合的に判断し，多職種で決定していくことが望ましい。

❸リハビリテーションの阻害因子

　目標が設定されていても，実際には開始できなかったり，開始しても途中で中断する可能性も考えられる。その際には，どこに問題があるのか，どのようなアプローチが可能なのかを考え，個々の患者に合わせた支援方法を検討する。

　①呼吸機能，②循環機能，③痛み，④運動機能，⑤意識状態，⑥精神機能，⑦モチベーションのうち，実際にどの要因が阻害しているのかについて明らかにする。どの職種と連

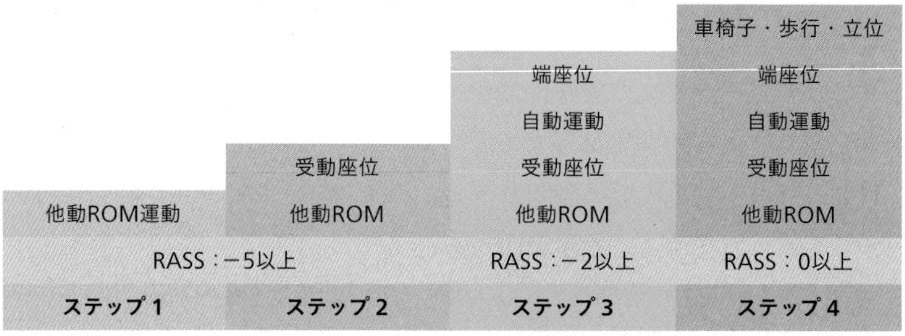

			車椅子・歩行・立位
		端座位	端座位
		自動運動	自動運動
	受動座位	受動座位	受動座位
他動ROM運動	他動ROM	他動ROM	他動ROM
RASS：−5以上		RASS：−2以上	RASS：0以上
ステップ1	ステップ2	ステップ3	ステップ4

【リハビリテーション開始基準1〈ステップ1〜2〉】
①収縮期血圧80mmHg, SpO₂ 93％以上
②体位変換, 吸痰などの処置時に急激な循環変動がない
③ボーラス投与の薬剤を必要とする高血圧, 低血圧, 頻脈, 徐脈がない
④リハビリテーション内容が禁忌となるような病態, 医師指示がない
⑤CPOT≦2, NRS≦3である

【リハビリテーション開始基準2〈ステップ3〜4〉】
⑥FIO₂ 0.6以下
⑦PEEP 10cmH2O以下
⑧2時間以内に昇圧薬の増量を行っていない
⑨心拍数120bpm以下
⑩ボーラス投与の薬剤を必要としない
⑪せん妄でリハビリテーションのリスクが高いときは中止

CPOT：客観的な痛みのスケール。最大点数8点（CPOT＞2何らかの介入が必要）
NRS：主観的な痛みのスケール。最大点数10点（NRS＞3何らかの介入が必要）
FIO₂：吸入酸素濃度
PEEP：呼気終末陽圧
ROM運動：関節可動域訓練

図5-22 リハビリテーションプログラム

携し，どのような対応が可能かをアセスメントする。

2 実施

❶準備

患者の覚醒度，睡眠状況，痛みの有無，せん妄の有無などを把握する。ウォームアップとして，リラクセーションやマッサージ，ROM運動などを取り入れ，身体的な準備を整える。また，患者に同意を得る際は，目的や効果を説明するだけでなく，「歩いて家に帰りたい」「家族と話したい」などの患者の希望から，今後の見通しや短期の目標を共有し，動機付けを行うことで，患者が主体的に参加できるように支援する。

❷運動・離床

運動強度の弱い①ROM運動から始まり，②受動座位，③端座位，④立位，⑤車椅子，⑥歩行と段階的にステップアップしていく。実施中は，患者のバイタルサインや自覚症状を注意深くモニタリングし，中止基準にかかる場合は速やかに中止する。留置物の管理を行い，事故・自己抜去予防に努める。また，患者の言葉や表情，動きの変化を観察し，リハビリテーション実施中の患者の主観を把握するように努める。

（1）ROM運動（図5-23, 24）

痛みを伴う関節運動は避け，患者の表情や運動中の抵抗感に注意しながら愛護的に実施する。1つの関節で5〜10回程度，1日に1〜2回が一般的であるが，理学療法士と連携し，

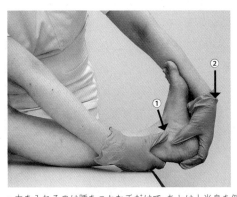

① くるぶしの上あたりを固定する

② 反対の手は踵をつかみ,その前腕部で足底を押して背屈させる

• 力を入れるのは踵をつかむ手だけで,あとは上半身を倒して体重を利用するとよい
• 前腕と足底の接する部分を支点にして,踵部を下方に引っぱる

図5-23 足関節の運動

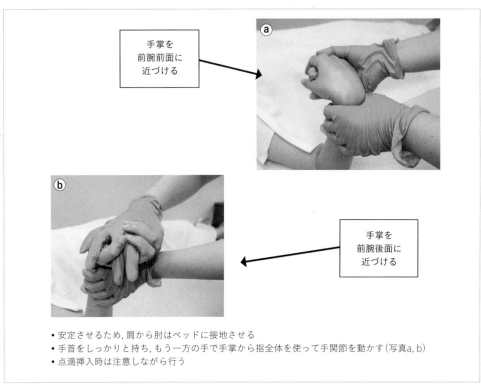

手掌を前腕前面に近づける

手掌を前腕後面に近づける

• 安定させるため,肩から肘はベッドに接地させる
• 手首をしっかりと持ち,もう一方の手で手掌から指全体を使って手関節を動かす(写真a,b)
• 点滴挿入時は注意しながら行う

図5-24 手関節の運動

患者の状況に合わせて決定していく。自動運動ができる患者は,可能な限り実施してもらうようにすることで,ADL獲得への第一歩となる。

(2)受動座位

起立性低血圧に注意し,モニタリングしながら少しずつ頭部を挙上する。オーバーテーブルやクッションなどを使用し,ポジショニングを行い,安楽で安定した体位で過ごせるように支援する。離床に向けて,体幹のずれがないか,頸部を支えることができるかを観

察する。この姿勢ができると，更衣や整容などの動作の自立度が上がる。

(3) 端座位（図5-21参照）

ヘッドアップから，両下肢をベッドの端に下ろすように介助し，起き上がる側の殿部を中心として回転させる。各種デバイスはあらかじめ移動させてまとめておく。頸部（けいぶ）や体幹を支え，足底を床に着けることで体位を安定させる。ダイナミックにからだを動かすため，全身状態が変動しやすいが，得られる効果は大きい。医師や理学療法士と連携し，安全に効果的に行う必要がある。

(4) 立位・車椅子

両上肢・両下肢の筋肉が必要であり，患者の理解度によっても介助量が変化するため，実施前に評価を行う。介助者は複数名必要であり，患者観察やモニタリング，移動の介助，各種デバイスの管理，全体を見て合図を出す人など，それぞれの役割分担を事前に決めておく。車椅子（いす）に乗って移動することで生活範囲が広がり，ADL の早期自立へとつながる。

❸ 日常生活ケアにリハビリテーションを組み込む

回復過程や自立度に合わせて，患者ができることを日常生活ケアのなかで支援していく（首を上げる，顔を拭く，腰を上げる，柵につかまる，鏡を見る，歯みがきをするなど）。

❹ 回復力を高める

離床などの訓練の時間や日常生活ケアの時間以外は，安楽な体位の調整，休息や安静，リラクセーションやマッサージ，睡眠の確保などを行い，活動と休息のバランスが保てるように支援する。趣味の時間を確保することや家族との時間を過ごせるように調整することも，患者が日常を取り戻すための支援につながる。

3 | 評価

安全に実施できたか，離床の短期的な効果はあったか，患者の反応はどうであったか，そのつど評価し記録に残すことで，継続ケアにつなげる。目標や計画を可視化し，ADL 拡大のプロセスを患者や家族にフィードバックすることは，回復を実感するきっかけとなる。

F コミュニケーション

1. コミュニケーションの目的と意義

1 | コミュニケーションの目的と意義

コミュニケーションは，ラテン語の「communicare（共有する）」を語源とする。書き言葉，話し言葉による言語的コミュニケーションと，表情や身振り・タッチング，声のトーン，相手との話し方，姿勢，服装や身なりといった非言語的コミュニケーションがある。

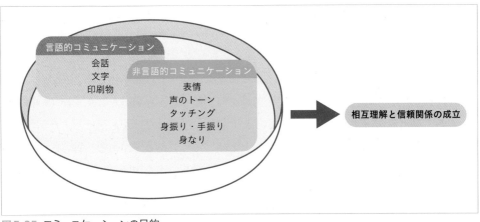

図5-25 コミュニケーションの目的

第1編

クリティカルケア看護の基本

基盤になる理論と看護展開

必要な能力

思考プロセス

全身管理と日常性への支援

コミュニケーションは，一方が発信するだけでは成り立たない。双方向で情報や意思，感情のやり取りをすることによって無意識の自分自身のニードや悩みの本質に気づく，見えていなかった相手の思いを知る，などの相互作用が生じる。コミュニケーションの目的はこうした相互のやり取りによって信頼関係を確立させることにある（図5-25）。

2 クリティカルケアにおけるコミュニケーションの目的と意義

コミュニケーションをとおして互いを知り信頼関係を築いていくためには，ある程度の時間が必要である。しかし，在院日数が短縮化され，医療現場にも人手不足の問題が生じている今，患者との十分な時間が確保できないという問題が医療者側にはある。患者側にもまた，インターネットの普及で情報があふれているなか，どの情報を選んだらよいのか，目の前の医療者の情報を信じてよいのか惑わされるといった問題がある。医療におけるコミュニケーションの目的は，こうした短い時間のなかで必要な情報を互いにやり取りし，信頼関係を確立して，患者が必要とする適切な医療や看護の提供につなげることである。

クリティカルケア領域においても，他分野とコミュニケーションの目的は同じである。しかし，コミュニケーションはその環境の特殊性からより困難なものとなる。外来受診する患者や一般病棟に入院する患者は，自分で納得して病院を選び，診療を受けているが，救急外来やICUで治療を受ける患者はそうとは限らない。初対面の場で医療者は厳しい状況や難しい治療についての説明をすることになり，患者とコミュニケーションをとる時間的猶予がない場合も多々ある。

また，重篤な状態に陥っている，特殊な環境に圧倒されて自分の不安や希望などを表出できない，人工呼吸器装着により話すことができないなどの問題で，自分自身の希望を表現できない患者も存在しており，患者を支える家族もまた，患者の病状に不安を感じ，患者の代弁者として機能しない状態にある。看護師は，家族の思いを傾聴し不安の軽減に努めること，言葉にできないニードを把握して代弁者として機能することが求められている。

2. コミュニケーションによる患者への影響

ふだん，私たちは言葉でコミュニケーションをとる。しかし，ICUでは多くの患者が人工呼吸器を使用しており，言語によるコミュニケーションは不可能な場合が多い。

ICUを退室した術後患者に，ICUでの苦痛が何であったかを聞いたとき「管（気管チューブ）がね，唇に当たって痛くって，ちょっとずらしてほしいだけなんだけど，なかなか伝わらなくて。伝わらないのがつらかったね」と話してくれたことがある。言いたいことが伝わらないストレスは，患者にとって大きな苦痛であり，声を出せないこと，意思が伝わらないことにより，苦痛や不安の軽減などのニードが満たされない状況がある。

この結果，怒りや不安，気力の低下などを感じ，精神的な危機状態に陥る，身体的な回復が遅延する，などの悪影響を受けている。これはICUを退室した後にも影響し，患者に**心的外傷後ストレス障害**（post traumatic stress disorder：**PTSD**）などの問題を引き起こす可能性もある。

ICUにおける患者-看護師間のコミュニケーションの多くは，看護師からの一方的な情報提供が多く，そのコミュニケーションもまた看護ケアを実践しながら行われていることが明らかになっている。これでは，言葉で思いを表現できない患者の訴えを十分に聞くことができない。

また，コミュニケーションにおいては言語からの情報は全体の7%に過ぎず，多くの情報が表情や声の調子，態度などから発信されている。このため，看護師は患者と接する際，声の調子や表情・態度に気を配らなくてはならない。患者は，思いが通じないことにストレスを感じる反面，看護師の寄り添う姿勢に励まされ，生き抜く勇気を得ることもある。こうした肯定的な体験もまた，患者がICUでの体験を乗り越える一助となっている。看護師は，コミュニケーションがICUでの体験を左右する影響力があることを念頭に置いて，患者にかかわる必要がある。

3. コミュニケーションの実際

1 情報収集

患者とコミュニケーションをとる方法を決定するために，視聴覚などの情報を収集する。

❶視覚に関する情報
　近視，遠視など，視力の問題や眼鏡使用の有無。白内障などの疾患
❷聴覚に関する情報
　難聴や左右の聞こえの差，補聴器使用の有無
❸認知に関する情報
　鎮静薬の使用，せん妄，認知症など，認知の問題
❹ADLの制限があるか
　麻痺，関節リウマチなど，上肢の動きの問題

第
1
編

クリティカルケア
看護の基本

基盤になる理論
と看護展開

必要な能力

思考プロセス

5
全身管理と
日常性への支援

❺コミュニケーションに使える時間

患者は呼吸機能や体力低下などの問題により，長時間の会話に耐えられないことが多いため，身体的な状況を確認しておく。また，疲労を伴う検査やケアの後は避ける

2 ｜ アセスメント

患者に合わせてコミュニケーションの方法を検討する。多くは筆談か，文字盤によるコミュニケーションとなるが，最近は筆談に使えるアプリケーションソフト（ICU POINTALK™など）もあるため，使用できる環境があれば活用する（図5-26）。

筋力低下などの問題により，筆談や文字盤を使用できない患者に対しては，うなずきや離握手*でコミュニケーションがとれるよう，**クローズドクエスチョン**を使用する。

コミュニケーションの目的が患者の症状の把握ならば，苦痛を軽減するために短時間で行う方法を，患者の思いの表出を促すためならば，ゆっくり話を聞く方法を選択する。

3 ｜ 実施

❶道具の準備

文字盤，筆談用の紙とフェルトペン（寝た状態では十分な筆圧がかけられないため，力の要らない筆記用具が適している），タブレットのいずれかを用意する。

聴力，視力に問題がある患者では補聴器，眼鏡を準備しておく。

❷環境の準備

話しやすい静かな環境を整える。ICU には様々な医療機器があるため，アラーム音や機器の駆動音に会話が妨げられないようできるだけ配慮する。

看護師は身だしなみを整え，表情がわかりやすいように，笑顔で患者にあいさつをす

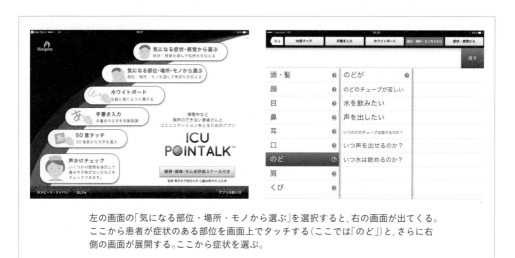

左の画面の「気になる部位・場所・モノから選ぶ」を選択すると，右の画面が出てくる。ここから患者が症状のある部位を画面上でタッチする（ここでは「のど」）と，さらに右側の画面が展開する。ここから症状を選ぶ。

図5-26 POINTALK（左），POINTALK 選択式の会話の一例（右）

＊離握手：指示に応じて手を握ったりひらいたりすること。

る。表情が患者に見える位置でコミュニケーションをとる。同時に，手を握ったり，タッチングなどで患者の気分を和らげる。

❸会話の実際

看護師にゆっくり話をしたいという意図があるときは，事前に患者に話をする意思があるかを確認し，意向に沿うようにする。この際，何について話したいかを患者に伝える。「これから行う治療についてお考えをお聞きしてもいいですか？」「今 ICU でケアを受けている状況への思いをお聞きしてもいいですか？」などと患者に確認する。

患者は呼吸器やほかの医療機器により，自由に動くことができない。動かずに筆談ができるよう，文字盤や紙を患者が見える位置に持つ。看護師は患者が指さしたり，書いたりしやすいよう，患者の肘を支える。

患者は文章でなく，「家」「状況」など，単語で表現することが多い。看護師は文脈を読み取り「家のことが心配ですか？」「家族に会いたいのですか？」などと質問をして，患者の意図をくみ取る。高齢者では視力低下や筋力の低下で筆記具を持つことも困難などの理由から，指で文字を書くことを好む患者がいる。読み取ることが困難だが，片仮名やひらがなで書くように指定すると理解しやすくなる。

また，患者の意図をスムーズにくみ取るための工夫として，①術後などで ICU に入る予定がある患者に関してはあらかじめ筆談の方法を説明し，患者が使いやすい方法を選択する，ジェスチャーの合図を決めておく，②可能なかぎり決まったスタッフが患者にかかわるようにする，なども効果的である。

4 | 評価

❶患者のニードの充足

患者とのコミュニケーションの目的は，必要な医療と看護の提供につなげることである。このため，コミュニケーションの結果として，患者の思いや価値観を理解し，その要望に応えられれば，コミュニケーションの目的は達成したと評価できる。患者のニードを充足するために，看護師は患者との会話を医療チームで共有し，代弁者として機能することが大切である。

❷信頼関係の構築

会話は相互関係で成り立つ。患者がコミュニケーションの結果，「理解してもらえた」「わかり合えた」と感じ，看護師が信頼を得ることが重要である。患者の安堵の表情や，会話への積極性などから患者とのコミュニケーションを振り返るとよい。

Ⅲ 急変時の対応

A 急変時の対応

　患者の急変は事前に予測できるとは限らず，しかも，急性期だけではなく慢性期の患者においても起こり得るものである。患者の急変時には，迅速な対応がその後の患者の予後を左右するため，第1発見者となる可能性が高い看護師が迅速に対応できるようにするためにも，急変時の対応の理解と日頃の準備が必要である。

1. 急変時の初期対応

　急変患者を発見した場合，まずは「JRC蘇生ガイドライン2020」に沿った対応をとる。病院の中であれば，すぐに応援をよび，院内にある救急体制を活用して，人員と機材を迅速に集めて対応することが求められる。院内における救急体制として救急コールシステム，**迅速対応システム**（rapid response system：**RRS**）とよばれるシステムがある。

2. 院内の救急体制

1 救急コールシステム（コードブルー／ハリーコール／スタットコール）

　施設によって呼称が異なるが，**救急コールシステム**とは，院内で急変が発生した場合に人員と機材を迅速に集めるシステムである（図5-27）。

2 迅速対応システム（図5-28）

　RRSは，院内で急変する前にバイタルサインの徴候から患者の異変に気づき，心停止を回避できるよう，医師や看護師で組織されたチームが介入するシステムである。

　心停止に至った患者は，蘇生後も社会復帰が困難なことが多い。急変する患者の70％は6〜8時間前に前兆を示しているといわれ，この時期に介入することで急変を回避する。

3. 急変時における看護師の役割

1 初期観察とアセスメント

　迅速評価[*]を基に患者の緊急度を判断し，異常を認めれば直ちに応援要請を行い，心肺蘇

---

[*]**迅速評価**：rapid assessment。患者に接した最初の数秒間で，患者の全体的な状態を視覚・聴覚・触覚を使って評価すること。迅速評価では，呼吸状態，末梢循環の状態および外見・意識状態から生命の危険につながる徴候の有無を判断する。

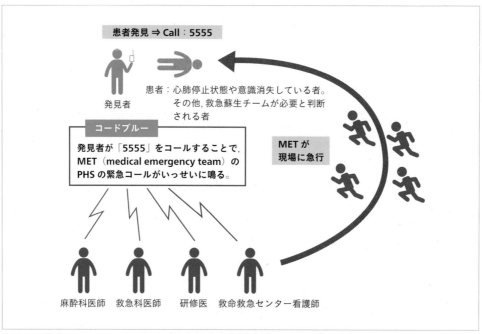

図5-27 救急コールシステムの流れ（名古屋市立大学病院のコードブルー）

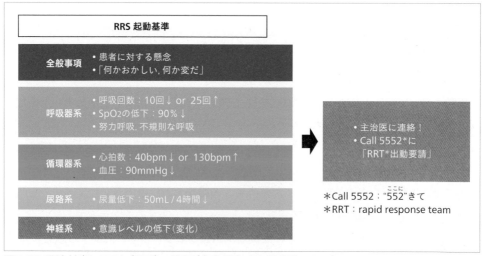

図5-28 迅速対応システム（RRS）の流れ（名古屋市立大学病院のRRS）

生法（cardiopulmonary resuscitation；CPR）を開始する。蘇生が必要でない場合は，A（airway，気道），B（breathing，呼吸），C（circulation，循環），D（disability，中枢神経），E（exposure & environmental control，脱衣と体温管理）に沿って重点的にフィジカルアセスメントを行い，患者の緊急度・重症度を繰り返し判断していく。

2 ドクターコール，応援要請

看護師は患者の容態に変化が現れたときやその徴候があると判断したときには，医師に

表5-32 SBAR（エスバー）

S項目 （situation：状況）	患者に何が起こっているのか
	● まずは，患者に何が起こっているのか，患者の状況や緊急性を伝える
B項目 （background：背景）	患者の臨床的背景は何か
	● どのような臨床的背景や臨床状況がある患者なのかを客観的に伝える
A項目 （assessment：評価）	問題に対する自分の考えは何か
	● 何が問題だと思っているのか，患者の状況についての自分の考えを伝える ● なぜ報告しているのか，自分の心配している内容やその程度を具体的に伝える
R項目 （recommendation：提案）	問題に対する自分の提案は何か
	● 相手にしてほしい対応を具体的に伝える

その状況を報告して，適切な治療へとつなぐ役割がある。そのため，医師へ状況や緊急度・重症度を正確かつ迅速に報告することが求められ，そのツールとして**SBAR***（表5-32）を活用した報告方法が用いられている。

3 安全確認・感染予防対策

何が原因で患者が急変しているかをすぐに判断することは難しい。事故の可能性も考え，病院の中であっても周囲に危険がないかどうか，安全を確認してから初期対応を行う。また，初期対応時に患者の感染性物質による医療者の汚染を防止するためにも，標準予防策（スタンダードプリコーション）を遵守し，医療者自身の身を守ることも必要である。

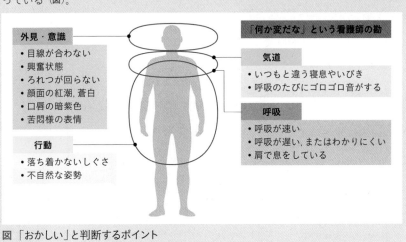

Column **「何かおかしい，何か変だ」は急変の前触れかも？と考える**

急変する患者の多くは，急変する前兆として何らかのサインを発している。看護師はそのサインに気づき，「おかしい」と判断するための感覚を身に付けることが必要である。「おかしい」と感じたときの観察，アセスメントが，急変の予防につながっている（図）。

外見・意識
● 目線が合わない
● 興奮状態
● ろれつが回らない
● 顔面の紅潮，蒼白
● 口唇の暗紫色
● 苦悶様の表情

行動
● 落ち着かないしぐさ
● 不自然な姿勢

「何か変だな」という看護師の勘

気道
● いつもと違う寝息やいびき
● 呼吸のたびにゴロゴロ音がする

呼吸
● 呼吸が速い
● 呼吸が遅い，またはわかりにくい
● 肩で息をしている

図 「おかしい」と判断するポイント

---

* **SBAR**：医療者間コミュニケーションを標準化するために，米軍海軍の考え方を応用して作成された。SBARは報告に必要な4項目の頭文字。

4 │ 患者の家族や他患者への配慮

急変時の対応では，患者の生命の回復を重視するあまり，患者の家族やまわりの患者への対応がおろそかになりやすい。家族が一緒にいない場合は，すぐに家族への連絡が必要であり，その場に家族がいる場合は，動揺していることが多く，家族に対する配慮が必要である。また，大部屋などで患者が急変した場合は，ほかの患者の動揺も大きいため，すぐに急変患者を処置室や個室に移動させるなどまわりの患者への配慮も必要である。看護師のなかで家族やほかの患者への対応をする人を決めるなど，役割分担をして対応する。

▌ 4. 急変に備えた準備

1 │ 救急カート

各施設では，急変時に必要な医薬品・蘇生器具などが選定され，すぐに取り出せるように収納された「救急カート」が活用されている（図5-29）。施設ごとに収納物品の配置は異なるが，定期的な点検や整備が行われ，いつでも使用できるように準備されている。配置されている医薬品や蘇生器具の把握や定数管理，有効期限切れのチェック体制の確立が急変時の迅速な対応につながっている。

2 │ 急変対応の学習とトレーニング

急変時にスムーズに対応するためにも，日頃からの学習とトレーニングが重要である。そのためにも心肺蘇生ガイドラインの手技を定期的に受講したり，患者の異常に早期に気づくための知識としてフィジカルアセスメントを学習したりと，継続した取り組みが必要である。

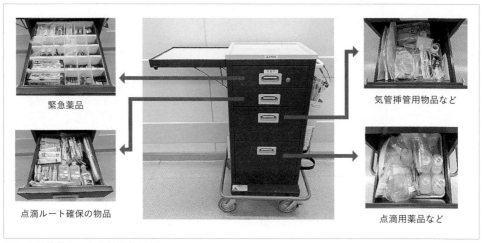

緊急薬品　　気管挿管用物品など

点滴ルート確保の物品　　点滴用薬品など

図5-29 救急カートの収納物品例

第
1
編

クリティカルケア
看護の基本

基盤になる理論
と看護展開

必要な能力

思考プロセス

5

全身管理と
日常性への支援

B 心肺蘇生

心肺蘇生とは，呼吸や心臓が停止またはそれに近い状態にある傷病者に対し，心肺機能を補助するために行う救命処置である。心肺蘇生には，**1次救命処置**（basic life support；**BLS**）と**2次救命処置**（advanced life support；**ALS**）がある。

BLS は，人工呼吸や胸骨圧迫により呼吸と循環を補助する一連の処置で，自動体外式除細動器（automated external defibrillator；AED）の使用が含まれる（図5-30）。

ALS は，医師の指示のもとで気管挿管や薬剤投与などを行う高度な救命処置である（図

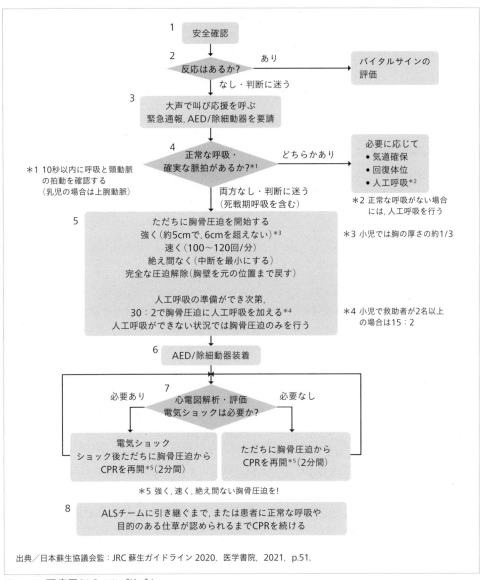

出典／日本蘇生協議会監：JRC 蘇生ガイドライン 2020, 医学書院, 2021, p.51.

図5-30 医療用BLSアルゴリズム

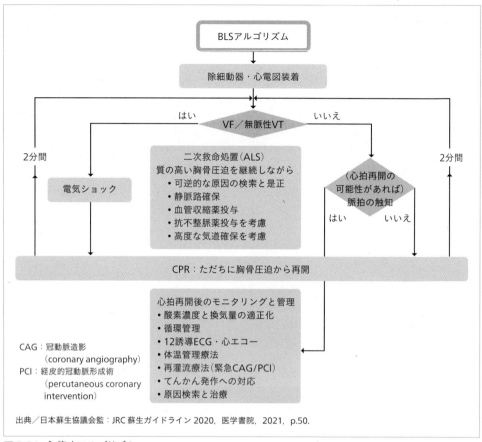

図5-31 心停止アルゴリズム

5-31）。

　心肺蘇生が成功し，社会復帰の可能性を高めるためには，傷病者の異常を早期に発見し，蘇生にかかわる人々が心肺蘇生のガイドラインを基にチームダイナミクスを用いて行動することが重要である。

■ 1.1次救命処置（BLS）

❶周囲の安全確認と感染防御

　倒れている傷病者や横になっている傷病者の異常を発見した場合，周囲を見わたし，その場が安全であるかどうかを確認する。安全が確保できない場合は，ほかの救助者を待ち，2次被害を防止する。

　また，医療施設内においては標準予防策に沿い，マスクや手袋などの感染防護具を装着することが望ましい。

❷反応の確認

　傷病者の肩を軽くたたきながら大声で呼びかけ，反応の有無を確認する。傷病者に何ら

第
1
編

クリティカルケア
看護の基本

2
基盤になる理論
と看護展開

3
必要な能力

思考プロセス

5
全身管理と
日常性への支援

かの返答や仕草がなければ、反応なしと判断する。反応がある場合、**ABCDE アプローチ***を用いて1次評価を行う。

❸ 応援要請（通報）

　傷病者に反応がない場合、医療施設外であれば大声で周囲に助けを求め、119番通報とAED の手配を要請する。医療施設内であれば院内救急体制（救急コールシステム）を起動し、人と物（救急カート、除細動器もしくは AED、心電図モニターなど）を要請する。

❹ 呼吸と脈拍の確認

　傷病者に反応がない場合は、頭部後屈顎先挙上法で気道確保を行い、胸腹部の動きを観察して呼吸の有無を確認する。呼吸がない、または異常な呼吸（死戦期呼吸）が認められる場合は「心停止」と判断し、胸骨圧迫を開始する。死戦期呼吸はしゃくりあげるような不規則な呼吸で、心停止直後より数分間みられる場合がある。心停止の徴候であるため、「呼吸なし」と判断する。

　呼吸の観察と同時に、頸動脈の脈拍の有無を確認する。ただし、脈拍の有無に自信がもてないときは呼吸の確認に専念し、脈拍の確認のために胸骨圧迫の開始が遅れないようにする。また、呼吸と脈拍の確認は、10秒以上かけないよう注意する。脈拍がない場合は、胸骨圧迫を開始する。

❺ 胸骨圧迫

　傷病者を仰臥位にして胸部の横にひざまずく。圧迫の部位は胸骨の下半分で、手掌基部が胸骨上にあるようにする。肘をまっすぐに伸ばし、肩が自分の手の真上になるようにする。傷病者の胸が約5cm 沈む（6cm を超えない）ようにし、1分間当たり100〜120回のテンポで圧迫する。なお、乳児の場合は2本の指で圧迫する（2人以上の場合は両手で胸郭を包み込み、両母指を胸骨に当てて圧迫）。小児の圧迫の深さは、胸の厚さの約1/3とする。圧迫後は毎回胸郭を元の位置に戻すよう、圧迫を解除する。

　救助者が複数いる場合は、疲労による胸骨圧迫の質の低下を防ぐため、1〜2分ごとを目安に胸骨圧迫を交代する。胸骨圧迫の中断により脳や心臓への血流が止まるため、中断時間は最小限（10秒を超えないよう）にする。

❻ 人工呼吸

　バッグ・バルブ・マスク（bag valve mask；**BVM**）などの人工呼吸用器具の準備ができしだい、人工呼吸を開始する。特に窒息や気道閉塞、小児の心停止などでは、できる限り早期に人工呼吸を開始することが重要である。頭部後屈顎先挙上法あるいは必要に応じて下顎挙上法で気道を確保し、EC 法（図 5-32）で顔とマスクを密着させる。1回換気量の目安は、人工呼吸によって傷病者の胸の上がりを確認できる程度（約500〜600mL）とする。心肺蘇生中は過換気を避け、送気は約1秒かけて行う。

---

* **ABCDE アプローチ**：生命維持のための生理機能に基づいて傷病者（の生理学的機能）を観察・評価する方法。A〜E はそれぞれ A（airway）気道，B（breathing）呼吸，C（circulation）循環，D（disability）中枢神経，E（exposure & environmental control）脱衣と体温管理を示す。

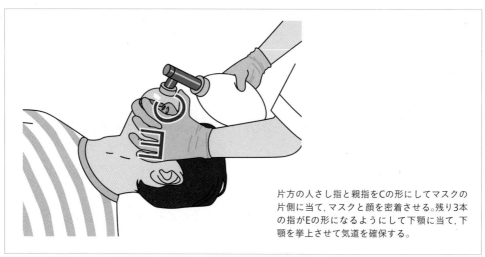

片方の人さし指と親指をCの形にしてマスクの片側に当て，マスクと顔を密着させる。残り3本の指がEの形になるようにして下顎に当て，下顎を挙上させて気道を確保する。

図5-32 EC法

　人工呼吸と胸骨圧迫を組み合わせて行う場合，胸骨圧迫と人工呼吸は30：2の比率で行う。小児の場合，救助者が複数いれば15：2の比率で行う。

❼ AED による除細動

　心停止の原因となる心室細動（ventricular fibrillation：VF）や無脈性心室頻拍（無脈性 VT）といった致死的不整脈は，早期除細動により規則的な心リズムに戻す必要がある。

　AED が到着しだい，電源を入れる。AED には，電源ボタンを押す必要のあるタイプと蓋を開けると自動的に電源が入るタイプがあり，前者の場合は最初に電源ボタンを押す。電極パッドを取り出し，右前胸部と左側胸部に貼付する。このとき，胸骨圧迫は中断しない。未就学の小児に対しては，小児用パッドあるいは小児用モード／キーを用いるが，ない場合は成人用パッドで代用する。ただし，成人に対しては小児用パッドを使用してはならない（必要なエネルギー量が伝わらないため）。

　AED による心電図解析が開始されたら，傷病者に触れないようにする。AED の音声メッセージに従い，電気ショックが必要と判断された場合は充電中に安全確認し，ショックボタンを押して電気ショックを行う。電気ショック後やショック不要と判断された場合は，直ちに胸骨圧迫を再開する。

パッドを貼る際の注意事項
- 胸部が濡れている場合，タオルなどで水分を拭き取る
- パッドを貼る位置に貼付薬剤がある場合，貼付薬剤を剥がしてその部分をきれいに拭き取る
- ペースメーカーや植込み型除細動器が埋め込まれている場合，医療機器の真上を避けて貼付する
- 胸毛が多い場合，圧着確認のメッセージが出れば圧着を確認し，その後も同様のメッセージが出るようであればパッドを剥がして除毛し，新しいパッドを貼付する
- または，パッドを貼付する前に電気ショックの遅れが最小限となるよう，迅速に除毛する

---

❽ BLS の継続

　AED は2分ごとに自動的に心電図解析を行うため，音声メッセージに従う。ALS チー

第
1
編

クリティカルケア
看護の基本

基盤になる理論
と看護展開

必要な能力

思考プロセス

全身管理と
日常性への支援

ムが到着し引き継ぐまで，もしくは傷病者に正常な呼吸や目的のある仕草，よびかけに対する返答が認められるまで心肺蘇生を継続する。

ALS チームが到着したら，傷病者の状況や経過など要点を絞り，簡潔に報告する。

2. 2次救命処置（ALS）

ALS は医療従事者が行う高度な救命処置を示すが，心停止時のみならず重症不整脈，急性冠症候群，急性虚血性脳血管障害など，治療をしなければそのまま死に至る重篤な状態の患者への初期治療も含まれる。蘇生行為は，複数の医療者がそれぞれ役割を分担し，コミュニケーションスキルを活用しながらチームで行動することが重要である。

❶ 確実な気道確保と呼吸管理

上気道閉塞の可能性がある場合，頭部後屈顎先挙上法や，必要に応じて口咽頭エアウェイや鼻咽頭エアウェイといった気道補助器具を使用して，気道を確保する。

BVM での換気が十分であれば BVM 換気を継続する。BVM で十分な換気ができなければ，高度な気道確保を考慮し必要物品を準備する。高度な気道確保には，気管挿管や声門上気道デバイス（ラリンゲルマスク・エアウェイ，コンビチューブなど）による気道確保がある。

高度な気道確保が行われたら，人工呼吸は1分間に10回（6秒に1回）の換気とし，過換気を避ける。心拍が再開し呼吸の補助が必要な場合も，1分間に約10回（小児や乳児では1分間に 12 ～ 20回）の換気とする。

気管挿管後は，波形表示のある終末呼気炭酸ガス分圧（End-tidal CO$_2$；EtCO$_2$）モニターの使用が蘇生に関するガイドラインで推奨されている。波形表示のある EtCO$_2$ モニターは，気管チューブの先端位置確認のほか，心肺蘇生の質を継続的に評価することが可能である。

蘇生中は組織の低酸素状態を改善するため，10 ～ 15L/ 分の高濃度（100％）酸素投与を行う。心拍再開後は，酸素飽和度94％以上を維持するよう酸素投与量を調整する。また，身体観察や波形表示のある EtCO$_2$ モニター，SpO$_2$ によって，換気や酸素化が適正であるか継続して観察を行う。

❷ 循環管理

心停止の場合，胸骨圧迫が効果的に行われているか評価し，2分ごとに心電図波形を確認する。VF や無脈性 VT であればマニュアル除細動器を用いて，単相性では360J（ジュール），二相性ではメーカーが推奨するエネルギー量あるいは150 ～ 200J で電気ショックを行う。電気ショック後あるいは心静止や無脈性電気活動（pulseless electrical activity；PEA）といった電気ショックの適応でない波形の場合は，直ちに胸骨圧迫を再開する。2回目以降の電気ショックは，初回と同等のエネルギー量で行う。

胸骨圧迫を中断することなく，輸液ルートを確保する。心停止中の輸液ルートの第一選択は末梢静脈路であり，輸液は細胞外液を選択し，18 ～ 20G（ゲージ）の静脈内留置針を留置する。末梢静脈路の確保が困難な場合は，骨髄路の確保のために骨髄針などを準備す

る。骨髄路は薬剤投与のほか，採血も可能である。静脈内注射を行う場合，薬剤投与後は20mLの生理食塩水などでフラッシュし，当該肢を10 〜 20秒挙上することで中心循環への薬物移行を促す。

　心電図波形が心静止やPEA，VF，無脈性VTの場合，血管収縮薬を投与する。血管収縮薬（アドレナリン）は1回1mgを静脈内に投与し，3 〜 5分間隔で追加投与する。電気ショックで停止しない難治性のVF／無脈性VT，あるいは再発する治療抵抗性のVF／無脈性VTに対しては，抗不整脈薬（アミオダロン塩酸塩，ニフェカラント塩酸塩，リドカイン塩酸塩）の投与を考慮する。アミオダロン使用の場合，初期投与として300mgを静脈内に投与し，追加投与は3 〜 5分後に150mgが使用可能である。

❸原因検索と治療

　PEAや心静止の場合，治療可能な原因を検索し，速やかに治療を開始する必要がある。心停止の可逆的な原因のなかで頻度が高いのは，循環血液量減少と低酸素血症である。原因検索には，身体所見（頸静脈，胸腹部，出血，体温など），状況（家族や目撃者などからの聴取），カルテ（既往歴），検査（エコー，12誘導心電図所見，血液ガスや電解質，血糖などの血液検査）の結果を確認する。迅速な治療を開始するためには，医療者間で情報を共有し，協働して検査，治療の準備を行う。また，治療の方向性を予測し，患者・家族や関係部門への連絡・調整を行う。

Column　病院内におけるCOVID-19対応の心肺蘇生について

　心肺蘇生にはエアロゾルが発生する手技が多く含まれるため，COVID-19感染者や疑いのある傷病者に対して心肺蘇生を行う場合，空気感染の防止に準じた感染防護策が求められる。

- エアロゾル対応の個人防護服（PPE）を着用する。
- 呼吸の有無を確認する場合，気道確保は行わず，傷病者の口と鼻をサージカルマスクやタオルなどで覆う。
- BVMなどを用いて換気を行う場合，高効率の微粒子エアフィルターまたは湿熱交換器フィルターを装着し，マスクは両手によるEC法または母指球法で口と鼻を確実に密閉する。
- 気管挿管時など一定時間にわたって気道が大気に開放される場合は，胸骨圧迫を中断する。

第
1
編

クリティカルケア
看護の基本

基盤になる理論
と看護展開

必要な能力

思考プロセス

全身管理と
日常性への支援

文献

1) 志馬伸朗：人工呼吸器関連肺炎の予防策，日外感染症会誌，7（4）：345-355，2010.
2) Gerard, T.D., et al. : Efficacy and safety of a paired sedation and ventilator weaning protocol for mechanically ventilated patients in intensive care（Awaking and Breathing Controlled trial）: a randomized controlled trial. Lancet, 371（9607）：126-134，2008.
3) 日本集中治療医学会，他：人工呼吸器離脱に関する3学会合同プロトコル，https://www.jsicm.org/pdf/kokyuki_ridatsu1503b.pdf（最終アクセス日：2021/6/18）
4) 鈴木涼平，讃井將満：標準的な人工呼吸器離脱：歴史，方法—Part 1；人工呼吸器離脱法の歴史：SBT という概念が生まれた背景，INTENSIVIST，4（4）：631-638，2012.
5) Steven McGee 著，柴田寿彦，長田芳幸訳：マクギーの身体診断学；エビデンスにもとづくグローバル・スタンダード，第3版，2014.
6) 日本集中治療医学会重症患者の栄養管理ガイドライン作成委員会：日本版重症患者の栄養療法ガイドライン，日集中医誌，23（2）：185-281，2016.
7) Early vs. Delayed Nutrient Intake. Canadian Clinical Practice Guideline, https://www.criticalcarenutrition.com/docs/cpgs2012/2.0.pdf（最終アクセス日：2021/7/28）
8) Brunkhorst, F.M., et al. : Intensive insulin therapy and pentastarch resuscitation in severe shock, N Engl J Med, 358（2）：125-139，2008.
9) Finfer, S., et al. : Intensive versus conventional glucose control in critically ill patients, N Engl J Med, 360（13）：1283-1297，2009.
10) 河合忠，他：異常値の出るメカニズム，第7版，医学書院，2018，p.127-130.
11) 大久保昭行，井上智子編：わかる！検査値とケアのポイント，第2版，医学書院，2015，p.140-143.
12) 前掲書11），p.132-135.
13) 前掲書11），p.144-146.
14) 前掲書11），p.163-165.
15) 高田勇登：ICU での血糖コントロール〈清水敬樹，村木京子編：ICU 看護パーフェクト；医師の指示の根拠も，今すぐ使えるケアのテクニックも1冊ですべて解決！〈納得！実践シリーズ〉〉，羊土社，2013，p.238-239.
16) 木下佳子，井上智子：集中治療室入室体験が退院後の生活にもたらす影響と看護支援に関する研究；ICU サバイバーの体験とその影響，日クリティカルケア看会誌，2（2）：35-44，2006.
17) Jones, C., et al. : Memory, delusions, and the development of acute posttraumatic stress disorder-related symptoms after intensive care, Crit Care Med, 29（3）：573-580，2001.
18) 日本ペインクリニック学会：国際疼痛学会 痛み用語2011年版リスト，（日本ペインクリニック学会用語委員会翻訳），http://www.jspc.gr.jp/pdf/yogo_04.pdf（最終アクセス日：2021/9/28）
19) Carr, D.B., et al. : Approaches to pain management ; an essential guide for clinical leaders, 2nd ed, Joint Commission International, 2010, p.5.
20) 林章敏，他編：がん性疼痛ケア完全ガイド，照林社，2012，p.52-53.
21) 日本集中治療医学会 J-PAD ガイドライン作成委員会：日本版・集中治療室における成人重症患者に対する痛み・不穏・せん妄管理のための臨床ガイドライン，日集中医誌，21（5）：539-579，2014.
22) 前掲書21），p.543.
23) 前掲書21），p.545.
24) 鎌倉やよい，深田順子：術後の急性疼痛と看護 周術期の臨床判断を磨く；手術侵襲と生体反応から導く看護，医学書院，2011，p.99.
25) 前掲書21），p.549.
26) 前掲書21），p.553.
27) 国立大学病院集中治療部協議会，ICU 感染制御 CPG 改訂委員会編：ICU 感染防止ガイドライン，改訂第2版，じほう，2013，p.6-7.
28) 満田年宏訳著：隔離予防策のための CDC ガイドライン；医療環境における感染性病原体の伝播予防 2007，ヴァンメディカル，2007，p.75.
29) 前掲書28），p.79-80.
30) 前掲書28），p.45.
31) 前掲書28），p.51.
32) 前掲書28），p.52.
33) 前掲書28），p.65-66.
34) 田中マキ子編著：動画でわかる褥瘡予防のためのポジショニング，中山書店，2006，p.2.
35) 日本集中治療医学会，ICU 機能評価委員会：人工呼吸関連肺炎予防バンドル，2010改訂版，https://www.jsicm.org/pdf/2010VAP.pdf（最終アクセス日：2021/9/28）
36) 日本褥瘡学会：褥瘡ガイドブック第2版，褥瘡予防・管理ガイドライン（第4版）準拠，照林社，2015，p.8，18-19，163.
37) 寺町優子，他：クリティカルケア看護；理論と臨床への応用，日本看護協会出版会，2007，p.128.
38) 施設口腔保健研究会，日本口腔疾患研究所：口腔ケア Q & A；口からはじまるクオリティ・オブ・ライフ，第2版，中央法規出版，2006，p.18.
39) 古笛恵子編：事例解説 リハビリ事故における注意義務と責任，新日本法規出版，2012，p.3-7.

参考文献

・並木昭義，他編：よくわかる人工呼吸管理テキスト改訂，第5版，南江堂，2010.
・岡元和文：はじめての人工呼吸管理，中外医学社，2012.
・武藤輝一郎監，川崎誠治，他編：新臨床外科学，第4版，医学書院，2006.

・医療情報科学研究所編：病気が見える，vo.2，循環器，第4版，メディックメディア，2017.
・石井はるみ編：カラービジュアルでみてわかる！はじめてのICU看護，メディカ出版，2011.
・寺町優子，他編：クリティカルケア看護　理論と臨床への応用，日本看護協会出版会，2007.
・日本集中治療医学会編：集中治療医学，学研メディカル秀潤社，2001，p.445-452.
・貴邑富久子：シンプル生理学，改訂第7版，南江堂，2016，p.327-338.
・ポールL.マリノ：ICUブック，第4版，メディカル・サイエンス・インターナショナル，2015，p.621-650.
・坪井重樹：体温異常での対応，レジデントノート，13（10）：244-252，2011.
・American Heart Association：ACLSプロバイダーマニュアル，AHAガイドライン2020準拠，シナジー，2021.
・道又元裕編：栄養・褥瘡予防とスキンケア，クリティカルケア実践の根拠，照林社，2012，p.242-249.
・清水孝宏編：エキスパートが本気で教える重症患者の栄養管理，急性・重症患者ケア，2（2），2013.
・東口高志編：重症患者と栄養管理Q&A，第3版，総合医学社，2012.
・坂井建雄，河原克雅編：カラー図解 人体の正常構造と機能，改訂第2版，日本医事新報社，2012，p.16-17，54-55.
・大塚将秀：臨床ナースのためのBasic & Standard呼吸管理の知識と実際，メディカ出版，2009，p.190-195.
・沼田克雄，奥津芳人：図説ICU；呼吸管理編，新版，真興交易，1996，p.153，243-251.
・林田眞和，他：心臓手術後の全身清拭・体位変換時の混合静脈血酸素飽和度低下は心肺機能代償不全を意味するか？，麻酔，47（8）：933-938，1998.
・任和子，秋山智弥：根拠と事故防止から見た基礎・臨床看護技術，医学書院，2014，p.249-298.
・中野あけみ：ICU患者に毎日清拭は必要？，ICNR，2（4）：98-100，2015.
・志村知子：スキンケア〈道又元裕編：ICUケアメソッド；クリティカルケア領域の治療と看護〉，学研メディカル秀潤社，2014，p.303-311.
・松原康美著：スキントラブルの予防とケア；ハイリスクケースへのアプローチ〈ナーシング・プロフェッション・シリーズ〉，医歯薬出版，2008.
・池松裕子編：クリティカルケア看護論，ヌーヴェルヒロカワ，2009，p.174-176.
・足羽孝子：最新口腔ケア；エビデンスに基づくスタンダード技術，照林社，1996，p.56-63.
・明石恵子，山勢善江編：救急看護QUESTION BOX6 生活の援助とケアの技術，中山書店，2005，p.90-91.
・池松裕子編著：クリティカルケア看護の基礎；生命危機状態へのアプローチ，メヂカルフレンド社，2003，p.15-16，23，37-38.
・道又元裕編：ICUケアメソッド；クリティカルケア領域の治療と看護，学研メディカル秀潤社，2014，p.312-322.
・道又元裕編：クリティカルケア看護技術の実践と根拠，中山書店，2011，p.95-103.
・深谷智惠子，藤谷彰子編：クリティカルケアを必要とする人の看護〈生活をささえる看護〉，中央法規出版，1996，p.16-17，38-39.
・東あゆみ，他：床上排泄援助内容における患者と看護師間の受けとめ方のずれ，日看会誌，13（1）：36-44，2003.
・今井美香，他：怒責圧と直腸内圧および怒責のかけやすさからみた排便しやすい体位の検討，日看会誌，10（1）：93-102，2011.
・寺町優子：急性心筋梗塞患者の日常生活労作におけるリハビリテーション看護（その2）；食事摂取時，および排泄時のPressure-Rate Productの変化について，看技，28（11）：122-129，1982.
・大南千秋：重症患者の「排泄ケア」，重症集中ケア，6（2）：40，2007.
・氏家良人，他：ABCDEsバンドルとICUにおける早期リハビリテーション，克誠堂出版，2014，p.56-61.
・厚生労働省：第2回高齢者の地域におけるリハビリテーションの新たな在り方検討会資料．http://www.mhlw.go.jp/stf/shingi2/0000061386.html（最終アクセス日：2021/9/21）
・日本集中治療医学会早期リハビリテーション検討委員会：集中治療における早期リハビリテーション；根拠に基づくエキスパートコンセンサス，日集中医誌，24（2）：255-303，2017.
・小松浩子，他：患者の感情表出を促すNURSEを用いたコミュニケーションスキル，医学書院，2015.
・卯野木健編：クリティカルケア看護入門；“声にならない訴え”を理解する，改訂第2版，学研メディカル秀潤社，2015，p.36-48.
・Hofhuis, J.G.M., et al.：Experiences of critically ill patients in the ICU, Intensive Crit Care Nurs, 24（5）：300-313, 2008.
・Thomas, L.A.：Clinical management of stressors perceived by patients on mechanical ventilation, AACN Clini Issues, 14（1）：73-81, 2003.
・Karlsson, V., Forsberg, A.：Health is yearning；experiences of being conscious during ventilator treatment in a critical care unit, Intensive Crit Care Nurs, 24（1）：41-50, 2008.
・山勢博彰編：成人看護学 救急看護論，ヌーヴェルヒロカワ，2005.
・中村美鈴編：わかる！できる！急変時ケア；フローチャート&ケーススタディ，学研メディカル秀潤社，2001.
・佐藤憲明編：夜間の急変！その対応とドクターコール，照林社，2013.
・佐藤憲明編著：急変対応のすべてがわかるQ&A，照林社，2011.
・池上敬一，浅香えみ子編著：患者急変対応コースfor Nursesガイドブック，中山書店，2008.
・東京慈恵医科大学付属病院看護部・医療安全管理部編著：ヒューマンエラー防止のためのSBAR/Team STEPPS?；チームで共有！医療安全のコミュニケーションツール，日本看護協会出版会，2014.
・日本蘇生協議会監：JRC蘇生ガイドライン2020，医学書院，2021.
・American Heart Association：BLSプロバイダーマニュアルAHAガイドライン2020準拠，シナジー，2021.
・人藤純：経鼻高流量酸素療法 high flow nasal cannula（HFNC），生理学的効果，適応と臨床的有用性，INTENSIVIST，10（2）：433-446，2018.
・宮本顕二：高流量鼻カニュラ酸素療法，日呼吸会誌，3（6）：771-776，2014.
・安田英人：標準的な人工呼吸器離脱：歴史，方法―Part 2；SBTの技術的側面，INTENSIVIST，（4）4：639-652，2012.
・日本蘇生協議会：病院における新型コロナウイルス感染症対応救急蘇生法マニュアル．https://www.japanresuscitationcouncil.org/inhos-cov19-manual/（最終アクセス日：2021/6/18）

第 1 章

臨床判断プロセスの可視化

この章では

● 急性期や重症な状態にある人に対する優先順位を踏まえた看護を説明できる。
● 患者の状況に合わせた臨床判断プロセスを行い，看護行為の評価ができる。

I 意識障害

A 意識障害の概要

1. 意識とは

意識とは「周囲に対する十分な認識を持ち，清明な状態で，複雑にして多面的な場面に対応できる機能」[1] である。臨床現場においては患者が覚醒しており，自分や周囲の状況を認識できていれば意識清明であると判断できる。すなわち，意識は覚醒度と認知機能の2つの要素でとらえることができ[2]，両方とも正常であれば意識清明といえる。

2. 意識障害とは

意識は，中脳，橋，延髄の背側に分布する脳幹網様体とよばれる部分の神経細胞群が間脳（視床）を介して両側大脳半球を刺激することで生じる[3] ため，脳幹（中脳・橋・延髄），間脳（視床），大脳皮質のいずれかが障害されると意識障害が起きる（図1-1）。したがって，障害される部位により**意識障害**は3つのパターンに分かれる。

意識障害の3つのパターンとは，①脳幹に出血や腫瘍が局所的に生じた場合，②大脳皮質や間脳に出血や腫瘍が生じて脳幹が圧迫される場合，③大脳皮質全体が低酸素や低血糖，電解質異常のような代謝性疾患により障害される場合である（図1-2）。

3. 意識障害をきたす疾患

意識障害をきたす代表的疾患は**脳出血**である。中脳や橋，延髄から構成される脳幹に出血をきたす脳幹出血が起こると急激な意識障害が出現する。また，被殻出血や視床出血の出血量が多ければ**脳ヘルニア**を起こし，脳幹部を圧迫することにより意識障害が起こる場

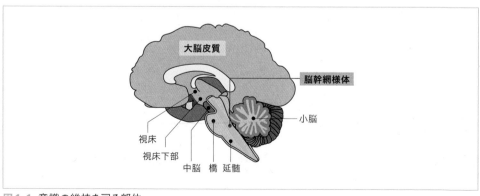

図1-1 意識の維持を司る部位

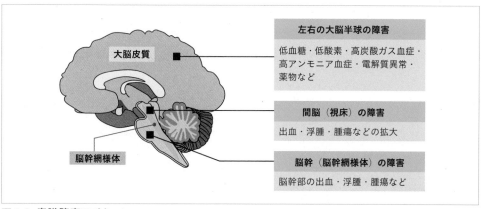

図1-2 意識障害のパターン

左右の大脳半球の障害
低血糖・低酸素・高炭酸ガス血症・高アンモニア血症・電解質異常・薬物など

間脳（視床）の障害
出血・浮腫・腫瘍などの拡大

脳幹（脳幹網様体）の障害
脳幹部の出血・浮腫・腫瘍など

大脳皮質

脳幹網様体

表1-1 意識障害の鑑別（AIUEO TIPS）

A	alcohol	急性アルコール中毒
I	insulin	低血糖，糖尿病性昏睡
U	uremia	尿毒症
E	encephalopathy endocrinopathy electrolytes	肝性脳症，ウェルニッケ脳症 甲状腺・副腎・下垂体の機能異常 ナトリウム・カルシウムの異常
O	oxygen overdose	低酸素血症・一酸化炭素中毒 薬物中毒
T	trauma temperature	頭部外傷 低体温・高体温（熱中症）
I	infection	感染症（脳炎・髄膜炎・敗血症）
P	psychiatric	精神疾患
S	stroke / SAH seizure shock	脳卒中（脳出血・脳梗塞）・クモ膜下出血 痙攣 ショック

出典／山中克郎，他：ERの哲人；医学部では教えない救外の知恵；救急研修マニュアル．シービーアール，2006，p.95．一部改変．

合もある。脳出血の原因として高血圧があり，高血圧の既往がある患者の意識障害は脳出血が原因である可能性が高いと予測できる。

　脳出血以外の疾患から意識障害を起こす場合もある。意識障害がなぜ起きているのかを予測し観察できるよう，意識障害がどのような疾患から起こるかを知識として覚えておく。クリティカルケア看護領域では，意識障害の鑑別診断に **AIUEO TIPS**（表1-1）[4] という疾患鑑別リストを用いる。

B　意識障害の臨床判断プロセス

1. 気づき

　患者の反応が鈍い，活動が低下している，うとうとしている，つじつまの合わない会話があるなどといった異常が発見されたら，意識障害が起きているのではないかと予測す

る。これらの異常は意識清明な状態を知っているからこそ発見できるものであり，通常の患者の様子を常に把握しておく必要がある。意識障害が軽度で，会話ができても，いつもと表情や話し方が違うといったような違和感は，重篤な意識障害の予兆であることも考えられる。

2. 解釈

1 | 意識障害の観察項目

　意識障害が生じている場合，早急に治療を開始しないと生命危機状態に陥る疾患も多いため，看護師は速やかに AIUEO TIPS などから疾患を予測し，観察から得られた情報を解釈することが重要である。意識障害がある患者の観察においては，意識障害の程度だけでなく，原因疾患の予測を踏まえたバイタルサインや身体所見などの系統的なフィジカルアセスメントを行う。

❶ バイタルサイン

　意識障害と同時に頻脈または徐脈，血圧低下などのバイタルサインの異常をきたしている場合は生命危機状態にあると判断でき，速やかに治療を開始する必要がある。そのため，意識障害の評価と同時にバイタルサインを測定して，異常の程度をアセスメントする。たとえば，間脳や脳幹の出血や，腫瘍による器質的な病変により意識障害が起きている患者は，脳幹の機能障害を呈して呼吸，脈拍が低下したり，血圧が変動したりする可能性がある。また，脳出血患者は高血圧の既往があることも多く，血圧が上昇している場合が多い。意識障害の原因が呼吸不全による低酸素血症であれば呼吸数の異常やパターンの変化を認める。さらに，感染症からショックに陥っている場合は脈拍が増加し，血圧が低下するといったショックの徴候を認めることがある。高体温，低体温も意識障害の原因であり，体温測定も行う必要がある。

❷ 問診

　意識障害の鑑別のため，事前に患者から既往歴や発症時の様子を聴取する。たとえば，糖尿病の既往がある患者であれば低血糖発作による意識障害が疑われる。また，精神科通院歴がある患者が室内で倒れていた場合，近くに空の薬剤シートが大量に見つかれば多量服薬による薬物中毒が疑われる。しかし，意識障害がある患者は自らの病歴を話せないことが多く，その際は家族などの付き添い者に確認する必要がある。

❸ 視診・触診・聴診

　意識障害が脳の器質的な疾患により起きているのか，代謝性疾患などから2次的に起きているのかを判断するために，瞳孔や麻痺，呼吸のフィジカルアセスメントを行う。瞳孔の散大や縮瞳，左右差，共同偏視などの異常がある場合は，脳の器質的な疾患による脳ヘルニアの徴候の可能性がある。

　四肢に麻痺が出現している場合も，脳出血や脳梗塞といった頭蓋内疾患が起きている可

表1-2 徒手筋力測定検査（manual muscle test；MMT）

機能段階	表示法	等級
筋収縮なし	zero（0）	0
わずかに筋収縮あり	trace（T）	1
重力を除けば全可動域で動く	poor（P）	2
重力に打ち勝って完全に動く	fair（F）	3
いくらか抵抗を加えても，なお重力に打ち勝って完全に動く	good（G）	4
強い抵抗を加えても，なお重力に打ち勝って完全に動く	normal（N）	5

能性があり，どの部位にどの程度麻痺が出ているかを**徒手筋力測定検査**（manual muscle test；**MMT**）（表1-2）で評価する。また，痛み刺激で四肢が硬直するといった異常があるかどうかも確認する。痛み刺激で除皮質硬直が起きると大脳皮質に広汎な障害があると予測でき，除脳硬直が起きると中脳から橋へ障害が起きていると予測できる。中脳から橋への障害が延髄に及ぶと呼吸が停止するおそれがあり注意を要する。

　呼吸回数やパターンの異常がないかを視診する。内分泌疾患による代謝性アシドーシスなどでは過換気となり，呼吸回数は増加する。薬物中毒では低換気となり，呼吸回数は減少する。間脳の障害があるとチェーン-ストークス（Cheyne-Stokes）呼吸が出現する場合があるため，呼吸パターンの視診も重要である。

❹検査所見の確認

　意識障害の鑑別のため，医師の指示で血液検査（電解質，血糖値，肝・腎機能）や動脈血液ガス検査，尿検査などが行われる。また，頭蓋内疾患の有無を確認するためにバイタルサインが安定している患者は，頭部 CT や MRI 検査が実施される。迅速な診断・治療に導くためには，フィジカルアセスメントから得られた情報と検査所見を総合的に解釈することが重要である。

2 ｜ 意識の評価

　意識障害があるのではと予期した際は，速やかに患者の意識状態を把握する。意識を評価する方法として**ジャパン・コーマ・スケール**（Japan coma scale；**JCS**）[5]（表1-3）や**グラスゴー・コーマ・スケール**（Glasgow coma scale；**GCS**）[6]（表1-4）という指標が用いられている。

　JCS は日本で開発されたスケールで，呼名や刺激を与えた際の患者の反応を段階的に示している。患者が自発的に開眼しており，会話ができても，見当識障害があったり，会話のつじつまが合わなかったりする場合は意識清明ではなく，JCS 1桁であると判断できる。

　GCS はイギリスのグラスゴー大学で開発されたスケールで，全世界共通であり，患者の開眼，言語，運動を観察して評価する。評価の際には患者に呼名や刺激を与えて命令に従えるか否かを確認し，該当する項目の開眼（E），最良言語反応（V），最良運動反応（M），それぞれの点数を記載する。たとえば，自発的に開眼するが会話が混乱しており，自発運動は可能だが命令に従えない場合は，E4V4M5 と表現される。また，合計点数で意識障害の程度を把握することもでき，意識が正常の場合は合計15点となる。意識障害

表1-3 Japan coma scale（JCS）

III. 刺激をしても覚醒しない状態（3桁の点数で表現）（deep coma, coma, semicoma）

300. 痛み刺激にまったく反応しない
200. 痛み刺激で少し手足を動かしたり顔をしかめる
100. 痛み刺激に対し，払いのけるような動作をする

II. 刺激すると覚醒する状態（2桁の点数で表現）（stupor, lethargy, hypersomnia, somnolence, drowsiness）

30. 痛み刺激を加えつつ呼びかけを繰り返すとかろうじて開眼する
20. 大きな声または体を揺さぶることにより開眼する
10. 普通の呼びかけで容易に開眼する

I. 刺激しないでも覚醒している状態（1桁の点数で表現）（delirium, confusion, senselessness）

3. 自分の名前、生年月日が言えない
2. 見当識障害がある
1. 意識清明とは言えない

出典／太田富雄，他：急性期意識障害の新しい Grading とその表現法；いわゆる 3-3-9 度方式，第 3 回脳卒中の外科研究会講演集，1975，p.61-69.

表1-4 Glasgow coma scale（GCS）

1. 開眼（eye opening, E）	E
自発的に開眼	4
呼びかけにより開眼	3
痛み刺激により開眼	2
なし	1
2. 最良言語反応（best verbal response, V）	**V**
見当識あり	5
混乱した会話	4
不適当な発語	3
理解不明の音声	2
なし	1
3. 最良運動反応（best motor response, M）	**M**
命令に応じて可	6
疼痛部へ	5
逃避反応として	4
異常な屈曲運動	3
伸展反応（除脳姿勢）	2
なし	1

正常では E，V，M の合計が 15 点，深昏睡では 3 点となる
出典／Teasdale, G., Jenett, B.：Assessment of coma and impaired consciousness：a practical scale，Lancet，2（7872）：81-84, 1974.

が最重症の場合は合計3点となり，深昏睡状態と判断する。

　医療者が共通の指標で意識状態を評価するのは，だれもが同じように評価できるためだけでなく，意識障害の有無や程度とその変化を経時的に観察するためである。意識障害が悪化している場合は疾患が悪化していたり，新たな疾患が発生していたりする可能性がある。治療の効果をみるためにも意識状態は統一した指標で，経時的に評価する必要がある。

3 ｜ 脳出血患者の脳神経症状の評価

　脳出血により意識障害が起きている患者は脳幹機能が障害され，呼吸や循環が悪化するおそれがある。そのため，急激に意識障害が起きている場合は意識障害の程度だけでなくバイタルサインや脳神経症状も同時に観察する。脳神経症状の異常とは瞳孔異常や麻痺，

異常肢位などである。バイタルサインが悪化している場合は速やかに医師に連絡し，対応を依頼する。

また，脳出血などの脳卒中患者の脳神経症状を確認するための指標として **NIHSS**（modified National Institutes of Health Stroke Scale）（表1-5）[7]がある。意識レベル，麻痺，

表1-5　modified National Institutes of Health Stroke Scale (NIHSS) (2001)

項目	スコア	検査	解説
意識レベル質問	0＝2問とも正答 1＝1問に正答 2＝2問とも誤答	「今月の月名」および「年齢」を尋ねる。	近似した答えは正答とみなさない。最初の答えのみを評価する。失語症例では，言語障害を十分加味して判断する必要がある。
意識レベル従命	0＝両方の指示動作が正確に行える 1＝片方の指示動作のみ正確に行える 2＝いずれの指示動作も行えない	「開眼と閉眼」および「離握手」を指示する。	最初の反応のみを評価する。失語症例では，パントマイムによる反応を評価する。麻痺があるときは健側で評価する。
注視	0＝正常 1＝部分的注視麻痺 2＝完全注視麻痺	左右への眼球運動（追視）を指示する。	従命不能例では，頭位変換眼球反射（人形の目現象）または眼前庭反射により評価する。眼球運動神経の単独麻痺例はスコア1とする。共同偏視があり，人形の目現象または眼前庭反射によっても反応しないときはスコア2とする。
視野	0＝視野欠損なし 1＝部分的半盲（四分盲を含む） 2＝完全半盲（同名半盲を含む） 3＝両側性半盲（皮質盲を含む全盲）	片眼ずつ対座法により，四分視野の指数を尋ねる。	言語応答できない例では，視覚刺激に対する反応や指出しにより評価する。眼疾患による単眼の失明例では，他眼により評価する。
左腕	0＝下垂なし（10秒間保持可能） 1＝10秒以内に下垂 2＝重力に抗するが10秒以内に落下 3＝重力に抗する動きがみられない 4＝まったく動きがみられない	10秒数える間，腕を挙上させる（座位90度，臥位45度）。	麻痺がある例では，健常肢から検査する。失語症例では，パントマイムなどにより指示する。意識障害例では，痛み刺激に対する反応から推定する。（除脳硬直などの）反射性の動きは，スコア4とする。
右腕	0＝下垂なし（10秒間保持可能） 1＝10秒以内に下垂 2＝重力に抗するが10秒以内に落下 3＝重力に抗する動きがみられない 4＝まったく動きがみられない	同上。	同上。
左脚	0＝下垂なし（5秒間保持可能） 1＝5秒以内に下垂 2＝重力に抗するが5秒以内に落下 3＝重力に抗する動きがみられない 4＝まったく動きがみられない	5秒数える間，下肢を挙上させる（臥位30度）。	麻痺がある例では，健常肢から検査する。言語による従命不能例では，非言語的に指示する。意識障害例では，痛み刺激に対する反応から推定する。（除脳硬直などの）反射性の動きは，スコア4とする。
右脚	0＝下垂なし（5秒間保持可能） 1＝5秒以内に下垂 2＝重力に抗するが5秒以内に落下 3＝重力に抗する動きがみられない 4＝まったく動きがみられない	同上。	同上。
感覚	0＝正常 1＝軽度から中等度 2＝重度から完全	四肢近位部に痛覚（pin）刺激を加える。	脳卒中による感覚異常のみを評価する。意識障害例などでは，しかめ面や逃避反応などにより評価する。
言語	0＝正常 1＝軽度の失語 2＝高度の失語 3＝無言または全失語	（呼称カードにある）物の名前を尋ね，（文章カードから）少なくとも3つの文章を読ませる。	神経学的診察中に言語理解も評価する。呼称の評価には十分な時間をとる。最初の答えのみを評価する。視覚障害例では，手の中に置かれた物の特定，自発言語，復唱により評価する。気管挿管例や発語不能例では，書字により評価する。
無視	0＝正常 1＝軽度の無視 2＝高度の無視	両側の2点同時の（皮膚）刺激，および視覚刺激（絵カード）を与える。	両側の2点同時の（皮膚）刺激は閉眼して行う。高度の視覚障害があっても（皮膚）刺激に対する反応が正常であれば，スコア0とする。失語があっても，両側に注意が向いていればスコア0とする。

出典／Lyden, P.D., et al.：NINDS rtPA Stroke Study Group：A modified National Institutes of Health Stroke Scale for use in stroke clinical trials：preliminary reliability and validity. Stroke, 32（6）：1310-1317, 2001.

感覚，言語などをスコアリングして評価するものであり，正常が0点で点数が高いほど重症となる。脳卒中の重症度や治療の効果を評価するため，経時的に観察をする。

4 │ 特殊な意識障害

意識障害の鑑別リストに属さない特殊な意識障害もある。原因を鑑別する際にはこれらの疾患も考慮する。

▶ **無動性無言**　間脳や中脳の障害でみられ，患者は覚醒と睡眠のサイクルは保たれているが傾眠であり，自発的な活動がない状態である。

▶ **失外套症候群**　大脳半球の外套（大脳皮質）が障害された状態であり，意識がなく，全身も硬直し，動かない状態である。

▶ **遅延性意識障害**　頭部外傷や脳卒中で脳幹以外の部位が障害され，慢性化した状態である。生命は維持されているが，意識や自発的な活動がない状態である。

▶ **せん妄**　循環動態の障害，薬剤などによる中枢性の障害などにより軽度の意識障害が起きた状態である。集中治療室（intensive care unit：ICU）の患者は重症であったり，急に環境が変化したりして発症しやすくなる。全身状態や環境の改善により意識障害はなくなり，一般的に可逆性である。

5 │ 意識障害との鑑別が必要な疾患

意識障害と同じような状態であるが，意識障害ではない疾患もある。これらの疾患の特徴を踏まえ，意識障害であると誤って判断しないようにする。

▶ **閉じ込め症候群**　脳底動脈閉塞による脳梗塞などで脳幹の橋腹側部が広範囲に障害され，眼球運動とまばたき以外のすべての随意運動はないが，意識清明な状態である。重症筋無力症，ギラン-バレー症候群（Guillain-Barré syndrome），筋萎縮性側索硬化症（amyotrophic lateral sclerosis：ALS）などで起こる。

▶ **認知症**　「脳の後天的な機能障害により認知機能が持続的に障害され，日常生活が障害された状態の総称である」[8]と定義される。認知症患者は認知機能障害により日常生活動作（ADL）ができなくなり，見当識障害があると判断されやすい。

▌3. 反応

❶ 救命処置

意識障害とともに呼吸や循環も悪化しショック状態の場合は，救命措置を第一優先とし，気道，呼吸，循環の確保を行う。同時に医師や応援スタッフへ速やかに連絡し，治療を開始できるようにする。意識がなく，呼吸，循環も停止している場合は心肺停止状態であるため，直ちに1次救命処置（basic life support：BLS）を実施する。

❷ 苦痛緩和

意識障害のある患者は，自ら症状や状況を伝えられない。そのため，看護師は患者の苦

痛を察して身体的苦痛の緩和に努めたり，精神的苦痛を察して代弁したりする必要がある。看護ケアの際は必ず患者に声を掛け，プライバシーを保護して患者の尊厳を保てるよう配慮する。言語的コミュニケーションがとりにくい場合は，非言語的コミュニケーションを取り入れる。

　また意識障害のある患者は，痛みを感じにくいため，看護ケアの際は愛護的に行う。体内に挿入物が多く留置されるクリティカルケア看護領域の患者は，常に苦痛があるものとして鎮痛薬を使用して，疼痛緩和を行う。さらに，定期的な体位変換や体圧分散用具による除圧を適切に行うことで，褥瘡（じょくそう）や皮膚・神経損傷の予防に努める。

❸廃用症候群予防

　意識障害により，患者は意識的に自ら動作をすることができなくなり，ADL が低下する。自己体動が低下すると関節拘縮（こうしゅく），誤嚥性（ごえんせい）肺炎や無気肺などの呼吸器合併症，深部静脈血栓症を併発する。そのため，入院早期からリハビリテーションを導入して廃用症候群を防ぐ。関節拘縮は入院直後から他動運動を実施し予防する。誤嚥性肺炎予防のために呼吸リハビリテーションを入院時から開始し，病状が落ち着いたら医療者の介助で車椅子（いす）に移乗するなど早期離床を心がける。また，誤嚥しやすくなることから経口摂取が難しくなり，口腔（こうくう）内環境も悪化しやすいため口腔ケアや口腔内マッサージを実施して，誤嚥性肺炎を予防する。深部静脈血栓症予防のためには，入院時から弾性ストッキングや間欠的空気圧迫装置による予防を行う。

❹日常生活援助

　看護師は，患者が自身では行えない ADL をサポートする。患者が意識障害を発症する前にどのような生活を送っていたかを患者・家族から情報を得て，入院前の生活に近づけるようにする。たとえば，ラジオを聞くのが好きだった患者にはラジオを流して刺激を与えるようにする。患者の意識の状態に合わせ，自身で ADL が行える場合は，患者ができることを尊重し，自立性を促して徐々に支援を減らしていくことも重要である。

❺消化管出血予防

　脳卒中による意識障害のある患者は，消化管出血を合併しやすい。特に高齢者や重症な脳卒中患者に多いとされている。そのため，医師は予防的に点滴や胃管から H_2 受容体拮（きっ）抗（こう）薬を投与するが，看護師は消化管出血の発生を予測した消化器症状の観察と異常の早期発見を行う。

4. 省察

1　行為中の省察

　意識の評価や観察を経時的に繰り返し行うことで，意識障害の程度や原因疾患を予測した症状観察や判断が適切であったか，医師の診断も含め，自己の解釈，反応を振り返る。患者の意識障害が昏睡のように重症であれば，異常を早期に気づけたか，生命危機が回避

され速やかに治療が開始されたかを振り返る。

2 | 行為後の省察

　患者の意識障害に早期に気づくにはふだんの様子を把握している必要があり，常に観察や会話によるコミュニケーションをとおして意識の評価を行うなど，患者の状態を解釈できていたかを振り返る。意識障害に対して反応したのちは患者に意識障害の合併症として廃用症候群が起きなかったか，ADLの低下が最小限に食い止められていたかなど，看護ケアが適切であったかを振り返る。また，患者とのコミュニケーションがとれ意思疎通が図れていたか，患者の苦痛や不安が緩和できていたかも確認する。

II　呼吸困難

A　呼吸困難の概要

1. 呼吸困難とは

　呼吸困難は，「程度の差は様々であるが，普段と違う感覚を伴う不快感」と定義され[9]，呼吸器疾患，循環器疾患，代謝・内分泌疾患，中枢性疾患，心因性疾患などの器質的疾患・機能的疾患に限らず，健常者においてもしばしば観察される不快な呼吸感覚である。不快な呼吸感覚には，空気不足感，労作性／努力性，圧迫感，窒息性などがある。呼吸困難と同義とされる息切れは，労作時に起こる一過性の息苦しさをいい，呼吸困難の内に含まれる。

　呼吸困難は，年齢を問わず外来患者の25％にみられる共通の症状とされ[10]，クリティカルケア看護領域においても，頻繁に遭遇する症状である。また，生体のホメオスタシス（恒常性）が破綻したときの危険信号の役割をもち，発症様式から急な発症を辿る場合と，慢性的な経過を辿る場合に分けることができる。

　このうち，急激な呼吸困難を発症した場合には，患者の生命やQOLの低下に大きくかかわる場合もあり，早急に対処する必要がある。一方で，呼吸困難の発生機序については未解決な部分が多く，原因が特定できない場合も少なくない。このため，患者の自覚的症状と他覚的症状から呼吸困難を正しく評価することが重要となる。

2. 呼吸困難の評価

　呼吸困難は，様々な原因が重なり合い出現する主観的な感覚であり，患者によっても表現（表1-6）[11]は様々である。このため，呼吸困難の程度を客観的に把握することは難し

表1-6 呼吸困難についての表現例

1. 息が吸いきれない	8. 自然に息がしにくい
2. 努力しないと息がしにくい	9. 窒息しそう
3. 息が苦しい	10. 胸が膨らまない
4. 空気が足りない	11. 息が上がる
5. 息をすることが重苦しい	12. 息が浅い
6. 息がしにくい感じ	13. いつもより呼吸をしている感じ
7. 胸が締めつけられる	14. 空気が取り込めない
	15. 息が吐ききれない

出典／Mahler, D.A., et al. : Descriptors of breathlessness in cardiorespiratory diseases. Am J Respir Crit Care Med, 154
（5）：1357-1363, 1996. をもとに作成.

表1-7 呼吸困難の問診例

発症様式 onset	突発性か，発作性か，急性か，慢性か
増悪因子／寛解因子 provocative/palliative	増悪する要因，寛解する要因はあるか （例：体位との関係，安静・労作との関係，起こる時間）
性状 quality	空気不足感か，呼吸努力感か，呼吸圧迫感か
重症度／随伴症状 severity/related symptoms	どの程度苦しいか，他に症状はあるか ● 呼吸困難の程度を表す指標として修正ボルグ・スケールなどを用いることも 　ある
時間経過 time course	持続的か，間欠的か

く，患者の主観的な感覚が重要となる。したがって，呼吸困難を訴える患者に遭遇した場
合には，発症様式，増悪因子や寛解因子，性状，重症度や随伴症状，時間経過（表1-7）
を中心に聴取し，どのような呼吸困難かを質的に明らかにすることが重要となる。

　しかし，急激な呼吸困難を訴える場合には，詳細な症状を聞き出すことが困難であるこ
とも少なくない。そのため，臨床症状やバイタルサインなどの他覚的症状から，緊急度の
判定も踏まえた臨床判断を行う必要がある（Column参照）。

3. 呼吸困難をきたす疾患

　呼吸困難をきたす疾患は，上気道閉塞，緊張性気胸，気管支喘息発作，肺血栓塞栓症，
急性冠症候群，うっ血性心不全など多岐にわたる（表1-8）。重要なことは，疾患の種類に
かかわらずショック症状（顔面蒼白，虚脱，冷感，呼吸不全，脈拍触知不能）など生命に直接か

表1-8 呼吸困難をきたす疾患

呼吸器疾患	上気道閉塞，緊張性気胸，気管支喘息発作，非心原性肺水腫，肺炎，COPD急性増悪
循環器疾患	肺血栓塞栓症，急性冠症候群，うっ血性心不全
代謝・内分泌疾患	糖尿病性ケトアシドーシス，尿毒症
中枢性疾患	薬物中毒，一酸化炭素中毒，脳血管障害，脳炎
心因性疾患	過換気症候群，不安・興奮
生理的反応	激しい運動，激しい咳き込み

かわる身体的所見や胸痛などの随伴症状を認める場合には，緊急性が高いものとして対処するということである。

呼吸困難の程度を客観的に評価するには，どのスケールを用いるべきか？

Column

　呼吸困難を訴える患者の呼吸困難の程度を評価する簡便な方法には，**フレッチャー - ヒュー・ジョーンズ**（Fletcher-Hugh-Jones）**分類**，**MRC**（British Medical Research Council）**息切れスケール**が用いられることが多い（表1，2）。しかし，この分類は主に日常生活の息切れの程度を間接的に評価する指標であり，クリティカルケア看護領域では不向きである。

　一方，**修正ボルグ・スケール**（modified Borg scale）は，直接的に患者の呼吸困難を評価することができる。このため，時間的猶予のないクリティカルケア看護領域では，呼吸困難を質的に明らかにするうえで有効と考えられる（表3）。ただし，呼吸困難は主観的な感覚であり，個人差が大きい。そのため，修正ボルグ・スケールを用いて呼吸困難を定量的に評価したときに，患者が感じる呼吸困難の程度と臨床症状が必ずしも一致しないことがあることを念頭に置く必要がある。

表1 フレッチャー - ヒュー・ジョーンズ分類

I度	同年齢の健常者とほとんど同様の労作ができ，歩行，階段昇降も健常者並みにできる
II度	同年齢の健常者とほとんど同様の労作ができるが，坂，階段の昇降は健常者並みにできない
III度	平地でさえ健常者並みには歩けないが自分のペースでなら1マイル（1.6km）以上歩ける
IV度	休みながらでなければ50ヤード（46m）も歩けない
V度	会話，衣服の着脱にも息切れを感じる。息切れのため外出できない

表2 MRC息切れスケール

Grade 0	息切れを感じない
Grade 1	強い労作で息切れを感じる
Grade 2	平地を急ぎ足で移動する。または緩やかな坂を歩いて登るときに息切れを感じる
Grade 3	平地歩行でも同年齢の人より歩くのが遅い。または自分のペースで平地歩行していても息切れのため休む
Grade 4	約100ヤード（91.4m）歩行したあと息継ぎのため休む。または数分間，平地歩行したあと息継ぎのため休む
Grade 5	息切れがひどくて外出できない，または衣服の着脱でも息切れがする

表3 修正ボルグ・スケール

0	0.5	1	2	3	4	5	6	7	8	9	10
感じない	非常に弱い	やや弱い	弱い		多少強い	強い		とても強い			非常に強い

B 呼吸困難の臨床判断プロセス

1. 気づき

　呼吸困難の様相を呈しているか否かの気づきは，見た目（診た目）が重要になる。たとえば，激しい運動時に両膝に両手をついた姿勢で肩呼吸をしている人や，顔を赤らめて激しく咳き込む人（図1-3）を見かけたときに，「呼吸が苦しそう」と感じた経験はないだろうか。

1 │ 少し離れた位置から確認できる気づき

　これらの臨床症状は，少し離れた位置からでも確認することが可能である。このように，器質的疾患・機能的疾患の有無にかかわらず，見た目（診た目）から，「呼吸が苦しそう」と感じたときは，呼吸困難に陥っている可能性がある。

　同様に，クリティカルケア看護領域においても呼吸困難の様相を呈しているか否かの気づきは，見た目（診た目）が重要になる。

❶口唇・頬部・鼻翼・爪床（そうしょう）など毛細血管の豊富な部位がピンク色ではなく青紫色（チアノーゼ）にみえる場合
❷顔面蒼白で眉間にしわが寄り，苦しそうに呼吸をしている場合
❸吸気時に胸鎖乳突筋（きょうさにゅうとつきん）（呼吸補助筋）の収縮がみられる場合

　上記のような場合は，患者が呼吸困難に陥っている可能性がある（図1-4）。これらの臨床症状も，少し離れた位置から確認することができ，特別な技術は必要としない。

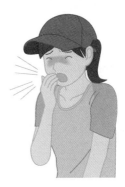

激しい運動	激しい咳き込み
三脚のように前のめりで呼吸をしている状態。呼吸補助筋として大胸部を持ち上げることで吸気を助ける際に現れる。	突発的に激しい咳き込みをする状態。

図1-3　呼吸困難

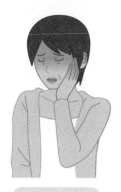 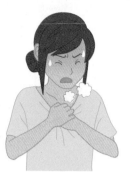 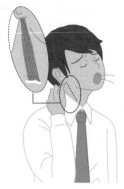

チアノーゼ	苦悶様顔貌	胸鎖乳突筋
皮膚や粘膜が青紫色にみえる状態。血液中の酸素濃度が低下した際に口唇・頬部・鼻翼・爪床など毛細血管が豊富な部位に現れる。	苦悶の表情にみえる状態。しかめ顔,眉をひそめた表情として現れる。	吸気時に胸鎖乳突筋が収縮(陥没)してみえる状態。頸部の主要な筋肉の一つで,努力呼吸の際に現れる。

図1-4 呼吸困難の臨床症状

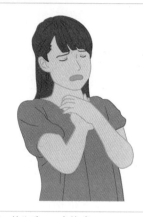

窒息(気道閉塞)が起きたことを人に知らせる万国共通サイン。のど付近を押さえる,掻きむしることが多い。

図1-5 ユニバーサルチョークサイン

また,特徴的な臨床症状として,自分ののどを親指と人さし指でつかむ動作(**ユニバーサルチョークサイン**)がみられた場合(図1-5)には,致死的問題となる「気道閉塞」により急激な呼吸困難を呈している可能性がある。このように,呼吸困難の様相を呈しているか否かに気づくためには,見た目(診た目)からの情報が最も重要となる。

2 そばに寄り添うことでわかる気づき

一方で,呼吸困難を自覚する患者のなかには,発声すると呼吸が乱れるため,黙り込んでいる患者もいる。このような場合には,離れた位置から呼吸困難の様相を呈しているか否かの判断を行うことは困難である。

患者のそばに寄り添い,患者の愁訴に基づく呼吸困難の質(表1-6参照)や,他覚的症状

表1-9 客観的情報としての観察ポイント（他覚的症状）

意識状態	JCS（Japan coma scale），GCS（Glasgow coma scale）
呼吸状態	呼吸数，呼吸リズム，呼吸の深さ
精神状態	不安，不穏，錯乱，せん妄
表情や顔色	苦悶様顔貌
体位や姿勢	座位，側臥位，前屈位
対象の言動	暴言，暴力

としての意識状態，呼吸状態（回数，リズム，深さ），精神状態（不安，不穏，錯乱，せん妄），表情や顔色，体位や姿勢，対象の言動などの情報（表1-9）にも注意を払い，実在的あるいは潜在的な問題の存在を示す生体の異常シグナルに気づくことが重要となる。

2. 解釈

　呼吸困難の状態を示す生体の異常シグナルに気づいた場合は，呼吸困難に至った原因を直観的・分析的に考えるとともに，臨床症状やバイタルサイン，他覚的症状（表1-9）などの情報を整理して，正常と異常の区別，その程度や影響要因を判断することが重要となる。その際，同時に緊急度も予測し，後に続く反応に向けて状況理解を進展させる必要がある。

1　経験による状況の解釈

　たとえば，激しい運動時に両膝に両手をついた姿勢で肩呼吸をしている人や，顔を赤らめて激しく咳き込む人（図1-3参照）を見かけたとき，その人が生命の危機的状況にあり，緊急処置を要する状態であると解釈することは少ない。

　このような思考プロセスに至る背景には，経験則に基づいた知覚能力が判断を左右していると考えられる。つまり，これらの症状は「すぐに改善するだろう」と経験則から思い込むことが関係していると考えられる。一方で，仮に超高齢者や未熟児の場合（患者特性），努力呼吸や激しい咳が継続する場合（時間経過），意識障害などの随伴症状がみられた場合（症状の悪化）などのように，想定と異なる状態に陥った場合には，どのように考えるだろうか。多くは，緊急処置が必要と判断すると推測される。つまり，臨床症状から，「呼吸が苦しそう」と異常を察知すると，過去の類似体験から想定される原因を直観的・分析的に考え，緊急度を解釈する推論パターンが暗黙的に行われ，経験から逸脱した状況に遭遇した場合には，解釈の幅を広げて事象をとらえようとする思考プロセスがわれわれには備わっているといえる。

2　クリティカルケア看護領域における解釈

　クリティカルケア看護領域においても，同様の推論パターンを用いることができる。ただし，異常を察知したときに，医学的知識や経験がない場合，あるいは患者の全体像を把握し問題の進む方向を予想できない場合には，十分な解釈や反応を行うことはできない。

❶ 事例紹介

- **事例1**：口唇・頬部・鼻翼・爪床など毛細血管の豊富な部位がピンク色ではなく青紫色（チアノーゼ）になっているのに気づいた場合
- **事例2**：顔面蒼白で眉間にしわが寄り，苦しそうに呼吸をしていることに気づいた場合
- **事例3**：吸気時に胸鎖乳突筋（呼吸補助筋）の収縮に気づいた場合

上記のような場合に，臨床症状から呼吸困難と関連させて解釈できるかどうかが重要になる。

❷ 解釈の進め方

では，どのように解釈を進めるべきかを，事例1を用いて説明する。まず，解釈を進めるうえでは，症状からキーワードを見きわめることが重要になる。事例1のキーワードは**チアノーゼ**である。その際，チアノーゼに起因する疾患の有無，状態・発現部位・随伴症状，全身状態の情報を自覚的症状と他覚的症状から集めるとともに，可能性のある原因と疾患を推測することが重要になる。

チアノーゼは，からだの中心部分が青紫色に変色する「中心性（中枢性）チアノーゼ」と，四肢などの末端部が青紫色に変色する「末梢性チアノーゼ」に分類される。動脈血酸素飽和度が低下する中心性（中枢性）チアノーゼの原因は，呼吸機能障害，右左シャント，肺胞内酸素分圧低下などが考えられる。一方，動脈血酸素飽和度が正常な末梢性チアノーゼの原因は，低心拍出症候群，寒冷曝露などが考えられる。チアノーゼに気づいた場合，チアノーゼが出現している箇所の確認とともに，意識状態，呼吸状態，四肢冷感，バイタルサインなど対象の特性や臨床症状を確認し，最も考えられる原因を推測する。

このように，思考プロセスを整理して段階的に解釈を進めることが重要である。特に，呼吸困難は，重篤な疾患の初期症状の可能性もあり，気づき，解釈，反応，省察の一連のプロセスにおいて，時間的猶予がないことも少なくない。また，クリティカルケア看護領域では，患者が生命の危機的状況に陥っていることも多く，医学的知識を最大限に活用し，生命維持に関する臨床判断と対象の安楽を支えるための臨床判断を迅速かつ同時に行うことが重要となる。

❸ 情報の整理と分析

呼吸困難をもたらす疾患や原因は多岐にわたる。このため，クリティカルケア看護領域では，必ずしも迅速に原因を特定できない場合もある。前述したユニバーサルチョークサインは，呼吸ができなくなったことをほかの人に知らせる万国共通の**気道閉塞**の臨床症状として知られている（図1-5参照）。しかし，詳細な症状を聞き出すことが困難な場合，気道閉塞に至ったことは予測できても，気道異物による窒息なのか，アナフィラキシーショックによる喉頭浮腫なのか，原因が特定できないこともある。同様に，チアノーゼの症状から肺胞内酸素分圧低下などの血液中の酸素不足は予測できても，チアノーゼが出現している原因を迅速に特定できないこともある。

このため，クリティカルケア看護領域では，原因を直観的・分析的に考える推論パター

ンは重要であるが，生体の異常シグナルとしての臨床症状やバイタルサイン，他覚的情報などから緊急度を解釈することが優先される。

この際，注意しなければならないのは，「呼吸困難＝呼吸器疾患」と考えてしまうことや，パルスオキシメーターの SpO_2 などの生体情報モニターの情報に注視するあまり，呼吸状態（回数，リズム，深さ）の異常を見落としてしまうことである。呼吸状態を観察するときには，自分の目で確かめることが重要であり，収集した情報を整理・分析して，正常と異常の区別と，その程度や影響要因を判断することが，呼吸困難を解釈するうえで重要となる。

▍3. 反応

可能性のある原因が推測された場合には，看護師の反応として何をすべきかを考える。仮に**肺胞内酸素分圧低下**が考えられた場合には，酸素投与の必要性を検討することが看護師の反応になる。

呼吸困難への反応で重要になるのは，呼吸困難を改善・軽減するために適切と考えられる看護ケアを決定し，実際に行動することである。特に，酸素療法や人工呼吸療法，呼吸困難の苦痛緩和を目的とした薬物療法が必要になることの多いクリティカルケア看護領域においては，継続的なモニタリングとバイタルサインの測定を行うと同時に，生命維持に関する反応と患者の安楽を支えるための反応の2つの側面から，必要な反応を理解する必要がある。

1 ┃ 生命維持に関する反応

❶酸素投与

呼吸困難を訴える患者の臨床症状やバイタルサイン，他覚的情報などから低酸素状態が考えられる場合には，酸素投与の必要性を検討することが看護師の反応になる。酸素投与を行う場合には，必要な酸素流量や酸素濃度に応じて酸素投与方法（経鼻カニューレ，フェイスマスク）を選択することも看護師の反応になる。ただし，慢性的に低酸素状態にある慢性閉塞性肺疾患（chronic obstructive pulmonary disease；COPD）の患者に高濃度の酸素投与を行う場合には，意識状態の変化などに留意する必要がある。

❷気道管理

気道の通気性が障害されたことで呼吸困難をきたしている場合には，直ちに気道確保の準備を行う必要がある。最も速くて確実な気道確保の方法は気管挿管である。そのため，患者にとって最も適した気管チューブのサイズを医師に確認，過不足なく必要物品を準備し，気管挿管の介助を行うことが看護師の反応になる。

❸気道浄化

気道内分泌物の存在を示す呼吸音が聴診により確認された場合には，効果的な喀痰を促すための看護支援が必要になる。たとえば，咳嗽ができない場合は，喀痰の排出方法を指

導する。また，必要に応じて鼻腔や口腔から気道浄化を目的に喀痰吸引を行う。さらに，喀痰の粘稠度が高い（硬い痰）場合には，喀痰の粘稠度を下げる工夫が必要になる。粘稠な喀痰に湿気を与え，痰を出しやすくする。その際，必要に応じて，吸入療法や肺理学療法を行い，喀痰の排出を促進することが看護師の反応になる。

❹ 生命維持装置（人工呼吸器）の管理

人工呼吸療法を要している患者に，呼吸困難の状態を示す生体の異常シグナルがみられた場合には，換気条件の設定や呼吸状態（回数，リズム，深さ）を確認し，患者と人工呼吸器の同調性を確認する。患者と人工呼吸器の同調性に異常がみられる場合は，設定条件変更の必要性を検討することが看護師の反応になる。

❺ 薬物療法の管理

呼吸困難自体を改善する有効な薬剤はないが，呼吸困難の軽減（緩和）が期待される薬剤には麻薬（オピオイド）や抗不安薬／鎮静薬（ベンゾジアゼピン系薬剤）などがある。これらの薬剤は直接的に知覚神経を麻痺させたり，間接的に呼吸ドライブ（呼吸中枢からの指令）を抑制することで呼吸困難を軽減（緩和）する。しかし，呼吸困難は生命維持のための警報機構でもあり，それを抑制する薬剤の使用にあたっては十分な注意が必要である。そのため，これらの薬剤を使用する際は，バイタルサインの変化を把握するとともに，薬物投与の効果をアセスメントすることが看護師の反応になる。

2 安楽を支える反応

❶ 安楽な体位や姿勢

安静時の吸息では，呼吸量の70％が横隔膜の収縮運動に影響を受けている。したがって，呼吸困難を訴えるときは，座位，起座位など横隔膜の運動が制限されない姿勢が良い。ただし，患者によっては，臥位や側臥位が最も安楽に呼吸が行える場合もある。そのため，患者が最も安楽に呼吸が行える体位や姿勢がとれるよう体位の工夫を行う。

体位や姿勢を調整する際は，枕やオーバーテーブルなどを使用し，安楽に体位や姿勢が維持できるように調整することが看護師の反応になる。

❷ 精神的支援

呼吸困難を自覚すると死を連想し，恐怖を覚えることも少なくない。そのため，患者の不安が緩和されるよう意識的に声掛けを行うことで，不安の緩和に努める。また，患者を1人にしないことが重要となり，そばに寄り添うことが看護師の反応になる。

❸ 環境整備

外気温が低い場合や空気が乾燥する場合には，咳嗽が誘発される。咳嗽が続くことにより吸気が行えなくなり，呼吸困難が増強する。そのため，環境整備を行い，患者にとって快適な空間を確保できるよう調整することが看護師の反応になる。

❹ 非薬物療法

患者の呼吸状態を把握し，患者の呼吸状態に合った**呼吸訓練**（呼吸リハビリテーション）を

促す。呼吸訓練としての**口すぼめ呼吸**は，気道内圧が上昇することで**呼気終末陽圧**（positive end expiratory pressure；**PEEP**）**様効果**が生じ，呼気終末での肺胞と末梢気道の虚脱・閉塞を防ぎ，2次的に肺胞低換気と動脈血ガス値の改善が得られるため，呼吸困難が生じている際には有効になる場合もある。

＊

このように，呼吸困難を訴える患者に対する看護師の反応の役割は大きい。一方でクリティカルケア看護領域においては，治療が優先されることが多い。看護師は，ケアとキュア（治療）を統合した反応を行うことが求められる。また，反応を行う際は，看護師が独自に判断を行うのではなく，医師をはじめとしたチームで連携し，必要な反応を検討することが重要となる。

┃ 4. 省察

1 ┃ 行為中の省察

呼吸困難の原疾患に対する治療や看護師の反応により，患者の呼吸困難がどのような経過を辿っているのかを主観的情報と客観的情報から経時的に評価することが行為中の省察になる。

2 ┃ 行為後の省察

同様に，患者の呼吸困難がどのような経過を辿ったのかを主観的情報と客観的情報から評価することが，行為後の省察になる。行為後の省察を行うタイミングは，反応直後の場合もあるが，一定の間隔を空けて評価する場合もある。重要なことは，呼吸困難が持続することは，患者にとってこのうえない苦痛であることを理解することであり，苦痛緩和に向けた支援を随時検討することである。

III 胸痛

A 胸痛の概要

┃ 1. 胸痛とは

胸痛（chest pain）とは，胸壁や皮膚・胸腔内臓器などの胸部周辺に対する，患者が体験している感覚的な痛みの総称である。そのため，人間の生命活動に直結する病態から，心情の変化に由来するものまで多岐にわたる。臨床判断を行ううえで，患者の言動に注意を

表1-10 胸痛の種類と訴え

胸痛の種類	訴え（例）
不快感	● モヤモヤする ● 胸が詰まる感じ
圧迫感	● 重苦しい感じ ● 重いものが乗っているような
絞扼感	● 締めつけられる ● 絞められたような
灼熱感	● 焼きつくように ● 焼けた火箸を入れられたような

払い（表1-10），先入観をもたずにプロセスを進めることが重要となる。

2. 胸痛の原因

胸痛には，胸壁に起因する**表在性胸痛**，胸腔内臓器に起因する**深部性胸痛**，気分や不安感などに起因する**心因性胸痛**などがあげられる。胸痛の発生部位とその代表的な疾患を示す（図1-6）。胸痛は，発生部位が多岐にわたり，痛覚の伝導経路が複雑であるため，胸痛の原因を明確化することが難しい場合がある。

3. 胸痛をきたす疾患

胸痛が起こるメカニズムは，発生の原因によって異なる。胸痛を発生させる代表的な循環器疾患のメカニズムを以下に述べる。

1 | 狭心症

冠状動脈に狭窄が生じると，その支配領域である心筋に十分な血流が供給されず，一時

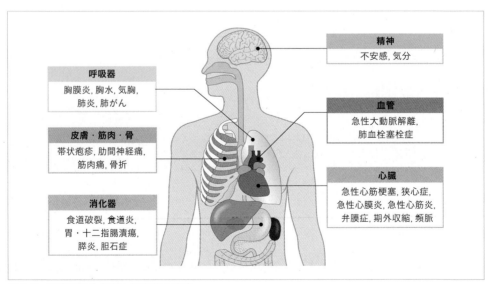

図1-6 胸痛の発生部位と代表的な疾患

的な虚血状態となり，胸痛が発生する。発生部位は胸部中央，左胸部のみにとどまらず，右胸部，背部，胃（みぞおち），肩，首，腕，顎，歯などに広がる（放散する）こともある。絞扼感や圧迫感を訴えることが多いが，胸焼け，肩こり，歯痛などを主訴とする場合もある。痛みの持続時間は数分程度と短く，虚血状態が解除されると痛みが治まる。

狭心症の症状は胸部の痛みではないことも多く，見落とされる場合がある。また，症状が一過性であるため，自己判断で受診行動に至らないこともある。

2 心筋梗塞

冠状動脈の完全閉塞または亜完全閉塞により，その支配領域である心筋が虚血状態となり，心筋細胞が壊死することで胸痛が発生する。発生部位は狭心症と類似しているが，症状ははるかに重く，30分以上持続する。「胸が締めつけられる」「胸が焼けつくようだ」などと形容され，死をイメージするような激しい痛みに襲われる。ただし，高齢者や糖尿病患者においては，痛覚伝導路の障害をきたしていることがあり，心筋梗塞を発症しても無症状であることがある。

3 大動脈解離

硬く弾力性のなくなった大動脈は，急激な血圧上昇に耐えられず亀裂が生じる。すると，大動脈の血管壁の中に多量の血液が流入し，急激に血管壁を裂いていく。血管壁には神経があるため，大動脈が裂ける際に激しい痛みが発生する。

大動脈解離（かいり）が発生した部位によって痛みの発生場所が異なり，解離の進行によって症状の場所が移動することが特徴である。大動脈基部に発生した解離では，みぞおち→前胸部→肩→背中→腰へと大動脈の走行に応じて痛みの場所が移動する。痛みは，大動脈が裂けることによって生じるため，解離の進行が治まると痛みも消失する。

B 胸痛の臨床判断プロセス

1. 気づき

胸痛は患者が訴える胸の痛みであるため，患者が体験している世界をいかに表出させ，状況を正しく把握するかが鍵となる。

胸痛はその原因によって訴えは様々である。たとえば，心筋梗塞においては，激しい胸痛を訴え，前胸部周辺を手で握る，もしくは押さえるような行動をとることがある。また，チアノーゼや冷汗，呼吸困難などの随伴症状を認める場合もある。

しかし，このような典型的な症状を呈する疾患は心筋梗塞など，多くの胸痛症状のなかのごく一部であり，多くの場合は外見から胸痛を判断することは難しい。そのため，患者を注意深く観察し，表情・顔色などから「おかしなところ」を見つけることが重要である。

外来などではしばしば，心筋梗塞患者が歩いて来院するといったことを経験する。胸痛の様々な原因のなかから重症患者を見落とさないためには，前述した胸痛の概要を把握しておく必要がある。

クリティカルケア看護領域においては，激烈な痛みや原因疾患による随伴症状のために，胸痛自体を訴えることができない患者も多い。そのため患者の訴えに耳を傾けるだけではなく，看護師が患者の訴えを察知し，声にならない症状を発見することが重要となる。

2. 解釈

問診から得られた主観的情報と，観察から得られた客観的情報を統合し，素早く検査につなげることができるかが重要となる。

1 | 問診

患者から話を聴くことで胸痛がどこに起因して発生しているかを推測し，緊急度や重症度を判断する。

問診は，①発症，②経過，③質，④量や程度，⑤部位，⑥悪化・緩和因子，⑦随伴症状の7つの観点で実施する（表1-11）。痛みは，目に見えない主観的な症状であり，患者によって感じ方が異なる。痛みの量や程度を確認する際には，痛みの評価スケールを用いて把握すると，医療チームで共通の認識をもち，痛みが時間を追ってどのように変化したか，治療や処置を施してどのような効果があったのかを評価することができる。

表1-11 問診の7つの観点とポイント

7つの観点	質問の方法（例）	返答と予測される疾患
❶発症	いつ，どのようなときに痛くなりましたか？	**突然の発症** 心筋梗塞，肺梗塞，急性大動脈解離，緊張性気胸など緊急性の高い疾患
❷経過	今も痛みは変わりませんか？	**激しい胸痛が持続している** 心筋梗塞など
❸質	どんな痛みですか？	**胸が焼けるような痛み** 心筋梗塞，急性大動脈解離など
❹量や程度	痛みの強さはどの程度ですか？経験したことがありますか？	**今まで経験がない痛み** 心筋梗塞，急性大動脈解離，肺梗塞など
❺部位	どの部位が痛みますか？	**胸全体が痛む** 心筋梗塞，狭心症，急性大動脈解離，肺梗塞など **局所的に痛む** 肋間神経痛や乳腺炎など
❻悪化・緩和因子	活動によって，痛みは変化しますか？	**階段を上るなど運動負荷がかかると増強** 狭心症の疑い **呼吸に伴って増強** 緊張性気胸の疑い **特定の姿勢で緩和** 骨格筋系の問題の疑い
❼随伴症状	何かほかに，具合の悪い所はありますか？	**息苦しい** 肺梗塞，緊張性気胸，心筋梗塞など

2 │ 観察

問診と同時に，素早く患者の全身状態を観察し，患者の訴えである主観的情報と統合し，解釈していく。胸痛患者における観察のポイントを以下に示す。

❶**全身状態の観察**
- バイタルサイン（血圧・脈拍・体温・呼吸）
- 意識レベル，精神状態

❷**胸痛の程度を把握**
- 表情
- 胸痛の持続時間
- 胸痛発生時の患者の動作
- 活動による胸痛の発生状況

❸**随伴症状の有無**
- ショック，チアノーゼ，冷汗，呼吸困難，咳嗽，悪心(おしん)，嘔吐(おうと)，動悸，発熱，不安感など

3 │ 緊急度と重症度の判断

胸痛を示す訴え・症状に気づいた場合は，胸痛が起こった原因や今後考えられる事態を分析的・直観的にとらえ，次に続く反応へとつなげることが重要である。胸痛は命にかかわる疾患に起因していることもあり，胸痛に対する解釈を行う際には，緊急度と重症度を常に意識し短時間で素早く行う。看護師の判断が患者の生命予後に寄与することを念頭にプロセスを進める。

上述したような，問診と観察で患者が今まで経験したことのないような激しい胸痛や胸が焼けるような痛みを訴えている場合，多くは心筋梗塞や急性大動脈解離など緊急度の高い疾患に起因しており，近い将来に疾患による循環動態の破綻や重症不整脈や心タンポナーデなど致死性の合併症を併発する危険性がある。そのため，すぐに医師へ報告，連携し，検査・治療へと移行する反応につなげる必要がある。また，観察の際に蒼白（pallor），虚脱（prostration），冷汗（perspiration），脈拍触知不能（pulseless），呼吸不全（pulmonary insufficiency）のショック時に急激にみられる共通する症状（英語の頭文字をとって「**ショックの5P**」という）を認めた場合は，何らかの原因ですでに循環動態の破綻をきたしているのではないかと推測し，すぐに気道の確保，心肺蘇生など命を支える反応につなぐ必要がある。

胸痛患者への気づきと解釈で，緊急度と重症度が高くないと推察された場合においても，現時点では症状が治まっている場合や無痛性の心筋梗塞などが背景にある可能性がある。そのため，患者の訴えを継続的に確認していくことや症状の変化を注意深く観察していくことに加えて，胸痛を解釈する際には，「大丈夫だろう」という楽観的な思考ではなく，「何かあるかもしれない」といった，懐疑的な思考が重要となる。時に医療者は，いくつかの代表的な原因を否定し，原因が見当たらない場合，心因性の胸痛と安易に判断することがある。しかし，胸痛においてこのように短絡的に心因性と結論づけると，重大な

疾患を見逃してしまうことにつながり危険である。胸痛を症状とする疾患は数多く存在するため，様々な角度から原因を考える必要がある。また，過去に心因性の胸痛と判断された場合に，再度類似した症状を訴えたときも，先入観により安易に心因性と判断することとなりやすいため注意が必要である。

緊急度や重症度は高くないと看護師が判断した場合においても，患者は胸痛という苦痛を体験していることに変わりはないだろう。さらに，突然の胸痛は，死への予期不安へとつながりやすく，精神的に不安定になりやすい。このような患者の苦痛，置かれた状況，心理面などについても推し測る必要がある。

▍3. 反応

様々な場面において患者の近くにいる看護師は，医療者のなかでも胸痛を訴える患者に遭遇する可能性の最も高い職種である。胸痛は，その原因が急性大動脈解離や心筋梗塞であった場合，致命的となり1分1秒が生命維持，社会復帰に多大な影響を及ぼす。そのため，胸痛に対する反応は迅速かつ的確に行うことが重要である。看護師は患者の命に関与している自覚をもち，プロフェッショナルとして責任ある反応が求められる。

1 │ 生命維持に関する反応

患者の呼吸・循環動態の改善，悪化を注意深く常にモニタリングする。また，モニタリングと同時に，救急カートや除細動器などを準備し，急変に備えた準備を行う。起因する疾患によって急激にショック状態に陥る場合がある。ショック状態，もしくはショック状態への移行が予測される場合には，酸素療法，気道の確保，薬物療法（強心薬など），心肺蘇生など，生命維持に関する反応を迅速に行う。

2 │ 安楽を支える反応

❶安静の確保

酸素消費量や心臓の仕事量を抑えるために，患者に対して十分な説明を行い，安静を確保できるように援助する。

❷胸痛の緩和

患者の訴えを聴き，最も安楽を感じる体位や姿勢が保持されるよう，ポジショニングを整える。また，胸痛の原因が明確化されている場合は，医師の指示に従い鎮痛薬の投与を行う。胸痛の緩和が治療となる場合と，治療と並行し対症療法として胸痛の緩和を行う場合がある。後者を実施する場合は，病態自体が進行していないかを特に注意深く観察していく必要がある。

❸環境整備

室内の換気，調光，防音，防臭などを実施し，患者が快適と感じる空間を調整し，提供する。医療者の言動は患者に大きく影響を与えるため，緊急性がある場合においても，医

療者どうしが大声で話をしたり，足音を立てて走り回らないように注意を払う。

❹ 精神的支援

　胸痛は死を意識しやすい症状であり，患者はパニックに陥っている場合がある。看護師は患者に寄り添い，不安の緩和に努める。患者背景や状況に応じて，手を握る，背中をさするなど，非言語的コミュニケーションを用いて安心感を与える。

▌ 4. 省察

1 ▏ 行為中の省察

　安楽を支える反応から，胸痛がどのように変化するか経時的にみていくことで，臨床的な学びにつながり，さらなる臨床判断のサイクルへと発展させることができる。また，生命維持に関する反応においては，その反応の一つ一つが患者の命に直結しており，バイタルサイン，神経症状，呼吸・循環動態などを指標に判断することで，省察を行う。

2 ▏ 行為後の省察

　患者の痛みに気づけなかった，あるいは気づいても解釈が不十分だった，発見の遅れにより救命できなかったなどを経験した場合，自らの看護実践能力を発展させる契機とし，次の患者を救う糧としてほしい。胸痛の臨床判断プロセスは，教科書のなかで完結するものではない。気づき，解釈，反応の際のタイムロスが致命的な結果を招く場合もある。日常より胸痛患者を想定し，臨床判断プロセスに沿ってシミュレーションを実施し，備えておくことが重要である。

IV 腹痛

Ⓐ 腹痛の概要

▌ 1. 腹痛とは

　腹痛とは，腹部に感じる痛みを総じて指す。腹部とは，横隔膜直下から骨盤腔内までのいわゆる腹骨盤腔全体を意味する。そのため，腹痛の原因は消化器疾患のみならず，泌尿器疾患，生殖器疾患，血管系疾患など多岐にわたる。また，腹痛の症状は一過性あるいは慢性的な軽症のものから，**急性腹症**とよばれる手術などの侵襲的治療が必要となる緊急性の高いものまで様々である。

2. 腹痛の種類

痛みの感じ方・訴え方は個人差が大きい。それほど痛そうでもないなと思っていたら，思いがけず重篤（じゅうとく）な病態が潜んでいたということもあるため，腹痛の性状ならびに全身状態は正確に，注意深く観察する必要がある。腹痛はその痛みの原因によって，内臓痛，体性痛，関連痛に分類される（表1-12，図1-7）。痛みはあくまでも主観的なものである。それを客観的にとらえるためには，できるだけ具体的に答えてもらう必要がある。

3. 腹痛をきたす疾患

先に述べたように，腹痛をきたす疾患は腹腔内の臓器だけとは限らない。原因を推測するには，腹痛の起こるタイミングや痛みの性状，年齢，性別，既往歴などを詳しく聴取し，痛みの特徴を把握する必要がある。

腹痛をきたす疾患は以下に分類できる。

❶**機能性消化器疾患**：機能性ディスペプシアや過敏性腸症候群，下痢，便秘などであり，検査で器質的異常が見つからない。最も頻度が高く，心因性の誘因が含まれることがある。
❷**器質性消化器疾患**：炎症やがんなどの器質的な異常を認める疾患である。
❸**腹腔内臓器以外の疾患**：心筋梗塞，大動脈解離，動脈瘤（りゅう）破裂，尿路結石症，腎盂（じんう）炎，異所性妊娠，卵巣嚢腫茎捻転（のうしゅけいねんてん）などでも腹痛を訴える。❶・❷に比べ頻度は低いが緊急性の高い疾患も多い。
❹**全身性疾患**：糖尿病性ケトアシドーシス，腹部てんかんなどである。

腹痛を訴える場所がある程度はっきりしていれば，腹部を9つの区域に分けてみると鑑別すべき疾患が考えやすい（図1-8）。反対に，腹痛を訴える場所がはっきりせず，腹部全体の痛みを訴える場合は，汎発性腹膜炎や腹部の血管，全身性の疾患によるものを考える必要がある。

表1-12 腹痛の種類と特徴

	内臓痛	体性痛	関連痛
原因	胃や腸，胆嚢などの消化管，尿管自体の収縮，伸展，拡張，痙攣などの刺激によって発生	炎症などを起こした疾患臓器からの物理・化学的刺激が壁側腹膜や腸間膜などに伝わり痛みが発生	強い内臓痛が隣接する神経線維を刺激し，離れた別の部位に痛みが発生 ※放散痛ともいわれる ※筋肉や関節の障害によっても生じる
腹痛の部位	腹部全体 漠然としている	疾患臓器周辺に限局した痛み	損傷領域に限局せず，離れた部位にも現れる ※臓器ごとに特徴的な関連痛の部位がある
腹痛の性状	間欠的な鈍痛 痙攣や収縮が激しい場合は差し込むような疝痛になる	持続的で鋭い痛み	限局性の鋭い痛み
随伴症状	• 悪心，冷汗などの自律神経症状を伴うことあり • 痛みを和らげようとして，患者は動き回る	**腹膜刺激症状**を伴う場合は，緊急性が高い • 体動により痛みが増強するため患者はじっとしている	

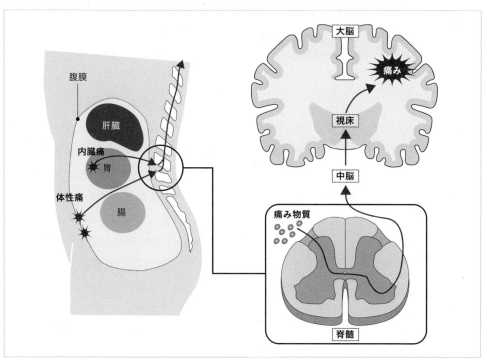

図1-7 痛みの種類と伝達

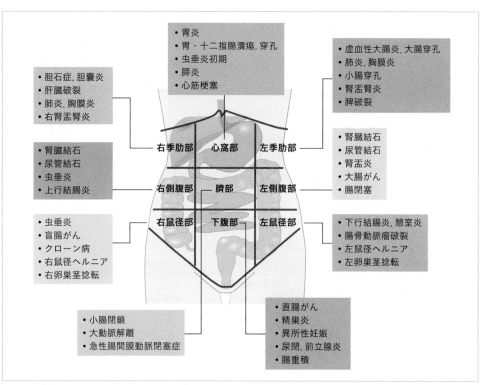

図1-8 腹痛の部位と原因となり得る疾患

B 腹痛の臨床判断プロセス

1. 気づき

　腹痛を訴え救急外来を受診する患者は少なくない。多くの場合，痛みの程度や全身状態はそれほど重篤（じゅうとく）ではなく，問診や身体診察をていねいに行い，画像検査や採血などの検査を実施することで疾患を特定することができ，ほどなくして症状も軽快する。一方で，症状が軽微であれば確定診断にたどり着くことができない場合も時としてある。

　なかには全身状態が悪く，早急に診断，治療を要する，決して見逃してはならない疾患が潜んでいる場合もある。このような患者は多くの場合，一人で歩くこともできず家族に支えられ，血の気の引いた顔色で，会話もままならず，頻呼吸や意識の低下といったショック徴候を呈している。第一印象で，このようなショック徴候を認めた場合には，患者をすぐに緊急処置室へ運び入れ，医療スタッフを招集し，迅速にショック状態から離脱できるよう，治療を開始しなければならない。

2. 解釈

1 ｜ 全身状態の評価

　腹痛からショックに陥る場合に考えられるのは，循環血液量減少性ショックや心原性ショック，心外閉塞・拘束性ショック，血液分布異常性ショック（敗血症性ショック）である。ショックに陥る緊急度の高い疾患を表1-13に示す。

　特に心筋梗塞（こうそく）や急性大動脈解離（かいり）など，血管が詰まったり破綻（はたん）したりしてショックに陥っている場合は一刻の猶予（ゆうよ）も許されない。これら以外の表中の疾患では，多少なりとも時間的に余裕はあるが，来院から治療までの時間が転帰を左右するともいわれており，できるだけ早期の治療開始が望まれる。

表1-13　腹痛からショックに陥りやすい緊急度の高い疾患

ショック分類	疾患
循環血液量減少性ショック	**腹部大動脈瘤破裂** 胃・十二指腸潰瘍などの大量消化管出血 異所性妊娠破裂 肝がん破裂
心原性ショック	**心筋梗塞などの急性冠症候群**
心外閉塞・拘束性ショック	**急性大動脈解離** **上腸間膜動脈閉塞症**
血液分布異常性ショック（敗血症性ショック）	急性腹膜炎 （重症急性胆管炎，急性膵炎，下部消化管穿孔など）

＊太字は特に緊急性が高いもの

表1-14 問診のポイント：「急性はらいた」

急	痛みは急にきたか，ゆっくりきたか？ （発生様式）
性	痛みの性質は，鋭い？ 鈍い？ 漠然としている？ （性質）
は	悪心・嘔吐，下痢，便秘，発熱，悪寒，黄疸，下血，吐血などがあるか？ （随伴症状）
ら	radiation（放散痛や関連痛）→首や肩，背部や大腿への放散痛はあるか？
い	・姿勢，排便・排尿，食事，月経歴など痛みを強くしたり弱くしたりする因子があるか？ ・痛みの場所は？ 痛みの場所の移動はあるか？ （位置）
た	・間欠的か持続的か？ ・増悪しているか，不変か，改善しているか？ （time：時間経過）

　第一印象でショック状態にないかを評価したうえで，バイタルサインを確認し全身状態の評価を行う。第一印象でショックなしと判断できたからといって，安心してはいけない。

　一見，問題なさそうにみえても，それは生体の代償機転の働きによる見せかけの可能性がある。バイタルサインを正しく評価し，異常の早期発見に努める必要がある。

　また，腹痛の発症形態や部位，強さなどについて問診をていねいに行い，緊急手術を必要とする急性腹症や重症度の高い疾患が潜んでいないかを念頭に，系統的に考える。病歴を漏れなく聴取するために，発症様式（onset），増悪・寛解因子（palliative/provocative），症状の性質・強さ（quality/quantity），場所・放散痛の有無（region/radiation），随伴症状（[associated] symptom），時間経過（time course）というそれぞれの頭文字をとって「OPQRST」の順に聞き取る方法が推奨されている。

　PやRが覚えにくいという人には，「急性はらいた」のごろ合わせ順に聞く方法などもある（表1-14）。

2 緊急性の高い疾患

　問診によって得られた情報から考えられる疾患を想起していくが，まずは急性腹症などの緊急性の高い疾患から考えていく。急性腹症とは，突然発症した激しい腹痛で救命的治療として緊急手術といった迅速な対応が必要となる疾患を指す。ポイントは，突然の発

表1-15 緊急手術を必要とする疾患と特徴的な症状

疾患	特徴的な症状
腹部大動脈瘤破裂	腹部全体の痛み，腰背部に関連痛，短時間でショックに陥る
絞扼性腸閉塞	腹部全体の強い腹痛，悪心・嘔吐，排便・排ガスの停止，時に腹部膨満を認める→腸管壊死からショックに至ることがある
消化管穿孔	上部の場合：心窩部に持続する痛み，時に右肩に関連痛，腹膜刺激症状あり 下部の場合：下腹部に持続する痛み，腹膜刺激症状あり，敗血症性ショックに陥る可能性
急性腸間膜動脈閉塞症	腹部全体の持続性疼痛，腸虚血の進行に伴い悪心・嘔吐，時に血便（イレウス症状） ※心疾患，不整脈の既往がカギとなることがある
穿孔性虫垂炎	発症部位は心窩部が多い，徐々に右下腹部へ痛みが移動，悪心・嘔吐，発熱あり 虫垂炎の圧痛点（マックバーニー点）：陽性
異所性妊娠破裂	突然の下腹部痛，不正性器出血を伴うことあり，下腹部に腹膜刺激症状あり

症，初めから激痛として持続，進行性・増悪性があるかどうかである。

　また，腹膜刺激症状を有していることがほとんどであり，問診と併せて身体診察もできるよう，場所を確保する。緊急手術が検討される疾患を，特徴的な症状と併せて表1-15に示す。急性膵炎も臓器の急性炎症から心窩部痛や背部にかけての持続する痛みを呈する急性腹症にあげられる疾患ではあるが，一般的に緊急手術は行われない。

3 ｜ 痛みの特徴

　第一印象やバイタルサインに変調はなく，腹痛を訴えながらも冷静に受け答えができるような患者の場合，痛みの原因が内臓痛・体性痛・関連痛の何に当てはまるか，痛みの性状をしっかり理解して判断していく必要がある。

　内臓痛は，消化管の収縮による内圧の上昇などによって起こる痛みであり，イレウスや胆石発作，尿管結石やヘルニア嵌頓，腸の炎症などでみられ，痛みは間欠的に起こる。体性痛は，腹膜や腸間膜の化学的刺激などにより起こる痛みであり，急性腹症とは異なり，徐々に進行する持続的な鋭い痛みであれば，虫垂炎や憩室炎，腸炎や卵管炎，肝炎などの可能性がある。腹腔内臓器の炎症の程度により緊急度が変わるため，経時的に観察する必要がある。関連痛は，痛みの原因となる臓器部位から離れた部位に感じる痛みである。左肩痛は心筋梗塞に特異的な関連痛であり，注意が必要である。また，胆石発作では右肩に，虫垂炎では心窩部に痛みを感じることがある。

　そのほか，腹痛が増強するタイミングや経過時間によっても疾患による特徴があり，判断に役立つ。食事に関連して，食後に心窩部に痛みが生じる場合は，胃液の分泌亢進による疾患が考えられるため，胃潰瘍などがあげられる。飲酒や脂肪過多の食事内容であれば，急性膵炎，胆石発作，急性胆嚢炎を引き起こすことがある。

　また，魚介類の生食後に考えられる疾患としては，アニサキスなどの寄生虫によるものや食中毒症がある。鎮痛薬や非ステロイド性抗炎症薬（NSAIDs）の定期的・過剰服用は胃粘膜の血流障害をきたしやすく，出血性潰瘍を引き起こす可能性があるため，服薬歴も漏らさず確認が必要である。ここまで内科的な疾患のみ述べてきたが，もちろん転倒や事故などといった外的受傷機転からの消化器損傷（肝損傷や脾損傷）も忘れてはならない。

　腹痛だけを主訴に来院する患者も多いが，そのほかに何かしらの随伴症状がある場合，重要な判断材料になる。黄緑色の胆汁様嘔吐があればイレウス・腸閉塞の可能性があり，吐血や黒色便，鮮血便があれば，消化性潰瘍からの出血や虚血性大腸炎が考えられる。そのほか，血尿や残尿感といった腎・泌尿器疾患の可能性が考えられるものや，不正性器出血など婦人科疾患を想起させるものもある。適齢期の女性の場合，妊娠の可能性を第一に除外する必要がある。

　昨今の社会情勢から，救急外来を受診する患者の年齢層も高くなっている。高齢の患者の場合，腹痛といってもあまり強く訴えず，腹痛以外の倦怠感や発熱，食思不振を主訴に来院する場合がある。そのなかには，急性腹症が潜んでいる可能性や腫瘍性の疾患などの

可能性もあるため，注意が必要であることを忘れてはならない。

▌3. 反応

1 │ 生命維持に関する対応

　腹痛患者に対する対応として何よりも大切なのは，ショックか否か，またショックに移行する可能性がないかに真っ先に気づけるかである。腹痛により患者がショックに陥っている場合の対応フローを図1-9に示す。まず，ショック徴候が認められた場合は速やかにショックから離脱できるよう，チーム一丸となって動かなければならない。ショックに陥っているということは，すでに代償機転が破綻している状態であるため，呼吸・循環のサポートを医療機器を用いて行う。意識レベルの低下，呼吸状態の悪化，徐脈などがみられた場合，速やかに気管挿管・人工呼吸器管理とする。

　この際の輸液に関しては，循環動態の安定化が最優先されるため，急速投与で構わない。特に急性腹症の患者の場合は往々にして，嘔吐・下痢などの随伴症状から水分排泄量が増加しているにもかかわらず，悪心・腹痛増強の不安から水分摂取量が低下し，一般的に脱水に傾いていることが多い。また，緊急手術前に多めに輸液を行うことの利点も報告されているため，躊躇することなく輸液は行うべきである。

　そして，ショックへの対応をしながら原因検索も並行して行う。昨今，急性腹症の診断には，CT検査が広く用いられている。しかし，患者を処置室から移動させ，検査を行う数分間は患者に触れることができなくなる。有効な検査ではあるが，患者がその検査に耐え得る状況であるか否かの見きわめが，患者の予後を左右しかねないことは忘れてはならない。

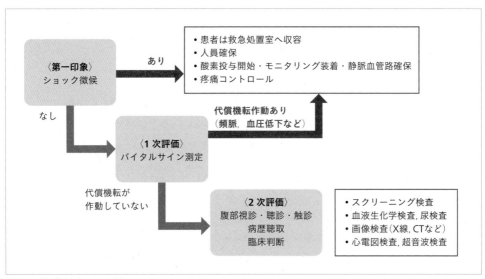

図1-9 腹痛対応フロー図

　痛みに関しては，以前は診断前に鎮痛薬を用いると，痛みが薄れてしまい正確な診断ができなくなるおそれがあるという観点から，あまり積極的に使われなかった。しかし，最近の研究から，早期鎮痛薬使用が診断の妨げになるという考え方に明確な根拠はないとされ，急性腹症の場合，その原因にかかわらず，早期鎮痛薬の使用が推奨されている。早期に鎮痛薬を使用することは，何より患者にとって苦痛緩和になり，痛みに伴う体動が少なくなれば，治療もしやすくなる。

　急性腹症での第1選択の鎮痛薬は，痛みの強弱に関係なくアセトアミノフェンが推奨される。痛みの強さによっては麻薬系鎮痛薬を使用することができる（急性腹症診療ガイドライン2015)[12]。ただし，鎮痛薬の使用は，さらなる循環虚脱の誘発につながるおそれがあるため，意識レベルの変化や呼吸・循環動態の経時的な観察が不可欠である。また，バイタルサインが保たれていれば，患者の安全・安楽を優先的に考え，体位を工夫するなど看護ケアも積極的に行っていく。

　救急外来を受診する腹痛患者の半数近くは，確定診断がつかぬまま帰宅となる。患者は，原因がはっきりしないということで，不安が払拭できない。そうした患者に対して，少しでも安心して生活できるよう，自宅での生活で留意する点や気をつけなければならない症状について伝えるという看護も，クリティカルケア看護に携わる看護師としての大切なケアとして位置づけられる。

　ここでは，小児の腹痛にほとんど触れていないが，乳幼児に特異な疾患もあり，緊急度・重症度の高い疾患もある。乳幼児からの病歴聴取は困難なことも多く，さらに診断が困難となることもある。しかし，乳幼児は抵抗力が弱く，からだは未成熟である。成人よりも急激な状態変化が起こり得ることを念頭に対応する必要がある。

▌ 4. 省察

1 行為中の省察

　腹痛の原因は多岐にわたり，その緊急度・重症度も様々である。まず大切なのは，第一印象時の見きわめである。ショックやショック徴候がないかを瞬時に判断し，必要時は速やかに緊急処置を行わなければならない。また，患者の腹痛に対する表現は様々で，スケールを用いて痛みの程度を客観的に評価したとしても，その訴えを聞く医療者のとらえ方一つで過小評価されてしまうことがある。

　痛みはからだの変調を知らせる大事なシグナルである。「そのくらいなら」と主観に偏った判断をしたことでヒヤリとした経験をもった医療者も少なからずいるであろう。どのようなときであっても，患者の訴えをゼロポジションで受け止め，客観的に正確にとらえ判断する努力を怠ってはいけない。

腹痛への治療介入には原因の特定が第一義であり，その見極めが重要であることは前述したとおりである。また，原疾患の特定が行われたとしても，そこにたどり着くまでのプロセスに無駄がなかったかを事後検証することが重要である。

苦痛を訴える患者に対して，鎮痛薬の使用や体位の工夫などの看護介入を行った際も，その効果について疾患と絡めて評価を行う必要がある。疾患によっては看護介入により症状が悪化する場合もある。そのような場合があることを念頭に，介入による反応は繰り返しアセスメントしなければならない。

V 浮腫

A 浮腫の概要

1. 浮腫とは

浮腫とは血管外の間質・皮下組織に過剰に水分（細胞外液）が貯留した状態を指す。腹腔あるいは胸腔の水分貯留をそれぞれ腹水，胸水という。

体液貯留に伴い，顔が腫れぼったくなる，足がむくむなどの症状が現れるが，脛骨前面を圧迫したときの圧痕や体重増加などが客観的な徴候となる[13]。

2. 体内の水分分布

人間の水分量は体重の約60％で，からだの半分以上は水（H_2O）でできている。体内のH_2Oは，細胞膜を隔てて細胞内液と細胞外液に区分される。細胞外液は，血漿（血管内）と間質液（血管外）に細区分される。細胞外液の電解質の分布は，ナトリウムイオン（Na^+）とクロールイオン（Cl^-）が占めている（図1-10）。体内に貯留したH_2OとNa^+の一部が間質にとどまり，浮腫が形成される。

3. 浮腫の発症要因

1 毛細血管静水圧の上昇

静脈の閉塞や細胞外液量の増加が生じると毛細血管静水圧が上昇し，細血管壁を介して間質液にH_2Oが移動して，浮腫が生じる（図1-11）。

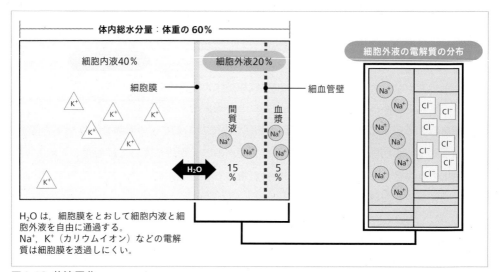

図1-10 体液区分

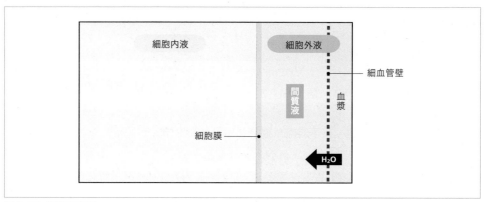

図1-11 体液の移動

❶静脈閉塞が要因となる浮腫

- 肝硬変では肝内肝静脈が閉塞し，門脈圧亢進により腹水が貯留する。
- 下肢深部静脈の血栓症（深部静脈血栓症）や静脈炎により，下肢の浮腫が出現する。

❷細胞外液量の増加が要因となる浮腫

- うっ血性心不全などの全身的な Na 貯留による細胞外液量の増加により，下肢の浮腫が生じる。

2 ｜ 毛細血管の透過性亢進

　熱傷，敗血症などにより毛細血管の内皮細胞が破綻すると，血管内から間質への体液移動が大きくなり，浮腫の形成が促進される。

3 | 血漿膠質浸透圧の低下

血漿膠質浸透圧は血清アルブミン濃度に影響し，低アルブミン血症では膠質浸透圧の低下による浮腫が生じる。

▶ **肝疾患が要因となる浮腫**　肝機能低下によりアルブミン産生量が低下し，腹水が貯留する。

▶ **ネフローゼ症候群が要因となる浮腫**　糸球体基底膜の透過性亢進からたんぱく尿が大量漏出し，血清アルブミン濃度が低下して全身性の浮腫が生じる。

4 | リンパ管閉塞

婦人科系のがん治療や乳がんの根治手術などによるリンパ節郭清は，リンパ管閉塞により間質液が停滞し，浮腫の要因となる。

4. 組織の水分バランスと浮腫の関連性

毛細血管の細動脈側は毛細血管静水圧が高く，H_2O が血管外の間質に押し出される。高圧領域から低圧領域への移動を**濾過**という。細静脈側は，血管内のたんぱく質成分による膠質浸透圧で，血管外（間質）の H_2O が血管内に引き込まれる。濃度の低い領域から濃度の高い領域に H_2O が移動し，血管内外の溶液の濃度を均一にしようとする力が**浸透圧**である（図1-12）。

浮腫はこれらのバランスが崩れた状態である。毛細血管静水圧が正常圧より上昇し，血管内の H_2O を間質に異常に押し出せば，あるいは膠質浸透圧が低下し血管内に H_2O を引き込む力が弱ければ，間質液が多量に貯留し浮腫が生じる。

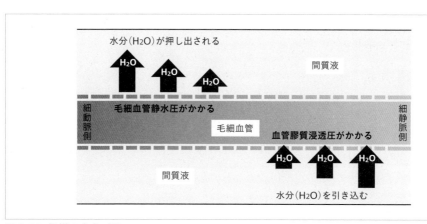

図1-12　組織の水分バランス

5. 浮腫をきたす疾患

1 | うっ血性心不全

❶冠動脈疾患，心筋症，弁膜症，肺塞栓

▶ 右心不全　静脈系のうっ血により静脈圧が上昇し，毛細血管から組織への H_2O や Na の移動により，頸静脈怒張，肝腫大，下腿浮腫などがみられる。

> **右心不全による身体の反応**
> 　体重増加や倦怠感の自覚を伴うことが多い。進行すると腹水，胸水，消化管浮腫をきたし，栄養吸収障害や腸管の蠕動運動低下による食欲不振，便秘などの消化器症状が出現する。

▶ 左心不全　心拍出量が低下することで腎血流量の減少による内分泌ホルモン（アルドステロン）の分泌亢進を引き起こす。H_2O や Na の排泄が抑制されて循環血液量を増加させ，肺血管外に血漿成分が漏出して肺水腫の状態となる。左心不全の多くは右心不全を合併する。

> **左心不全による身体の反応**
> 　労作時に呼吸困難や動悸の自覚を伴う。症状が進行すると，低発作性夜間呼吸困難や起座呼吸，冷汗，低血圧，意識障害（脳虚血），乏尿（腎虚血）をきたして心原性ショックを引き起こす。

❷肝疾患

　肝機能低下に伴う浮腫の原因は，アルブミンの合成低下から低アルブミン血症による血漿膠質浸透圧の低下，肝静脈などの門脈系血管の血流異常による門脈圧の亢進，右心不全の進行による静脈系のうっ血の増悪がある。

> **肝疾患による身体の反応**
> 　全身倦怠感，悪心・嘔吐，食欲不振などの症状が現れる。肝障害が進行すると，黄疸，肝腫大，くも状血管腫，出血傾向などが出現する。

❸腎疾患

▶ ネフローゼ症候群　糸球体疾患に伴う症候群の一つで，尿中に大量のたんぱく尿が排泄されることにより代謝のバランスが崩れ，浮腫，脂質異常症，凝固機能亢進などの症状が引き起こされる病態である。

> **腎疾患による身体の反応**
> 　高度のたんぱく尿（3.5g/ 日以上の持続），低アルブミン血症（血清アルブミン値 3.0g/dL 以下），低たんぱく血症（血清総たんぱく 6.0g/dL 以下）から派生する腎臓での Na 再吸収亢進による H_2O，Na 貯留により浮腫をきたす [14]。急性糸球体腎炎による浮腫の場合，高血圧，乏尿，血尿などの症状が特徴的である。

B 浮腫の臨床判断プロセス

1. 気づき

　患者の様相をみて「昨日と違って元気がない」「何か変」と漠然と感じることが気づきである。患者は，「顔が腫れぼったい」「まぶたが重い」「靴がきつくなってきた」「顔がむくんできた」「足がパンパンに腫れてきた」「足の甲を押すとへこんだままになる」などいろいろな表現をする。浮腫の症状や患者の表現は様々であるが，まず緊急性の浮腫に気づくことが重要である。

2. 解釈

1 　問診

　様々な角度から質問し患者が感じている症状について詳しく聴き，浮腫の出現部位や時期，誘因などを系統立てて問診する（表1-16）。

　問診の際は，患者の言葉を確かめながら，具体的に浮腫の症状を引き出すような問いかけを行う必要がある。また，浮腫の原因を推論するためには既往歴・生活状況の確認も重要となる。

❶既往歴

- 肝疾患，腎疾患，心疾患，高血圧，内分泌疾患
- 手術，放射線治療
- 悪性腫瘍

❷生活状況

- 過剰な水分摂取
- アルコール
- 薬や食物などのアレルギー反応

表1-16　浮腫に関する問診のポイント

問診のポイント	質問方法
発症	急に起こった症状ですか。気づかないうちにしだいに増強しましたか。
部位	どのあたりですか。左右差はありますか。
経過	いつごろ気づきましたか。続いていますか。
特徴	左右差はありますか。圧痕はありませんか。痛みはありませんか。
緩和・悪化因子	夕方に悪化しませんか。（生活行動による日内変動）
随伴症状	体重が急激に増えていませんか。（ほかに，呼吸困難感，尿量減少，発熱など）

2 | 観察

　緊急性の浮腫，全身性あるいは局所性の浮腫を見きわめるために，順序立てて観察を行う。

❶身体の観察

- **バイタルサイン**：脈拍数，呼吸数，体温，血圧，動脈血酸素飽和度（Spo₂）
- **顔面**：眼瞼や顔面の浮腫
- **結膜**：貧血や黄疸徴候
- **頸部**：甲状腺腫脹，頸静脈怒張
- **胸部**：異常呼吸音，心雑音
- **腹部**：腹水・肝肥大
- **下肢**：浮腫の性状，圧痕，左右対称
- **アレルギー反応を疑う眼瞼や口唇の浮腫**

❷感染徴候の観察

- 発熱，局所の発赤，熱感，痛みなどの炎症反応

❸随伴症状

- 動悸，呼吸困難感，倦怠感，起座呼吸

3 | 検査

　浮腫性の疾患は体液の異常を伴うため血液生化学検査，尿検査などの基本的な検査が必要である。また，全身性浮腫が疑われる場合は，心不全や胸水，腹水の有無を確認する超音波検査など必要に応じた検査が行われる。

❶スクリーニング検査

- **血液検査**：血算・血液像，生化学（総たんぱく，アルブミン，BUN，クレアチニン，ビリルビン，血糖，CRP など）
- **尿検査**：たんぱく尿，潜血など
- **X線写真**：胸部・腹部

❷必要に応じて追加する検査

- 超音波検査（心・腹部）
- CT 画像（胸部・腹部）
- 心電図
- 免疫検査，内分泌学的検査

4 | 緊急度と重症度の判断

　以上のような問診，観察，検査結果から得られた情報に基づき，まずショックや呼吸不全などの急変につながる緊急性の浮腫を判断することが重要である。緊急性かつ重症度

が高い疾患は，全身性浮腫ではうっ血性心不全がある。これは，労作時の息切れ，動悸，起座呼吸など症状の観察が手がかりとなる。局所性浮腫では，喉頭浮腫により喘鳴，呼吸困難の症状を引き起こすアナフィラキシーが代表的であり，ショックを予測した対応が必要である。また，術後合併症の一つである深部静脈血栓症は肺塞栓症を引き起こす危険性の高い疾患である。下肢の腫脹が特徴的で，ホーマンズ（Homans）徴候の観察により局所性浮腫を判断することができる。

5 | 全身性浮腫と局所性浮腫

　バイタルサインが安定している場合，浮腫の徴候や分布から全身性または局所性の浮腫であるかを予測する（表1-17）。その際に，患者の心理的な反応をとらえて正確な推論を行うことが重要となる。推論のポイントを以下に示す。

❶全身性浮腫

　何らかの基礎疾患を背景に発症し，胸腔や腹腔などの全身の組織間隙に及ぶ。

▶ **心性浮腫**　下肢に左右対称に著明な浮腫を生じやすく，生活行動と関連して夕方に増強しやすい。

▶ **腎性浮腫**　眼瞼や顔面にみられる。

❷局所性浮腫

　炎症などによる毛細血管の透過性亢進から間質への体液移動の増加が原因となる。ま

表1-17　全身性浮腫と局所性浮腫

	出現箇所	原因疾患
全身性浮腫	心性浮腫	うっ血性心不全
	肝性浮腫	肝硬変 門脈圧亢進症
	腎性浮腫	急性糸球体腎炎 ネフローゼ症候群 腎不全
	内分泌性浮腫	甲状腺機能低下（粘液水腫） クッシング症候群 アルドステロン症
	低栄養性浮腫	たんぱく不良症候群 たんぱく漏出胃腸症 悪液質
	薬剤性浮腫	非ステロイド性抗炎症薬 降圧薬 ホルモン薬
局所性浮腫	静脈性浮腫	深部静脈血栓症
	リンパ性浮腫	リンパ節郭清術 悪性腫瘍の浸潤 リンパ管炎
	炎症性浮腫	熱傷 アナフィラキシー 敗血症 蜂巣炎

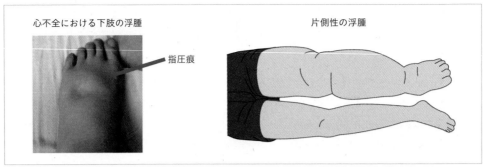

心不全における下肢の浮腫　　　　　　　　　片側性の浮腫

指圧痕

図1-13　浮腫の外観

た，リンパ管の閉塞やうっ滞（還流障害）が原因となり，局所性浮腫が発生する。

▶ **血栓性静脈炎による局所の浮腫**　発赤，熱感，痛みなどが出現する。

▶ **リンパ性浮腫**　がんのリンパ管への浸潤やリンパ節郭清術によるリンパ管閉塞により発生する。

❸**浮腫の徴候**（図1-13）

> ❶数秒以内に圧痕が改善する浮腫
> 　低アルブミン血症，うっ血性心不全
> ❷圧痕が生じにくい局所性浮腫
> 　蜂巣炎などの炎症性浮腫，婦人科系のがん治療に伴うリンパ性浮腫
> ❸リンパ性浮腫は緩徐に，深部静脈血栓症は急激に浮腫が発生する。

　圧痕は細胞外液中のたんぱく濃度に影響し，たんぱく濃度の低い液体の貯留では，圧痕ができやすいが，戻るのも早い。

❹**浮腫の分布**（図1-13）

　両側性の浮腫は全身性浮腫の，片側性の浮腫は局所性浮腫の指標となる。下肢リンパ性浮腫のほとんどは片側性であるが，左右差のある両側性の浮腫をみることがある。

❺**浮腫に関連した患者の苦痛**

> • 肺うっ血や胸水貯留による労作時の息切れ，呼吸困難感などの苦痛がある
> • 症状に伴い夜間眠れず，不安と苦痛が強くなる
> • 腹水による腹部の膨満，著しい下肢浮腫や顔面の浮腫などボディイメージの変化が心理面に影響を及ぼす。また，日常生活に支障をきたすことがある
> • 浮腫に伴うからだのだるさや疲れやすさから日常生活に支障をきたす
> • 炎症性の浮腫の場合は，発赤，熱感，痛みを伴う

▍3. 反応

1 ▏生命維持に関する反応

　緊急性の浮腫の場合，たとえば，足がむくんでいる患者に気づいたら，バイタルサイン

を測定し，呼吸困難や頻脈，感染などの危険な徴候や，SpO₂などのモニター観察を行い，酸素投与，輸液などで症状の緩和を図る。医師と協力して原因検索を行うことが最優先の対応である。

　緊急性の浮腫でないと判断すれば，患者の苦痛の除去，安楽を最優先に考えた看護ケアを行う。また，浮腫によるボディイメージの変化が患者の心理面に及ぼす影響を考慮し，患者の思いを表出できるよう傾聴しながら支援する必要がある。

2 ｜ 安楽を支える反応

❶スキンケア

　浮腫の部位は組織液が正常に循環されていないことや，皮膚の菲薄化により損傷を受けやすい。皮膚を清潔に保つことは，感染を予防することにつながる。

　手浴，足浴には低刺激性の石けん，保湿剤を用いる。また，爪を短く切り，シーツのしわに注意し，ベッド周囲の環境を整える。

❷リンパ液や静脈の還流を促すケア

　上下肢への医療徒手リンパドレナージや，弾性包帯，弾性ストッキングによる圧迫療法がある。急性炎症や感染，浮腫，深部静脈血栓症の急性期は，原則として実施しない。また，基礎疾患や皮膚の状態を確認し，個々の患者の状態を評価・判断し実施する必要がある。

❸食事療法

　体内の Na 貯留を抑え，浮腫の悪化を防ぐために，塩分の摂取を控える。低たんぱく血症がある場合は，高たんぱく質・高エネルギー食とする。ただし，腎不全ではたんぱく質が制限されるので，患者の病態を判断して食事を提供する必要がある。

❹運動療法

　体重が増加しないよう，患者に合った運動を取り入れる。リンパ還流を促すために，上下肢の屈伸運動などを行う。

▌4. 省察

1 ｜ 行為中の省察

　問診，全身状態の観察，随伴症状から，緊急性・重症度の高い浮腫に関連した疾患をアセスメントする。併せて，検査データなどを確認し身体状況を総合的にとらえて，全身性，局所性浮腫の鑑別を考える。

　浮腫に伴う苦痛を緩和する看護ケア，安楽な看護ケアを実践し，患者の身体的・心理的反応を継続的に把握する。

緊急性・重症度の高い浮腫に関連した疾患をアセスメントするうえで，問診や全身状態の観察は適切な情報となり得たか，患者の反応，徴候などから，全身性，局所性浮腫をどのように鑑別したのか振り返る。

そして，実践した看護ケアを安全，安楽の視点からエビデンスに照らし合わせて評価する。また，患者のニードに沿った新しいケアが必要かどうか省察する。

VI ショック

A ショックの概要

1. ショックとは

ショックとは，末梢組織への有効な血流量が減少することにより臓器・組織の生理機能が障害される状態と定義される一連の症候群である。ショックのキーワードは，①**急性**，②**全身性**，③**循環障害**，④**臓器・細胞機能障害**である[15]。

血圧は，以下の式で2次的に構成される。このため，この要素のいずれか，もしくは複数が破綻すれば，血圧は低下し，末梢循環不全が生じる。

- 血圧＝心拍出量×末梢血管抵抗
- 心拍出量＝1回心拍出量×心拍数

ショックは救急外来やICUのみならず，一般病棟や検査室での急変場面など，様々な場面で遭遇する。代償機能が働いている**プレショック**の段階では血圧は維持されているが，この段階で早期に治療を開始しないと代償機能が破綻して，やがては死に至る。このため，患者とかかわる機会が多い看護師は，プレショックの段階からの気づきが重要であり，一刻も早くショックへの初期対応と原因に対する治療に結びつけることが求められる。

2. ショックの症状

ショックの症状は，皮膚蒼白，虚脱，冷汗（**Column** 参照），脈拍触知不能，呼吸不全であり，それぞれの頭文字をとって**ショックの5P**といわれている。

〈ショックの5P〉
❶皮膚蒼白（pallor），❷虚脱（prostration），❸冷汗（perspiration），❹脈拍触知不能（pulseless），❺呼吸不全（pulmonary insufficiency）

表1-18 ショックの分類

ショック	特徴	代表的な病態・疾患
循環血液量減少性ショック	何らかの要因で体内を循環する血液量が減少することによる心拍出量の減少	出血，脱水，腹膜炎，熱傷
心原性ショック	心臓のポンプ機能不全（左心不全・右心不全・不整脈）による心拍出量の減少	心筋梗塞，弁膜症，重症不整脈，心筋症，心筋炎
心外閉塞・拘束性ショック	心・血管系回路の閉塞や周辺からの圧迫による心拍出量の減少	肺塞栓，心タンポナーデ，緊張性気胸
血液分布異常性ショック	何らかの要因で血管が拡張することによる末梢血管抵抗の低下	アナフィラキシー，脊髄損傷，敗血症

3. ショックの分類

ショックは，循環血液量減少性，心原性，心外閉塞・拘束性，血液分布異常性の4つに分類される。各ショックの特徴と代表的な病態や疾患を表1-18に示す。

B ショックの臨床判断プロセス

1. 気づき

臨床現場では，ショックに陥る前段階から，「あれ？いつもと比べて何だか変だな…」という違和感をもつことが多い。それは，ふだんから実施している看護ケアの場面や検温の場面のみならず，ほかの患者の対応をしている際のカーテン越しに聞こえてくる反応，患者や家族からの「何かおかしい」といった訴えで察知することも少なくない。また，「いつもと比べて何か変」という気づきは，いつもの状態を知っているという前提がある。そのため初対面であれば，ふだんの状態を知っている人からの情報収集もヒントになる。

杉本らは，患者の異常を察知したときに外科系看護師がとらえた事象として，以下の7点を報告し，それらのほとんどが**観察に基づく非言語的サイン**であったと述べている[16]。

Column　発汗と冷汗の違いを判断しよう！

発汗は，体温調節機能が働き，熱放散をするための汗であり，全身の冷感は認められない。一方冷汗は，何らかの病態からショックに至る過程で，交感神経系が刺激され，末梢血管が収縮している状態に加わった汗であり，皮膚に触れると冷たく感じる。ただし，発汗後にクーラーなどで体表面が冷やされている場合や，濡れた服のままでいると皮膚が冷え，冷汗と区別するのが難しい場合もある。このため，ショックはほかの症状も観察して総合的に判断する必要がある。

❶異常な眠気：「ぼーっとしていて話しかけても反応がない」など
❷表情の変化：「視線が合わない」「表情あまりなし」など
❸反応の鈍さ：「反応がスローモーション」「頻回のナースコールが減少した」など
❹活動の低下：「やる気がない」「暴れていたのに動かなくなった」など
❺予測外の症状：「汗でびっしょり」「口渇を訴える」「体に力が入らない」「よだれをたらす」など
❻つじつまの合わない会話：「おかしなことばかり言う」「声のトーンがおかしい」など
❼違和感のある臭気：「アンモニア臭」

　そのほかにも，「いつもより顔色が悪い」「便の色，黒かったっけ？」「あれ？蕁麻疹が出ている？」などの気づきも臨床上で遭遇する。そして，最も気をつけなければならないのは，「不穏状態や落ち着きのなさ」など，せん妄と判断されかねないような反応に，ショックが隠れていることである。十分な解釈なく，せん妄と判断されて鎮静薬などの薬剤投与をされてしまうと，ショックを疑う機会を逃してしまう（**Column** 参照）。

▍2. 解釈

1 ｜ ABCDEアプローチ

　ショックが疑われたら，速やかに視診，触診，聴診，打診によって，生命の危機状態を系統的に観察し，判断する。その手順がABCDEアプローチである（図1-14）[17]。

A：airway　気道が開通しているか？
　　　吸気時の喘鳴・気管内分泌物などの貯留の有無など
B：breathing　呼吸をしているか？
　　　胸郭挙上・呼吸音の左右差・皮下気腫の有無，呼吸回数・SpO_2値など
C：circulation　循環は維持されているか？
　　　冷感・冷汗・チアノーゼ・頸静脈怒張の有無，心拍数・血圧など
D：dysfunction of central nervous system, disability　中枢神経障害はないか？
　　　JCS（Japan coma scale），GCS（Glasgow coma scale）による意識レベル評価
　　　differential diagnosis　鑑別診断

Column　認知バイアスに注意しよう！

　認知バイアスとは，直感や思い込み，恐怖や願望などによって物事に対する評価がゆがめられる現象を指す。その例として，アンカリングと確証バイアスがある。**アンカリング**は，たとえば，「この落ち着きのなさはせん妄を発症したに違いない」と思い込むと，それ以外の可能性を考えることができなくなる状態である。そして，せん妄であるという認識から離れられず，「夕方から様子がおかしかった」「夜になって落ち着きのなさが増した」など，意図的に都合のよい情報を並べて「せん妄である」と決めつけていくことを**確証バイアス**という。私たちは，これらの認知バイアスを理解して，「この状態は，本当にせん妄か？ショックに陥っていないか？」と考え直し，客観的に判断していく必要がある。それが，臨床判断プロセスの"気づき"の次の段階である"解釈"となる。

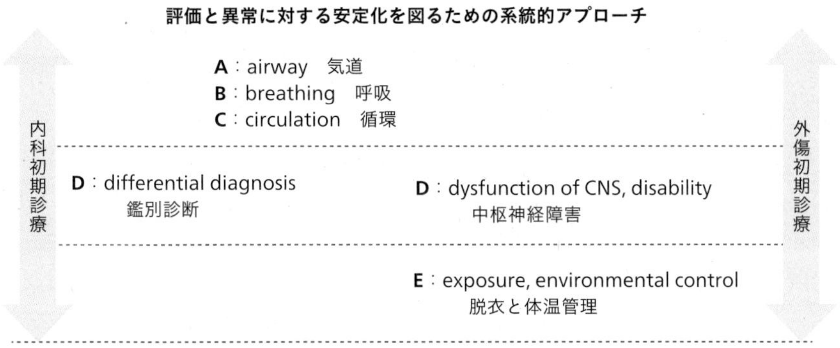

出典／日本内科学会：内科救急診療指針 2016，総合医学社，2016. をもとに作成.

図 1-14 ABCDEアプローチ

E：exposure, environmental control
着衣で隠れた部位の活動性出血*はないか？体温異常はないか？
着衣を脱がして活動性出血の有無を確認，体温測定

すぐにモニター装着や血圧測定ができない状況では，動脈が触知できる部位によって血圧を推測することもできる。

頸動脈触知：収縮期血圧 60mmHg 以上
大腿動脈触知：収縮期血圧 70mmHg 以上
橈骨（とうこつ）動脈触知：収縮期血圧 80mmHg 以上

2 ショックの診断

ショックに共通する診断基準を表 1-19[15] に示す。大項目を 1 つ満たし，かつ小項目を 3 項目以上満たした場合，ショックと判断して治療を開始する。

表 1-19 ショックの診断

●大項目：血圧低下
収縮期血圧 90mmHg 未満または通常の血圧より 30mmHg 以上の血圧下降
●小項目（3 項目以上を満たす）
（1）心拍数 100 / 分以上または 60 / 分未満
（2）微弱な頻脈・徐脈
（3）爪先の毛細血管の refill 遅延（圧迫解除後 2 秒以上）
（4）意識障害（JCS 2 桁以上または GCS 合計点 10 以下，または不穏・興奮状態）
（5）乏尿・無尿（0.5mL / kg / 時以下）
（6）皮膚蒼白と冷汗，または 39℃以上の発熱（感染性ショックの場合）

出典／日本救急医学会監：救急診療指針，改訂第 4 版，へるす出版，2011，p.76.

* **活動性出血**：循環動態に影響を与えるような出血を指し，動脈性に限らない。

3 | 痛みの有無

痛みは，ショックの原因としても重要である．痛みの性質を OPQRST で系統的に問診し，病態を推測する．

> **O**：onset　発症様式（突然発症・緩徐発症）
> **P**：provocation　誘因（何をしていて痛くなったか？）
> **Q**：quality　質（鈍痛・反跳痛・圧痛・絞扼痛・体動時痛）
> **R**：radiation　放散（放散する痛みか？）
> **S**：severity　重症度（痛みの程度はどれくらいか？）
> 　　　──痛みの客観的評価として NRS やフェイススケールなどを用いることもある
> **T**：time course　時間経過（持続性・間欠性，増悪・軽減）

4 | SAMPLE 聴取

ショックの原因を探究するために，下記の情報を得る．

> **S**：signs/symptoms　主訴・症状
> **A**：allergy　アレルギーの有無
> **M**：medication　内服中の薬
> **P**：past medical history　既往歴，治療中の疾患の有無，手術歴
> **L**：last meal　最終食事摂取時刻
> **E**：event　何が起こったのか，受傷機転

5 | ショックの鑑別

ショックの種類と原因によって治療方針が異なるため，視診，触診，聴診，打診の結果から病態を鑑別する．

❶循環血液量減少性ショック

▶ **消化管出血**　口腔内や衣服に血液が付着している場合や，吐血・下血や黒色便がある場合には，消化管出血を疑う．

乳酸値の上昇に着目しよう！

エネルギー代謝は，細胞質の解糖系を経てグルコースからピルビン酸が生成される．この時点で，末梢組織，つまり細胞に酸素が十分に供給されていたら，ミトコンドリア内で TCA 回路・電子伝達系を経て ATP が生成され好気代謝が成り立つ．しかし，ショックに陥ると，末梢組織への血流が減少し，細胞は酸素不足の状態となる．これでは，好気代謝が成り立たず，解糖系で生成されたピルビン酸は乳酸となって蓄積する．これにより，体液はアシドーシスに傾く．つまり，乳酸値の上昇は，組織の低酸素を反映しており，その原因となる疾患が隠れていることを意味する．したがって，乳酸値はショックの大切な指標である．

▶ **外傷**　外傷の場合は，外出血だけでなく動脈損傷や体腔内への出血の可能性を考える。

▶ **脱水**　下痢・嘔吐が続く脱水状態や，尿崩症など体液喪失に伴うものはないか考える。

❷ 心原性ショック

胸痛，呼吸苦，動悸，浮腫，頸静脈怒張，喘鳴などの症状を伴うことがあり，心電図検査や胸部X線検査の結果も併せて原因を検索していく。たとえば，動悸を訴え橈骨動脈触知により頻脈や不整を確認できたら不整脈を疑い，呼吸苦を訴え喘鳴が強い場合には心不全を疑う。

❸ 心外閉塞・拘束性ショック

▶ **肺塞栓**　肺塞栓では，呼吸困難の自覚と酸素飽和度の低下が認められる。肺動脈の血流の問題であるため，呼吸音を聴取しても異常がないことが多い。下腿静脈瘤の存在や，モニター上での心房細動波形，長期臥床から離床を始めた時期，長時間のフライトエピソードがあれば，肺塞栓の可能性は高くなる。

▶ **心タンポナーデ**　心タンポナーデは，急性発症として大動脈解離や心筋梗塞による心破裂などの合併症として生じる。心臓エコー検査で心囊液の貯留があれば心タンポナーデによるショックを疑う。

▶ **緊張性気胸**　緊張性気胸では，胸郭挙上の左右差，呼吸音の左右差，鼓音，皮下気腫，頸静脈怒張などの症状が生じる。緊張性気胸を見落とすと死に至るため，意識的にそれらの症状がないかを観察する。

❹ 血液分布異常性ショック

▶ **アナフィラキシーショック**　蕁麻疹，呼吸苦，下痢，嘔吐などの症状を伴うことがある。特に吸気性喘鳴が聴取されるときには気道浮腫が生じているため，気道確保を必要とすることもある。食物，薬剤，虫さされをきっかけに生じることもあり，発症した経緯やアレルギーの有無などが重要な手がかりとなる。

▶ **神経原性ショック**　脊髄損傷の場合は，自律神経失調によって引き起こされた末梢血管弛緩によって血圧低下が認められる。徐脈を伴い，四肢末梢の皮膚は温かく，乾燥している。

▶ **敗血症性ショック**　感染症によって引き起こされるショックである。発熱，頻脈，頻呼吸が認められ，血管の拡張によって血圧が低下する。手足末端が温かいため，ウォームショックともいう。発熱の原因検索を行う一方で，抗菌薬投与を1時間以内に行えるように急がなければならない。

3. 反応

1 場所・物・人の確保

ショックが疑われる人を発見したら，まず人を集め，短時間でショックから離脱できるようチームでアプローチする。その患者が椅子に座っていたら，車椅子またはストレッ

チャーで移送し，立位や歩行は避ける。看護師間や医師に迅速かつ的確に情報を伝えることが重要であり，その方法を **I-SBAR-C** を用いて示す。

I：identify　報告者・対象者の同定
　　「○○病棟の看護師○○です。○○患者さんの件で報告があります」
S：situation　状況・状態
　　「吐血してショック状態です」
B：background　背景・経過
　　「食道静脈瘤破裂で EVL（内視鏡的静脈結紮術）後の患者さんです」
A：assessment　評価
　　「再び止血が必要と思われます」
R：recommend　依頼・要請
　　「すぐに来てください」
C：confirm　口頭指示の復唱確認
　　「わかりました。輸液を全開にして，輸血の準備ですね。ご家族にも連絡します。病棟で待っていますのでお願いします」

2 | 生命維持に関する反応：ABCDEアプローチ

　ショックの初期治療では，解釈と同様に ABCDE アプローチによって生命の危機を回避する。

　A（気道）に異常があれば，肩枕，経鼻エアウェイ，経口エアウェイ，吸引，気管挿管などの方法で気道を開通させる。

　B（呼吸）に異常があれば，酸素投与を行い酸素化を改善させる。特に，緊張性気胸による閉塞性ショックでは緊急脱気を行う。

　C に異常があれば，輸液ルートを確保して輸液を開始し，その反応を確認する。出血性ショックの場合，ショック指数（SI：shock index）を用いて出血量を推定し，輸液管理に反映させ，輸血も考慮する（表1-20）[17]。

ショック指数＝心拍数÷収縮期血圧

　アナフィラキシーショックでは，輸液に加えてアドレナリン0.3mg を大腿外側へ筋肉注射する。また，敗血症性ショックでは輸液やノルアドレナリン投与も検討される。心原性ショックに対しては，ドブタミンを使用する。これらのように，ショックは末梢血管抵抗の低下，循環血液量の減少，心収縮力の低下のうち，どれが原因となって引き起こされたのかを考えると，おのずとノルアドレナリンで末梢血管抵抗を高めるようにするのか，

表1-20　shock指数 と推測される体液喪失量

	正常	軽症	中等症	重症
ショック指数	0.5	1.0	1.5	2.0
体液喪失量	−	1.0L	1.5L	2.0L

出典／日本内科学会編：内科救急診療指針，総合医学社，2016，p.90.

輸液・輸血で容量負荷を加えるのか，ドブタミンによって心収縮力を高めるのかがわかってくる。

Dに異常があれば，麻痺の有無など神経学的所見を観察しながら，意識障害に対する鑑別を推論する。

Eに異常があれば，活動性の出血に対して圧迫止血を行い出血のコントロールを行う。また，出血性ショックに対しては，常温の輸液を負荷することで体温は低下し，凝固機能が低下して，さらに出血しやすい状態となる。このため，加温輸液や保温器を用いて体温が低下しないようにすることも重要である。

低体温症の場合，特に中枢温が30℃を下回ると，少しの刺激で不整脈を誘発することもあるため，復温を優先してから画像検査を行うよう推奨されている。

このようにABCDEを何度も評価し，改善がない場合にはさらに次の手を考えながら対応していく。

3 ┃ 安楽を支える反応

❶症状の緩和

痛みを伴うような状態であれば，まずは安楽な体位を見つけ，良肢位を保つようにかかわるが，それでも痛みが治まらない場合には鎮痛薬の検討を行う。鎮痛薬の投与後には，痛みが緩和されて血圧が低下する可能性もあるため，モニタリングは必要である。また，腎機能障害のある患者は，さらに悪化するリスクがあるため，非ステロイド性抗炎症薬を選択しない。

また，嘔吐をした際には，窒息や誤嚥に注意して体勢を整える。

❷合併症の予防

ショックの際には循環動態が安定する仰臥位で対応するが，半面，長時間の仰臥位は仙骨部位や踵の褥瘡のリスクを伴う。このため，ショックを離脱した時点で離床を検討する。

▌4. 省察

1 ┃ 行為中の省察

ショックへの対応を含めたABCDEアプローチを繰り返し行い，治療に反応しない場合はさらに次の手というように方策を積み重ねていく。このため，常に最悪のシナリオを想定しておくことが求められる。

2 ┃ 行為後の省察

ショックから離脱するためにいかに短時間で対応できたのかが重要であり，そこにかかわる医療チームスタッフの連携はうまくいったのか，さらに連携を高めていくための改善点は何かを省察する。

VII せん妄

A せん妄の概要

　せん妄は，急性期病院でしばしば遭遇する。終末期の患者に起こることもあれば，手術後やICU入室中の患者に起こることもある。看護師は，患者がせん妄になって暴れたりつじつまの合わない行動をとったりすることで，各種デバイス（輸液ルート，チューブ，ドレーンなど）の自己抜去が起こり治療の妨げになることや，転倒・転落によって有害事象を引き起こしてしまうことをなんとか予防したいと努力している。しかし，それだけではなく，せん妄は死亡率の増加，ICU在室期間や入院期間の延長，ICU退室後の認知機能障害の発生に関連しているといわれているため，せん妄を予防することは重要な課題である[18]。

1. せん妄とは

　せん妄とは，急性に起こる注意力の障害を中心とした精神状態の変調である。「DSM-5 精神疾患の分類と診断の手引」のせん妄の診断基準を以下に示す[19]。

❶注意の障害（すなわち，注意の方向づけ，集中，維持，転換する能力の低下）および意識の障害（環境に対する見当識の低下）

❷その障害は短期間の間に出現し（通常数時間～数日），もととなる注意および意識水準からの変化を示し，さらに1日の経過中で重症度が変動する傾向がある

❸さらに認知の障害を伴う（例：記憶欠損，失見当識，言語，視空間認知，知覚）

❹基準AおよびCに示す障害は，他の既存の，確定した，または進行中の神経認知障害ではうまく説明されないし，昏睡のような覚醒水準の著しい低下という状況下で起こるものではない

❺病歴，身体診察，臨床検査所見から，その障害が他の医学的疾患，物質中毒または離脱（すなわち，乱用薬物や医薬品によるもの），または毒物への曝露，または複数の病因による直接的な生理学的結果により引き起こされたという証拠がある

2. せん妄のタイプ

　せん妄には，**過活動型せん妄**，**低活動型せん妄**，**混合型せん妄**があり，そのなかでも低活動型せん妄が多いとされている。

▶ 過活動型せん妄　易刺激性，興奮・錯乱や不穏，幻覚などの症状を示すタイプのせん妄で，発見しやすい。

▶ 低活動型せん妄　過活動型とは反対に，注意力の低下，不活発，不適切な会話などを示すせん妄で，医療者は気がつかないことが多い。

▶ 混合型せん妄　これら2つのタイプが混合して現れるせん妄[19]。

3. せん妄が起こる原因

　せん妄の原因は1つではなく，複数の要因が関与して起こる。要因は，**直接原因**と**準備因子**，**誘発因子**に分けられている。

▶ **直接原因**　脳疾患，代謝性疾患，電解質異常，低酸素血症，各種薬物など。

▶ **準備因子**　個人に起因するせん妄が起こりやすい身体的・精神的脆弱性，高齢，認知症など。

▶ **誘発因子**　感覚遮断，身体拘束，精神的ストレス，睡眠障害，睡眠覚醒周期障害，痛みなど[20]。

　また，ICU においては，鎮静薬との関連や，薬物やアルコール離脱によるせん妄も考える必要がある。さらに ICU の音，光，空間といった非日常的な環境も誘発因子になっているかもしれないが，明確な根拠を示す研究はない。

B　せん妄の臨床判断プロセス

1. 気づき

　患者の状態を観察することが看護師の大切な役割である。バイタルサインを測定したり，患者の精神状態を推し量ったりする。そのときに，「何かがいつもと違う」「普通ではない」と感じること（気づき）があるので，何が起こっているのかと立ち止まって考えることが必要である。

　患者が落ち着かない，そわそわしている，つじつまの合わない発言をする，各種デバイスを触るなどの行動をとる過活動型せん妄は，看護師は容易に気づくことができる。しかし，前述したように，低活動型せん妄は見逃してしまうことが多い。経験を積んだ看護師であれば，過去にせん妄を起こした患者を看護した経験から，せん妄の初期症状や低活動型せん妄に気づくことができる。

　小幡ら[21]は，看護経験10年以上かつ重症患者看護経験6年目以上の看護師を対象とした質的記述的研究で，低活動型せん妄患者の反応として看護師が察していることを以下のように述べている。

- 呼吸状態の変化
- 普段とのわずかな違い
- 休息した感覚のない睡眠
- 心身に影響する痛み
- つらさを抱えている様子
- 気管チューブの留置が認識できない
- ぼんやりしていて周りの世界に無関心
- うつのような症状
- 放っておいてほしいのではと感じる雰囲気
- 現実とせん妄のはざまを行きつ戻りつしている様子
- 環境につられて混乱する
- 突然現れる興奮状態

　そのほか，ICU という非日常的な状況にいるにもかかわらず，何も変わらないように

過ごしていることもせん妄のサインととらえる「危険と感じられない様子」，回復過程の
なかで反対に「時間の経過とともに失われていく活動性」，「鎮静からの覚醒のタイミング
が予想とずれるときがある」[21] など，特殊な状況や時間のなかで普通ではない異常性を感
じ取っていた。

▌ 2. 解釈

1 せん妄の判断

　せん妄かどうかを判断するには，看護師の直感だけに頼るのではなく，客観的な測定
ツールを使った定期的な観察を行うことが必要である。あるいは，直感でせん妄かもしれ
ないと疑ったときに，客観的な測定ツールを使って確かめる作業が必要である。ICU で
のせん妄の発見ツールは，**CAM-ICU**（confusion assessment method for the intensive care
unit）（表1-21）と **ICDSC**（intensive care delirium screening checklist）（表1-22）が開発され
ている[2]。

▶ CAM-ICU　①急性発症または変動性の経過，②注意力欠如，③無秩序な思考，④意識
レベルの変化の有無について，患者の状態の観察と簡単なテストによって判定する。

▶ ICDSC　8項目からなり，看護師の観察により該当項目を得点化し，4点以上をせん妄
と判定する。

　いずれも，ICU に入室しており気管挿管などのため口頭でのコミュニケーションができ
ない患者にも使用できるようになっている。

　これらのツールを使用することで，低活動型せん妄を発見できるだけでなく，過活動型
せん妄が重症化する前の段階で発見できる。ただ，このようなツールも完全にすべてのせ
ん妄を発見できるわけではなく，幻覚が見えているなどの患者の主観的体験は，観察して
いてもわからないことが多い。「何か困っていることはありませんか？」「混乱しているこ
とや心配していることはありませんか？」などと直接患者に聞いてみることで，患者の訴
えが明らかになるきっかけとなるかもしれない。

　また，患者の様子がせん妄で起こっていることなのか，もともとの性格からくるものな
のかを区別することは難しい。低活動型せん妄の症状として起こっている活動性が乏しい
寡黙（かもく）などは，見逃しやすい。それは，ICU に入室する前のふだんの患者の姿を看護師が
知らないことも原因である。もともと静かな人なのかなと思ったり，手術後で麻酔の影響
で活動性が低いのかなと思ったりしてしまう。入室予定がわかっている患者なら入室前オ
リエンテーションで患者のふだんの状態（言葉の抑揚や気分の表し方など）を見ておくと参考
になる。また，家族の面会の際に，「いつもの様子と変わりありませんか」「いつもこんな
感じですか？」と尋ねてみると変化についての情報を得ることができる。

表1-21 confusion assessment method for the intensive care unit（CAM-ICU）

1. 急性発症または変動性の経過	ある	なし

A．基準線からの精神状態の急性変化の根拠があるか？
　　　　または
B．（異常な）行動が過去 24 時間の間に変動したか？　すなわち，移り変わる傾向があるか，あるいは鎮静スケール（たとえば RASS），GCS または以前のせん妄評価の変動によって証明されるように重症度が増減するか？

2. 注意力欠如	ある	なし

注意力スクリーニングテスト（ASE）の聴覚か視覚のパートでスコア 8 点未満により示されるように，患者は注意力を集中させるのが困難だったか？

3. 無秩序な思考	ある	なし

4 つの質問のうちの 2 つ以上の誤った答えおよび／または指示に従うことができないことによって証明されるように，無秩序あるいは首尾一貫しない思考の証拠があるか？

質問（交互のセットAとセットB）

セット A	セット B
1．石は水に浮くか？	1．葉っぱは水に浮くか？
2．魚は海にいるか？	2．ゾウは海にいるか？
3．1g は，2g より重いか？	3．2g は，1g より重いか？
4．釘を打つのにハンマーを使用してもよいか？	4．木を切るのにハンマーを使用してもいいか？

指示
1．評価者は，患者の前で評価者自身の 2 本の指を上げて見せ，同じことをするよう指示する。
2．評価者自身の 2 本の指を下げたのち，患者にもう片方の手で同じこと（2 本の指を上げること）をするよう指示する。

4. 意識レベルの変化	ある	なし

現在の意識レベルは清明以外（用心深い，嗜眠性の，または昏迷）であるか？　（たとえば評価時に RASS の 0 以外であるなど）
意識明瞭：自発的に十分に周囲を認識し，また，適切に対話する。
用心深い／緊張状態：過度の警戒。
嗜眠性の：傾眠傾向であるが，容易に目覚めることができる，周囲のある要素には気づかない，あるいは自発的に適切に聞き手と対話しない。または，軽く刺激すると十分に認識し，適切に対話する。
昏迷：強く刺激したときに不完全に目覚める。または，力強く，繰り返し刺激したときのみ目覚め，刺激が中断するや否や昏迷患者は無反応の状態に戻る。

全体評価（所見1と所見2かつ所見3か所見4のいずれか）	はい	いいえ

CAM-ICU は，所見 1＋所見 2＋所見 3 または所見 4 を満たす場合にせん妄陽性と全体評価される。所見 2：注意力欠如は，2 種類の注意力スクリーニングテスト（ASE）のいずれか一方で評価される。

聴覚 ASE の具体的評価方法

患者に「今から私があなたに 10 の一連の数字を読んで聞かせます。あなたが数字 1 を聞いたときは常に，私の手を握りしめることで示して下さい。」と説明し，たとえば「2・3・1・4・5・7・1・9・3・1」と，10 の数字を通常の声のトーンと大きさ（ICU の雑音のなかでも十分に聞こえる大きさ）で 1 数字 1 秒の速度で読み上げ，スコア 8 点未満の場合（1 のときに手を握ると 1 点，1 以外で握らない場合も 1 点）は所見 2 陽性（注意力欠如がある）となる。

視覚 ASE の具体的評価方法

視覚 ASE に使用する絵は，Web 上から無料でダウンロード可能である。
Packet A と Packet B は，それぞれがひとくくりの組であり，いずれか一方を用いて評価する。
ステップ 1：5 枚の絵を見せる。
　指示：次のことを患者に説明する。「____ さん，今から私があなたのよく知っているものの絵を見せます。何の絵を見たか尋ねるので，注意深く見て，おのおのの絵を記憶してください。」そして Packet A または Packet B（繰り返し検査する場合は日替わりにする）のステップ 1 を見せる。ステップ 1 の Packet A または B のどちらか 5 つの絵をそれぞれ 3 秒間見せる。
ステップ 2：10 枚の絵を見せる。
　指示：次のことを患者に説明する。「今から私がいくつかの絵を見せます。そのいくつかはすでにあなたが見たもので，いくつかは新しいものです。前に見た絵であるかどうか，「はい」の場合には首をたてに振って（実際に示す），「いいえ」の場合には首を横に振って（実際に示す）教えてください。」そこで，どちらか（Packet A または B の先のステップ 1 で使ったほう）の 10 の絵（5 つは新しく，5 つは繰り返し）をそれぞれ 3 秒間見せる。
　スコア：このテストはステップ 2 における正しい「はい」または「いいえ」の答えの数をスコアとする。高齢患者への見え方を改善するために，絵を 15cm × 25cm の大きさにカラー印刷し，ラミネート加工する。眼鏡をかける患者の場合，視覚 ASE を試みるとき，彼／彼女が眼鏡をかけていることを確認しなさい。

ASE：Attention Screening Examination, GCS：Glasgow coma scale, RASS：Richmond Agitation-Sedation Scale

出典：Ely, E.W., et al.：Delirium in mechanically ventilated patients；validity and reliability of the confusion assessment method for the intensive care unit（CAM-ICU）．JAMA, 286（21）：2703-2710, 2001. Ely, E.W., et al.：Evaluation of delirium in critically ill patients；validation of the Confusion Assessment Method for the Intensive Care Unit（CAM-ICU）．Crit Care Med, 29（7）：1370-1379, 2001. をもとに作成．

表1-22 intensive care delirium screening checklist (ICDSC)

1. 意識レベルの変化	0, 1

（A）反応がないか，（B）何らかの反応を得るために強い刺激を必要とする場合は評価を妨げる重篤な意識障害を示す。もしほとんどの時間（A）昏睡あるいは（B）昏迷状態である場合，ダッシュ（−）を入力し，それ以上評価は行わない。
（C）傾眠あるいは，反応までに軽度ないし中等度の刺激が必要な場合は意識レベルの変化を意味し，1点である。
（D）覚醒，あるいは容易に覚醒する睡眠状態は正常を意味し，0点である。
（E）過覚醒は意識レベルの異常ととらえ，1点である。

2. 注意力欠如	0, 1

会話の理解や指示に従うことが困難，外からの刺激で容易に注意がそらされる，話題を変えることが困難，これらのいずれかがあれば1点。

3. 失見当識	0, 1

時間，場所，人物の明らかな誤認，これらのうちいずれかがあれば1点。

4. 幻覚，妄想，精神障害	0, 1

臨床症状として，幻覚あるいは幻覚から引き起こされていると思われる行動（たとえば，空を掴むような動作）が明らかにある，現実検討能力の総合的な悪化，これらのうちいずれかがあれば1点。

5. 精神運動的な興奮あるいは遅滞	0, 1

患者自身あるいはスタッフへの危険を予測するために追加の鎮静薬あるいは身体抑制が必要となるような過活動（たとえば，静脈ラインを抜く，スタッフをたたく），活動の低下，あるいは臨床上明らかな精神運動遅滞（遅くなる），これらのうちいずれかがあれば1点。

6. 不適切な会話あるいは情緒	0, 1

不適切な，整理されていない，あるいは一貫性のない会話，出来事や状況にそぐわない感情の表出，これらのうちいずれかがあれば1点。

7. 睡眠・覚醒サイクルの障害	0, 1

4時間以下の睡眠，あるいは頻回な夜間覚醒（医療スタッフや大きな音で起きた場合の覚醒を含まない），ほとんど一日中眠っている，これらのうちいずれかがあれば1点。

8. 症状の変動	0, 1

上記の徴候あるいは症状が24時間のなかで変化する（たとえば，その勤務帯から別の勤務帯で異なる）場合は1点。

合計点が4点以上であればせん妄と評価する。

出典／卯野木健，劔持雄二：ICDSCを使用したせん妄の評価，看技，57（2）：133-137，2011. をもとに作成.

2 ┃ せん妄の原因

　受持ち患者がせん妄かもしれないと疑ったら，次に行われなければならないことは，せん妄を改善するためにはどのような看護ケアをするかを考えることである。なぜ，せん妄をもつ患者をケアしなければならないのか？　それは，「患者の安全を守り治療を継続すること」「せん妄による苦痛を緩和すること」「回復後の認知機能の低下やQOLの低下を防ぐこと」が目的となる。

　せん妄を疑ったら，まずそれを引き起こしている原因を考えてみる。原因を考えずに薬物療法などでせん妄の治療を行うことは，厳に慎まなければならない。

❶痛みはないか

　せん妄や鎮静を考える前に，まずは**痛み**を評価する。痛みは，せん妄や不穏の原因になる。第1編-第5章-I-F「鎮痛・鎮静管理」で述べた評価ツールを使用し，痛みの有無とその程度を評価し，適切に除痛を行う。

❷身体状況に重篤な問題はないか

　せん妄は，**急性脳機能障害**による症状ともいわれている。敗血症などが進行し，多臓器

障害の状態になると，全身性の炎症が起こり，脳への影響も起こる。また，電解質バランスや酸塩基平衡も崩れ，低酸素血症や低酸素症，貧血なども脳への影響が起こる。せん妄を疑ったら，せん妄を引き起こしている患者の病態を考えてみる。重症化の前兆だったり**ショック**の徴候だったりするかもしれない。バイタルサインを測定し，フィジカルアセスメントを行ってショックの徴候の有無を観察する。

❸ せん妄を引き起こすような薬物が使われていないか

ミダゾラムやベンゾジアゼピン系鎮静薬はせん妄のリスク因子といわれている。薬剤がせん妄の原因になっていないか，必要以上の薬が使われていないか，アセスメントを行う。

❹ 苦痛を引き起こすようなことがないか

痛みのほかにも苦痛の原因がないかを探ってみる。たとえば，人工呼吸器の設定は患者に合っているか，安楽な体位であるか，口渇がないか，また，療養している場の環境が患者にとって快適であるか，耳障りな音がないか，光がまぶし過ぎないか，寒くないかなど，環境による苦痛の有無もアセスメントする。

❺ 患者自身の不安・心配事がないか

せん妄の原因として患者自身の不安や心配事などが影響していることがある。ICUに入室している患者は，自分自身では解決できない様々な心配事を抱えていることが予想できる。手術後の患者なら，「手術がうまくいかなかったのではないか？」「がんが取り切れなかったのではないか？」など，救急で入院してきた患者なら「残してきた家族は大丈夫だろうか？」「大事な仕事を引き継げていない」など，医療者ではわからない様々な悩みを抱えている可能性があるため，アセスメントを行う。

❻ 眠れているか

睡眠も精神を安定させるためには重要な要素である。患者が眠れているか観察するとともに，熟睡感があるか，患者自身の主観的な感覚もとらえておく必要がある。

3. 反応

1 | せん妄の原因の除去

「解釈」の項で，せん妄の原因になりそうな要因をアセスメントした。看護師は，その次の段階として，その原因を取り除く，あるいは解決するという行動をとる。痛みが存在することがわかったら，さらに詳細なアセスメントを進めて，どこがどのように痛いのか，何が影響しているのか，動きとの関連はどうかなどを観察し，痛みを除去する方法を考える。詳細は第1編 - 第5章 - Ⅰ - F「鎮痛・鎮静管理」を参照してほしいが，安楽な体位を工夫する，痛みの閾値を上げる工夫をするなどの非薬物療法や，鎮痛薬を投与する薬物療法などで痛みを軽減する。

また，睡眠がとれていないようなら，光や音といった環境を整え，バイタルサインの測定や処置のタイミングを検討するなど，せん妄を引き起こす原因を取り除く工夫をする。

　まだせん妄予防やせん妄の改善について確実に有効な看護ケアは見いだされていないが，様々な看護ケアが報告されている。また，日本クリティカルケア看護学会では，せん妄ケアリスト[22)] が提示されている（表1-23）。効果は患者個人の特性にも左右されるため，実施と評価を繰り返し，個々の患者ごとに有効な看護ケアを見いだしていく。

表1-23 せん妄ケアリスト

せん妄予防ケアリスト	現状認知の促進	見当識を促す環境を整える
		現状を説明する
		麻酔や鎮静，覚醒までの経過を説明する
	不安・苦痛緩和と安心・安楽の促進	安心・安楽が得られる態度でかかわる
		患者の訴えを傾聴する
		不安・苦痛の原因に対処する
	生活リズム・サーカディアンリズムの調整	昼夜の生活リズムを明確にする
		睡眠環境を整える
		感覚刺激により日中の覚醒を促す
		サーカディアンリズムに働きかける
		患者が好きなことをスケジュールに組み込む
	不動化の解除と早期離床の促進	ルート類や身体拘束を最小限に抑える
		早期離床を図る
せん妄発症後ケアリスト	現状認知に合わせた説明	オリエンテーションにより現状認知を促す
		認知レベルに応じてコミュニケーションを変える
	訴えを傾聴し安心感を与えるケア	不安や訴えを傾聴する
		幻覚を否定しない
		安心感を与えるようにかかわる
	快・ニード充足の促進と不快・苦痛の緩和	身体的苦痛を緩和する
		ニードを充足する
		快感覚を促すケアを取り入れる
	日常生活・セルフケアを取り戻すケア	サーカディアンリズムを整える
		馴染みのもの・普段の生活行動を取り入れる
		家族や友人の面会を促す
		セルフケアを促す
せん妄離脱後ケアリスト	現状認知に合わせた説明	オリエンテーションにより現状認知を促す
		認知レベルに応じてコミュニケーションを変える
	訴えを傾聴し安心感を与える介入	不安を増強させない関わり
		傾聴し安心感を与えるよう関わる
	体験・記憶の確認と整理	せん妄以外の神経症状を評価する
		体験・記憶の確認をする
		記憶を整理する
	日常生活リズムの再構築の促進	活動と休息のバランスを整える
		日常生活のリズムを作る
		生活行動の自立を促す

出典／日本クリティカルケア看護学会：せん妄ケアリスト（Ver.1），https://www.jaccn.jp/guide/pdf/deliriumcarelist_ver1_20201001.pdf.（最終アクセス日：2021/11/10）

早期リハビリテーションについては，せん妄の発症や期間の減少に有効であるといわれている。早期からの積極的な離床（座位，立位，歩行練習など）や四肢・体幹の運動を中心としたリハビリテーションを実施する。

3 患者の安全確保と治療の継続

❶ 生命の危機を回避する

「解釈」の項で述べたように，せん妄は重篤な疾患の症状として現れていることがある。バイタルサイン測定やフィジカルアセスメントを行い，重篤な病態の変化が見つかったら，まずは，患者が重症化して生命の危機に陥らないような看護ケアを優先する。すぐに医師に報告し，モニタリングを開始する。一般病棟であれば，集中治療が行える場所への移動を考える。

❷ せん妄による有害事象を避ける

看護師にとって，せん妄で最も困るのは各種デバイスの自己抜去（事故抜去）と転倒・転落である。せん妄の原因となる要因を取り除いてもせん妄が改善されなければ，**薬物療法**などを試みることになる。

（1）各種デバイスの自己抜去

輸液ラインやドレーン，気管チューブなどの自己抜去を防ぐためには，まず固定を確実に行う。そして，なるべく患者の手が届かないような方法で管理する。また，必要がないにもかかわらず装着しているものがないかを検討し，早期に抜去できるように援助する（膀胱留置カテーテルなど）。

（2）転倒・転落

転倒・転落も重大な事故につながる。ベッド柵を上げる，一般病棟であれば離床センサー付きベッドなどを活用し予防する。

身体拘束は安易に行うのではなく，これらの方法を行ってもどうしても患者の安全が守れない最終手段として行う。行う場合は，患者や家族に必要性を十分説明し，同意を得て医師の指示のもとに行う。拘束部位の褥瘡や関節可動域の低下などが起こらないような方法で適切に行い，定期的に観察を行う。また，解除できる状態になっているのではないか（拘束の必要性がなくなっているのではないか）も定期的にアセスメントし，早期に解除できるように努力することが必要である。

4. 省察

1 行為中の省察

せん妄かもしれないと思ったとき（気づき），せん妄かどうかを判断し，原因を探索し（解釈），原因を除去する看護ケアを行い（反応），そしてそれが有効だったかを評価する（省察）。せん妄の状態が改善したのか，どんな看護ケアが有効だったのかを考えてみる必

要がある。もし，それが有効でなかったなら，原因は違うところにあるはずなので，解釈に戻り，ほかの原因を考えていく過程を繰り返していくことになる。

2 行為後の省察

せん妄の患者に対し行ったケアを振り返り，うまくいったこと，あるいは，うまくいかなかったこと，自分が行ったケアのどこが良かったのか，問題だったのかを考え，評価する。そうすることで，次にせん妄の患者に出会ったときに生かすことができ，より適切な看護実践につながる。

また，自分自身の看護実践を向上させるだけでなく，行為後の省察の積み重ねとして，標準的な看護ケアを構築し，それを再び評価して改善していくことが自部署での看護ケアの質の向上につながる。たとえば，せん妄の患者を見逃しているのではと思い，ICDSCを使用してみたら，せん妄を起こしていることに気づくことができ，原因を追究し，せん妄を軽減できた。これは，成功事例ではあるが，すべての患者に実施できているわけではない。そこで，自部署で入室患者全員にICDSCの適用を決めて，全患者に対しせん妄を評価することにすれば，それが標準的な看護ケアとなる。実際に新しい看護ケアを導入し標準化することは簡単なことではなく，必要性を吟味し，いつどこでだれがどのように行うのかを決め，導入しなければならない。このことで部署全体の看護の質を改善することができる。

このように一人ひとりの事例を積み重ね，省察を行うこと，また，気づき，解釈，反応，省察の過程を繰り返すことで，次の看護に生かすとともに看護の質を改善し，せん妄予防やせん妄を起こした患者の看護ケアにつなげていくことが重要である。

文献

1) 井上聖啓，他監訳：昏睡と意識障害，メディカル・サイエンス・インターナショナル，2001，p.3-36.
2) 医療情報科学研究所：病気がみえる vol.7 脳・神経，メディックメディア，2011，p.456.
3) 佐々木陽典：意識，月刊薬事，58（7）：853-857，2016.
4) 山中克郎，他：ER の哲人；医学部では教えない救外の知恵 救急研修マニュアル，シービーアール，2006，p.95.
5) 太田富雄，他：急性期意識障害の新しい Grading とその表現法；いわゆる 3-3-9 度方式，脳卒中の外科研究会講演集，3：61-68，1975.
6) Teasdale, G., Jennett, B.：Assessment of coma and impaired consciousness : a practical scale, Lancet, 2（7872）：81-84, 1974.
7) Lyden, P.D. NINDS rtPA Stroke Study Group, et al.：A modified National Institutes of Health Stroke Scale for use in stroke clinical trials ; preliminary reliability and validity, Stroke, 32（6）：1310-1317, 2001.
8) 新畑豊：図説「認知症」シリーズ No.2 認知症の診断，医療，71（2）：89-94，2017.
9) Parshall, M.B., et al.：An official American Thoracic Society statement ; update on the mechanisms, assessment, and management of dyspnea, Am J Respir Crit Care Med, 185（4）：436, 2012.
10) Berliner, D., et al.：The differential diagnosis of dyspnea, Dtsch Arztebl Int, 113（49）：834-845, 2016.
11) Mahler, D.A., et al.：Descriptors of breathlessness in cardiorespiratory diseases. Am J Respir Crit Care Med, 154（5）：1357-1363, 1996.
12) 急性腹症診療ガイドライン出版委員会編：急性腹症診療ガイドライン2015，医学書院，2015，p.164-168.
13) 井尻理恵子，後藤英司：浮腫〈後藤英司編：臨床推論；EBM と病態生理から症例を考える〈基礎臨床技能シリーズ 4〉〉，メジカルビュー社，2004，p.179-188.
14) 医療情報科学研究所編：病気がみえる vol.8 腎・泌尿器，メディックメディア，2012，p.121.
15) 日本救急医学会監：救急診療指針，改訂第 4 版，へるす出版，2015，p.74-80.
16) 杉本厚子，他：異常を察知した看護師の臨床判断の分析，Kitakanto Med J，55(2)：123-131，2005.
17) 日本内科学会編：内科救急診療指針，総合医学社，2016.
18) Barr, J., et al.：American College of Critical Care Medicine : Clinical practice guidelines for the management of pain, agitation, and

delirium in adult patients in the intensive care unit, Crit Care Med, 41（1）：263-306, 2013.

19）日本精神神経学会監：DSM-5 精神疾患の分類と診断の手引, 医学書院, 2014, p.276.

20）鎌倉やよい, 深田順子：周術期の臨床判断を磨く；手術侵襲と生体反応から導く看護, 医学書院, 2011, p.121-130.

21）小幡祐司, 中村美鈴：重症患者における低活動型せん妄の早期発見のための看護実践, 日クリティカルケア看会誌, 12（1）：61-72, 2016.

22）日本クリティカルケア看護学会：せん妄ケアリスト（Ver.1）, https://www.jaccn.jp/guide/pdf/deliriumcarelist_ver1_20201001.pdf.（最終アクセス日：2021/11/10）

参考文献

・井上智子, 稲葉直彦編：緊急度・重症度からみた 症状別看護過程＋病態関連図, 第2版, 医学書院, 2014, p.337-356.

・医療情報科学研究所：病気がみえる vol.7 脳・神経, メディックメディア, 2011, p.457.

・徳田安春：アセスメント力を高める！バイタルサイン〈JJN スペシャルシリーズ〉, 医学書院, 2011, p.104-121.

・守谷俊, 八坂剛一：意識と意識障害, 日神救急会誌, 28（2）：1-4, 2016.

・山内豊明：患者さんのサインを読み取る！山内先生のフィジカルアセスメント 症状編, エス・エム・エス, 2014, p.15-22.

・日本集中治療医学会 J-PAD ガイドライン作成委員会編：日本版・集中治療室における成人重症患者に対する痛み・不穏・せん妄管理のための臨床ガイドライン, 日集中医誌, 21：539-579, 2014.

・山内豊明：フィジカルアセスメントガイドブック；目と手と耳でここまでわかる, 医学書院, 2010, p.10-13.

・宮城征四郎, 徳田安春編：疾患を絞り込む・見抜く！身体所見からの臨床診断, 羊土社, 2013, p.146-161.

・林寛之編：あの手この手で攻める！腹痛の診断戦略；解剖学的アプローチから落とし穴回避のワザまで, 羊土社, 2013, p.18-26.

・寺師榮編：めざせひとり立ち！救急看護をまるっとマスターできる本, メディカ出版, 2014, p.83-89.

・富曽康日己, 船曳和彦：浮腫〈福井次矢, 奈良信雄編：内科診断学〉, 第2版, 医学書院, 2008, p.518-522.

・安田隆：浮腫〈矢崎義雄編：内科学〉, 第10版, 朝倉書店, 2013, p.74-76.

・飯野靖彦：一目でわかる水電解質, 第3版, メディカル・サイエンス・インターナショナル, 2013, p.4-5.

・北岡建樹：楽しくイラストで学ぶ水・電解質の知識, 改訂2版, 南山堂, 2012, p.2-19.

・高木都：心血管系〈佐久間康夫監訳：カラー図解 よくわかる生理学の基礎〉, メディカル・サイエンス・インターナショナル, 2005, p.208-209.

・医療情報科学研究所：病気がみえる vol.2 循環器, メディックメディア, 2014, p.54.

・濱本貴子：リンパ浮腫の基礎知識〈近藤敬子, 他編：はじめの一歩！ナースができるベッドサイドのリンパ浮腫ケア〉, 日本看護協会出版会, 新装版, 2016, p.3-22.

・若本恵子：循環〈島田和幸編：成人看護学③ 循環器〈新体系看護学全書 16〉〉, メヂカルフレンド社, 2010, p.47-48.

第2章

クリティカルな状態にある
患者と家族の看護

この章では

● ARDS患者の看護過程の展開について理解する。
● 大動脈解離患者の看護過程の展開について理解する。
● クモ膜下出血患者の看護過程の展開について理解する。
● （重症）熱傷患者の看護過程の展開について理解する。
● 外傷患者の看護過程の展開について理解する。
● DIC患者の看護過程の展開について理解する。
● MODS患者の看護過程の展開について理解する。

Ⅰ 急性呼吸窮迫症候群（ARDS）

A 病態

1. 概念と定義

　急性呼吸窮迫症候群（acute respiratory distress syndrome；**ARDS**）は先行する基礎疾患・外傷をもち，**急性（1週間以内）に発症した重度の低酸素血症**をきたす急性呼吸不全の原因の一つである。胸部X線上では**両側性の肺浸潤影**を認め，その原因が心不全，腎不全，血管内水分過剰のみでは説明できない病態の総称である[1]。ARDSの本態は，肺胞領域の好中球主体の非特異的な過剰炎症によって生じる肺微小血管の**透過性亢進型肺水腫**で，広範な肺障害が特徴である。

2. 原因

　ARDSは，疾患ではなく症候群であるため，その原因は多岐にわたり，大きく2つに分かれる。1つ目の原因は，肺炎や胃液の誤嚥などによる**直接損傷**であり，もう1つは重症敗血症や外傷や熱傷，大量輸血などによる**間接損傷**である。間接損傷の発生機序として，肺以外に起こった原疾患によって放出された炎症性サイトカインが，血流を介して肺実質に集積して生じる。原因のうち，最も多い疾患は敗血症で，肺炎や誤嚥が続く。患者側の要因として，特にアルコール依存症で発症しやすいといわれている。

3. 病態生理と発生機序

　ARDSは，主に肺内に集積した活性化好中球から放出される活性酸素やたんぱく分解酵素などにより，血管内皮と肺胞上皮の透過性が亢進することで生じる**非心原性肺水腫**である。そのため肺胞を取り巻く毛細血管圧は正常で，好中球やマクロファージなどたんぱく成分が多いため淡黄色の泡沫状痰がしばしばみられる。
　ARDSでは，通常の酸素投与のみでは改善しない重度な低酸素血症が特徴的である[2]。酸素化障害の主たる原因は肺内シャントの増加であるが，拡散障害や換気血流比の不均等分布も寄与している。低酸素血症は換気刺激となり，低二酸化炭素血症が生じるが，病態がさらに進行すると，換気不全のため高二酸化炭素血症を呈する。

4. 病理

　び漫性肺胞傷害（diffuse alveolar damage：DAD）とよばれる定型的な肺胞傷害がARDSの主たる病理像である。DADは，滲出期，増殖期，線維化期に分類され，病態が進む。

- **滲出期**：び漫性肺傷害の所見を呈し，肺胞換気量の減少，肺コンプライアンスの低下，肺内シャントなどが生じる。
- **増殖（器質化）期**：炎症と器質化が混在する時期であり，血管内皮細胞が増殖し，肺水腫や細胞残骸を除去するため，ガス交換が改善する時期でもある。
- **線維化期**：間質や肺胞の線維化が進む時期で，呼気終末陽圧（positive end-expiratory pressure；PEEP）への反応が悪くなり，人工呼吸器からの離脱が困難になる。

5. 症状

　臨床上は，肺胞虚脱と肺内シャントによって低酸素血症に陥り**呼吸困難**を呈する。初期は労作性呼吸困難があるが，進行と共に安静時でも呼吸困難となり，頻呼吸，低酸素血症に陥る。基礎疾患による炎症を反映して発熱を認める場合が多い。また多臓器障害を呈した場合は，各臓器の障害を反映した所見を呈する。多くは基礎疾患の先行後12〜48時間経過して発症する。

6. 検査

- **胸部X線写真**：X線写真では両側性陰影がみられるが，必ずしもび漫性（広範囲に広がっていること）ではなく，左右非対称であり，上下肺野で程度差がみられることもある。肺損傷が起きてから陰影が出現するまでに12〜24時間かかることが一般的である。
- **胸部CT**：直接肺損傷では，荷重部以外に浸潤影が分布する傾向がある。間接肺損傷では，荷重部（仰臥位であれば背側）に浸潤影が分布し，腹側にはすりガラス状陰影や一見正常にみえる領域が認められる。
- **血液検査**：ARDSの重症度分類にもあるよう

に，血液ガスによる酸化および換気状態を評価する必要がある。一般に，末梢血液中の白血球は増加し，C反応性たんぱく（C-reactive protein；CRP）も増加する。しかし，敗血症などでは，白血球数が逆に減少する場合がある。

- **心エコー**：左心不全はARDSと同様に肺水腫の原因となるが，その原因は血管内静水圧の上昇によるものであり，ARDSでの血管透過性亢進による肺水腫とは病態が異なる。そのため，ARDSと診断する際に心原性肺水腫を除外するため，心機能を客観的に評価する。
- **鑑別診断**：心原性肺水腫，肺炎，肺結核，間質性肺炎，び漫性肺胞出血，がん性リンパ管症，薬剤性肺障害などがある。

7. 治療

ARDSに対する特異的な治療法は現在のところ確立していない。前述のように，ARDSの原因は多岐にわたるため，原疾患の改善なくしてARDSの改善はないといっても過言ではない。

①人工呼吸器関連治療：人工呼吸器管理の目的は，「ARDSを良くすること」ではなく，あくまでも「原疾患の治療によって患者の肺が良くなるまでの時間稼ぎ」である。つまり，人工呼吸によるさらなる肺傷害である人工呼吸器関連肺傷害*（ventilator induced lung injury；VILI）を最小限にしながら酸素化と換気を維持することを目標とした，「守りの治療」である（図2-1）。

ARDSはび漫性肺胞傷害であり，萎縮した肺胞をできる限り開放したままにするために高い圧をかけ続ける方略を含む肺保護戦略が推奨されている。具体的には，低容量換気（1回換気量6mL/kg以下），高いPEEP，高二酸化炭素血症の許容（pH＞7.15まで許容），高濃度酸素の回避*（F_{IO_2} 0.5以下）である。

②ARDSの薬物治療：生存率を改善できる確立された薬物療法はないといわれている。酸素化能を改善でき，人工呼吸器装着期間を短縮できる可能性があるステロイドパルス療法*や，好中球エラスターゼ阻害薬*の投与が行われる。

③栄養管理：経静脈栄養よりも早期経腸栄養

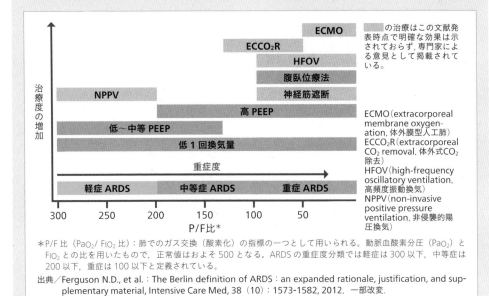

　の治療はこの文献発表時点で明確な効果は示されておらず，専門家による意見として掲載されている。

ECMO（extracorporeal membrane oxygenation，体外膜型人工肺）
ECCO$_2$R（extracorporeal CO$_2$ removal，体外式CO$_2$除去）
HFOV（high-frequency oscillatory ventilation，高頻度振動換気）
NPPV（non-invasive positive pressure ventilation，非侵襲的陽圧換気）

＊P/F比（PaO$_2$/F$_{IO_2}$比）：肺でのガス交換（酸素化）の指標の一つとして用いられる。動脈血酸素分圧（PaO$_2$）とF$_{IO_2}$との比を用いたもので，正常値はおよそ500となる。ARDSの重症度分類では軽症は300以下，中等症は200以下，重症は100以下と定義されている。

出典／Ferguson N.D., et al.：The Berlin definition of ARDS：an expanded rationale, justification, and supplementary material, Intensive Care Med, 38（10）：1573-1582, 2012, 一部改変.

図2-1　ARDSの重症度に応じた治療方法の提言

＊ **人工呼吸器関連肺傷害**：人工呼吸器の陽圧によって生じる圧や容量負荷によって，肺胞が過伸展あるいは虚脱再開通により生じる傷害のこと。

＊ **高濃度酸素の回避**：吸入中酸素濃度（fraction of inspired oxygen；F$_{IO_2}$）とは吸気に含まれる酸素濃度のこと。室内空気下の吸気では，F$_{IO_2}$は0.21（21％）で，中央配管や酸素ボンベでは，1.0（100％）である。酸素療法中は，酸素濃度を調整して状態の改善を目指す。

＊ **ステロイドパルス療法**：抗炎症作用があるステロイド薬を3日間大量に投与する方法のこと。ARDSによって生じる肺の炎症を抑え酸素化を改善することを目的として行われる。

が勧められるが，適切な栄養剤の種類やエネルギー量など，明確ではない点が多い[3]。栄養投与を行う場合には，過少投与による低血糖あるいは過剰投与による高血糖に注意する。

④腹臥位療法：腹臥位療法とは，荷重側肺障害など，肺に何らかの問題が生じた場合，腹臥位にすることで，換気血流不均等分布の是正，虚脱肺のリクルートメント*による肺胞の開存，荷重側の気道分泌物のドレナージ，VILI の軽減と予防などの効果がある[4]。

8. 予後

ARDS に合併する臓器障害の発生頻度としては，腎不全が 40〜55%，肝不全 12〜95%，意識障害 7〜30%，消化管出血 7〜30%，凝固異常 0〜26%，ショックなどの心血管系機能不全 10〜23% との報告や，ARDS 全症例が多臓器障害を併発し，障害臓器数は平均 4 臓器であったなどの報告がみられる[5], [6]。

また，ARDS 症例では多臓器障害が進行するにつれて段階的にその生命予後が悪化する。ARDS 症例の死亡原因は，呼吸不全そのものよりも敗血症性ショックや多臓器障害によるものが多い[7]。そのため，ARDS 症例の治療にあたっては，厳密な呼吸管理とともに，多臓器障害・敗血症性ショック（septic shock）に移行しないための適切な初期蘇生および全身管理が重要となる[8]。

B 事例紹介

1. 患者プロフィール

患者情報：A 氏，75 歳，女性。身長150cm，体重50kg，BMI 22.2。

家族構成：夫と 2 人暮らし。長男夫婦が車で30分の所に住んでいる。

日常生活動作（ADL）：基本的には自立し，家事も行っている。近くの買い物などは夫の送迎が必要である。

嗜好品：飲酒歴なし，喫煙歴あり（10本 / 日，40年）

アレルギー，感染症：なし

趣向：地域の老人会で歌うことを楽しんでいる。

既往歴：糖尿病，高血圧

2. 経過

現病歴：1 週間前から，発熱があったがかぜだと思い，市販のかぜ薬で様子をみていた。38℃の発熱と腹痛，排尿時痛を訴え，意識レベルが低下したため，夫が救急車を要請し，救命センターに搬送となった。来院時バイタルサインは，意識レベル GCS；E3V4M6=13点，心拍数120回 / 分，血圧80 / 44（52）mmHg（左

右差なし），体温38.8℃。発汗著明で四肢は温かく，毛細血管再充満時間（capillary refilling time；CRT）*4秒で，肋骨脊柱角（costovertebral angle；CVA）叩打痛*があった。リザーバーマスク15L/分投与で SpO$_2$：90%，呼吸数36回 / 分，呼吸音は両側肺野に水泡音が著明である。血液培養，尿検査（混濁尿），尿沈渣（白血球），腹部 CT，腹部超音波検査の結果，尿路感染による急性腎盂腎炎から敗血症性ショックが疑われ，ARDS も併発していたため，全身管理のために ICU 入室となった。

ICU 入室後：多量の輸液と昇圧薬であるノルアドリナリン® の投与および抗菌スペクトル*の広い抗菌薬であるメロペン®0.5g×3回 / 日の投与，エンドトキシン吸着カラムによる直接血液灌流法（polymyxin B-immobilized fiber column-direct hemoperfusion；PMX-DHP）*が開始となった。

3. 治療

治療方針：循環動態が安定した段階で経尿道的尿管ステント*を留置する予定である。

---

* **好中球エラスターゼ阻害薬**：好中球エラスターゼは，生体に侵襲が加わったことによって活性化された好中球から誘発され，過剰になると臓器障害を起こす。これを阻害し，過剰な炎症反応を抑える働きがある。

* **リクルートメント**：一時的に高い気道内圧をかけ，虚脱した肺腔を膨らませ（再開通），呼気時に高い PEEP を維持することで膨らんだ肺胞が虚脱するのを防ぐ一連の手技である。

* **毛細血管再充満時間**：爪床を 5 秒間圧迫して圧迫解除後に再び赤みを帯びるまでの時間のことである。末梢循環を評価するための指標であり，2秒以上かかるようであれば異常でありショックが示唆される。

* **肋骨脊柱角叩打痛**：尿管結石や腎盂腎炎などが疑われる所見。肋骨脊柱角を叩くと，刺すような腎臓の痛み（いわゆる腎疝痛）が生じる。

C 情報収集とアセスメント

　ARDS の治療で最も大切なことは原疾患の治療である。本事例は，尿路感染による急性腎盂腎炎から敗血症を起こしているため，感染コントロールが重要である。ARDS に対しては，肺保護戦略による酸素化の改善が目標となる。また，このような治療を受ける患者は身体的苦痛が強いため，適切な鎮痛・鎮静管理が必要であり，心理・社会的側面のケアも重要である。

　ここでは，これらに焦点を当てて，ヴァージニア・ヘンダーソン（Henderson, V.）の基本的欲求について入室2日目のアセスメント（表2-1）と関連図（図2-2）を示す。

表2-1 情報収集とアセスメント

基本的欲求	情報	アセスメント（基本的欲求の未充足の焦点化とその強化および解釈・分析）
呼吸	人工呼吸器の設定：同調式間欠的強制換気（SIMV）モード*＋PS モード，酸素濃度（F$_{IO_2}$）1.0，プレッシャーコントロール（PC）15cmH$_2$O，PEEP 10cmH$_2$O，プレッシャーサポート（PSV）10cmH$_2$O，換気回数 12 回 / 分 測定値：1 回換気量 350mL，分時換気量 10.5L / 分，呼吸数 30 回 / 分，SpO$_2$：90%，呼吸数 36 回 / 分 呼吸音：両側肺野に水泡音著明 胸部 X 線：両側すりガラス様の陰影，心胸郭比*（CTR）50% CT：荷重部に浸潤影分布，腹側にすりガラス様の陰影 血液ガスデータ：pH 7.22，PaO$_2$ 90mmHg，PaCO$_2$ 50mmHg，HCO$_3^-$ 19mmol / L，BE − 8 mEq / L 喫煙歴：10 本 / 日，40 年	• 人工呼吸器管理のもとで，PEEP を使用し，P / F 比 90 であること，X 線上で両側性浸潤影を認めるが，心機能の低下は認められないことから，尿路感染症を原因とする敗血症による重度の ARDS と考えられる。高度の低酸素血症を呈している。 • ARDS による血管透過性亢進による肺胞間質へのたんぱく成分の滲出液の漏出により，拡散障害が生じている。 • 水分を多く含んだ肺実質の自重の増加や縦隔臓器による荷重側肺の換気不良と，換気血流比不均衡が生じている。 • 喫煙歴が長く，線毛運動低下や気道分泌物の増加，鎮静管理によって気道分泌物が貯留しやすい状態である。無気肺による肺内シャントが形成され，肺炎を合併するリスクが高い。 → #1　ガス交換障害
飲食	絶飲食 TP 5.8mg / dL，Alb 2.8mg / dL Hb 8.9mg / dL，Ht 26% 血糖値 220 mg / dL	• 栄養状態は低下している。 • 血糖値が高い。糖尿病の既往もあるが，敗血症に対する生体反応としてのグルカゴンの増加，インスリン抵抗性の増大によるものと考えられる。
排泄	尿量：400mL / 日 水分バランス：＋4000 mL / 日 BUN 40mg / dL，Cr 2.1mg / dL，K 4.0mEq / L，Na 140mEq / L，Cl 95mEq / L，Ca 1.13 mEq / L 持続的血液濾過透析（CHDF）開始	• 尿量減少と BUN・Cr が高値であることから急性腎障害*（AKI）を発症していると考えられる。 • 代謝性アシドーシスや電解質異常による重症不整脈を起こす危険性がある。

* **抗菌スペクトル**：抗菌薬や化学療法薬の微生物発育阻止作用を多種類の細菌について観察し，それら細菌の発育を阻止する最小濃度を系列的に比較して図表化あるいは数値化したもの。これによって，ある特定の薬剤に対する諸種微生物の感受性を一覧することができる。

* **PMX-DHP**：グラム陰性菌が疑われる敗血症に使用される。抗菌薬であるポリミキシン B はエンドトキシンと結合する性質をもっており，PMX を吸着体として直接血液を灌流させることによりエンドトキシンを吸着させるものである。

* **経尿道的尿管ステント**：腎盂腎炎の原因として，尿路結石や前立腺肥大症などによる尿路閉塞を伴う場合は，尿路の閉塞を解除し，化膿した液体を排泄するために使用する尿管カテーテルのこと。

表2-1（つづき）

基本的欲求	情報	アセスメント（基本的欲求の未充足の焦点化とその強化および解釈・分析）
体温循環	体温：1週間前からの発熱に市販のかぜ薬で様子をみていたが，38℃に上昇し，腹痛と排尿時痛があったため来院。現在は38.8℃（膀胱温） 循環動態：来院時は心拍数120回/分，血圧80/44（52）mmHgであり，細胞外液の大量輸液とノルアドレナリン0.1γ（mg/kg/分）投与により，現在は心拍数100回/分（洞調律），血圧100/60（73）mmHgで四肢は温かい。CRT 2秒。全身性浮腫著明 心エコー：壁運動良好，EF 65%，%FS 30% 乳酸値8mmol/L，カルバペネム系の抗菌薬（メロペン®0.5g×3回/日）投与 PMX-DHP開始	• 高体温は，尿路感染による急性腎盂腎炎が原因であると考えられる。 • 体温が高いと末梢血管が拡張し，血管抵抗の低下によって後負荷を減少させ，心拍出量を低下させる。 • 敗血症性ショックに至っており，大量輸液と昇圧薬の使用により，循環を保っている状態である。 • サードスペースへの循環血液の滲出による循環血液量減少性ショックの可能性もある。 → #2　組織循環の変調
安全危険回避	WBC 18100/μL，CRP 29mg/dL Plt 90000/μL，PT-INR 1.4， FDP 26μg/dL， T-Bil 1.0mg/dL AST 35U/L，ALT 40U/L 血液培養：グラム陰性桿体検出 急性期DICスコア*：6点 SOFAスコア*：呼吸4点　意識1点　循環3点　肝0点　腎3点　凝固3点　計14点 動脈ライン，中心静脈カテーテル，末梢静脈ライン，気管チューブなどが挿入されている	• 重症患者では腸管の透過性が亢進することが知られており，腸管の免疫機能の破綻により，バクテリアルトランスロケーション*によって生じるセカンドアタックによって生じる多臓器障害への移行にも注意を要する。 • 播種性血管内凝固症候群（DIC*）による出血や，血流低下による臓器障害の可能性がある。 • 鎮痛鎮静薬が投与されているものの，せん妄を呈しており，不穏行動がみられている。そのため気管チューブや中心静脈カテーテルなどの計画外抜去の危険性も考えられる。
コミュニケーション	鎮痛，鎮静：デクスメデトミジン塩酸塩0.4μg/kg/時間，プロポフォール0.1mg/kg/時間，フェンタニル0.5mg/10mL：1mL/時間投与中 BPS*8点 RASS*+1 ICDSC*5点	• 鎮痛鎮静薬を投与しているが，BPS 8点から痛みがあると考えられ，RASS+1とICDSC 5点であることから不穏状態であり，せん妄が疑われる。 • せん妄の直接因子として，敗血症性ショックと血圧低下に伴う脳血流低下，促進因子として，ICU入室という環境の変化，各種デバイス（輸液ルート，チューブ，ドレーンなど）の留置に伴う拘束，安静臥床，不安や緊張などが考えられる。 → #3　せん妄のリスク

* **同調式間欠的強制換気モード**：synchronized intermittent mandatory ventilation. 人工呼吸器のモードの一つ。強制換気と自発換気を組み合わせたモードで，設定換気回数で強制（補助）換気を行い，強制換気と強制換気の間は自発換気を行う。

* **心胸郭比**：cardio-thoracic ratio. 胸郭横径に対する心横径の比率を百分率で表した指標。成人では通常50％以上で心拡大と判定する。

* **急性腎障害**：acute kidney injury. 数時間から1週間程度の経過で腎臓の機能が低下する病態のこと。機序として，脱水やショックなどによる腎臓の血流の減少，薬剤や長期間の血流低下などによる腎臓そのものの障害，腫瘍や結石などによる尿管の閉塞など多岐にわたる。

* **バクテリアルトランスロケーション**：全身的な栄養不全や種々のストレスなどによる全身性・局所性免疫能低下，肝臓の網内系機能低下，腸粘膜萎縮などが背景となり，腸管内細菌が粘膜バリアを通過して，体内に移行する状態。敗血症や多臓器障害の原因となる。

* **DIC**：disseminated intravascular coagulation. 本来出血箇所のみで生じるべき血液凝固反応が，全身の血管内で無秩序に起こる症候群である。出血傾向と微小循環障害が生じる。

* **DICスコア**：急性期におけるDICのスコアである。4点以上でDICが疑われる。

* **SOFAスコア**：Sequential Organ Failure Assessment の略。各種臓器障害の程度を表し6項目各4点，計24点で評価する。ICU入室時のSOFAスコアが9点以下では死亡率は33％以下であり，11点以上では死亡率が95％とされている。感染症の重症度や予後の判定に使用される。

* **BPS**：behavioral pain scale の略。人工呼吸中の疼痛レベルを表す客観的指標である。表情，上肢の動き，人工呼吸器との同調性各4点，計12点で評価する。

* **RASS**：richmond agitation-sedation scale の略。患者の鎮静と不穏レベルを表す客観的指標である。

* **ICDSC**：intensive care delirium screening checklist の略。せん妄のスクリーニングツールであり，8項目各1点，計8点で評価する。4点以上でせん妄ありと評価する。

D 看護問題

#1 ガス交換障害

#2 組織循環の変調

#3 せん妄のリスク

E 患者への看護ケア

#1 ガス交換障害

1 看護目標

- 人工呼吸器関連肺炎（ventilator associated pneumonia：VAP）や VILI を起こさない
- 酸素化係数比（P/F 比）が 300 以上となる
- 人工呼吸器から離脱できる
- 循環動態を維持しながら，腹臥位を含めた早期離床を進めることができる

　肺保護戦略によって人工呼吸器による障害を最小限にし，酸素の需要供給バランスを正常に保ち，人工呼吸器から離脱できることを目指す。

2 人工呼吸管理

❶肺保護戦略

❶1 回換気量 6mL/kg
❷プラトー圧 30cmH$_2$O 以下
❸プラトー圧を最小限に抑えるためであれば，高二酸化炭素血症を pH 7.2 以上，Paco$_2$ 80mmHg まで許容
❹高い PEEP による虚脱した肺胞の開通（リクルートメント）

　これらによって，肺の過膨張による正常肺の障害を避ける。また，SIMV モードで酸素化の改善がみられなければ，**気道内圧開放換気**（airway pressure release ventilation：**APRV***）モードに変更することを考慮する。その場合，高い PEEP がより継続するため，気胸や縦隔気腫などの機械的合併症に注意する。

❷気管吸引

　吸引手技による低酸素血症と肺胞虚脱の予防に閉鎖式吸引システムを使用する。安易な

---

* **APRV**：人工呼吸器のモードの一つ。持続性気道陽圧（continuous positive airway pressure；CPAP）の改良版で，持続的に高い PEEP をかけている状態で，一時的（0.4 〜 0.6秒）に PEEP をゼロにして圧を開放する。肺胞を開通させることで，酸素化の改善が期待でき，ARDS などに使用される。

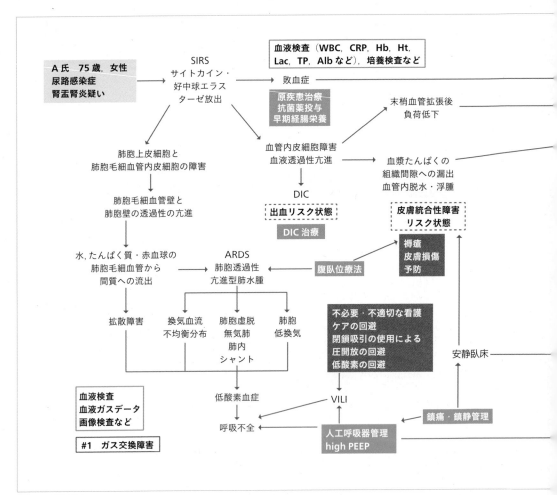

図 2-2 関連図

開放吸引は，PEEP によって開通した肺胞を虚脱し，VILI を助長させるため慎重に行う。

3 ポジショニング

VAP 予防のためにヘッドアップ30°以上を保つ。循環動態が安定化した時点で，開始基準や中止基準などを明確に設定したうえで安全に早期離床を進める。また，安静臥床による深部静脈血栓・肺塞栓症に注意が必要であり，弾性ストッキングや間欠的空気圧迫装置などを着用する。

4 腹臥位療法

酸素化が改善しない場合は，16時間以上の腹臥位療法が推奨される[1]。適切な鎮痛・鎮静管理が必要となるとともに褥瘡や各種デバイス（輸血ルート，ドレーン，チューブ）の事故・自己抜去に注意する。特に気管チューブの計画外抜去は生命にかかわるため，人工呼吸器のグラフィックモニターや1回換気量，フィジカルアセスメントにより呼吸状態を観

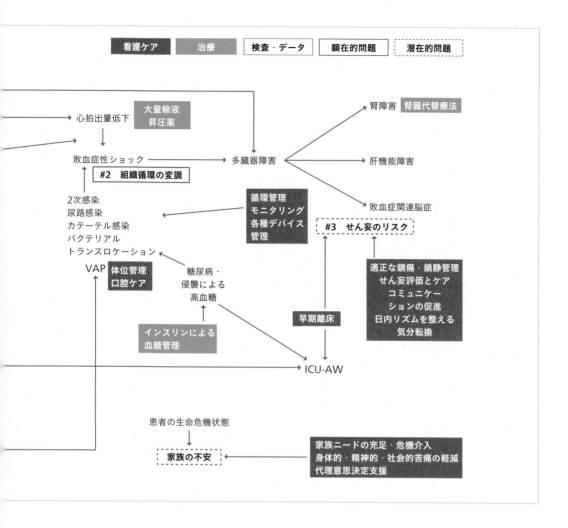

察する。

#2 組織循環の変調

1 看護目標

- 平均血圧65mmHg以上を維持できる
- CHDFから離脱し，尿量が維持できる
- 感染がコントロールできる
- 血清乳酸値が2mmol/L以下となる

厳重な循環管理と感染源のコントロールが必要であり，組織循環を保ち，臓器障害を最小限にすることが最も重要である。そのため，循環動態や臓器障害の厳密なモニタリングと看護ケアの評価を行いながら対応することが重要である。そして，循環動態が安定した段階で，原疾患である急性腎盂腎炎への治療である尿管ステントを考慮する。

2 | 循環管理

❶ 薬剤の確実な投与

輸液，輸血，循環作動薬，利尿薬，特定生物由来製品などを医師の指示により投与する。

❷ 組織循環や代謝のモニタリング

血圧，脈拍，末梢循環，心電図モニター，尿量（CHDFの除水量を含む），SpO_2などの継続的なモニタリングを行う。特に，平均血圧は組織灌流の指標であり，65mmHg以上を保つことが重要である。そのほか，組織循環の検査データとして，乳酸値やpH，HCO_3^-，BEなどの代謝性アシドーシスの変化を経時的に観察する。

❸ 敗血症性ショックのモニタリングと対処

バイタルサインとともに四肢の触診によって末梢血管収縮や拡張の程度を把握する。四肢が温かく，体温や感染データの上昇を認めたときはウォームショックを疑い，前負荷を考慮しながら輸液負荷を行い，反応が乏しいときは末梢血管収縮作用のある薬剤（ノルアドレナリンやバソプレシン）の投与を行うことを医師と相談する。末梢血管収縮や冷感，血圧低下などが起こった場合はコールドショックを疑う。

❹ 水分・電解質管理

水分出納バランスや体重，血液検査データから体液量の変化を把握する。

❺ CHDF管理

設定（血液ポンプ流量，補液流量，透析液流量，濾過流量，除水量）を確認する。

3 | 体温管理

安楽と熱の放散を促すためにクーリングを行う。39℃を超えるような発熱時は，不快感，呼吸需要および心筋酸素需要の増大，中枢神経症状などを生じるため，医師に解熱薬の使用を相談する。解熱処置を行うときは体温のセットポイントを意識する。上がりきる前にクーリングなどを行うと**シバリング**を生じ，酸素消費量を増加させ，苦痛を与えてしまう。

また，近年では，感染源がコントロールされる前に解熱処置を行うと死亡率が上昇するという報告[9]もあり，熱型と本人の苦痛に応じた解熱処置の選択が重要である。

4 | 感染管理

培養結果を確認し，感受性の高い抗菌薬を投与する必要がある。また，VAPやカテーテル感染などによる新たな侵襲はセカンドアタックとなり，多臓器障害を進行させることになるため，標準予防策をはじめ感染予防に努める。

5 | 栄養管理

ショック状態が安定したら速やかに経腸栄養を開始する。過剰栄養ではない状態で血糖

値が180mg/dLを超えるときはインスリンの使用を検討する。低血糖時にはグルコースを投与する（Column参照）。

#3　せん妄のリスク

1 ｜ 看護目標

- ICDSCが3点未満となる
- 苦痛が緩和される
- 人工呼吸器装着中から適切なコミュニケーションがとれる

「集中治療室における成人患者の痛み，不穏／鎮静，せん妄，不動，睡眠障害の予防および管理のための臨床ガイドライン」に準じて介入する[10]。

2 ｜ 鎮痛・鎮静管理

❶鎮痛・鎮静薬

　鎮痛を優先させ，適正な鎮痛・鎮静深度を医療チームで検討し，せん妄のモニタリングを行うことが重要である。現在の不安定な呼吸・循環動態では鎮静の中断は厳しいと考えられれば，RASS 0 〜 − 2程度を目指す。また，痛みを緩和し，鎮静薬の量を最小限とすることで，せん妄，心的外傷後ストレス症候群（PTSD）などの精神症状や認知機能障害の予防につながるといわれている。その一方で，浅い鎮静管理（light sedation）においては不穏がみられて安全が守られないことや，自律神経の緊張と酸素需要の増加への生体反応や循環への影響を考慮すると，時には深鎮静管理も必要である。いずれにしても「今」の

重症患者の早期経腸栄養

　敗血症およびARDSに対する早期経腸栄養は，重症病態に対する治療を開始したのち，可及的に24時間以内，遅くとも48時間以内に開始することが推奨されている[3]。その理由の一つは，腸管の免疫機能の破綻によるバクテリアルトランスロケーションの予防である。しかし，過剰栄養もまた，炎症反応を増長するが，統一された至適エネルギー量は存在せず，ICU入室後1週間は，25〜30kcal/kg/日の目標エネルギー量を目指した補助的な栄養が望ましいとされているものや，ハリス-ベネディクト（Harris-Benedict）の式で算出された目標エネルギー量の60〜70%を目指すものなど様々である。また，下痢や嘔吐，吸収障害などで目標エネルギー量に到達しない場合は，経静脈栄養を併用するという考え方もある。いずれにせよ，過剰・過少栄養とならないように栄養状態のモニタリングが必要である。さらに，敗血症患者では生体反応によるグルカゴンの増加や，インスリン抵抗性の増大，栄養剤やステロイドの使用などによって高血糖が生じる。高血糖は，感染防御能を低下させるため，180mg/dL以下でコントロールする。

患者にとって適正な鎮静深度を医療チームで検討し，共有することが大切である。

❷非薬物療法

浅い鎮静であれば，精神状態に配慮しながら，口話，筆談や文字盤などを用いてコミュニケーションを図り，現状の理解や思いを汲み取ることが重要である。時計やカレンダーの設置，睡眠環境の整理，家族との面会など，少しでも快の刺激を与えるよう心がける。

Column COVID-19感染の分類

2019年12月，中国の湖北省武漢市で発生した新型コロナウイルス（SARS-CoV-2）による感染症であるCOVID-19は世界中にパンデミックを引き起こし，2021年3月現在，特効薬は開発されていない。

重症化して集中治療を必要としたCOVID-19に感染した患者の割合は20.3％であり，感染から呼吸困難の症状出現まで約5日かかり，人工呼吸器管理を要するまでの日数が比較的短い。さらに，ICUへ入室した患者の32.8％にARDSがみられ，急激かつ重症化しやすい[11]。

COVID-19関連肺炎は，H型とL型の2種類が報告されており，タイプを見きわめつつ治療方針を決めることが重要である[12]（図）。L型は，低酸素血症を呈するにもかかわらず，比較的コンプライアンスが保たれている。H型は，肺のエラスタンス（コンプライアンスの逆数）が高く，低酸素血症を呈し，肺のコンプライアンスが低く，重症ARDSを呈する。そのためCOVID-19重症患者への人工呼吸器管理の基本は，ARDSに対する肺保護戦略であり，1回換気量制限や腹臥位療法を使い分けることが推奨されている[13]。

- COVID-19の肺炎はL型（比較的軽症）とH型（重症）に分類される。
- いずれも高めのPEEPを要するが，呼吸療法や鎮静の対応が異なる。
- 一部，L型からH型へ移行するが，移行したことの判定が難しい。
- 適切な対応には，集中治療の専門知識と監視体制が不可欠。

	L型 ⟶ H型	
病態	・肺内含気は正常でコンプライアンスも正常（low elastance） ・肺循環障害のために低酸素血症（low V/Q ratio） ・肺水腫が生じていない（low lung weight） ・リクルートする無気肺なし（low lung recruitability）	・肺水腫で含気が減少し，コンプライアンスも減少（high elastance） ・シャント血流の増加による低酸素血症（high right-to-left shunt） ・肺水腫のために重症ARDS並みの肺重量（high lung weight） ・含気のない肺組織はリクルート可能（high lung recruitability）
治療	・1回換気量制限は必須ではない ・腹臥位療法の効果あり ・換気量が多すぎると，肺障害が起こるため，換気量を抑えるために鎮静薬や筋弛緩薬の使用を検討する	・1回換気量制限は必須 ・腹臥位療法の効果あり ・一般に治療抵抗性であるためECMO-netなどの専門施設へ紹介

出典／Gattinoni L., et al. : COVID-19 pneumonia:different respiratory treatment for different phenotypes? Intensive Care Med, 46 (6) : 1099-1102, 2020. をもとに作成

図 COVID-19重症肺炎の病態と治療

また，音楽やテレビなどの娯楽による気分転換を図る。

3 | 早期離床

　関節可動域（range of motion；ROM）訓練から始め，呼吸・循環動態を考慮しながら，体位変換，ヘッドアップ，端座位，立位へと段階的に進めていく。

 家族へのケア

1. 家族への心理的ケア

　ARDS を生じた患者は敗血症性ショックや多臓器障害を併発する危険性が高く，死亡率も高い。そのため，家族は，医師からも最善は尽くすが助からないことも覚悟するよう説明されることもあり，突然の患者の生命危機状態に直面し，親愛なる家族を喪失するかもしれないという心理的危機状態の渦中にあり，その不安や恐怖は計り知れない。よって，家族に寄り添い，傾聴し，共感的態度で思いを表出させることが重要である。また，心理面に配慮しながらできるだけ平易な言葉で説明することを心がけ，現状の理解を促す。

　そして，家族のサポート体制を把握し，現状に対処していけるような危機介入が重要となる。呼吸循環動態が安定していれば，人工呼吸器装着中であったとしても，患者と口話，筆談や文字盤などを用いてコミュニケーションを図ることもできる。ただ，適切な鎮痛・鎮静が行われていないと，患者が苦しむ姿を見ることで，さらに不安を助長させることにつながるため，注意が必要である。

2. 意思決定支援

　ARDS が長期化し人工呼吸器期間が長くなると，VAP の発生率が増加することや，肺実質の線維化とともに肺コンプライアンスの低下やガス交換障害により，容易に呼吸筋疲労を呈し，人工呼吸器離脱困難となることが少なくない。その場合，気管チューブの長さが短くなり呼吸が容易になることや，状態が改善すれば発声や気管切開チューブの抜去も可能となることから，気管切開が行われる。しかし，患者の意識レベルが正常でない場合，家族にその決断が迫られる。

　気管切開は患者に少なからず侵襲を加えることになるため，いくら患者のためといっても，家族はその決定に心理的負担を伴う。

　そうしたときには，困難な状況に直面した家族と向き合いながら，家族の「迷い」を共有し，専門職の立場からの助言を行い，患者の意思を尊重した家族の主体的な意思決定を促し，支援することが重要である[14]。そして，家族がどのような選択をしたとしても，「本当にこれでよかったのか」と，大きな葛藤を抱えていることをチームで共有し，家族が選択した意思と結論を尊重し，支えていくことが大切となる。

Ⅱ 大動脈解離

A 病態

1. 疾患概念

大動脈疾患には，**大動脈解離**と**大動脈瘤**がある（図2-3）。両疾患とも，破裂した場合には救命はかなり困難である。そのため，破裂の予防と早期治療が重要なポイントとなる。

本項で学ぶ大動脈解離とは，「大動脈壁が中膜のレベルで二層に剝離し，動脈走行に沿ってある長さをもち二腔になった状態」で，大動脈壁内に血流もしくは血腫が存在する動的な病態である[15]。つまり，内膜・中膜・外膜の三層構造からなる大動脈壁の中膜に，何らかの原因で亀裂が生じ，そこに血液が流入してしまった状態である。それによって，本来の血管腔（真腔）とは別に，中膜にもう1つの腔（偽腔・解離腔）が生じてしまっている。

偽腔は広範囲の血管に及ぶこともあり，障害された血管によって多様な病態を呈する。また，偽腔血流は，偽腔の幅や長さによって徐々に血栓化したり，瘤を形成したり，逆に範囲が拡大したりと多様な変化を生じ，かつその変化は急性・慢性的に起こるため，注意深い観察と治療のタイミングが重要となる。

中膜に亀裂が入り，真腔から偽腔に血液が入る部分を**エントリー**（入孔部），偽腔から真腔へ再度血液の流れが戻る部分を**リエントリー**（再入孔部）という。エントリーのみでリエントリーは存在しない場合もある。

2. 誘因・原因

大動脈解離は，慢性の高血圧や加齢（60～70歳代に多い）が因子となる。また，マルファン症候群や，ほかの遺伝性結合組織疾患，外傷性（胸部の鈍的衝撃），医原性（カテーテルによる血管損傷，心臓手術中操作［大動脈遮断や人工心肺への送血］）などにも起因する。

3. 病態生理

大動脈解離は，血管の障害部位や範囲（エントリーからリエントリーまでの部分）によって病態は様々である。そこで，解離によって生じる血管の状態を3つに分けて整理し，その障害が大動脈のどの部位で生じたのかをみていくと理解しやすい。

❶血管径の拡張

①**大動脈閉鎖不全**：解離が大動脈の起始部に及ぶと，大動脈弁輪が拡大し大動脈閉鎖不全が生じる。大動脈弁の弁輪拡大は急激に生じるため代償する時間がなく，肺水腫による呼吸困難などの急性左心不全症状が出現する。

②**瘤形成**：大動脈解離の発症直後には，瘤の定義を満たすほど血管径が拡大していない

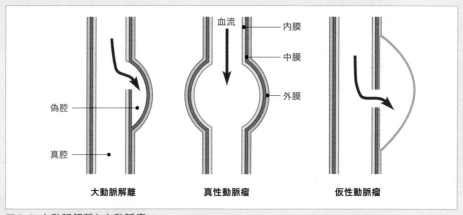

図2-3 大動脈解離と大動脈瘤

が，慢性期に瘤化する場合があり，それは解離性大動脈瘤とよばれる。瘤形成によりほかの臓器が圧迫され，多様な症状を呈する。交感神経麻痺によるホルネル症候群，反回神経麻痺による嗄声（させい）や嚥下障害，気管や肺への圧迫による咳嗽（がいそう），食道圧迫による嚥下困難や悪心・嘔吐，腹部圧迫による違和感や拍動性腫瘤の触知などがあげられる。

❷大動脈壁の破裂

大動脈壁が破裂すると，破裂した大動脈の位置によって，胸腔や腹腔へ大量出血を生じる。出血が心囊内に及ぶと心タンポナーデをきたす。血圧は一気に低下し（出血性・心原性），ショック状態となる。

❸大動脈から分岐する血管の狭窄や閉塞による末梢循環障害

解離が重要な血管の分岐部に及ぶと，偽腔が真腔を圧迫することにより，分枝部の狭窄や閉塞が生じる。分枝部の血管は多岐にわたるので，臨床症状も多彩である。

虚血性心疾患（バルサルバ洞），上肢血圧の左右差や脈拍欠損（腕頭動脈や鎖骨下動脈），意識障害や脳梗塞（弓部分枝），ホルネル症候群や嗄声（肋間動脈），対麻痺（アダムキュービッツ動脈），腸管虚血による腹痛，イレウスや腸管壊死（えし）（腹腔動脈や上腸間膜動脈），腎不全や腎血管性高血圧（腎動脈），下肢血圧の左右差や冷感，しびれ（総腸骨動脈や大腿動脈）などの症状を呈する。

また解離の程度にもよるが，炎症性の胸水貯留を認め，呼吸障害を合併することが多い。

4. 症状・臨床所見

典型的な症状は，大動脈が裂ける際の突然の激しい胸背部痛である。しかし発症時に症状がない場合もある。「3. 病態生理」で述べたように，解離に関連して多彩な症状を呈する。

5. 検査・診断・分類

❶検査・診断

臨床症状が多岐にわたり，心電図や採血において本疾患に特異的なものがないため，診断が難しい。

①**病歴**：激しい胸背部痛の有無，そのほか上述した症状の有無。

②**身体所見**：四肢血圧の左右差，心雑音（大動脈閉鎖不全），奇脈，心不全徴候がみられる。

③**血液検査**：大動脈の解離に伴う炎症反応として，WBC，CRP，FDP，Dダイマーが上

昇する。臓器障害の合併がある場合は，LDH，CK，BUN，Crの上昇もみられる。破裂の場合は急激なHb低下がみられる。

④**胸部X線**：縦隔陰影の拡大，弓部の突出を認める。

⑤**経胸壁心エコー**：心臓の壁運動障害，心囊液貯留や大動脈弁逆流の有無を観察する。上行大動脈の径や内膜の剝離（はくり）の有無，頸動脈や下行大動脈の内膜の剝離の有無を確認する。

⑥**CT**：①～⑤の結果，急性大動脈解離の疑いがある場合に撮影する。可能な限り造影CTを選択する。解離の範囲（エントリー，リエントリー部位の特定），瘤径，偽腔の血流（血栓化の程度），血管外血腫の有無，胸水や心囊液の有無などの評価を行う。これは，確定診断をする際に有用である。

❷分類

3つの分類方法を使用し，治療方針や手術の術式・タイミングの決定に影響する。

①**解離の範囲による分類**：**スタンフォード（Stanford）分類**と**ドベーキー（DeBakey）分類**がある（図2-4）。スタンフォード分類は，解離が上行大動脈を含むか否かで分類する。ドベーキー分類は，スタンフォード分類より細かな分類となっており，解離のエントリー部だけでなく，解離の範囲（リエントリー部）も考慮した分類となっている。

②**偽腔の血流状態による分類**：偽腔血流の有無により**偽腔開存型**と**偽腔閉鎖型**の2つに分類される。さらに，動脈造影検査などで**潰瘍様突出像**（ulcer-like projection：ULP）がある場合は，病態が不安であるため偽腔血流や大きさにかかわらずULP型と分類し，偽腔開存型に準じた管理が行われる。

③**病期による分類**：発症2週間以内を**急性期**，さらに発症48時間以内は**超急性期**，発症後2週間を経過すると**慢性期**と分類される。

6. 治療

まずは解離の進行を防ぐために，鎮痛と厳重な血圧管理が重要となる。

スタンフォードA型は基本的に緊急手術となり，解離の範囲に合わせて，大動脈人工血管置換術（上行／上行基部／上行弓部置換）が施行される。**スタンフォードB型**は一般的に保存的治療（降圧・脈拍コントロール，鎮痛，安静）が行われる。ただし，偽腔の拡大や切迫破裂，主要臓器への血流障害が認められた場合は，緊急手術の適応となる。また近年では，スタンフォードB型解離に対

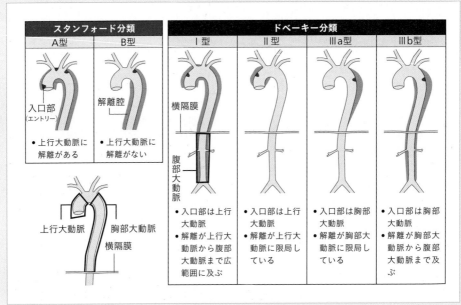

図2-4 スタンフォード分類とドベーキー分類

する血管内治療（ステントグラフト内挿術）が注目されている。

7. 予後

スタンフォードA型は極めて予後不良であり，発症から1時間当たり1～2%の致死率がある。手術をした場合でも死亡率は，発症から24時間で10%，48時間で30%，1か月で20%と報告されている。スタンフォードB型はA型に比べ予後が良く，内科・外科治療ともに1か月死亡率は約10%との報告がある[16]。

B 事例紹介

ここでは，スタンフォードB型の患者の例を紹介する。

1. 患者プロフィール

患者：A氏，60歳代，男性
既往歴：高血圧（内服治療中）
喫煙歴：30本/日（2年前に禁煙）
飲酒歴：お酒が好きで毎晩晩酌をする（瓶ビール1本，焼酎2杯）

2. 入院までの経過

仕事の会議中に突然，今まで感じたことのない激しい背部痛を感じ，冷や汗が出て目の前が真っ白となる。顔面蒼白のA氏に気づいた同僚が救急車を呼び，救急搬送となる。

3. 搬送時の状態

身体所見：身長174cm，体重90kg。意識清明，胸背部痛NRS 8/10。麻薬性鎮痛薬の持続投与により，NRS 4/10へ軽減。呼吸苦なし。酸素投与なしでSpO_2 92%。2L酸素投与を開始しSpO_2 98%。下腿浮腫なし。明らかな肺の副雑音なし。左呼吸音軽度減弱。頸部血管雑音，心雑音なし。明らかな神経学的異常なし。悪心は少しあるが，ほかの腹部症状なし。両上下肢血圧の左右差なし。足背動脈触知良好。
バイタルサイン：血圧190/94mmHg，脈拍102回/分，体温36.8℃，洞調律。12誘導心電図での虚血性心疾患所見などの異常なし。呼吸回数34回/分，呼吸パターン：整。努力様呼吸なし。

4. 検査・診断

胸部X線検査：縦隔陰影軽度拡大がみられる。経胸壁エコーでは心嚢水貯留なし。心臓の壁運動障害なし。大動脈弁閉鎖不全所見なし。大動脈基部の内膜剝離所見なし。

血液検査（異常値のみ記載）：WBC 2万400/μL，Hb 10.7g/dL，フィブリノゲン286mg/dL，Dダイマー48.6μg/mL，BUN 42mg/dL，Cr 3.06mg/dL，CRP 0.32mg/dL

造影CT検査：左鎖骨下動脈分岐部下〜右内腸骨動脈，左外腸骨動脈にかけて偽腔開存型解離と診断。左腎動脈の造影効果低下。そのほか主要臓器の血流は確認できた。

C 情報収集とアセスメント

ここでは，マージョリー・ゴードン（Gordon, M.）の11の機能的健康パターンを基盤として情報を整理する（表2-2）。ピンクマーカー部は，現段階では情報がないため，今後情報収集し，アセスメントしていくうえでのポイントを示した。また病態と看護問題を整理するため，関連図（図2-5）を示した。

表2-2 情報収集とアセスメント

パターン	情報	アセスメント
1 健康知覚／健康管理パターン	①現病歴：突然の背部痛により発症。顔面蒼白となり症状は持続	①現病歴：「突然の激しい胸背部痛」は，大動脈解離発症時に最もよくみられる典型的な症状である。
	②既往歴：高血圧（内服治療中）	②既往歴：大動脈解離の重要な因子が高血圧である。血圧コントロールの状況も併せて情報収集していく必要がある。血圧コントロール不良により長期にわたり高血圧が続いていた場合には，大動脈解離の治療として降圧管理を行うことで，相対的に腎血流が減少し腎不全を合併することがあるので注意が必要である。
	③生活背景：喫煙歴 20歳より30本／日，2年前に禁煙。毎晩晩酌をする。瓶ビール1本，焼酎2杯	③生活背景：喫煙は動脈硬化のリスク因子であり，生涯喫煙量（1日のたばこの本数×喫煙年数）が多いほど動脈硬化のリスクは高くなる。患者は現在禁煙しているが，生涯喫煙量は多く，全身の動脈硬化がかなり進んでいると考えられる。
	④職業：管理職。デスクワークが中心	④職業：責任ある役職にあり日々のストレスや，業務形態から運動不足になりやすく，生活習慣病のリスクが高い生活環境であったと考えられる。
	⑤今までの健康管理・健康状態の認識：現段階では情報なし	⑤今までの健康管理・健康状態の認識：退院後の生活管理を考えていくうえで，今までにどのようなセルフケアを行い，自分の健康状態についてどのように認識していたかを把握する必要がある。
2 栄養／代謝パターン	栄養状態：身長174cm，体重90kg，体重の変化は不明である。採血データ値（TP，Alb異常なし）	BMI 29.7，肥満（1度）。特に内臓脂肪型肥満は，ハイリスク肥満とされる。今後生活指導を実施する際には，内臓脂肪型か査定するために腹囲測定も追加するとよい。
3 排泄パターン	①排泄状態：ふだんの排便状態（便秘の有無など）は不明	①入院によるストレスや床上安静，疼痛コントロールのための麻薬使用などにより腸蠕動運動が低下し，便秘になりやすい。

表 2-2（つづき①）

パターン	情報	アセスメント
	②合併症による影響：腎障害を認める（BUN 42mg/dL, Cr 3.06mg/dL） • 造影 CT：左鎖骨下動脈分岐部下〜右内腸骨動脈、左外腸骨動脈にかけて偽腔開存型解離と診断。左腎動脈の造影効果低下。そのほか主要臓器の血流は確認できた	また、排便時の怒責は血圧上昇の要因となるため、ふだんの排便状況を確認し排便コントロールに対するケアを行う。 ②左腎動脈は偽腔の圧排により血流が低下しており、急性腎不全の危険性がある。尿量や腎機能の検査データの推移にも注目する。そのほかの大動脈からの分枝血管の血流は維持されており、現時点では問題ない。 大動脈解離によって生じた偽腔の圧排により、大動脈から分枝している主要血管の狭窄や閉塞が生じることで、臓器の虚血症状や障害が生じる。 • 今後、解離の進行や瘤の形成に伴い、腹腔動脈・上腸間膜動脈・下腸間膜動脈の血流障害が生じると、肝不全や胃潰瘍、腸管麻痺、虚血性腸炎の危険性がある。腹痛の有無や腸蠕動音の低下に注意する。このほか肝機能や乳酸値などの検査データの推移にも注目する。
4 活動／運動パターン	①運動／エネルギー：現段階では情報なし。数日間の安静が必要である	①運動／エネルギー：急性大動脈解離による偽腔血流の血栓化を待つため、リハビリテーションプログラム[15]に従い、数日間のベッド上安静を余儀なくされる。また数日は点滴による補液のみで絶食となる。もともとの ADL を把握しつつ、活動制限によるストレスや筋力低下に注意する。
	②呼吸状態：呼吸回数 34 回／分、呼吸パターン：整。努力様呼吸なし。呼吸苦なし。酸素投与なしで SpO$_2$ 92%。2L 酸素投与開始 SpO$_2$ 98% へ上昇。肺の副雑音なし。左呼吸音軽度減弱	②呼吸状態：現在は、少量の酸素投与のみで呼吸状態は安定している。 今後、炎症性の胸水による呼吸不全の悪化が予測されるため、注意が必要である。 → #3　ガス交換障害
	③循環動態：血圧 190/94mmHg、脈拍 102 回／分、洞調律。下腿浮腫なし。頸部血管雑音、心雑音なし。明らかな神経学的異常なし。悪心は少しあるが他腹部症状なし。両上下肢血圧の左右差なし。足背動脈触知良好 • 12 誘導心電図：虚血性心疾患所見などの異常なし • 経胸壁エコー：心嚢水貯留なし。心臓の壁運動障害なし。大動脈弁閉鎖不全所見なし。大動脈基部の内膜剥離所見なし • Hb 10.7g/dL、フィブリノゲン 286mg/dL、D ダイマー 48.6μg/mL • 造影 CT：左鎖骨下動脈分岐部下〜右内腸骨動脈、左外腸骨動脈にかけて偽腔開存型解離と診断。左腎動脈の造影効果低下。そのほか主要臓器の血流は確認できた	③循環動態：上行大動脈基部へ解離が進行することによる、大動脈閉鎖不全や急性左心不全の所見、上肢血圧の左右差はみられていないため、現時点で解離の進行はないと考えられる。しかし血圧高値が続くことにより、解離の進行や破裂の危険性が高く、早急に疼痛コントロールおよび降圧治療を行う必要がある。 大動脈解離が逆行性に進行し、弓部分枝が狭窄や閉塞をきたすと、脳梗塞や意識障害、めまいなどの症状が生じる。意識の変化に注意する。また、上行大動脈基部に及ぶと、大動脈閉鎖不全を起こし急性左心不全症状が生じる。冠動脈起始部まで解離が及ぶと、狭心症や心筋梗塞を起こす危険性がある。胸痛の有無や不整脈の出現、ST 変化など心電図変化に注意が必要である。そのほか、解離の範囲によって上下肢の血圧の左右差が生じるため、定期的な四肢の血圧測定や脈拍の触知による観察が必要である（鎖骨下動脈、総腸骨動脈、大腿動脈を用いる）。解離の進行や破裂を早期に発見し対応するため、持続的な血圧・脈拍のモニタリング、Hb の推移に注意する。 → #1　ショックリスク状態

表2-2（つづき②）

パターン	情報	アセスメント
5 睡眠／休息パターン	通常の睡眠パターンの把握と現状の睡眠状況の観察：現段階では情報なし	痛みや環境の変化，安静臥床が続くことで，質の良い十分な睡眠や休息がとれないことが多い。不眠によるストレスは，血圧上昇や安静が順守できない要因となるため，睡眠へのケアは重要である。
6 認知／知覚パターン	①感覚・知覚機能：異常なし ②意識レベル・認知機能：GCS 15 点。清明。理解力，判断力の低下なし ③痛み：胸背部痛 NRS 8/10。麻薬性鎮痛薬の持続投与により NRS 4/10 へ軽減	①感覚・知覚機能：解離の進行に伴い，虚血症状として上下肢の痺れや感覚・冷感の左右差を伴うこともあり，注意する。 ②意識レベル・認知機能：解離が進行し弓部分枝に及ぶと脳梗塞や意識障害，めまいを生じることがある。また，炎症性胸水に伴う酸素化の悪化，痛み，突然の発症による環境の変化や安静を強いられることでのストレスなど，様々な要因によりせん妄を発症することがある。意識レベルや認知機能の変化に注目する必要がある。 ③痛み：急性大動脈解離による痛みは，失神するくらいの激痛といわれる。痛みは血圧上昇の要因となり，また継続する強い痛みは身体的苦痛のみならず不安を助長させるため，麻薬性鎮痛薬を使用し疼痛コントロールを積極的に行う必要がある。また，解離の進行があった場合には痛みを伴うため，痛みの程度と推移を注意深く観察する必要がある。 → #2　急性疼痛
7 自己認知／自己概念パターン	自分自身のからだについてどう感じているか：現段階では情報なし	疾患・治療に対する認識や理解の程度は今後の心理面や生活に影響する。急性大動脈解離は，突然の発症により緊急入院を余儀なくされ，緊急性が高い疾患である。そのため，患者の理解が追いつかないまま検査や治療が進み，患者は痛みのみならず，疾患や治療（安静が続き先がみえない），さらには死に対する不安が生じやすい。 → #4　治療の見通しおよび死への不安
8 役割／関係パターン	①家族構成，家族内での役割と責任：現段階では情報なし ②職業上の役割と責任：管理職。デスクワークが中心	急性大動脈解離の保存的治療では，長期入院が必要となることが多く，家族内での役割の変化や経済的負担が懸念される。また急性期を乗り越えたのち慢性期には，再発予防のために血圧コントロールの継続と，生活習慣の見直しが必要となるため，患者だけでなく家族も含めた支援が必要となる。
9 コーピング／ストレス耐性パターン	①コーピングパターン：現段階では情報なし ②ストレスに対する耐性：現段階では情報なし	急性大動脈解離は，保存的治療の場合には絶対安静の状況に置かれる。患者にとってはかなりストレスフルな状況であり，患者がこの治療を乗り切ることができるよう，患者の日頃のコーピングパターンやストレス耐性を知り患者に合わせたかかわりが求められる。
10 価値／信念パターン	健康に関連した価値・信念：宗教に関連した治療制限*はなし	

＊ 宗教に関連した治療制限：急性大動脈解離では，循環血液量減少性ショックにより輸血が必要となる場合が多い。宗教的理由などで輸血を拒否される場合もあるため，患者の価値や信念によって治療に制限があるか確認することは重要となる。

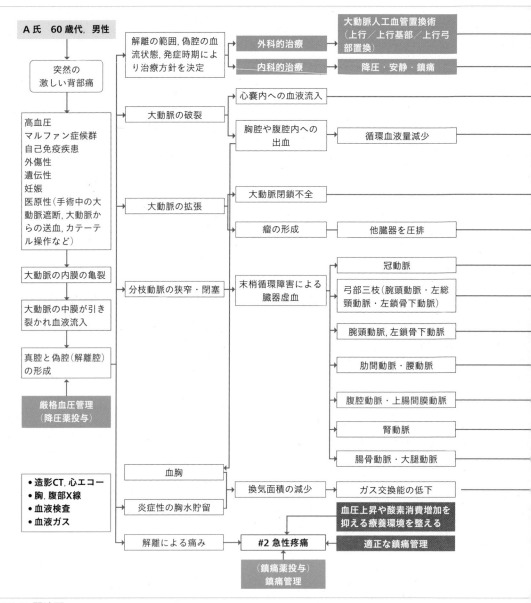

図2-5 関連図

#1 ショックリスク状態

#2 急性疼痛

#3 ガス交換障害

#4 治療の見通しおよび死への不安

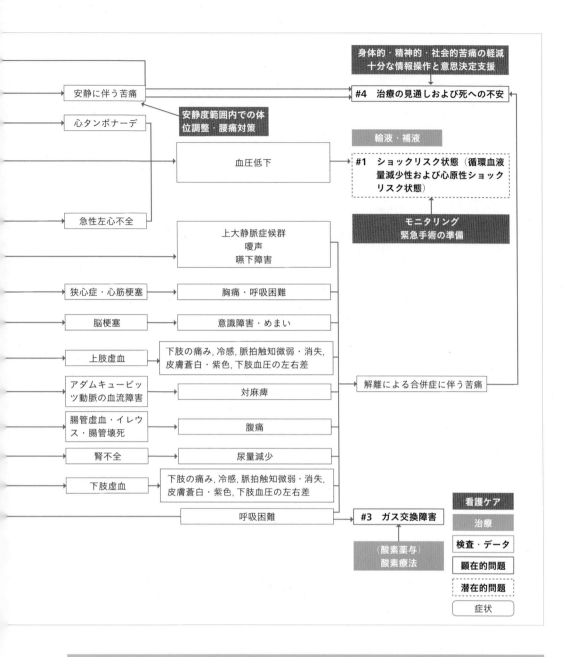

E 患者への看護ケア

#1　ショックリスク状態

1　看護目標

- 大動脈解離の進行や破裂を起こさない

2 | 異常の早期発見

❶ バイタルサインの観察

解離の進行や破裂を予防するため，血圧管理を厳重に行う。急激な血圧の低下，顔面蒼白，冷汗，皮膚の湿潤（じっとりとした感触），頻脈，呼吸促迫など，ショック症状の早期発見および対応が求められる。

❷ 痛みの程度と部位の観察

NRS で評価する。また NRS の数値のみでなく，患者の表情や動きも併せて評価する。解離の進行には痛みを伴うことが多く，また痛みの持続は血圧上昇の要因となるため，痛む部位の推移には十分注意し観察する必要がある。

❸ 尿量・性状の観察

以下の要因によって，急性腎不全を起こすリスクがある。

> ❶ 大動脈解離によって生じた偽腔の圧排により，腎動脈の狭窄や閉塞が生じることによる腎血流の低下
> ❷ 解離の進行や破裂によるショック状態（低血圧）による腎血流の低下
> ❸ 長い間高血圧の状態で生活していた場合，急激に血圧を下げて管理することで，相対的に低下する腎血流の影響

❹ 排便回数，性状，量の観察

排便時の怒責は血圧上昇の要因となる。

❺ 患者の血圧上昇要因の観察

安静臥床による腰痛の有無，睡眠状況，環境（騒音，照明など）に対するストレスの有無などを確認する。

❻ 検査データの推移

Hb，Plt，フィブリノゲン，D ダイマー

3 | 薬剤の確実な投与

▶ 降圧薬および麻薬性鎮痛薬の確実な投与　厳重な血圧コントロールが本治療の鍵となる。そのためには，積極的な疼痛コントロールも必須である。

▶ 補液の準備，輸液ルートの確保・管理　解離の進行や破裂によりショック状態となった場合には，輸血および補液，昇圧薬使用などの迅速な対応が求められる。

4 | 患者教育

患者が疾患や治療内容，今後の見通しを理解できるよう，患者の病態や理解度に合わせ繰り返し説明を行う。必要時，医師からも再度説明をしてもらえるよう調整していく。

#2 急性疼痛

1 看護目標

- 疼痛が増強せずコントロールできる

2 痛みの評価と薬剤の確実な投与

❶痛みの評価

痛みの持続は血圧上昇の要因となるため，疼痛コントロールは積極的に行っていくことが大切である。患者に痛みの程度を NRS で表現してもらい，痛みとそれに対する鎮痛の評価を行う。解離の進行には痛みを伴うことが多く，痛む部位の推移には十分注意し観察する必要がある。

一方で，安静による腰痛の影響もある。そのため NRS の数値のみでなく，痛みの部位や範囲，痛みの種類（鈍い・鋭い・皮膚表層・内部など），腰痛の既往，発症時の痛みと比べてどうかなど，さらに詳細に患者から情報を得て判断していく必要がある。患者の表情や動きも併せて評価する。

❷麻薬性鎮痛薬の確実な投与

鎮痛薬は麻薬が使用される。厳重な血圧コントロールが本治療の鍵となり，そのためには，積極的な疼痛コントロールが必須である。

3 安楽ケア

長期にわたる安静臥床により腰痛が生じやすい。腰痛の既往の有無を確認し，患者と相談しながらベッドマットの変更，背部へのバスタオルや枕の挿入の検討，マッサージや湿布の貼付などを行い，積極的に腰痛の予防および症状の緩和に努める。また患者は，動くことにより解離が進行するのではないかという不安・恐怖から過度な安静になってしまうことがある。リハビリテーションのプロトコルに合わせて具体的にどの程度動けるのか，ていねいに安静度について説明していく必要がある。

過度な安静に伴う同一体位による苦痛の緩和に努める。加えてモニターのアラーム音などの音量の調節，照明の調節，日時がわかるよう時計の設置，リハビリテーションプロトコルの安静度に合わせ許可が得られた段階でテレビやラジオの設置を行い，環境的な安楽も提供する。

4 患者教育

特に高齢患者は，鎮痛薬使用に対する抵抗感があったり，この程度の痛みは仕方がないと我慢してしまう傾向がある。鎮痛および痛む部位の推移を評価することの重要性を説明

し，痛みは我慢せず教えてもらうよう伝えていく。

#3　ガス交換障害

1 | 看護目標

- ガス交換能が維持できる

2 | 呼吸状態の評価

❶バイタルサインの観察

急性大動脈解離に伴い，発症後徐々に反応性に胸水が貯留してくる。呼吸数や呼吸パターン，SpO_2，呼吸音聴取，胸部X線，採血結果による炎症反応の推移などに注目し，ガス交換障害に注意する。

また低酸素血症の進行に伴い，せん妄を発症する場合があるため，意識レベルの変化に注意する必要がある。せん妄評価ツール（CAM-ICUなど）を使用してせん妄をアセスメントし，身体症状の悪化の早期発見に努める。

❷ガス交換能を最大限維持するための看護ケア

反応性の胸水だけでなく，安静による無気肺も生じやすく，安静度の範囲内でヘッドアップや体位変換を行い無気肺の予防に努める。酸素化を評価しつつ，必要時酸素投与を行っていく。低酸素血症の進行により必要酸素量が増える場合には，一時的に気管挿管を行い人工呼吸器管理となることもある。

胸水貯留の程度と合わせ，腎機能や尿量の推移にも注目する。バランスコントロールのために利尿薬を投与する場合がある。

#4　治療の見通しおよび死への不安

突然の発症により緊急入院となり，患者の理解が追いつかないまま検査や治療が進んでしまう場合が多い。さらに解離の範囲によって症状が多岐にわたるため，疾患や治療に対する不安，先がみえないことへの不安を生じやすい。また，本疾患は激痛を伴うこともあり，死への恐怖・不安も生じやすい。そのため，まずは疼痛緩和をしっかり行ったうえで，患者の思いを傾聴しつつ，患者の理解度に合わせて繰り返し説明を行う。今後の見通し（治療計画やリハビリの進め方など）を指示するなどのケアが求められる。

F　家族へのケア

突然の発症であり，家族も動揺していることが多い。患者への説明と同様に家族に対しても，現在の状態，大動脈解離の病態，今後の見通しについて，段階を追って説明してい

く必要がある。医師からの説明を受ける際の家族の反応や表情などに注目し家族の理解度を査定し，必要時，看護師からも追加説明を行っていく。家族構成の情報を得ながら，キーパーソンや家族間のサポート状況を把握し，家族のニード（「患者のそばにいたい」「病状を知りたい」「疲労がたまってきており休息をとりたい」など）をとらえ看護ケアにつなげていく。

クモ膜下出血

A 病態

1. 疾患概念

脳と脊髄は，硬膜・クモ膜・軟膜の3層の髄膜に包まれている（図2-6）。クモ膜下出血（sub-arachnoid hemorrhage：SAH）とは，クモ膜と軟膜の間のクモ膜下腔に出血した病態の総称である。

わが国はSAHの発症率が高く，男女比は1：2と女性に多い。男性は50歳代，女性は70歳代がピークである。危険因子として，喫煙，高血圧，過度の飲酒があげられる。

2. 原因

クモ膜下腔を走行する主幹動脈に形成された脳動脈瘤（のうどうみゃくりゅう）の破裂によるものが最も多く，ほかに脳動脈奇形や頭部外傷が原因の場合もある。脳動脈瘤とは，脳動脈の一部が囊状または紡錘状に膨らんだものであり，好発部位は主幹動脈の分岐部である（図2-7）。

3. 病態生理

SAH発症時は脳出血で直接的に脳組織の破壊が生じる病態とは異なり，動脈瘤破裂に伴う頭蓋内圧亢進による脳虚血や脳への圧迫が1次性脳侵襲となる。それに引き続き，動脈瘤の再破裂（再出血），さらに，遅発性脳血管攣縮（のうけっかんれんしゅく），正常圧水頭症などが出現する。それぞれ発症日数により出現する時期が異なり，治療法も異なる。また，SAHによって呼吸や循環，電解質異常など全身状態への影響など，極めて多様な病態を呈する。

4. 症状・臨床所見

今までに経験したことのない**突然の激しい頭痛**が主症状で，「バットで殴られたような」「頭が割れるような」と表現される激烈な頭痛である。これに一過性の意識障害，悪心・嘔吐を伴うことが多い。軽症例では頭痛が軽度のこともあるが，重症例では，急激な頭蓋内圧亢進により意識障害や呼吸障害を呈し，そのまま死に至ることもある。

神経学的所見では，項部硬直，ケルニッヒ徴候などの髄膜刺激症状が特徴的である。これらは発症初期にはみられず，数日以内に発現し，1〜3週間持続することが多い。脳内出血を伴う場合を除き，麻痺（まひ）や失語などの局所神経症状

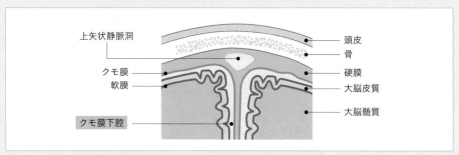

上矢状静脈洞
クモ膜
軟膜
クモ膜下腔
頭皮
骨
硬膜
大脳皮質
大脳髄質

図2-6 髄膜の構造とクモ膜下腔

を呈することは少ない。

重症度分類として，ハント - ヘス（Hunt-Hess）の分類（表2-3），世界脳神経外科学会連合（World Federation of Neurological Surgeons Committee；WFNS）の分類（表2-4）がある。

5. 検査・診断・分類

❶ 頭部CT

現病歴や症状からSAHが疑われた場合は，すぐにCT撮影を行う。正常なCT画像ではクモ膜下腔は黒く（低吸収域）撮影されるが，シルビウス裂，脳底槽など本来，低吸収域を描出する部位に，出血による高吸収域を認めた場合，SAHと診断する。脳底槽に五角形（ヒトデ型）に写るのが特徴的である。また脳内出血や急性水頭症などの診断も同時に行うことができる。

❷ 脳血管造影・3D-CTA

CTでSAHの診断がつけば，その原因となる動脈瘤の検索のために脳血管造影または3D-CTAの検査を行う（図2-8）。

❸ 腰椎穿刺

CTとMRI上でSAHを認めない場合でも，症状からSAHが強く疑われる場合は腰椎穿

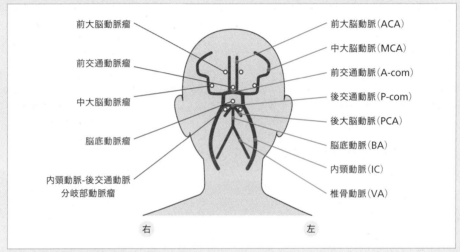

図2-7 脳動脈瘤好発部位

左図ラベル（右側）：
前大脳動脈瘤
前交通動脈瘤
中大脳動脈瘤
脳底動脈瘤
内頸動脈-後交通動脈分岐部動脈瘤

右図ラベル（左側）：
前大脳動脈（ACA）
中大脳動脈（MCA）
前交通動脈（A-com）
後交通動脈（P-com）
後大脳動脈（PCA）
脳底動脈（BA）
内頸動脈（IC）
椎骨動脈（VA）

右　左

表2-3 ハント - ヘスの分類

Grade I	無症状か，最小限の頭痛および軽度の項部硬直をみる
Grade II	中等度から強度の頭痛，項部硬直をみるが，脳神経麻痺以外の神経学的失調はみられない
Grade III	傾眠状態，錯乱状態，または軽度の巣症状を示す
Grade IV	昏迷状態で，中等度から重篤な片麻痺があり，早期除脳硬直および自律神経障害を伴うこともある
Grade V	深昏睡状態で除脳硬直を示し，瀕死の様相を示す

出典／Hunt, W.E., Hess, R.M.：Surgical risk as related to time of intervention in the repair of intracranial aneurysms, J Neurosurg, 28（1）：14-20, 1968. をもとに作成.

表2-4 WFNSの分類

Grade	GCS score	主要な局所神経症状（失語あるいは片麻痺）
I	15	なし
II	14〜13	なし
III	14〜13	あり
IV	12〜7	有無は不明
V	6〜3	有無は不明

出典／Report of World Federation of Neurological Surgeons Committee on a Universal Subarachnoid Hemorrhage Grading Scale, J Neurosurg, 68（6）：985-986, 1988. をもとに作成.

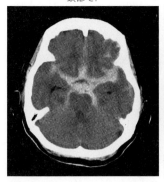
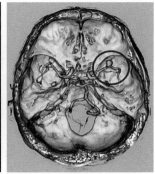

頭部 CT	3D-CTA

○印が動脈瘤

図2-8　クモ膜下出血と脳動脈瘤の頭部CTと3D-CTA画像

刺を行うことがある。ただし，頭部CTを必ず撮影し，頭蓋内圧亢進による脳ヘルニアの危険性がないことを確認する。正常な髄液は無色透明だが，SAHの場合，血性またはキサントクロミーの髄液が確認される。

6. 治療

❶初期治療

　初期治療の目的は，**動脈瘤の再破裂（再出血）の予防と頭蓋内圧の管理，呼吸・循環動態の管理**である。脳動脈瘤の再破裂は発症24時間以内，特に6時間以内が最も多いため，発症直後から十分な鎮痛・鎮静による安静を保ち，さらに降圧により再破裂を予防する。血腫や急性水頭症による頭蓋内圧亢進を認めた場合は，脳室ドレナージ術を行い頭蓋内圧の管理を行う。

　また，急激な頭蓋内圧亢進により交感神経系緊張による心肺合併症を起こすことがある。様々な心電図異常がみられ，多くの場合は自然軽快するが，致死性不整脈を呈することもあり，モニター管理や除細動などの処置が必要である。また，重症例では左室機能異常を起こすたこつぼ心筋症や，肺動脈圧上昇により血管透過性亢進が起こり，神経性肺水腫も合併しやすい。人工呼吸器や利尿薬の投与による治療を行い，呼吸・循環管理をする。

❷再破裂（再出血）予防と治療

　一度破裂した動脈瘤は再破裂しやすい。そのため，再破裂の予防が極めて重要であり，予防処置として，開頭による外科的治療あるいは血管内治療を行う。予防処置方法の選択にあたり，患者の臨床所見（重症度，年齢，合併症など）と動脈瘤の所見（部位，大きさ，形状など）を総合的に判断して治療方針が選択される。前述した重症度分類のGrade Ⅰ～Ⅲでは，年齢，全身合併症，治療の難易度などの制約がないかぎり，早期（発症72時間以内）に再出血予防処置を行うことが勧められている。重症例でも患者の状態に応じて再出血予防処置が検討される。

①**開頭による外科的治療**：破裂動脈瘤の再破裂予防処置として確立された治療法に，**脳動脈瘤頸部クリッピング術**がある。全身麻酔下で開頭を行い，動脈瘤の頸部を動脈瘤クリップで遮断する方法である（図2-9）。椎骨動脈の解離性動脈瘤では，解離した範囲をトラッピング術で治療する（図2-10）。ほかに動脈瘤の形状などによりクリッピングが困難な場合は動脈瘤壁を補強する脳動脈瘤被包術（ラッピング術）が行われることもある（図2-11）。脳内出血を合併している場合は，血腫除去術も併せて行い，また，脳浮腫の程度に応じて，開頭減圧術も考慮される。

②**血管内治療**：動脈瘤内に誘導したマイクロカテーテルを経由して，瘤内に微細なコイルを挿入・充塡し，動脈瘤の内腔を閉塞する**コイル塞栓術**がある（図2-12）。椎骨脳底動脈系，内頸動脈前床突起近傍部の動脈瘤が治療適応であるが，瘤の大きさが2mm以下の小動脈瘤には適応がない。また，75歳以上の高齢者や循環動態が不安定なときなど，開頭手術や全身麻酔のリスクが高い場合に選択される。

❸遅発性脳血管攣縮予防と治療

　遅発性脳血管攣縮は，SAH発症**4～14日目**

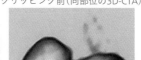
クリッピング前(肉眼像)　クリッピング前(同部位の3D-CTA)

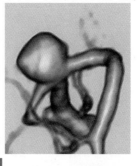

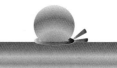
クリッピング術の
イメージ

クリッピング後　　　　クリッピング後

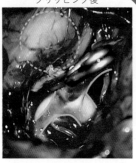

図2-9　クリッピング術

トラッピング術のイメージ

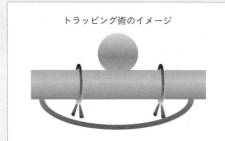

図2-10　トラッピング術

ラッピング術のイメージ

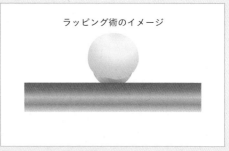

図2-11　ラッピング術

に起こる脳主幹動脈の可逆的狭窄であり，発症7〜10日目がピークである（図2-13）。いったん症候性の脳血管攣縮を生じると，早期に攣縮を解除しないと脳梗塞に移行することが多く，予防と早期発見，診断，治療が重要である。

　脳血管攣縮の発生機序は完全に解明されていないため，根本的な治療法はない。遅発性脳血管攣縮の重症度とクモ膜下腔の血腫量との間には相関関係があり，フィッシャー（Fisher）の分類で評価する（表2-5）。臨床症状としては，意識状態の悪化，運動麻痺や感

覚障害，失語など脳の虚血症状を呈する。

①**薬物療法**：全身薬物療法として，血管収縮を抑制できる Rho キナーゼ阻害薬であるファスジル塩酸塩（エリル®）やトロンボキサン A_2 合成酵素阻害薬であるオザグレルナトリウム（キリンボン®）を予防的に投与する。ファスジル塩酸塩は血管拡張作用のほかに，脳内のフリーラジカルを抑え，脳保護作用もある。オザグレルナトリウムは血小板凝集を抑制する効果があり，加えてトロンボキサン A_2 の産生を抑制することで血栓形成を予防し，脳血流の改善が得られることで遅発性脳血管攣

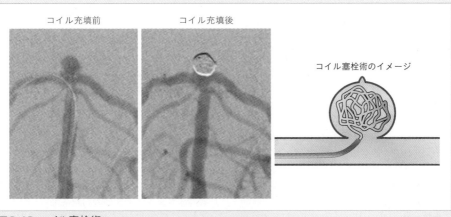

図2-12 コイル塞栓術

コイル充填前　　コイル充填後

コイル塞栓術のイメージ

発症時
（発症7〜10日目がピーク）

発症前　　　　　　　　　　　　　　　　回復時

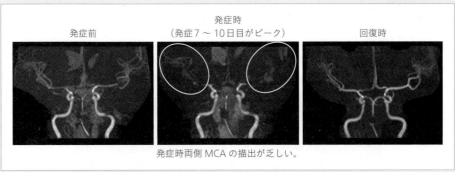

発症時両側 MCA の描出が乏しい。

図2-13 脳血管攣縮の血管画像

表2-5 フィッシャーの分類

Group 1	出血なし
Group 2	び漫性の出血で 1mm に満たないもの
Group 3	局在する血腫，あるいは厚さが 1mm を超えるもの
Group 4	び漫性の出血，あるいはクモ膜下出血はないが，脳内あるいは脳室内に血腫を伴うもの

出典／厚東篤生，他：脳卒中ビジュアルテキスト，第 3 版，医学書院，2010，p.148. Fisher, C.M., et al. : Relation of cerebral vasospasm to subarachnoid hemorrhage visualized by computerized tomographic scanning, Neurosurgery, 6（1）: 1-9, 1980.

縮の予防となる。

②**triple H 療法，hyperdynamic 療法**：遅発性脳血管攣縮と診断された場合，脳循環改善を目的に triple H 療法を行う。triple H とは，**循環血液量増加**（hypervolemia），**血液希釈**（hemodilution），**人為的高血圧**（hypertension）を組み合わせた治療法である。近年では，循環血液量を正常に保ち（normovolemia），心機能を増強させることによる脳循環障害改善法として hyperdynamic 療法も行われる。

③**血管内治療**：遅発性脳血管攣縮に対する血管内治療としては，パパベリン塩酸塩（パパベリン®）やファスジル塩酸塩などの血管拡張薬を使用した選択的動注療法がある。攣縮血管の拡張には有効であるが，効果持続時間が短いため繰り返し投与する必要がある。また，経皮的血管形成術（percutaneous transluminal angioplasty：PTA）があり，器械的血管拡張作用により，脳血流および症状の改善が期待できる。PTA は動注療法に比べて効果的で持続的であるが，血管解離や破裂による出血や閉塞に注意する必要がある。

④**電解質管理**：重症な SAH 症例では，電解質異常として**中枢性塩類喪失症候群**（cerebral salt wasting syndrome：**CSWS**）や**抗利尿ホルモン分泌異常症候群**（syndrome of inappropriate

secretion of antidiuretic hormone；**SIADH**）など
により，低ナトリウム血症を起こすことが多
い。CSWS は基本的に低張性脱水による低
ナトリウム血症のため，塩分補給と脱水の改
善が必要である。反対に SIADH は水中毒に
よる低ナトリウム血症であり，水制限を行う
ため，両者の鑑別が非常に重要である。いず
れも低ナトリウム血症の補正を行うととも
に，循環血液量を正常範囲内に保つために水
分出納管理を行う必要がある。

❹正常圧水頭症の治療

　遅発性脳血管攣縮期を脱してから数か月以
内に起こる合併症として，**正常圧水頭症**（nor-
mal pressure hydrocephalus；**NPH**）がある。原
因は，SAH により髄液の吸収路であるクモ
膜顆粒の炎症が起こり，髄液の吸収障害が生

じるためである。頭部 CT 上では，脳室拡大
を認め，進行すると脳室周囲の低吸収域を認
める。①**記銘力低下**，②**歩行障害**，③**尿失禁**
が 3 主徴である。水頭症を解除する目的で，
腰椎-腹腔短絡術（L-P シャント術）（図 2-14），脳
室-腹腔短絡術（V-P シャント術）が行われるが，
予後は良好である。

7. 予後

　SAH の重症度と転帰は相関しており，重症
度が高いほど死亡率は高い。機能障害の程度に
よっては社会復帰が可能な場合もあるが，生存
者のうち約 1/3 の患者が日常生活に介助を必
要とし，日常生活が自立していても，高次脳機
能障害などにより発症前の生活レベルまでの復
帰が難しい場合もある。

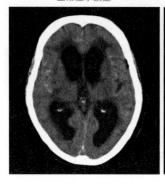 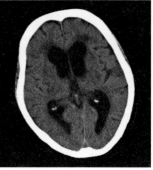

正常圧水頭症　　　　　　　　L-P シャント術後

図2-14 正常圧水頭症とL-Pシャント術後CT

B 事例紹介

1. 患者プロフィール

患者：A 氏，70 歳，女性
既往歴：高血圧（内服治療中）

2. 入院までの経過

　朝 6 時頃，排便中に突然の激しい頭痛を自
覚し嘔吐。夫に助けを求めたのち，意識を消失
し呼びかけにも応じなくなったため，救急搬送
された。
搬送時身体所見：救急搬送中に呼びかけに開眼

するようになり，病院到着時は受け答えできる
状態。頭痛は持続し，嘔吐を伴っている。項部
硬直軽度あり，麻痺なし，失語なし。
バイタルサイン：血圧 190/100mmHg，心拍数
78 回 / 分：洞調律，呼吸数 26 回 / 分：リズム
一定，SpO$_2$ 94 %（room air 下），体温 36.8℃

3. 検査

　頭部 CT 上，脳底槽から左シルビウス裂にか
けて SAH があり，3D-CTA により左中大脳動
脈瘤を認めた。

4. 診断

　左中大脳動脈瘤破裂による SAH。Hunt-Hess：Grade Ⅱ，Fisher：Group 3
治療方針：破裂左中大脳動脈瘤に対し，開頭クリッピング術が選択された。

5. 治療経過

再破裂予防時期：発症同日，開頭クリッピング術が施行され，術中は特に問題なく終了した。術後出血がないことを確認し，翌日よりファスジル塩酸塩の投与が開始となった。
脳血管攣縮期：術後，明らかな神経脱落症状の

出現もなく発症から1週間が経過した。発症8日目に失語，右上下肢麻痺が出現した。頭部MRI 上では脳梗塞は認めず，3D-CTA で左中大脳動脈の狭窄を認め，遅発性脳血管攣縮と診断された。脳血管攣縮に対し，triple H 療法，ファスジル塩酸塩の動注治療が行われ，失語，右上下肢麻痺の改善を認め，攣縮期を脱した。
正常圧水頭症出現時期：発症 20 日目から，記銘力の低下，歩行時のふらつきが出現し，頭部CT により正常圧水頭症と診断された。L-P シャント術を施行し，術後経過は問題なく，発症後約1か月で自宅退院となった。

C 情報収集とアセスメント

　事例紹介であげた A さんの情報を経過別（①再破裂予防時期，②脳血管攣縮期，③正常圧水頭症出現時期）に分けアセスメントのポイント（表2-6），また関連図（図2-15）を示す。

表2-6 情報収集とアセスメント

❶再破裂予防時期

	情報	アセスメント
呼吸	• 呼吸数 26 回 / 分でリズムは一定，room air 下で SpO₂ 94%，酸素開始 • 発症時，嘔吐後の意識障害 • 術前 X 線上，右下肺野に軽度陰影，肺水腫，心拡大は認めない	• 誤嚥性肺炎を併発していると考えられる。制吐薬の使用，体位調整を行い，誤嚥を予防する必要がある。 • 神経性肺水腫は否定的である。SAH 後の急性水頭症による呼吸状態の悪化に注意する。
飲食	• 最終食事は，前日の夕食 • 術前は嘔吐を伴っており，全身麻酔術前であり絶飲食，輸液管理	• 嘔吐を伴っており，誤嚥に注意が必要である。
排泄	• 尿量 400mL / 4 時間で流出 • 腹部膨満はなく，腹壁ソフト，腸蠕動音聴取可	• SAH 後の絶対安静のため膀胱留置カテーテルにより管理を行う必要あり。
姿勢 体位	• 頭痛，嘔吐あり，血圧 190 / 100mmHg • SAH 診断後，鎮痛薬と降圧薬の持続投与を開始し，血圧 100～120mmHg に管理 • 術前はベッド上絶対安静の指示 • 運動麻痺はなし	• SAH では，再破裂予防に鎮痛薬，鎮静薬，降圧薬を開始し，血圧管理を行っている。 → #1　動脈瘤再破裂のリスク • 術前は絶対安静，頭蓋内圧管理としてベッドアップ 30° を維持し，ベッド上でのADL 介入を行う必要がある。 → #2　安楽障害
休息 睡眠	• 発症直後は一時的に意識消失を認めたが，呼びかけに応じるようになっており，意識レベル JCS Ⅱ -10，質問には正答している • SAH 診断後，鎮痛薬，鎮静薬を使用し鎮静開始	• SAH によって一時的に頭蓋内圧亢進が起こり，意識障害を起こしたものと考えられる。 • 再破裂予防に鎮痛薬，鎮静薬を使用するため鎮痛，鎮静状態の評価が必要である。 → #1　動脈瘤再破裂のリスク
体温 循環	• 体温 36.8℃，血圧 190 / 100 mmHg • 心拍数 78 回 / 分　洞調律，術前心エコー	• 脳動脈瘤破裂に伴う著明な血圧上昇を認めるが，徐脈は認めない。

表2-6 （つづき①）

		情報	アセスメント
		で心機能は問題なし • 意識レベル JCS II -10, 瞳孔 3.0mm 同大, 両側対光反射あり	• 心電図上は洞調律であり, 心機能からたこつぼ心筋症の併発は認めない。 • 頭蓋内圧亢進に伴う脳ヘルニア徴候は認めず, 再破裂予防のために血圧管理を厳重に行う必要がある。 → #1　動脈瘤再破裂のリスク
清潔		• 開頭術前の洗髪実施	• 絶対安静のため ADL 介入が必要な状態である。
安全 危機回避		• CT 検査により SAH と診断 • 頭痛, 嘔吐あり, 血圧 190 / 100 mmHg • 意識レベル JCS II -10 • 緊急手術の方針	• 動脈瘤の再破裂の危険性がある。 • 緊急入院・手術に伴う混乱を最小限にするよう安全管理を行う必要がある。 → #1　動脈瘤再破裂のリスク
コミュニケーション		• 傾眠状態ではあるが質問には応じている • 鎮静後は人工呼吸で管理	• 鎮静レベルに応じたコミュニケーションの実施が必要である。 → #3　不安
職業 役割		• 救急搬送時は夫の付添いのみで, 病状と手術説明はキーパーソンの夫に実施	• 急激な発症や緊急手術に伴い, 夫の理解度が不十分だったり混乱している可能性があるため, 意思決定を迫らないようにする。 → #3　不安
学習		• SAH 発症について説明し, 理解が得られ, 治療に同意する	• 治療に同意は得られたが, 意識レベル II -10 であり, 緊急入院による混乱など理解が十分に得られていない可能性も考えられる。身体状況を確認しながら, 認識状況に応じた説明を実施する必要がある。 → #3　不安

❷脳血管攣縮期

	情報	アセスメント
呼吸	• 術後, CRP 15mg / dL と上昇あり誤嚥性肺炎と診断され, 抗菌薬治療開始 • 自己喀痰可能で肺野の副雑音消失, room air 下で SpO₂ 98% • 発症 8 日目には炎症反応低下, 胸部 X 線上も陰影は消失している	• 術前から誤嚥性肺炎を併発していたことにより, 感染による脳代謝の亢進, 水分出納への影響が考えられる。 • 検査結果や症状より誤嚥性肺炎の改善を認める。 → #4　SAH に対する遅発性脳血管攣縮
飲食	• 術後輸液は 2000mL / 日＋ファスジル塩酸塩 3 回 / 日投与開始 • 総輸液量 2300mL / 日 • 糖尿病の指摘はなかったが術前から血糖 200〜260mg / dL であり, スライディングスケールでインスリン投与開始 • 抜管し嚥下機能の問題なく軟菜食（1400 kcal）を開始するが, 食欲はなく, 摂取量は 2 割程度, 飲水は 500mL / 日程度 • TP 6.0g / dL, Alb 2.2g / dL, Hb 11g / dL, Ht 37% • 身長 155cm, 体重 53kg, BMI 22.1	• 必要摂取カロリーの 1400kcal の食事提供を行っているが, 摂取量が少なく, 栄養データも低下しており, 低アルブミン状態である。 • 脳血管攣縮予防のため適正な栄養状態を維持する必要がある。 • さらに, SAH 発症に伴うカテコールアミン値の上昇により高血糖をきたしている。 • 低アルブミンや高血糖は浸透圧を変化させ, 血管内水分に影響を及ぼすため, 水分出納管理とともに栄養管理, 血糖管理が必要である。 → #4　SAH に対する遅発性脳血管攣縮
排泄	• 膀胱留置カテーテル挿入により管理 • 尿量 3000〜4000mL / 日, 尿比重 1.008〜1.010 • 水分出納：− 200〜1200mL / 日 • 排便は 1 回 / 2 日, 普通便 • データ上：BUN 40mg / dL, Cr 0.5mg / dL, Na 130mEq / L, K 3.5mEq / L	• 尿量が亢進しており, 水分出納がマイナスに傾いている。 • Na 値の低下あり, SAH に伴う CSWS か SIADH の可能性がある。 • 頭蓋内圧亢進を助長する腹腔内圧の亢進は認めない。 → #4　SAH に対する遅発性脳血管攣縮

表2-6（つづき②）

	情報	アセスメント
姿勢 体位	・術後は麻痺なく経過し，リハビリテーション開始 ・発症8日目の朝食時に箸が持てず，黙っている ・呼びかけには「はい，はい……」のみ，四肢の筋力はMMT右上下肢2/5，左上下肢5/5であり左右差あり ・血圧160～170mmHg，心拍数68～72回/分	・クリッピング術後は麻痺なく経過していたが，発症8日目に失語症状，右上下肢麻痺が出現している。 ・水分出納，誤嚥性肺炎の併発，栄養状態の低下から血管内脱水となり，症候性血管攣縮をきたしていると考えられる。 →#4　SAHに対する遅発性脳血管攣縮
休息 睡眠	・術後のCTの結果により術後出血，水頭症なく鎮静中止 ・夜間は痛みのため「眠れない」と訴えあり，鎮痛薬内服中	・再破裂の危険性を脱したが，SAHによる頭痛が持続しており，睡眠に影響が出ている。 ・鎮痛薬の使用により疼痛管理を行い，休息がとれるようにする必要がある。 →#5　身体損傷のリスク
衣類／清潔	・発症8日目に麻痺が出現したため，寝衣交換介助 ・全身清拭，陰部洗浄を介助	・脳血管攣縮に伴う麻痺が出現しており，ADL介入が必要である。 →#6　セルフケア不足シンドローム
体温 循環	・体温37.5～38.5℃で経過し，解熱薬使用 ・解熱薬使用後，血圧30mmHgほど低下あり ・開頭創部に感染徴候なし，項部硬直軽度	・発熱は誤嚥性肺炎によるものが考えられる。 ・発熱は不感蒸泄を促進するため解熱する必要があるが，解熱に伴う血圧変動を起こしており，脳血流量の低下を招く危険性がある。 →#4　SAHに対する遅発性脳血管攣縮
安全 危機回避	・発症8日目の朝食時から，失語，右上下肢の麻痺出現 ・緊急CT，MRI検査の実施 ・緊急血管内治療の実施	・脳血管攣縮による失語，麻痺症状が出現している。 ・円滑に検査，治療が実施できるように患者説明と処置を行う必要がある。 ・神経症状の悪化に伴う混乱や転倒予防を行う。 →#5　身体損傷のリスク
コミュニケーション	・術後問題なく経過していたが，発症8日目に失語症状出現 ・発語は「はい，はい……」。口頭指示には応じている	・失語に伴うコミュニケーション障害があり，失語症状に応じたコミュニケーションの実施が必要である。 →#5　身体損傷のリスク
学習	・起こり得る経過や神経症状について理解良好である ・攣縮期の自己管理として，食事の摂取，水分の摂取を説明し理解が得られる	・脳血管攣縮期の身体状況を考慮しながら，セルフケアに必要な知識の提供を行うことで理解できている。 →#6　セルフケア不足シンドローム

❸正常圧水頭症出現時期

	情報	アセスメント
排泄	・発症15日目に膀胱留置カテーテル抜去 ・トイレで排泄可能であったが，失禁がみられはじめる	・発症20日目の失禁であり，正常圧水頭症が考えられる。 →#7　SAH正常圧水頭症
姿勢 体位	・歩行は安定していたが，発症20日目からふらつきを認め，小刻み歩行である	・脳血管攣縮期を脱した発症20日目の歩行障害であり，尿失禁，記銘力の低下もあることから正常圧水頭症が考えられる。 →#7　SAH正常圧水頭症
衣類／清潔	・麻痺の改善に伴い，寝衣交換は見守り ・尿失禁に伴い，寝衣汚染が多い	・脳血管攣縮期を脱し，麻痺などの機能障害の出現はなく，ADL向上に向けて介入する必要がある。
安全 危機回避	・歩行時のふらつき，小刻み歩行 ・失見当識，記銘力低下	・歩行状態から正常圧水頭症が考えられる。 ・歩行状態の悪化，失見当識状態から転倒，

表2-6（つづき③）

	情報	アセスメント
	• 尿失禁	転落の危険性が考えられる。 → #7　SAH 正常圧水頭症 → #8　シャント機能不全のリスク
コミュニケーション	• 失語症状は改善しているが，失見当識があり，会話のつじつまが合わないことがある • 面会の夫と談笑	• 失見当識に伴うコミュニケーション障害がある。 • 夫とのコミュニケーションはとれている。
職業 役割	• 夫は健康体，子ども 2 人は独立して他県に住んでいる	• 協力者は夫のみで，生活復帰ができるように早期から退院支援を行う必要がある。
学習	• 失見当識出現	• 認識力の低下を認めているため，必要なセルフケアなどの自己管理が困難であり，介入を要する。 → #9　非効果的自己健康管理

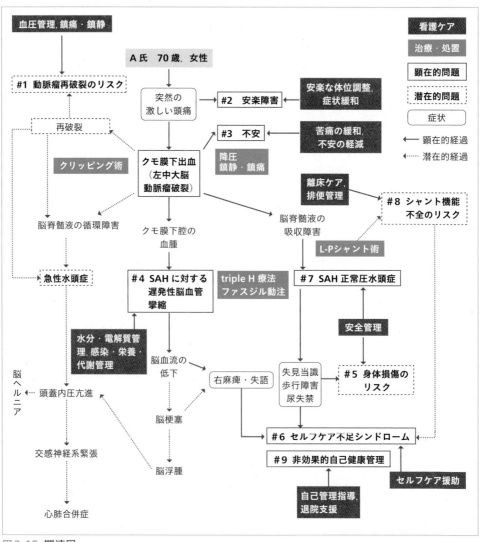

図2-15 関連図

D 看護問題

❶ 再破裂予防時期

#1 動脈瘤再破裂のリスク

#2 安楽障害

#3 不安

❷ 脳血管攣縮期

#4 SAH に対する遅発性脳血管攣縮

#5 身体損傷のリスク

#6 セルフケア不足シンドローム

❸ 正常圧水頭症出現時期

#7 SAH 正常圧水頭症

#8 シャント機能不全のリスク

#9 非効果的自己健康管理

E 患者への看護ケア

　SAH 発症後の急性期は異常の早期発見，早期対応により重篤化を回避することが看護ケアとして優先度が高く，急性期を脱したのちは，生活復帰，社会復帰に向けて日常性を少しずつ取り戻すための時期であり，そこを目標にした看護ケアが重要となる。そのため，ここでは急性期の合併症予防として優先度の高い #1 と #4，急性期を脱したのちの回復支援として #9 に関する看護ケアについて述べる。

#1　動脈瘤再破裂のリスク

1 看護目標

- 血圧を 140/90mmHg 以下で維持できる

2 異常の早期発見

　頭蓋内圧亢進や再破裂の危険性を念頭に置き，モニター管理下で経時的に状態の観察を行う。症状の変化があれば再破裂の可能性を考え，医師に報告して対応する。

❶ 意識状態の観察

　ジャパン・コーマ・スケール（Japan Coma Scale；JCS），グラスゴー・コーマ・スケール（Glasgow Coma Scale；GCS）を用いて評価する。

再破裂の危険性がある間は，意識レベル確認時に痛覚などの刺激は与えない。鎮静薬を使用する場合は，Richmond Agitation-Sedation Scale（RASS）で鎮静度を評価する。

❷バイタルサインの観察

血圧，脈拍，熱型（ねっけい），呼吸状態（回数，呼吸パターン・深さ），SpO₂，心電図波形を評価する。特に血圧上昇は再破裂を引き起こす危険性があるため，注意して観察する。

❸頭蓋内圧亢進症状の観察

意識状態，バイタルサインとともに，瞳孔，対光反射，頭痛，嘔吐（おうと）の有無を評価し，意識障害の悪化，瞳孔不同（散大），対光反射鈍麻（消失）を認めた場合は，頭蓋内圧亢進（とうがいないあつ）を疑う。

3 | 鎮痛・鎮静

刺激を避けるため部屋は暗く，静かな環境を提供する。SAHに伴う頭痛を認めることが多く，血圧上昇に影響を及ぼすため，医師の指示に従い十分な鎮痛・鎮静を行い，ADL全介助のもとで絶対安静を保つ。

4 | 血圧管理

再破裂予防として厳格な血圧コントロールを行う。重症例においては不用意な降圧は脳血流の低下を招くおそれもあり，降圧薬投与は医師の指示のもと，慎重に行う必要がある。

5 | 呼吸管理

意識状態や呼吸状態によっては気管挿管，人工呼吸器装着により管理する。発症時の嘔吐や意識状態により誤嚥（ごえん）を起こしている場合があり，SpO₂値の低下がないよう酸素療法を行い，呼吸ケアを実施する。

6 | 不安の軽減

突然の発症，入院・手術という急激な変化は，患者に動揺を与える。意識状態が保たれている場合は，頭痛などの身体的苦痛も大きく，今後どうなるのかという不安も大きい。患者の精神的状況を観察し，現状理解の程度や反応を確認しながら必要な説明を行い，動揺や不安の軽減に努める。

#4　SAHに対する遅発性脳血管攣縮

1 | 看護目標

- 水分出納がプラスバランスで維持でき，脳血管攣縮（れんしゅく）を予防できる

2　異常の早期発見と脳血管攣縮予防のための看護ケア

　脳血管攣縮による脳虚血状態を早期発見するために脳虚血症状（表2-7）やバイタルサインの観察を経時的に行う。虚血症状出現時は速やかに医師に報告し対応する。

❶水分・電解質管理

　脳循環を維持するために，水・電解質バランスを是正し水分出納をプラスバランスに維持する。尿量の増加や発熱などの不感蒸泄に注意し，マイナスバランスに傾いたときは，医師の指示どおり輸液負荷を行う。ナトリウム（Na）値の低下を認めた場合は，中枢性塩類喪失症候群（CSWS）と抗利尿ホルモン分泌異常症候群（SIADH）の鑑別を行い，病態に応じて輸液負荷やNa負荷，または水分制限を行う（表2-8）。

　輸液負荷による循環血液量増加やNa負荷により心不全を併発することがあるため，心不全徴候の観察も行う。

❷感染・栄養・代謝管理

　炎症反応高値，低栄養状態，高血糖は体液循環に大きく影響する。呼吸器合併症や尿路感染症などの感染が疑われる場合は，抗菌薬投与，解熱ケア，感染ケアを行う。栄養管理では患者の食事摂取状況を確認し，補食の追加や経管栄養の併用などを行い，適切な栄養状態が維持できるようにする。

3　脳血管攣縮症状出現時の看護ケア

　脳虚血症状がみられる場合は，脳血管攣縮を強く疑い，速やかに医師に報告し，指示のもとtriple H療法を開始する。また，血管内治療の実施を想定し，スムーズに治療ができるように準備を整える。

4　安全管理

　術後は各種デバイス（輸液ルート，チューブ，ドレーンなど）が多く留置されている。また，

表2-7　破裂動脈瘤発生部位と主な虚血症状

発生部位	症状
内頸動脈-後交通動脈分岐部（IC-PC）	動眼神経麻痺（複視，瞳孔散大，眼瞼下垂）
前交通動脈部（A-com）	精神障害，下肢麻痺，尿崩症
中大脳動脈部（MCA）	片麻痺，構音障害，失語，感覚障害，意識障害
椎骨（VA）・脳底（BA）	意識障害，麻痺，眼球運動障害，小脳症状，嚥下障害

表2-8　CSWSとSIADHの鑑別

	CSWS	SIADH
循環血液量	低下	正常～上昇
脱水	あり	なし
中心静脈圧	低下	不変～上昇
治療	補液と塩分補給	水制限

攣縮による虚血症状出現時には，意識障害や麻痺などの機能障害が各種デバイスの自己抜去や転倒・転落につながる危険性がある。患者の状態の観察とともに療養環境の調整を行い，さらに十分な説明と同意のもと医療行為を安全に提供できるように，適宜行動制限を行う必要がある。

5 | ADL介助，セルフケア指導

虚血症状出現時は，その機能障害の程度に応じたADL介入を行う。脳血管攣縮期は症状が変化する時期であり，日々の機能障害を評価し理学療法士，言語聴覚士などと情報共有をしながらADLが維持できるようにかかわっていく。さらに，食事摂取や飲水，排尿管理などセルフケアに必要な知識の提供を行い，合併症予防や回復に向けた自己管理ができるように指導を行っていく。

#9　非効果的自己健康管理

1 | 看護目標

- 安全にシャント手術を受け，術後の自己管理ができる
- 残存機能を維持し，生活復帰，社会復帰に向けてセルフケアが実施できる

2 | 異常の早期発見

正常圧水頭症の症状がみられた場合には，CTでの脳室拡大の程度やタップテストの効果から判断しシャント術が施行される。シャント術後は低髄圧症状の出現に注意し，症状が強く出る場合や持続する場合は，シャント圧調整の必要性について医師と相談する。また，シャント不全に伴う水頭症症状の再燃に注意し観察を行う。

3 | シャント術後の自己管理に向けた指導と看護ケア

シャント術の効果を得るために，低髄圧症状を確認しながら，離床を開始する。体位による症状の変化について指導し，離床時間を少しずつ延長できるように離床スケジュールを患者と共に考え行動化できるように支援する。また，シャント不全予防の一つとして排便管理の必要性を指導し，排便状況に応じて緩下剤の使用について説明する。

さらに，生活復帰，社会復帰に向けて患者自身が自己の機能障害について認識し，残存機能を維持，向上できるようにリハビリテーションを継続する。そして，機能障害に応じたセルフケアの方法について指導し，必要時には家族の協力も得ながら生活機能の獲得に向けてケアを行っていく。

4 | 退院支援

入院時から退院に向けた情報収集を行う必要がある。病状経過や回復の予測をもとに退院先の検討を行い，必要時には，社会資源の活用も考慮する。看護師は，医師・リハビリスタッフ・医療ソーシャルワーカー（medical social worker：MSW）と連携し，情報共有をしながら退院支援を行っていく必要がある。

Ｆ 家族へのケア

SAH は壮年期の働き盛りの年代に好発し，突然発症することが多い。現在でも死亡，あるいは重篤な後遺症を残すおそれのある治療困難な疾患であるため，患者はもちろん，家族も精神的な混乱をきたす。家族の心理的特徴を理解し，家族の思いを把握して精神的な看護ケアを行うことは，とても重要である。

1. 発症時から術後のケア

SAH 発症時は，急な出来事であるため家族は現状をどう受け止めたらよいかわからない状態にある。患者の容態が悪いほど，家族も危機的状況に陥る。SAH という病気に対して準備するための時間もなく，患者が意思決定できない場合は，治療を受ける意思決定を家族が行う必要があり，精神的な負担が大きい。そのため，医師からのインフォームドコンセントが行われる場合には看護師も同席し，家族の状況に応じた意思決定支援を行う。

患者が手術を乗り越え，再出血の危険性が低下したのちも，家族は脳血管攣縮期である2週間は気の休まることのない時間を過ごす。さらに，攣縮症状により急激な病状の悪化や機能障害の悪化を目の当たりにすることもある。

看護師は家族の不安定な気持ちの過程を理解し介入していくことが求められる。患者のケアをていねいかつ正確に行い，異常の早期発見，早期対応に努めることが，家族の安心感につながる。

2. 退院に向けたケア

急性期を脱したあとも患者が麻痺や失語，高次脳機能障害などの機能障害を後遺症として残すことになった場合，身体機能の変化だけでなく，認知機能障害により仕事や家庭における役割を喪失するなど，社会的役割に大きな変化が生じる。役割変化が大きいほど，家族は新しい生活環境にどのように適応していけばよいのか，役割変化をどのように受け入れていけばよいのかなど，孤独感や焦燥感に苛まれることも多い。看護師として，家族が気持ちや思いを表出できる環境づくりを行うことが大切である。さらに医師や MSW，リハビリスタッフと情報を共有し，家族が退院後の生活も不安なく過ごせるように，チームでかかわっていくことが重要である。

IV 熱傷

A 病態

1. 疾患概念

熱傷とは，主として熱によって生じた生体の傷害である。

2. 誘因・原因

熱傷は，高温の熱や低温の熱，化学物質，高圧電気，雷，放射性物質，摩擦によって起こる。高温の熱傷には，火災やたばこなどによる火炎熱傷やガス爆発などの甚大な熱エネルギーによる爆発熱傷，熱湯や高温浴槽による熱湯熱傷，高温のストーブや鍋などによる接触熱傷などがある。

低温熱傷・凍傷は，電気アンカや湯タンポなどとの長時間接触や，雪山などでの寒冷への長時間曝露によって生じる。化学熱傷は，酸やアルカリなど化学薬品への曝露によって生じる。そのほかに，高圧電気に接触することによる電撃症，落雷による雷撃症，放射線被曝による放射線損傷，摩擦熱による摩擦損傷がある。

3. 病態生理

熱傷深度（burndepth；BD）と熱傷面積（total body surface area；%TBSA）によって，病態は大きく異なる。病期として，①ショック期，②**refilling 期**，③感染期，④回復期に分類できる。

❶ ショック期

受傷後 24 ～ 48 時間以内に生じる。受傷直後から皮膚のバリア機能が低下するために熱傷創から大量の細胞外液を喪失，不感蒸泄の増加を生じる。同時に血管透過性が亢進するため，血漿は血管外に漏出して組織間質で非機能的細胞外液としてサードスペースといわれる組織間に貯留する。さらに，水分だけでなく同時にたんぱく質も喪失するため，循環血液量の減少に伴い，前負荷が低下し心拍出量・血圧・脈圧の低下，尿量減少などの循環障害が生じる。

❷ refilling 期

受傷後 48 ～ 72 時間程度で生じる。ショック期の組織間質での非機能的細胞外液の貯留が急速に回復し，血管内に refilling することで急激な心拍出量の正常化が起こる。そのため，尿量の著明な増加がみられる。

❸ 感染期

受傷後 1 週間程度から始まる。皮膚を喪失することによるバリア機能の破綻に加え，大量の体液の喪失や過大侵襲に伴う各臓器の予備能の低下，宿主免疫の低下，栄養状態の低下によって易感染状態を招く。そのため，熱傷創からの感染だけでなくカテーテル関連血流感染などが起こりやすく，敗血症や多臓器障害などの重篤な状態に移行しやすい。

❹ 回復期

熱傷創が閉鎖され社会復帰に向かう時期である。熱傷面積や深度，部位，治療経過によって瘢痕や ROM の制限などの機能障害に加え，整容上の問題に対処する必要がある。

4. 症状・臨床所見

熱傷深度は，Ⅰ～Ⅲ度で示される。

❶ Ⅰ度熱傷

表皮のみの損傷で発赤を呈し，痛みと熱感を伴う。通常 3 ～ 4 日間で治癒し，瘢痕は残さない。

❷ Ⅱ度熱傷

真皮までの熱傷で水疱を形成し，強い痛みと灼熱感，知覚鈍麻を伴う。浅達性と深達性に分かれる。浅達性熱傷は，真皮がピンク色を呈し，基底層の一部や毛包内に表皮細胞が残存するため，10 ～ 15 日間で瘢痕を残さずに治癒する。深達性熱傷は，真皮が白色を呈し，幹細胞も傷害を受けており瘢痕を残し治癒に 3 ～ 4 週間を要する。

❸ Ⅲ度熱傷

真皮全層が傷害されており壊死しているため，感覚神経も損傷し無痛である。白色から炭化を呈する。植皮術を施行しないと治癒しないため，治癒に 1 ～ 3 か月を要する。

5. 検査・診断・分類・予後

熱傷面積は，成人であれば 9 の法則，小児

であれば 5 の法則，ランド‐ブロウダー（Lund-Browder）の法則で推定される。この熱傷面積から熱傷指数（burn index：BI）を算出する。BI＝Ⅲ度熱傷面積＋1/2×Ⅱ度熱傷面積で 10 〜 15 以上が重症とされる。

また，予後熱傷指数（prognostic burn index：PBI）は，BI に年齢を加えた指標である。PBI＝BI ＋年齢であり，高齢者のリスクを評価できる。

熱傷重症度指数（abbreviated burn severity index：ABSI）は，熱傷面積と年齢，性別，Ⅲ度熱傷および気道熱傷における代表的な予後推定因子によって重症度を 6 段階で示したものである。合計スコアによって生命危険度や予後生存率が示される。

6. 治療

❶ ショック期

循環血液量を維持するために大量輸液が行われる。初期輸液開始後は，0.5mL/kg/ 時間以上の尿量を指標に輸液量を調節することも推奨されている。

❷ refilling 期

心不全や肺水腫を起こすことなく適切な循環動態を維持する体液量の管理が行われる。

免疫や栄養状態の改善，合併症の治療も行われる。

❸ 感染期

感染を予防する適切な熱傷部処置と人工呼吸器関連肺炎，バクテリアルトランスロケーション（bacterial translocation：BT），各種デバイス（輸液ルート，チューブ，ドレーンなど）に合併する感染などを予防する。標準予防策を徹底し，熱傷創の清潔管理，全身的抗菌化学療法や投与，治療的抗菌薬投与が行われる。

❹ 回復期

侵襲に打ち勝つための栄養管理と社会復帰に向けたリハビリテーションが行われる。

熱傷部の治療には，手術と局所治療がある。深達性熱傷や広範囲熱傷の場合には手術が行われる。その方法は，時期によって超早期手術（受傷後 48 時間以内），早期手術（受傷後 5 〜 7 日以内），晩期手術（受傷後 7 日以降に行う）がある。局所治療は，Ⅱ度以下の熱傷で行われる。使用される外用薬は，創部の保護や焼痂（しょうか）の浸軟と除去，仮痂形成の促進，肉芽（にくげ）形成の促進，感染予防と治療で選択される。また，創傷被覆材（ひふくざい）は適切な湿潤環境を保持し，細菌感染を予防，再生上皮の維持のために選択される。

Ⓑ 事例紹介

1. 患者プロフィール

患者：A 氏，75 歳，男性
既往歴，家族歴，アレルギー，生活歴：特記すべき事項なし
家族構成：妻（68歳），長男（42歳），次男（39歳），長女（35歳）で，子どもは独立し，それぞれ家庭を築いている。

2. 入院までの経過

料理をしていた際にガスコンロの火が毛髪に引火し衣類に広がり，直ちに水をかぶり脱衣した。その後，帰宅した妻により救急要請され，救命救急センターに搬送された。

3. 搬入時の状態

❶ 身体所見

意識レベル：ジャパン・コーマ・スケール（JCS）

0 で救急車より独歩で移動した。

バイタルサイン：血圧 138 / 76mmHg，脈拍 85 回 / 分，体温 35.3℃，呼吸数 17 回 / 分，経皮的動脈血酸素飽和度（SpO₂）99%（酸素投与なし）

その他：口腔内に煤なし，呼吸困難なし，両鼻腔鼻毛の焼失なし，両手関節に痛みあり

熱傷範囲と熱傷深度：頭部にⅢ度 2%，頸部にⅢ度 1%，胸部にⅢ度 9%，背部にⅢ度 9%，右上肢にⅡ度 1.5% とⅢ度 4%，左上肢Ⅲ度 4% であった。

熱傷面積：30.5%

BI：Ⅲ度熱傷面積 29% ＋ 1/2 ×Ⅱ度熱傷面積 1.5% ＝ 29.75

PBI：年齢 75 歳＋ BI 29.75 ＝ 104.75

経時的な尿量を観察するために膀胱留置カテーテルを挿入すると，赤褐色の尿が流出した。

❷血液データおよび血液ガスデータ

いずれも表2-9および表2-10のような推移をみせた。

❸初期治療

静脈路を2か所確保し，パークランド（Parkland）法により輸液量4mL×（全身の）熱傷面積30.5%×体重54kg＝乳酸リンゲル液6588mLを24時間で投与し，そのうち1/2の量を受傷から8時間以内に投与するため1000mL/時間で投与を開始した。膀胱留置カテーテルを挿入後，時間尿量の測定を開始した。熱傷部を洗浄後にジメチルイソプロピルアズレン（アズノール®軟膏）を塗布した。熱傷部の処置は，右上肢のみ痛みの訴えがあったが，ほかの部位は痛みがなかった。

動脈ラインと中心静脈カテーテルを挿入し，ICUに入室した。

❹今後の治療方針

現在のショック状態を回復するために大量輸液を行う。ショック状態が改善すれば，感染のリスクが少なく循環動態が比較的安定した48時間以内に，熱傷による悪影響を回避する目的で超早期手術を施行する。A氏の手術開始予定時間は，受傷後24時間であった。その後の治療は，感染対策を行い易感染状態から回避する治療を行う。感染が確認されれば抗菌薬投与を行う。また，熱傷部の壊死組織は適時デブリードマンを行い感染予防をする。さらに，今後数回に分けて植皮術を繰り返す予定である。

表2-9 血液データの推移

検査項目	単位	基準値	搬入時	14時間	24時間	第3病日	第8病日	第13病日	第16病日	第20病日	第31病日	第47病日	第54病日
WBC	$10^2/\mu L$	35〜90	81	44	26	15	48	69	43	79	49	102	138
FDP Dダイマー			3.3	3.4	2.5	3.2	3.2	6.7	8.8	6.7	5.5	−	−
Hb	g/dL	14.0〜18.0	12.2	10.7	8.4	9.2	7.5	8.9	8.2	7.9	8.9	8.1	8.9
Plt	$10^4/\mu L$	15〜35	23.9	13.2	7.2	10.8	8	4.4	3.7	4.6	16.8	23.6	29.2
Na	mEq/L	135〜145	130	135	135	132	136	154	160	159	153	153	139
K	mEq/L	3.5〜4.5	4.6	4.5	4.6	4.8	4.2	4.6	4.6	4.3	4.8	4.4	4.7
Cl	mEq/L	98〜108	99	106	105	104	105	120	124	121	121	116	107
BUN	mg/dL	8〜20	15	14	13	12	33	51	49	54	40	44	40
Cr	mg/dL	0.5〜1.0	0.66	0.47	0.47	0.48	0.69	0.83	0.84	0.99	0.96	0.68	0.65
Alb	g/dL	4.0〜5.0	3.2	1.3	1.8	1.2	1.6	1.6	1.5	1.6	2.1	1.5	1.8
CRP	mg/dL	0.1以下	0.25	0.948	2.79	10.13	22.57	20.39	17.1	20.71	11.13	20.75	6.78

表2-10 血液ガスデータの推移

検査項目	単位	基準値	搬入時	9時間	第2病日	第3病日	第8病日	第13病日	第16病日	第20病日	第31病日	第47病日
pH		7.35〜7.45	7.377	7.34	7.371	7.525	7.451	7.448	7.472	7.499	7.446	7.448
$Paco_2$	mmHg	35.0〜45.0	34.6	36	38.6	28.9	33.3	38.2	37.6	38.9	35.7	37.9
Pao_2	mmHg	80以上	103.8	86.9	118.8	95.6	77.8	70.6	86.7	59.3	97.6	77.2
HCO_3^-	mEq/L	20〜26	19.9	19	21.9	23.3	22.6	25.9	26.9	29.6	24	25.7
BE	mmol/L	−3.3〜2.3	−4.6	−6.1	−3	0.9	−1.1	1.8	3	5.9	0.1	1.6
Lac	mmol/L	0.56〜1.39	36	30	12	17	15	14	17	18	8	9

C 情報収集とアセスメント

　A氏の熱傷は，PBI 104.75で予後不良，ABSI 7で生命危険度moderately severe，予測生存率80～90％，アルツ（Artz）の基準（診療施設の判断基準）で重症熱傷に該当する。熱傷部の処置では，右上肢以外に痛みを訴えることがなく，熱傷深度がⅢ度で感覚神経も焼失し無痛であると考えられる。尿の性状も赤褐色を呈しており，腎機能障害を合併する危険性がある。また，胸部と背部が全周性にⅢ度熱傷であり末梢循環不全や呼吸障害をきたし，減張切開を必要とする可能性があった。

　A氏は，重症熱傷の受傷を契機に免疫反応が活性化され，その後に続く過剰な炎症反応や障害された組織から生体を守り恒常性を維持するために特異的な反応として示される**全身性炎症反応症候群**（systemic inflammatory response syndrome；**SIRS**）の危険性があった。SIRSは，熱傷の受傷度に依存し，ショックや**播種性血管内凝固症候群**（disseminated intravascular coagulation；**DIC**），**急性呼吸窮迫症候群**（acute respiratory distress syndrome；**ARDS**），**多臓器機能障害**（multiple organ dysfunction syndrome；**MODS**），感染の合併などをきたしやすい。A氏のICU入室中の経過を示す（図2-16）。

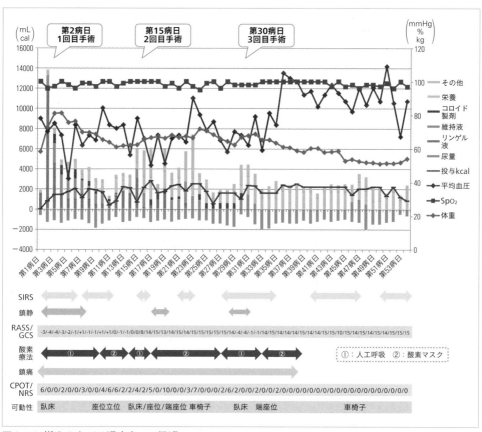

図2-16 搬入からICU退出までの経過

A氏は，ショック期，refilling期，感染期，回復期の全過程において痛みや急性混乱，ボディイメージの混乱をきたしやすい状態であった。同時に家族は，自責の念をもち，悲嘆の看護や家族役割において看護ケアを提供する必要があった。

A氏についてアセスメント（表2-11）と関連図（図2-17）を示す。

表2-11 情報収集とアセスメント（抜粋）

❶ショック期

領域	情報	アセスメント
栄養	絶食 アルブミン搬入時 3.2g/dL，受傷 14 時間後 1.3g/dL	広範囲熱傷による皮膚組織喪失によって体液成分の喪失と循環動態を維持する目的の輸液によって希釈され，低アルブミン血症をきたしていると考えられる。また，受傷直後から過大侵襲に伴う基礎代謝量の増大のため体たんぱく異化亢進などによる消耗をきたすことが予測され，窒素バランスの推移を経時的に観察し必要エネルギー量を補うことを目標に栄養投与を行う必要がある。
排泄と交換	• 搬入時は呼吸数 17 回 / 分，SpO₂ 99% • 頻呼吸を呈し呼吸困難出現 • 全身浮腫，著明 • 血液ガス pH 7.340，PaCO₂ 36.0mmHg，PaO₂ 86.9mmHg，HCO₃⁻ 19.0mEq/L，BE − 6.1mEq/L，Lac 30mmol/L • 受傷 9 時間後に人工呼吸器管理を開始し，P/F は 90.7	全身熱傷に伴う過大侵襲により血管透過性が亢進し，組織間液の増大をきたし全身に浮腫をきたした。循環血液量減少性ショックを呈し，代謝性アシドーシスに陥ったと考える。また，胸部も浮腫により拘束性障害をきたし肺胞低換気による低酸素に至る危険性がある。さらに，血管透過性亢進に伴う非心原性肺水腫をきたし，拡散障害をきたしている可能性がある。 → #3　ガス交換障害
安全／防御	①感染リスク状態 • 熱傷面積 30.5%，BI 29.75 ②身体損傷 • 搬入時の体重 54kg • 心拍数 80〜 130 回 / 分台，平均血圧 60〜100mmHg • 受傷後 5 時間までの尿量 8〜 15mL/ 時間，ヘモグロビン尿の排泄 • 6 時間からは 27mL/ 時間以上 • 搬入時 WBC 8100/μL，CRP 0.25mg/dL，第 3 病日 WBC 1500/μL，CRP 10.13mg/dL	①感染リスク状態 広範囲に皮膚を喪失することによるバリア機能の低下と過大侵襲に伴う各臓器の予備能力低下や免疫力の低下，栄養状態の低下から易感染状態に陥る可能性がある。そのため，清潔を保持し感染防御に努める必要がある。 → #8　感染リスク状態 ②身体損傷 • 熱傷面積から重症熱傷といえる。搬入時の炎症反応は正常範囲内といえるが，広範囲熱傷から過大侵襲に伴うサイトカインによって，全身性炎症反応症候群（SIRS）を引き起こす可能性がある。 • 全身熱傷に伴う過大侵襲により血管内皮細胞の間隙が開大することによって血管透過性が亢進し，アルブミンやナトリウムとともに水分が組織間液の移動することで全身に浮腫をきたした。そのため，循環血液量減少，血圧低下を示し，抗利尿ホルモンの分泌が亢進する。頻脈および平均血圧低下を示しているが，交感神経の働きによって循環を維持しようとする働きが示されているものの，循環動態の不安定な状態に陥ったと考えられる。 • 体重から目標尿量は 27〜 54mL/ 時間であり，受傷 5 時間までは，循環血液量減少性ショックによる，乏尿をきたした。また，ヘモグロビン尿をきたしていることから，熱作用により赤血球が破壊されていると考える。ヘモグロビンが血清中のハプトグロビンの抱合能以上に血中に遊離することでヘモグロビン尿をきたす。ヘモグロビン尿が持続することで尿細管の閉塞や尿細管上皮細胞に作用し変性壊死により急性腎不全になる危険性がある。そのため尿量と性状の厳密な観察が必要である。 → #2　ショックリスク状態

表2-11（つづき①）

領域	情報	アセスメント
	③体温調節 • 搬入時の体温 35.3℃ • その後 37℃台で推移 • 熱傷初期輸液プロトコルにより輸液量を 500～1400mL/ 時間投与し平均血圧 60～100mmHg を維持	③体温調節 搬入時は，広範囲の熱傷により，外界と体内と遮断し体温を維持する皮膚を喪失していることによる熱放散が増大し，体温低下をきたしていたと考える。その後の発熱は，過大侵襲に伴うサイトカイン作用により発熱をきたしていると考えられる。
安楽	• 熱傷部位は熱傷面積 30.5％で，頭部にⅢ度 2％，頸部にⅢ度 1％，胸部にⅢ度 9％，背部にⅢ度 9％，右上肢にⅡ度 1.5％，Ⅲ度 4％，左上肢Ⅲ度 4％ • 鎮静：ミダゾラム（ミダゾラム®），デクスメデトミジン塩酸塩（プレセデックス）投与で RASS －3～－4 • 鎮痛：フェンタニルクエン塩酸塩（フェンタニル®）持続投与で CPOT 0～2	熱刺激による侵害受容器が刺激され，神経線維 Aδ線維によって即時性で鋭い疼痛，C 線維によって持続性の疼痛を生じる。しかし，Ⅲ度の熱傷面積が多く，感覚神経消失により無痛になる。また，損傷組織，好中球，マクロファージなどの免疫細胞から内因性発痛物質（ブラジキニン，セロトニン，ヒスタミン，プロスタグランジン E_2）が生じることで疼痛を生じる。さらに，連日の熱傷処置による物理的な刺激が加わり疼痛が生じる。さらに，熱傷処置の経験により恐怖心や不安などによる疼痛の増悪が生じると考えられる。 →#1　急性疼痛

❷ Refilling 期

領域	情報	アセスメント
栄養	①摂取・消化・吸収 受傷後 48 時間以内に経腸栄養を開始 ②水化 • 受傷後 14 時間から目標尿量 27mL/ 時間以上を維持 • 受傷後 22 時間で超早期手術を施行してその後から心不全徴候があり，熱傷初期輸液プロトコルを第 3 病日で終了 • 術後は，コロイド製剤を投与し，第 9～12 病日には溢水傾向があり，フロセミド（ラシックス®）やカルペリチド（ハンプ®）を投与 • 尿量は増加し，バイタルサインの安定化，呼吸音，呼吸状態が改善	①摂取・消化・吸収 • 腸管機能の維持と腸管バクテリアルトランスロケーション（BT）の予防目的で開始されている。 ②水化 • 血管透過性が回復に傾くと浮腫が血管内に移行する refilling 期に移行する。血管内の脱水状態から溢水状態に大きく変化する時期である。 • 受傷後 22 時間で超早期手術を実施しており，術中の輸液増加もあり，心不全徴候に至った。 →#6　体液量過剰 • コロイド製剤の投与により血管内の膠質浸透圧を上昇させ，ショック期に組織間液に移動した水分を血管内への移行を促進させた。さらに，利尿薬の投与により体液量過剰への改善が図られている。結果的に体液バランスが是正され，バイタルサインの安定化につながったと考える。
排泄と交換	①泌尿器系機能 受傷後 14 時間から目標尿量の 27mL/ 時間以上を維持 ②呼吸機能 • 人工呼吸器管理中 • 受傷後 22 時間で実施した超早期手術術後から泡沫状喀痰が増加 • P/F 230 で経過	①泌尿器系機能 熱傷初期輸液プロトコルによって，目標尿量を維持できており，循環血液量の不足は是正されたと考えられる。 ②呼吸機能 refilling 期に移行後には，ショック期に組織間液に移動した水分を血管内への移行により循環血液量が急激に増加するため，尿の排泄が不十分だと溢水状態になり心不全や肺水腫に陥る危険性が高まる。 →#3　ガス交換障害
知覚／認知	ミダゾラム（ミダゾラム®），デクスメデトミジン塩酸塩（プレセデックス）投与で RASS －3～－2	高齢による年齢相応の脳の脆弱性が予測され，広範囲熱傷による過大侵襲による代謝の変化，環境の変化や心理的不安などから，せん妄の発症リスクは非常に高いと考えられる。適切な鎮静を維持するために RASS による経時的な評価が必要である。 →#4　急性混乱
安全／防御	①感染リスク状態 熱傷面積 30.5％，BI 29.75	①感染リスク状態 広範囲熱傷による皮膚喪失状態は持続しており，易

表2-11（つづき②）

領域	情報	アセスメント
		感染状態である。徐々にショック期から感染期に移行していくため，清潔を保持し感染防御に努める必要がある。 → #8　感染リスク状態
	②身体損傷 • 第4病日にSIRSおよびPLT＜8万/μLにより急性期DIC診断基準で4点 • 治療は，アンチトロンビン活性化低下に対し，アンチトロンビンⅢ（献血ノンスロン®1500注射用）や血液凝固阻止薬トロンボモジュリン（リコモジュリン点滴静注用12800®）を投与	②身体損傷 • 過大侵襲に伴う炎症性DICと熱傷部の多くがⅢ度であったことから凝固壊死層が広範囲であったためにDICをきたしたと考えられる。 • 熱傷による凝固系の活性化は，熱傷で露出した組織因子と血液の接触が契機になるとされている[7]。凝固反応を抑制する働きが出現するが，熱傷後に循環血液量減少に対する大量輸液で希釈されてしまい，凝固抑制の機能が低下する。 → #7　出血リスク状態
安楽	フェンタニルクエン塩酸塩（フェンタニル®）の持続投与中でCPOT 0〜2で経過	苦痛な疼痛がないようにCPOTで経時的に評価する必要がある。 → #1　急性疼痛

❸感染期

領域	情報	アセスメント
栄養	• EN（Enteral Nutrition：経腸栄養）投与カロリーは関節熱量計を搭載した人工呼吸器GEヘルスケア・ジャパン株式会社製エングストローム・ケアステーション®で表示されたREE（Resting Energy Expenditure：安静時エネルギー消費量）1800〜1900kcalを目標に設定（栄養ガイドライン） • 栄養剤は，ネスレヘルスケアサイエンス社のペプタメンAF®を投与	• 過大侵襲に伴う必要エネルギー量の増加とショックにたんぱく異化亢進に伴った消耗した体たんぱくの回復，熱傷により喪失した皮膚組織の再生のため，慎重な栄養投与が必要と考えられる。 • 消化態栄養剤は上記の理由でたんぱく質を多く含み消化管に負担をかけず速やかな吸収を期待できる。
排泄と交換	①消化器系機能 ブリストルスケール4，1回/日程度 ②呼吸機能 人工呼吸器管理中で，SpO₂ 96〜100%，P/F 230以上で，徐々にウィニング中	①消化器系機能 便排泄は問題ないが，便の性状は腸管の吸収能を評価するために重要になるため，ブリストルスケールを用いて評価する必要がある。 ②呼吸機能 呼吸器合併症もなく，安定している状態であり早期の人工呼吸器離脱が望まれる。そのために，合併症予防を中心にケアを継続する必要がある。
知覚／認知	• 第10病日にはデクスメデトミジン塩酸塩（プレセデックス）投与を中止 • RASS −2〜0，ICD-SC 1〜6	せん妄リスクが高い状態に加えて，鎮静薬投与も中止しており，不安や恐怖，日々の熱傷部処置による疼痛もありせん妄リスクはさらに高まっている状態と考える。 → #4　急性混乱リスク状態
自己知覚	•「こんなからだになってしまった」	鎮静薬投与中止後に皮膚保護材に覆われた自身の身体の変化を知覚した。自身の身体に対し嘆きの言葉が聞かれている。 → #5　ボディイメージ混乱
安全／防御	• 安静期間は，37℃〜38℃の発熱 • SIRS状態でPCTは3.82 ng/mL，CRPは22.57 mg/dLに上昇後，徐々に低下，WBCは1500/μLに下降し5800/μLに回復 • 第3病日から抗菌薬投与を開始	• 術後侵襲と感染症によるSIRS状態。さらに細菌感染に伴い敗血症に一次的に陥ったと考えられる。植皮部の悪臭はなく7日間安静を保ち第9病日に観察した。 • 術後侵襲と手術操作に伴う細菌の血中への移行に起因すると考えられるSIRS状態，さらに一時的に敗血症に陥り，抗菌薬投与によってその後回復したと考えられる。 • 5〜7日ごとにカテーテルを交換し，刺入部とそ

表2-11（つづき③）

領域	情報	アセスメント
		の周囲の清潔管理，不必要な中心静脈ラインの利用を避けることが必要である。また，VAP（Ventilator Associated Pneumonia：人工呼吸器関連肺炎）の発生も懸念されるため，早期に人工呼吸器離脱および気管挿管チューブの抜管が望まれる。 ● 重症熱傷を負ったA氏は，消化管内の細菌が血行またはリンパ管性に移行するに腸管BTをきたしやすいと考えられた。BTはさらに，敗血症や多臓器障害の要因になる可能性があるため予防する必要があった。 →#8　感染リスク状態
安楽	フェンタニルクエン塩酸塩（フェンタニル®）の持続投与中でCPOT 0〜4で経過	植皮術を受けたが，広範囲熱傷を受傷し，連日熱傷処置を要す状況には変化がなく，効果的な鎮痛が必要と考えられる。 →#1　急性疼痛

1. 全過程

1 身体的側面

❶痛み

A氏は，30.5%の熱傷を負い痛みを訴えていた。熱傷の原因である熱刺激によって侵害受容器が刺激され，1次ニューロンの近くの神経線維Aδ線維によって即時性で鋭い痛み，C線維によって持続性の痛みを生じている。しかし，Ⅲ度熱傷が完成した時点で，感覚神経焼失により無痛となる。その後の治療過程において，再生中の神経終末の刺激や創部感染などの刺激で痛みが生じている。この痛みは，さらに連日繰り返される熱傷処置への恐怖心や今後の不安などの心理的要素によって増強することも考えられる。A氏は，疼痛スケール（第1編 - 第5章 - I - F - 2 - 2「疼痛の評価方法」参照）CPOT 3，NRS 5〜6を示している。CPOT > 2，NRS > 3で何らかの介入が必要といわれるため，早急に痛みに対する看護ケアが必要である。

また，A氏は，回復過程において皮膚のひきつれや安静度の拡大に伴う痛み，または廃用性障害による関節拘縮に伴う痛みを引き起こす可能性がある。その痛みは，熱傷部位の皮膚，関節などにおける侵害受容性疼痛の体性痛であると考えられる。

2 精神的側面

❶精神状態

A氏は，2回の手術後気管チューブを抜管した頃にICDSC（intensive care delirium screening checklist）4〜6を示すことがあった。A氏は，高齢に加え熱傷に伴うSIRS状態であった期間が長く，連日の熱傷処置や痛み，恐怖，日常生活とかけ離れた環境などストレスフルな状況にあり，せん妄を発症しやすい状況にあったと考える。

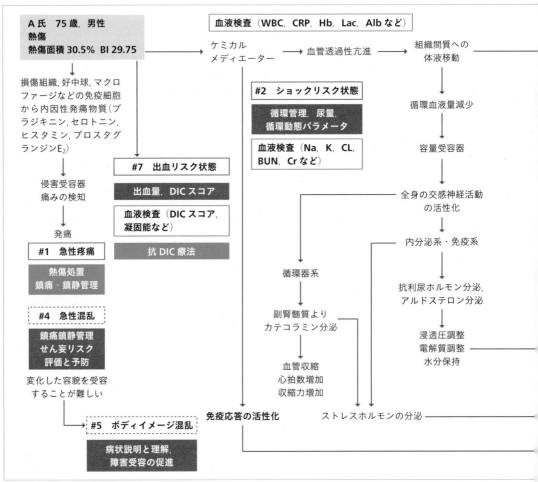

図2-17 関連図

A氏　75歳，男性
熱傷
熱傷面積 30.5% BI 29.75

血液検査（WBC，CRP，Hb，Lac，Alb など）

ケミカル
メディエーター → 血管透過性亢進 → 組織間質への体液移動

損傷組織,好中球,マクロファージなどの免疫細胞から内因性発痛物質（ブラジキニン，セロトニン，ヒスタミン，プロスタグランジンE₂）

#2　ショックリスク状態

循環管理，尿量，循環動態パラメータ

血液検査（Na，K，CL，BUN，Cr など）

循環血液量減少

容量受容器

#7　出血リスク状態

出血量，DIC スコア

血液検査（DIC スコア，凝固能など）

抗 DIC 療法

侵害受容器
痛みの検知

発痛

#1　急性疼痛

熱傷処置
鎮痛・鎮静管理

#4　急性混乱

鎮痛鎮静管理
せん妄リスク
評価と予防

変化した容貌を受容することが難しい

#5　ボディイメージ混乱

病状説明と理解，障害受容の促進

全身の交感神経活動の活性化

内分泌系・免疫系

循環器系

副腎髄質よりカテコラミン分泌

抗利尿ホルモン分泌，アルドステロン分泌

浸透圧調整
電解質調整
水分保持

血管収縮
心拍数増加
収縮力増加

免疫応答の活性化

ストレスホルモンの分泌

❷ボディイメージ

A氏は，覚醒時に熱傷部を観察しようとしたとき「こんなからだになってしまった」と嘆く反応がみられていた。突然の受傷により，回復するために治療を受けざるを得ない状況に陥った。そして長期間の苦痛な状況に耐えているにもかかわらず，元どおりのからだにまでは回復していかない現状を目の当たりにしたことで，ボディイメージに混乱が生じていると考えられる。現時点では，その変化を受容し難い状況にあると考えられる。

2. ショック期

1 循環動態

A氏は重症熱傷を受傷しており，熱傷創部からの血液を含む大量の細胞外液の喪失と，過大侵襲に伴う熱傷受傷による毛細血管の透過性亢進により，熱傷創から非熱傷部にかけ細胞間質に浮腫を形成することが予測された。そのため循環動態の維持が困難な状態に陥

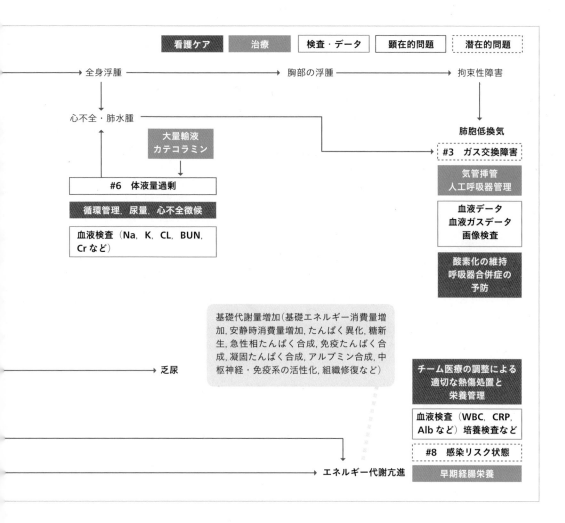

る危険性が高い。

　血管透過性の亢進は，受傷直後からヒスタミンやセロトニンなどの血管作動性物質の作用によって生じるものと，各種ケミカルメディエーターなどの炎症反応による血管内皮細胞傷害によって生じるものとがある。血管透過性亢進は受傷後6〜8時間程度をピークとして熱傷部の局所とその周囲および全身に生じる。そのため，初期輸液開始後は，「熱傷診療ガイドライン（改訂第2版）」によって，0.5mL/kg/時間以上の尿量を指標に輸液量を調節する必要がある[17]。

　患者の尿量の変化によって随時輸液量を変化させる熱傷初期輸液プロトコル（図2-18）[18]の包括指示を基に，輸液量を増減した。A氏の体重は搬入時で54kgであったため，27mL/時間以上54mL/時間未満が目標値とされた。受傷後6時間から徐々に0.5mL/kg/時間以上の尿量が確保された。搬入時にはヘモグロビン尿も考えられたため，ハプトグロビンが投与された。尿の性状は，黄色清澄に変化した。受傷後9時間の血行動態パラメータは，心拍出量（cardiac output：CO）5.0L/分や心係数（cardiac index：CI）2.9L/分/m²，心

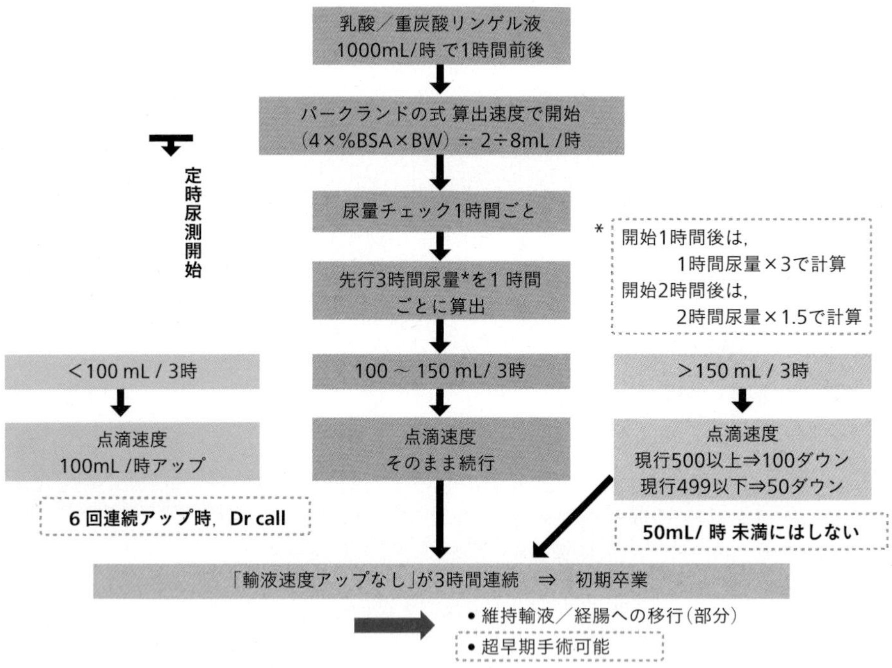

乳酸／重炭酸リンゲル液
1000mL/時 で1時間前後
パークランドの式 算出速度で開始
（4×%BSA×BW）÷2÷8mL/時
定時尿測開始
尿量チェック1時間ごと
先行3時間尿量*を1時間
ごとに算出
* 開始1時間後は，
1時間尿量×3で計算
開始2時間後は，
2時間尿量×1.5で計算
＜100 mL / 3時
100 ～ 150 mL/ 3時
＞150 mL / 3時
点滴速度
100mL /時アップ
点滴速度
そのまま続行
点滴速度
現行500以上⇒100ダウン
現行499以下⇒50ダウン
6 回連続アップ時，Dr call
50mL/ 時 未満にはしない
「輸液速度アップなし」が3時間連続 ⇒ 初期卒業
• 維持輸液／経腸への移行（部分）
• 超早期手術可能

搬入後，リンゲル液を1000mL / 時で投与開始し，熱傷処置を行いながらパークランド（Parkland）の式を基に開始速度を算出する。1時間ごとに尿量を測定し，輸液速度を所定量増減量する。

出典／高橋弘毅，他：熱傷初期輸液プロトコルの運用とその有用性についての検討，熱傷，39（3）：135-141，2013.

図2-18 熱傷初期輸液プロトコル

拍出変化率（stroke volume variation；SVV）16%，体血管抵抗（systemic vascular resistance；SVR）1443 dynes・秒/cm^5，体血管抵抗係数（systemic vascular resistance index；SVRI）2316 dynes・秒/$cm^5 \cdot m^2$であった。受傷後13時間までは，頻脈や平均血圧の低値を示したが，徐々に安定化した（図2-19）。A氏の熱傷は，重症熱傷に該当する。熱傷創部からの細胞外液の喪失と過大侵襲に伴う熱傷受傷による毛細血管の透過性亢進に伴う細胞間質への浮腫形成によって体液量不足をきたす危険性が考えられる。輸液500 ～ 1400mL/時間を投与することで平均血圧60 ～ 100mmHgを維持できる状況であった。

2 呼吸状態

A氏は，搬入時から心拍数や呼吸数の増加を呈していた。呼吸困難の訴えがあり，全身の浮腫が顕著であった。血液ガスは，pH 7.340，$PaCO_2$ 36.0mmHg，PaO_2 86.9mmHg，HCO_3^- 19.0mEq/L，BE －6.1mEq/L，Lac 30mmol/Lと代謝性アシドーシスを示していた。

胸背部のⅢ度熱傷受傷に伴い，血行停止層への血流停止時間が長く，末梢組織での酸素欠乏による嫌気性代謝の亢進に伴う反応と考えられる。

また，呼吸筋および呼吸補助筋のある胸背部に浮腫（ふしゅ）を形成しやすい状況にあり，呼吸コンプライアンスが低下した。そのため呼吸運動が妨げられ，拘束性障害を生じ，換気量の

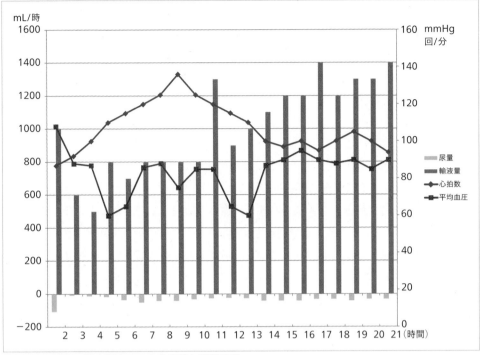

図2-19 1回目の植皮術までの水分出納と循環変化

低下に伴う呼吸困難をきたしたと考えられる。今後も大量輸液を持続する必要があり，さ
らなる全身浮腫の増強が考えられたため，受傷9時間後には気管挿管となり人工呼吸器で
管理された。

▶ その後のA氏の経過　A氏は，30%TBSA以上の広範囲熱傷であり，受傷後早期に壊死組織を切除
して創閉鎖を行う早期手術が推奨されている[19]。また，A氏は高齢のため，予備力の消耗を最小化し，
感染症などの合併症を起こさず早期にリハビリテーションを開始する必要があるため，超早期手術の
適応と判断された（表2-12）[20]。
　超早期手術では，初期治療に形成外科が参加し，救急医学科との連携が必要である。この超早期手
術を実現するために，初期治療を開始したときから救急医と形成外科医で今後の治療計画を立案し，
実施している。A氏の事例も超早期手術に加え，自家および培養表皮の移植を行うハイブリッド型植
皮術も計画されていた[21]。

表2-12 超早期手術の長所と短所

長所	短所
1. 術中出血量が少ない	1. 過大侵襲の懸念
2. 生存例では上皮化が早い	2. 受傷直後における焼痂切除範囲（Ⅲ領域）を決めるための的確な深度判定が難しい
3. 壊死組織やburn toxinを可及的早期に除去できる	3. 超早期手術施行のための院内体制確立の煩雑さ
4. 急性期の包交を省くことができる	
5. 早期にリハビリテーションを開始できる	
6. 術後の創感染が少ない	
7. 非感染期（受傷1週間以内）に2回手術を施行できる	
8. 入院期間の短縮と医療コストの軽減（？）	

出典／斎藤大蔵，田中裕編：熱傷治療マニュアル；超早期手術と術後管理，改訂2版，中外医学社，2013，p.230.

ブリーフィングで救急医，形成外科医，救命救急センター看護師が超早期手術の時期を共通の設定目標とし，全身管理を行う必要があった。A氏は，受傷後 22 時間で前胸部と両上肢をデブリードマンし，大腿部から採皮し植皮術を実施した。手術時間は 1 時間 50 分で，新鮮凍結血漿 1200mL と赤血球濃厚液 280mL を投与し，出血量 470mL，尿量 65mL であった。

3. refilling 期

1 ｜ 体液バランス

　受傷後14時間から血管透過性が回復に傾くと水分が血管内に移行する refilling 期に移行する。受傷後14時間が過ぎた A 氏の状態は，血管内の脱水状態から溢水状態に大きく変化する時期である。そのため，水分過剰に伴う心不全や肺水腫の危険性が高まる。A 氏は，受傷後22時間で超早期手術を施行しており，手術中の輸液量増量による影響と考えられる心不全徴候がみられた。輸液は，熱傷初期輸液プロトコルを第3病日には終了した。その後は，熱傷創部の電解質を多く含む滲出液の喪失を補うための乳酸リンゲル液，尿や不感蒸泄による喪失を補うための維持液輸液を開始している。

　同時に，溢水状態を懸念しながら，輸液量の節約目的と血管内膠質浸透圧を上昇させ，浮腫から血管内への体液移行を促進する目的で，コロイド製剤を投与している。尿量は徐々に増加したが，第9～12病日には溢水傾向があり，フロセミド（ラシックス®）やカルペリチド（ハンプ®）の投与が行われ，利尿はさらに促進された。今後は尿量が増加し，バイタルサインの安定化，呼吸音や呼吸状態の改善が見込まれる。

2 ｜ 出血リスク

　A 氏は，第4病日に SIRS および Plt ＜ 8 万 / μ L により「急性期 DIC 診断基準」[22] で4点を示し，DIC を併発したと診断された。熱傷部の多くがⅢ度であったことから凝固壊死層が広範囲であったために DIC をきたしたと考えられる。

　熱傷による凝固系の活性化は，熱傷露出した組織因子と血液の接触が契機になるとされている[23]。凝固反応を抑制する働きが出現するが，熱傷後に循環血液量減少に対する大量輸液で希釈されてしまい，凝固抑制の機能が低下する。そのため，アンチトロンビン活性化低下に対し，乾燥濃縮人アンチトロンビンⅢ（献血ノンスロン®1500注射用）や血液凝固阻止薬トロンボモデュリン　アルファ（リコモジュリン®点滴静注用12800）を投与された。

4. 感染期

1 ｜ 感染防御

　A 氏は，受傷後22時間に超早期手術を受けた。植皮部は，手術終了時に血腫の予防や

移植後の生着促進のために tie over 固定*された。生着させるために，2週間程度，植皮部の皮膚がずれないように安静を保持した。安静期間は 37 ～ 38℃の発熱を認め，SIRS 状態を呈していた。プロカルシトニン（procalcitonin；PCT）は 3.82ng/mL まで，CRP は 22.57mg/dL まで上昇したが，その後徐々に低下した。WBC は 1500/μL まで下降し 5800/μL に回復した。術後侵襲と感染症による SIRS 状態，さらに細菌感染に伴い一時的に敗血症に陥り回復したと考えられる。植皮部の悪臭はなく7日間安静を保ち，第9病日に植皮部を観察したところ生着率は 95% で，良好な結果であった。

そのほかの熱傷部位は，生理食塩水で洗浄し創傷被覆材や外用薬を使用した。そのため，様々な細菌の侵入門戸になると考えられる。熱傷部からの細菌感染を予防するために，清潔管理が必要である。

また，輸液投与を要するため，カテーテル関連血流感染症（catheter related blood stream infection；CRBSI）の危険性が高まる。感染予防策として，カテーテルを5～7日ごとに交換し，刺入部とその周囲の清潔ケア，不必要な中心静脈カテーテルの利用を避けることが必要である。

また，VAP の発生も懸念されるため，早期に人工呼吸器離脱および気管チューブの抜管が望まれる。A 氏は，術後に呼吸状態の悪化をきたし人工呼吸器管理期間が長期化したが，VAP の徴候はなく第11病日に気管チューブ抜管に至った。

重症熱傷を負った A 氏は，消化管内の細菌が血行またはリンパ管性に移行する腸管 BT をきたしやすいと考えられた。BT はさらに，敗血症や MODS の要因になる可能性があるため予防する必要がある。そのため，受傷48時間以内から経腸栄養（enteral nutrition；EN）が開始された。

なお，必要エネルギー量は間接熱量計を搭載した人工呼吸器（エングストロームケアステーション®）に表示された安静時エネルギー消費量（resting energy expenditure；REE）1800 ～ 1900kcal を目標に設定した。栄養剤は，たんぱく質を多く含み消化管に負担をかけず速やかな吸収を期待できるペプタメン®AF を選択した。

また，第3病日より PCT が上昇しており，熱傷後の上昇は細菌感染合併と関連するとされていることから抗菌薬投与が開始された。

5. 回復期

1 栄養状態

A 氏は，第2病日から EN を開始し，第11病日に気管チューブを抜管後に経口摂取に移行したが，摂取量がほとんど得られず，必要エネルギー量の確保が困難であった。そのため EN と末梢静脈栄養法（peripheral parenteral nutrition；PPN）で栄養投与を行った。

＊ **tie over 固定**：血腫やうっ血，浮腫の予防のため圧迫して固定する方法で植皮周囲と植皮上に置いた非固着性ガーゼ，綿花，ガーゼを厚く重ね多数の糸で固定するものである。

熱傷部の完全閉鎖までは，たんぱく質を豊富に含む滲出液によって栄養状態は低下する。そのため，定期的な栄養サポートチーム（nutrition support team：NST）カンファレンスを週1回開催し，医師や看護師，栄養士とともに栄養管理について議論し，栄養製剤の種類や量を決定した。ICUを退出する第54病日までにAlbは1.2〜2.1g/dLを推移し，搬入時に58kgであった体重が大量輸液と浮腫によりいったん81kgまで増加し第54病日には54kgまで減量した。これは，浮腫の軽減だけでなく，熱傷による過大侵襲に伴うたんぱく異化亢進の結果，除脂肪体重（lean body mass：LBM）が減少し消耗したものと考えられる。

2 ┃ リハビリテーション

　A氏は，1回目の植皮術後，創部から生着が確認された第9病日まで安静のために臥床を保持し，第11病日に気管チューブが抜去され，座位→端座位→立位と安静度が拡大した。また，熱傷部の治癒過程において皮膚のひきつれが生じることでROMが狭くなり，拘縮を起こす危険性があるため，理学療法士により**関節可動域運動**が行われた。

　さらに，熱傷を受傷したことによってLBMの減少をきたすことが予測できるため，筋力改善のために栄養補給と同時にエクササイズとしてのリハビリテーションが必要であった。

D 看護問題

1. 全過程

#1　急性疼痛
#4　急性混乱リスク状態
#5　ボディイメージ混乱

2. ショック期

#2　ショックリスク状態
#3　ガス交換障害

3. refilling期

#6　体液量平衡過剰
#7　出血リスク状態

4. 感染期

#8　感染リスク状態

E 患者への看護ケア

　ここでは，看護問題のうち，熱傷患者への看護を考えるうえで重要であり，熱傷に特徴的なものを取り上げて説明する。

#1　急性疼痛

1　看護目標

- CPOT が3以下になる
- NRS が3以下になる

2　疼痛の評価（CPOT，NRS）

　痛みは，患者自身が受ける感覚であり，患者の痛みを客観的に評価する必要がある。そのために疼痛評価スケールを用いて，その変化や影響因子を把握すると同時に，鎮痛が効果的か評価する必要がある。

3　薬物療法

　薬剤の使用については，熱傷に伴う体性痛を緩和する薬剤を選択することが必要である。また，苦痛を伴う熱傷処置時の鎮痛の工夫として，鎮痛薬を投与するタイミングを検討することも重要になる。

4　疼痛の増悪因子（恐怖や不安など）の除去

　回復への不安や苦痛を伴う日々の熱傷処置への恐怖など痛みの増強因子を除去することも重要となり，痛み以外にどのような苦痛があるか傾聴し，緩和できる看護ケアを積み重ねていく必要がある。加えて，日常生活リズムを整え睡眠や休息の確保，快適な排泄など安楽ケアも重要である。

#2　ショックリスク状態

1　看護目標

- 受傷後24時間以内に尿量27mL/ 時間以上を満たすことができる

2 | 循環評価

時間尿量や尿の性状，バイタルサイン，血行動態パラメータの観察を行う。ショック状態から回復し，循環血液量が維持されているか評価する。また，熱傷部位からの滲出液量を測定し水分出納を推定する。

3 | 輸液管理

ショック期の早期回復のために熱傷初期輸液プロトコルに準じて輸液管理を正確に行う。

#3　ガス交換障害

1 | 看護目標

- refilling 期までに換気量4.8L/ 分および SpO_2 93% を維持できる

2 | 呼吸状態の評価

呼吸状態を評価するために，呼吸数や呼吸様式，換気量，SpO_2 を観察する。動脈血液ガス検査がある場合は，代謝性アシドーシスの有無を観察し，全身の酸素化への影響を評価する。また，呼吸状態の変化に大きな影響を与える輸液量の変化を確認することは重要である。同時に，輸液量の増加とともに胸背部の浮腫が増強する危険性があるため，浮腫の程度を観察する。

3 | 呼吸器合併症の予防

患者ができるかぎり安楽な呼吸をできるようポジショニングや体位ドレナージによって無気肺など呼吸器合併症を予防する。

#4　急性混乱

1 | 看護目標

- 熱傷処置や環境調整などのストレスを緩和することで，ICDSC が 4 以下になる

2 | せん妄リスク評価

せん妄の評価の客観的なスクリーニングスケールである ICDSC を用いることで，せん妄リスクの変化を的確に把握することにつながる。同時に効果的な看護ケアを見いだすことにもつながる。

3 | せん妄の誘因の除去

せん妄の誘発因子である痛みを緩和することも重要になるため，客観的な疼痛評価スケールを用いて評価および緩和に努める。熱傷処置も可能な限り時間短縮できるように，A氏と医療者でブリーフィングとデブリーフィングを行うことも重要になる。不安や恐怖も誘発因子となり得るため，傾聴し原因を見いだし原因に働きかけることで不安や恐怖の軽減につながる。

治療に伴う苦痛，熱傷部位の痛み，回復過程に伴う皮膚のひきつれ，体動に伴う痛み，治療過程で安静を強いられたことによる痛みを伴うことが考えられる。そのため，鎮痛を図りながら可能な範囲で活動範囲を拡大することが日常生活を取り戻す看護ケアとなり得る。さらに，A氏が快適と考える環境を提供する（ペットの写真を掲示，ラジオ鑑賞など）こともせん妄を回避することにつながる。

#5　ボディイメージ混乱

1 | 看護目標

- 変化したからだを擁護する行動をとり，回復するために自身で実施可能なことに積極的に取り組むことができる

2 | 治癒過程の理解

患者が熱傷部位の長期間を要する複雑な治癒過程を理解していることは少ない，そのため，患者がそれを知りたいと思ったタイミングを逃すことなく説明し理解を促すような看護ケアを行う。また，病期や熱傷部位の変化などに応じて様々な苦痛が生じるため，回復への不安が増長する。そのため看護師は，そのような身体的な変化に伴い，苦痛も変わる可能性もあることを念頭に置き傾聴と苦痛緩和を行う。

3 | 治癒した熱傷創の理解

熱傷では，医療者と患者の間で治癒イメージに乖離が生じることも多い。そのため，回復過程においては説明と理解を積み重ねながら，変化したからだへの愛着を再獲得する働きかけが重要となる。さらに，回復過程において，日常的にかかわる医療者以外の第三者に出会う機会は，好奇の目に晒される危険性がある場面でもあるため，熱傷部位を保護する配慮も必要である。変化した外見であっても自身の大切なからだであり，治療やリハビリテーションによって回復できることを説明し，成功体験を少しずつ実感できるように促していく。

#6　体液量過剰

1　看護目標

- 尿量 27mL/ 時間以上を確保でき，心不全や肺水腫をきたさない

2　体液過剰の評価

　時間尿量や尿比重を観察し，尿量が増加傾向にあることを把握し，同時にバイタルサインや血行動態パラメータの変化を観察することで refilling 期に起こり得る心不全や肺水腫の徴候（頻呼吸，喘鳴，ピンク色の泡沫状痰）を早期に評価する。

3　refilling の評価

　浮腫の改善を関節のしわの出現や外見上の変化，圧迫痕の有無から観察し refilling が進んでいることを評価する。さらに，大量輸液を減量する必要があるため，医師の指示どおりに輸液管理を確実に行う。

#7　出血リスク状態

1　看護目標

- 貧血ならびに DIC を発症することなく経過できる

　身体観察を行い，出血の有無を把握しながら熱傷部位や体内留置物の挿入部を愛護的に取り扱うことで出血を助長しないように配慮する。また，薬剤の効果を血液検査時に確認し，DIC の変化を評価する。

#8　感染リスク状態

1　看護目標

- 感染症を発症することなく経過できる

2　創部感染

　熱傷部位を可能なかぎり清潔に保持し，熱傷部位での細菌増殖を防ぐ。同時に熱傷部位の悪臭や壊死組織の感染などの徴候を観察する。

3 デバイスによる感染

治療のために必要な様々なデバイス（輸液ルート，チューブ，ドレーンなど）の留置を要するが，清潔に保持することで細菌の血中移行を予防する。同時に，各種デバイスは定期的に交換するとともに不要時は早期に除去する。

4 栄養管理

可能なかぎり早期に腸管を介した栄養を開始し，腸内細菌叢の安定化を図ることが需要である。敗血症への移行が懸念されるため経時的にバイタルサインを観察し，SIRS 状態の有無を判断する。免疫力強化のために定期的な NST カンファレンスによる栄養状態改善を図ることも重要である。

Ｆ 家族へのケア

❶家族の反応

重症熱傷を負い，生命の危機的な状態に陥る可能性がある A 氏と対面した家族（妻，長女）は，自責の念を訴え A 氏に近寄ることができずにいた。家族は，医師から病状説明を受けながら涙を流している場面がみられた。A 氏の熱傷は，突然の出来事であり，心の準備ができておらず，自責の念，否認，不安など様々な感情で心理的不均衡状態にあると考えられる。そのため，家族にも目を向け，家族が感情を吐露できるようにかかわっていく必要がある。

また，妻は高血圧と心筋梗塞を既往にもち，服薬治療を行っていた。治療方針について「医師にお任せするしかない」，入院経過でも「何もしてあげられない」と発言していた。子どもたちは，入院日に面会していたが，その後は就業や家庭生活のために週末に面会していた。夫／父の突然の発症により家族の役割も変化する可能性がある。妻に身体的，精神的に過度な負担がかかっていることも考えられるため，調整していく必要がある。

❷家族への対応

家族が A 氏の状態をどのようにとらえているか，A 氏に対面する場面での行動を観察する。また，家族に A 氏の熱傷受傷に関する思いや集中治療を要する状態に対してどのように理解し考えているかを聴取し，自責の念を吐露する場面を確保する。

A 氏の治療過程を乗り越えていくうえで家族が大きな支えになり得ることを説明し，理解を得る。

治療や看護のなかには，家族に協力を得ることで A 氏の回復意欲が促されることが数多くあることを説明する。一方で，妻に A 氏の支援者として過度の負担がかからないか，妻の体調や ADL がとれているかを確認する。また，妻が支援を依頼できる他者がいるか確認し，妻一人で支援する必要がないことを説明する。A 氏のこれまでの生活歴や趣味，

思考，嗜好を聴取し，A 氏が回復するうえでの強みを見いだし，看護ケアに取り入れていくことで家族が A 氏のために支援ができていることを実感する機会を得る。また，同様に A 氏が快適と思う環境を整えるための協力を依頼する。

V 外傷

A 病態

1. 疾患概念

　外傷とは，外的要因によって組織または臓器が損傷を受けたことをいう。外傷は，頭部外傷，胸部外傷，腹部外傷など損傷部位によって分類される。また，損傷部位の数によって 1 か所のみの単独外傷，複数箇所に重度の損傷を受けている多発外傷に分類される。

2. 原因

　外傷の原因は，多くが外部からの物理的衝撃により組織が圧迫されたり断裂したりすることである。受傷パターンは様々であるが，ほとんどの外傷が鈍的損傷または穿通性損傷に分類される。鈍的損傷は，殴打，転倒，衝突などの強い衝撃が関与する。穿通性損傷は，包丁やナイフ，割れたガラスなどの物体や，銃弾や爆発時に生じる金属片などが関与する。

　そのほか，熱や紫外線による熱傷，低温により皮膚や皮下組織に寒冷障害が起こる凍傷，電流による電撃傷，化学物質による化学損傷など，外的要因により皮膚や内臓組織が損傷を受けることもある。

3. 病態生理

　外傷による病態は，受傷した部位，受傷機転，外力の大きさが影響するため，様々なものがあげられる。そして，緊急性が高いものから低いもの，重症度が高いものから低いものまで存在

する。

　脳・心臓・脊髄などの重要臓器は直接損傷を受けると即死することが多く，胸部外傷に関しては，生命維持に最も重要となる心臓と肺があるため，ほかの部位の外傷と比べて緊急性が高く，治療の優先度も高い（表2-13）。

4. 検査・診断・分類

❶ X 線

　気道，呼吸，循環，意識に異常のある場合や，受傷機転によって胸腔内，腹腔内に損傷が疑われる場合に行う。X 線検査で，大量血胸，肺挫傷，フレイルチェストになり得る多発肋骨骨折や緊張性気胸になり得る気胸の有無を確認する。

❷ 超音波検査

　FAST（focused assessment with sonography for trauma）は，心囊，胸腔，腹腔内の出血の有無を判断するために行う超音波検査である。評価する部位は，①心囊腔，②モリソン（Morison）窩，③右胸腔，④脾臓周囲，⑤左胸腔，⑥ダグラス（Douglas）窩の順番であり，液体貯留の有無を検索する（図2-20）。

❸ CT 撮影

　時間を意識した効率的な評価を行うために，全身の CT 撮影を行う。この CT 撮影をtrauma pan-scan という。

表2-13 緊急性が高い胸部外傷

• 気道閉塞	• 緊張性気胸
• 肺挫傷を伴うフレイルチェスト	• 大量血胸
• 開放性気胸	• 心タンポナーデ

5. 治療

❶primary survey

　外傷初期診療でまず行うことは，患者の生命に危険な徴候が出現しているか否かを評価することである。この評価をするために行う観察と処置を primary survey という。primary survey は，患者が生命危機の状態にあるかを判断するため，重症度より緊急度を重視している。そのため，観察の過程で生命危機であると判断した場合は直ちに蘇生を開始し，バイタルサインの安定化や緊急性の高い病態の原因検索を行う。

　ここで行う治療は，生命維持に必要なもののみであり，根本的な治療ではない。よって，治療ではなく処置として，酸素投与，気管挿管，輸液・輸血，胸腔ドレナージなどを行う。

❷secondary survey

　secondary survey は，primary survey を行い，バイタルサインが安定していることを確認したのちに行う。ここでは，患者の主訴・症状，アレルギーの有無，服薬歴，既往歴，最終食事時間，受傷機転などの情報収集を行う（SAMPLE 聴取）。そして，患者の身体を頭から足先まで系統的に観察し，身体の各部位の損傷を確認する。そのうえで，必要な検査や画像診断を行い，根本治療の必要性や治療方針を決定する。

　また，重症外傷で外傷死の3徴といわれる血液凝固異常，低体温，代謝性アシドーシスなどの所見がみられる場合，その状態で侵襲が加わる大規模な手術を行うことが患者にとって致命的となることがある。この場合，呼吸，循環に影響を及ぼす損傷の治療を優先する必要がある。そして，それ以外の部位は全身状態が安定したのちに再手術を行うこともある。

6. 予後

　外傷を受けた患者の予後は，受傷した部位，受傷機転，外力の大きさが影響する。生理学的徴候（気道・呼吸・循環・意識）に問題がある場合，治療を行っても救命できない可能性があり，解剖学的徴候に問題がある場合は，機能障害が残り，生活に支障をきたすことがある。

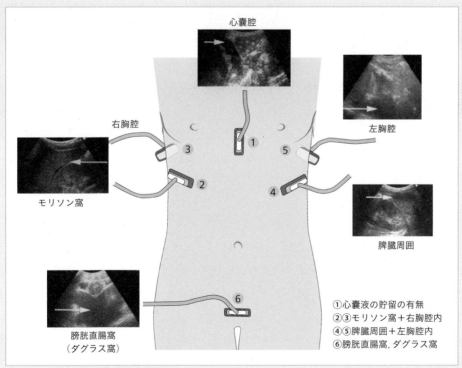

心囊腔

右胸腔

モリソン窩

左胸腔

脾臓周囲

膀胱直腸窩
（ダグラス窩）

①心囊液の貯留の有無
②③モリソン窩＋右胸腔内
④⑤脾臓周囲＋左胸腔内
⑥膀胱直腸窩，ダグラス窩

図2-20 FASTにおける検索部位

B 事例紹介

1. 患者プロフィール

患者：A 氏，20歳代，男性
既往歴：なし
喫煙歴：なし
飲酒：機会飲酒
服薬歴：なし
家族構成：父，母，姉との４人暮らし

2. 入院までの経過

　近所へ買い物に出かけた途中で事故に遭遇した。自転車乗車中に右折してきた乗用車と接触し，受傷。10mほど飛ばされた。救急隊現場到着時，JCS Ⅲ-200，呼吸数（RR）8回／分，橈骨動脈の触知良好，皮膚の湿潤・冷感なし，血圧（BP）168/60mmHg，右側頭部より活動性の出血を認めた。

　家族は，警察よりA氏が交通事故に遭い救急搬送されたことを聞き，病院へ駆けつけた。

3. 搬入時の状態

バイタルサイン：病院到着時，RR 6回／分，SpO₂ 94%（10L補助換気中），BP 188/46mmHg，心拍数（HR）46回／分，胸部・骨盤X線異常所見なし，FAST 陰性，GCS E2V2M4，瞳孔 R 5.0mm 対光反射なし，L 2.0mm 対光反射あり，左麻痺を認めた。体温35.3℃。気管挿管を施行し，CT 撮影を実施した。

4. 検査・診断

　頭部 CT 画像所見では頭蓋骨骨折，右急性硬膜下血腫を認めた。

5. 初期治療

　開頭血腫除去術後 ICU へ入室した。

C 情報収集とアセスメント

　救急外来では，緊急度の高い患者が多く，患者から直接情報を得ることが難しい。そのような場合は，詳細な情報収集よりも生命維持に直結するような情報収集を行い，緊急度・重症度を迅速に判断することが優先される。また，家族は発症に動揺しているため，家族への看護ケアも重要となる。ここでは，このような救急外来の場，状況を想像しながら時間的制約があるなかで，いかに重要な情報を収集し，迅速な対応につなげるか，という観点で読み進めてほしい。

1. 患者について

　A氏は，救急外来ではGCSが8点以下で脳ヘルニア徴候を伴う意識障害（クッシング［Cushing］現象，図2-21）を認め，**切迫するD**と判断した（表2-14）。緊急で開頭血腫除去術を行ったが，GCS E2VTM3，瞳孔 R 5.0mm 対光反射なし，L 4.0mm 対光反射鈍い，といった意識レベルの悪化がみられた。自発呼吸はみられず，人工呼吸器に同調しており，FIO₂ 0.8下で SpO₂ 96%だった。BP 126/74mmHg，HR 56回／分，開頭血腫除去術後，硬膜下ドレーンを留置していたが流出は少なかった。

　患者は脳の損傷が激しく，血腫除去術を施行後も意識レベルの改善はみられなかった。脳が重大な障害を受けた場合，脳組織に浮腫が起こり，カテコールアミンやフリーラジカ

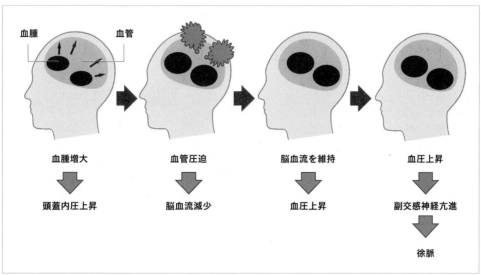

図2-21 クッシング現象

表2-14 切迫するD

1. GCS が 8 点以下（または JCS 30 以上）
2. 意識レベル低下（指標：GCS が 2 点以上低下）
3. 脳ヘルニア徴候を伴う意識障害（瞳孔不同，片麻痺，高血圧を伴う徐脈［クッシング現象］）
以上が 1 つでもあれば切迫する D

ルなどが放出され，組織が進行的に破壊される。

　頭部外傷の管理で重要なことは，2次性脳損傷を防ぐことである。頭部外傷には，1次性脳損傷と2次性脳損傷がある。

▶ **1次性脳損傷**　局所性脳損傷，頭蓋骨損傷，び漫性脳損傷など，外力が直接脳実質に影響しているものをいう。

▶ **2次性脳損傷**　脳浮腫・頭蓋内圧亢進などによる脳虚血や，呼吸・循環障害の影響によるものをいう。

　A氏の場合，救急隊が現場到着したときから意識レベルの低下があり，1次性脳損傷も激しかったため，2次性脳損傷を起こす可能性は十分に考えられる。

　ただし，頭部外傷があっても，意識障害の原因が必ず頭部外傷であるとは言い難く，中枢神経系以外であることも少なくない。意識レベルばかりにとらわれず，まず，気道，呼吸，循環の安定を優先することが必要となる。A氏は，治療を行いながら生命維持に必要な気道・呼吸・循環状態や全身状態を観察し，予後予測を含めた観察とアセスメントが必要である（図2-22）。

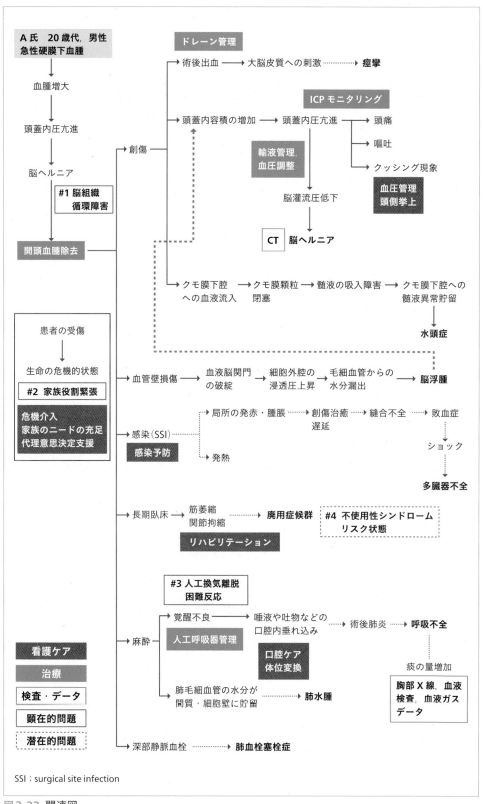

図2-22 関連図

2. 家族について

家族は，A氏が受傷したとき現場にはおらず，警察からの急な知らせで曖昧な情報しか得ていなかった。少し前まで顔を合わせて会話し，元気だった姿のイメージが強いため，現状の姿との落差が大きいことが考えられる。家族にとって今回の出来事はあまりに突然で心の準備ができておらず，心理的恒常性が揺らいでいる状態である。病院へ搬送され，治療を受けている間は否認や不安，自責の念など様々な感情が出現し，悲嘆感情を抱きながらも「助かる」と期待する思いもあり，激しい動揺がみられることが考えられる。

家族は，A氏が救急外来で診療を受けている最中に3人で来院した。検査を終え，家族にA氏との面会を促すと，A氏の顔を見た母親はその場で泣き崩れ，姉も母親の隣で流涙していた。父親は何も語らず，主治医からの病状説明を聞き，手術の同意書へ署名をした。母親と姉は面会直後から感情を表出していたが，父親は感情を抑え，一家の長としての役割を遂行しようとしていた。父親の言動を注意深く観察してアセスメントし，対応を検討する必要がある。

クリティカルケア看護領域では，突然の事故や疾病の発症により生命の危険にさらされる患者に対して医療を実施する。患者自身は危機的な状況を経験し，それを見守る家族も心理的に危機的な状況に陥っている。本来，患者の治療方針は，患者の意思を確認する，もしくは患者と家族が話し合い，意思を確認したうえで結論を出して決定する。

しかしクリティカルケア看護領域の患者は，意識障害や治療のために鎮静・鎮痛を受け自分自身で意思表示をすることができない。そして，患者と家族は十分な意思疎通ができないままで経過することが多い。そのため，患者が意思決定をすることが困難な場合は，患者の代理意思決定者を決める必要があり，医療者は代理意思決定者を支援する必要がある。

A氏は交通事故に遭い，重症頭部外傷のため意思表示ができない。よって，A氏の治療方針の決定や治療の中止などの決定は代理意思決定者にゆだねることになる。A氏には家族が3人おり，3人とも意思表示をすることが可能である。今後の意思表示はこの3人の話し合いのなかで決定されていくことになるため，代理意思決定者を定めるとともに，意思決定を支える援助についても検討していく必要がある。

D 看護問題

患者は，重症頭部外傷である。外傷を受けたことで脳実質が損傷を受けたことへの看護ケアは難しいが，気道，呼吸，循環の管理を行い，2次性脳損傷を予防する必要がある。

また，患者が突然の発症で緊急入院し，家族は危機的状況に置かれている。そして，患者が入院したことでこれまでの家族関係や役割に支障をきたしており，支援が必要である。

#1　脳組織循環障害

#2　家族役割緊張

#3　人工換気離脱困難反応

#4　不使用性シンドロームリスク状態

E　患者への看護ケア

ここでは，看護問題のうち，外傷に特徴的なものをあげて解説する。

#1　脳組織循環障害

1 | 看護目標

- 2次性脳損傷を起こさない

頭部外傷患者に対しては，意識障害に目を向けがちになる。しかし，その意識障害の原因が脳損傷だけでなく，気道，呼吸，循環，体温の影響も関与することを念頭に置き，患者の全身状態の観察や医療機器の管理を行う必要がある。

頭部外傷患者に起こり得る合併症の1つに，脳浮腫による脳ヘルニアがある。これは生命の危機状態に陥るため，血圧管理，頭蓋内圧亢進予防などの看護ケアが必要である。

1次性脳損傷は受傷した際に直接脳に受けたものであり，外傷の影響を受けているため介入が困難である。しかし，2次性脳損傷は頭蓋内因子（占拠性病変による脳の圧迫・破壊，脳ヘルニアによる脳幹障害，脳虚血，脳浮腫，痙攣，感染など）や頭蓋外因子（低酸素血症，低血圧，高・低二酸化炭素血症，貧血，高熱など）の影響を受けているため，医療者の介入に大きな影響を受ける。そのため，血圧管理，頭蓋内圧亢進予防は重要である。

気道に関しては，気管挿管により気道確保ができている。今後起こり得る問題は分泌物による気管チューブの閉塞であるため，吸引を行い，気管チューブの管理を行う。

呼吸に関しては，人工呼吸器管理下にある。A氏は意識レベルが低下しており，麻痺を生じていることにより舌の筋力も低下している可能性がある。舌根沈下による気道閉塞や，誤嚥，自己喀痰ができず窒息，肺炎を起こし，低酸素血症から低酸素脳症となりうる。2次性脳損傷を予防するためにも，吸引やドレナージなど呼吸管理を行う。

循環に関しては，血圧管理を行い，頭蓋内圧症状を観察しながら頭部外傷以外の損傷部位の有無を確認する。また，時間経過のなかで発症しているほかの外傷や外出血，身体の変化がないかを観察する。

また，感染が起こると最初の侵襲ののちに2度目の侵襲が加わるため，重要臓器に障害が起こり，予後に影響する。そのため，感染予防を徹底し，体温管理を行いながら異常の早期発見に努める。

Ｆ 家族へのケア

#2　家族役割緊張

1　看護目標

- 家族が感情を表出できる環境を提供する

2　家族への心理的ケア

　母親と姉はＡ氏と対面した時点ですでに泣き叫んでいた。母親については，「私が買い物を頼まなければこんなことにはならなかった」と自責の念が非常に強い。受傷したきっかけが母親に依頼された買い物であったことを踏まえ，母親に否認や後悔，自責の念があることを理解して対応する。母親の情動中心型コーピングを否定せず，安全を確保しながら感情が表出できるように配慮する。

　また，医療者からの声掛けに冷静に返答していた父親に対しても，感情が表出できるような配慮が必要である。

　家族ケアは，看護師だけでなく専門家（臨床心理士）の介入も必要である。

2　意思決定の支援

　看護師は困難な状況に直面している家族と向き合う必要がある。悲嘆と期待の両方の気持ちを抱え，患者の状態の変化に一喜一憂する家族に対して，家族の思いを大切にし家族の価値観を理解することが必要である。そのうえで，看護師として専門的知識による助言をする。家族は，正確な情報がなければ判断や決断に迷いが生じる。そうならないように，専門職として正確な情報や助言を提供しながら，家族を支援することが求められる。

　また，代理意思決定への支援は，家族の権利擁護であることを認識してかかわる必要がある。家族が主体的に意思決定できるように支援することは，看護師の役割として重要である。そして，家族が出した結論を支持する姿勢をもち，支援する必要がある。

＊

　最後に，交通事故には，加害者と被害者が存在する。医療者は，加害者であっても被害者であっても，搬送されてきた患者に最善の医療を提供する。今回の事例は被害者だったが，加害者も患者の家族と同様に危機的な状況にあることを考慮し，対応する必要がある。

VI 播種性血管内凝固症候群（DIC）

A 病態

1. 疾患概念

播種性血管内凝固症候群（disseminated intra-vascular coagulation：**DIC**）とは、「種々の基礎疾患（重症感染症や多発外傷，熱傷，固形がん，白血病，あるいは産科的疾患など）により二次的に血栓形成傾向と出血傾向がほぼ時期を同じくして生じる複雑な合併症の1つである」[24]。

2. 誘因・原因

敗血症，固形がん，急性白血病がDIC発症の主な基礎疾患であるが，外傷や熱傷，手術後，産科疾患や急性膵炎など多くの疾患や病態でDICは引き起こされる。

DICは原因となった基礎疾患により発生機序が異なる。敗血症では炎症性サイトカインなどの影響による血管内皮細胞の障害によってDICが発生し，急性白血病では腫瘍内の組織因子によりDICが引き起こされる。

3. 病態生理

通常は「凝固」と「線溶」の働きのバランスが保たれ，血液は血管の中を固まることなく流れている。外傷などで血管壁が損傷すると，出血を止めようと血小板が凝集して血栓が形成される（1次性止血）。しかし血小板凝集によってできた血栓は強い止血作用がないため，さらに多数の凝固因子がフィブリンを形成して血小板凝集による血栓に重なり止血される（2次性止血）。形成された血栓で不要な分は，体内に残ったままでは血栓だらけになってしまうため，血栓を溶かす「線溶」が起こる。

DICはこの「凝固」と「線溶」の働きのバランスが崩れ，体内の「凝固」や「線溶」の働きが過剰となった状態である。DICには線溶抑制型と線溶亢進型，線溶均衡型の3つの病型があり，線溶抑制型は「凝固」が亢進し「線溶」が抑制された状態である。敗血症や外傷などが主な基礎疾患であり，全身の炎症性反応により「凝固」が活性化して血栓が多発するが，線溶抑制因子が増加し「線溶」は抑制され，全身の

血管に微小血栓が生じる。線溶亢進型は「凝固」活性以上に「線溶」が亢進した状態で，急性骨髄性白血病や腹部大動脈瘤などが主な基礎疾患である。線溶均衡型は亢進した「凝固」に見合うだけ「線溶」の働きも過剰となっているバランスのとれた状態であり，初期には症状がみられないが進行すると血小板や凝固因子が消費され，血栓症状や出血傾向が現れる。

4. 症状・臨床所見

主な症状は凝固の亢進により生じた「微小血栓による臓器障害」と線溶亢進や血小板と凝固因子の過剰消費に伴う「易出血性」である。

微小血栓による脳，呼吸器，循環器，消化器，腎臓などの各臓器障害により，意識障害や呼吸・循環不全による低酸素血症，腸管虚血による腹痛や悪心・嘔吐などの腹部症状，肝機能障害に伴う倦怠感や黄疸，腎機能障害による乏尿などの症状がみられる。

また易出血性のため皮下出血や歯肉出血などの症状がみられるほか，出血傾向が強い場合には吐血や下血，肺出血，脳出血などが生じ，各臓器出血に関連して呼吸困難感や意識障害などの症状がみられる。

5. 検査・診断

DICの診断基準は，厚生労働省や国際血栓止血学会の診断基準，日本救急医学会の急性期DIC診断基準などがある。最も使用されている厚生労働省のDIC診断基準は，基礎疾患，出血や臓器障害の臨床症状，血清FDP（フィブリン／フィブリノゲン分解産物）値や血漿フィブリノゲン濃度，PT（プロトロンビン時間）比の検査データによってDICを診断することから，最も優れた診断基準であると考えられている。しかし診断に時間がかかる，出血や臓器障害の症状の出現が診断基準に該当せず治療が遅れる可能性があるとされ，早期診断に適していないといわれている。そのためクリティカルケア領域では，日本救急医学会の急性期DIC診断基準が一般的に用いられている。しかし，急性期DIC診

断基準は，SIRS の診断基準がスコアの項目に使用されていることから，炎症に起因した DIC に特化し，白血病などには適していないなどの問題があるともいわれている。そのためアセスメントの際には，用いられている，あるいは使用する診断基準の特徴を理解し活用する必要がある。

DIC を発症すると，凝固が亢進し血栓が作られるため血小板は減少し，AT（アンチトロンビン）は血液凝固反応を阻害するために消費されて低下する。また凝固因子が消耗し，外因性の凝固時間を示す PT や内因性の凝固時間を示す APTT（活性化部分トロンボプラスチン時間）は延長する。一方，凝固の亢進により，凝固の亢進状態を表すフィブリノゲンや FDP のほか，D ダイマーや TAT（トロンビン・アンチトロンビンⅢ複合体）が上昇する。また DIC は血液の凝固と線溶が過剰となった病態であるため，凝固の亢進によって活性化した線溶を示す PIC（プラスミン・プラスミンインヒビター複合体）も増加する。

DIC には凝固と線溶のバランスにより線溶抑制型，線溶亢進型，線溶均衡型の 3 つの病型があり，各病型で検査データに特徴がある。線溶抑制型では凝固が亢進するため TAT が上昇し，線溶亢進型では PIC が上昇する。また，線溶抑制型では，線溶は抑制されているため，血液の凝固が亢進してフィブリンが作られる。フィブリンが分解されると上昇する D ダイマーの上昇は軽度となり，D ダイマー /FDP 比が上昇する。一方，線溶亢進型では線溶が亢進しているため D ダイマー /FDP 比は低下する。

検査データで血小板値が減少していても，DIC で線溶が亢進していなければ易出血性に伴うリスクは少ないといわれている。異常の早期発見に向けて観察の視点やケアのあり方を検討するためにも，検査データから病態をアセスメントする力が必要である。

6. 治療

DIC の発症要因となっている基礎疾患の治療とヘパリン，ガベキサート（注射用エフオーワイ®）やナファモスタットメシル（フサン®）といった合成プロテアーゼ阻害薬，乾燥濃縮人アンチトロンビンⅢ（ノイアート®）などのアンチトロンビン製剤や遺伝子組み換えトロンボモジュリン製剤トロンボモデュリン アルファ（リコモジュリン®）といった抗凝固療法のほか，消耗した血小板や凝固因子の補充が行われる。

B 事例紹介

1. 患者プロフィール

患者：A 氏，68 歳，女性
既往歴：なし

2. 入院までの経過

胆嚢炎（たんのうえん）からの敗血症性ショックの診断で他院より転院搬送され ICU に入室した。
バイタルサイン：意識 JCS Ⅱ -20，血圧 60/40mmHg，脈拍 130 回 / 分，体温 38.5℃，呼吸回数 28 回 / 分

3. 治療

すぐに細胞外液の急速投与を行ったが，血圧 70/45mmHg，脈拍 120 回 / 分であったため，ノルアドレナリンの投与も開始となり，その後血圧 120/60mmHg，脈拍 70 回 / 分と安定した。しかし，呼吸困難感が出現し，胸部単純 X 線写真で両側性の浸潤影を認め，動脈血液ガスデータで $PaO_2/FiO_2 \leqq 152mmHg$ と酸素化障害が認められ，鎮静薬と鎮痛薬の持続的使用下で人工呼吸器管理となった。

4. 診断

採血結果は，白血球数 2 万 4700/μL，血小板数 1 万 /μL，PT 比 1.3 秒，FDP 96.2μg/mL であった。バイタルサインと採血結果より，SIRS の診断基準項目（体温＞ 38.0℃あるいは＜ 36℃，脈拍＞ 90 回 / 分，呼吸数＞ 20 回 / 分あるいは $PaCO_2$ ＜ 32mmHg，白血球数＞ 1 万 2000/μL あるいは＜ 4000/μL あるいは幼若球数＞ 10％）の 4 項目に該当し，急性期 DIC 診断基準スコアは 6 点であったことから，DIC と診断された。

C 情報収集とアセスメント

　DIC は基礎疾患に合併して発症するため，特に発症しやすい疾患や病態にある患者においては DIC を発症していないか，微小血栓による臓器障害や易出血性を疑う症状が出現していないか情報収集する必要がある。すでに DIC を発症している患者においては，血栓や出血による臓器障害の進行がないか確認する。また DIC の治療の基本は原疾患の治療であるため，DIC 発症の誘因となった疾患や病態の状態についても情報収集しアセスメントする必要がある。

　ここでは，ゴードン（Gordon）の「11 の健康状態パターン」から主要と考えられる情報収集，アセスメント，看護問題（表 2-15），および関連図（図 2-23）を示す。

D 看護問題

#1　微小血栓による臓器障害（脳，肺，腎臓，肝臓，消化管）

#2　出血リスク状態

#3　身体損傷リスク状態

　DIC の発症機序である基礎疾患の改善に向けたケアが第一であるが，DIC 特有の看護

表 2-15　情報収集とアセスメント（抜粋）

パターン	情報収集（ICU 入室時の状態）	アセスメント
1. 健康知覚／健康管理パターン	血圧 60/40mmHg，脈拍 130 回 / 分，体温 38.5℃，呼吸回数 28 回 / 分 血液凝固能の検査データ（血小板数 1 万 /μL，PT 比 1.3 秒，FDP 96.2μg/mL） 紫斑や点状出血は認めないが，網状チアノーゼあり，中等度の浮腫あり，褥瘡はなし 入院時，意識は JCS Ⅱ -20 酸素化障害があり人工呼吸器管理となり，鎮静薬と鎮痛薬が持続的に使用されている	浮腫による皮膚や毛細血管壁の脆弱化により皮膚が損傷・出血しやすく，打撲による皮下出血やテープによる表皮剥離，圧迫による褥瘡などの身体損傷を起こしやすい状態にあるが，患者は人工呼吸器管理のため鎮静薬と鎮痛薬を持続的に使用され，自己では身体損傷を予防することができない。 → #3　身体損傷リスク状態
2. 栄養／代謝パターン	血圧 60/40mmHg，脈拍 130 回 / 分，体温 38.5℃，呼吸回数 28 回 / 分 血液凝固能の検査データ（血小板数 1 万 /μL，PT 比 1.3 秒，FDP 96.2μg/mL），吐血や下血なし	形成された血栓を溶解するため凝固活性以上に線溶活性が亢進し，血栓溶解が多くなるため出血傾向が生じ，肺出血などの臓器出血を起こしやすい状態となる。 → #1　微小血栓による臓器障害 → #2　出血リスク状態
4. 活動／運動パターン	血圧 60/40mmHg，脈拍 130 回 / 分，体温 38.5℃，呼吸回数 28 回 / 分 肩呼吸など呼吸補助筋を使用した努力呼吸あり 両肺野全体に粗い断続性副雑音（水泡音）を聴取，喘鳴あり， 呼吸困難感あり リザーバー付きマスクで酸素 10L を投与し，SpO_2 90% 動脈血液ガス PaO_2 62mmHg，$PaCO_2$ 23mmHg 胸部 X 線写真で両側性の浸潤影あり	胆嚢炎による敗血症が誘因で発症した急性呼吸窮迫症候群（acute respiratory distress syndrome；ARDS）により生じた肺内シャントや肺のコンプライアンスの低下，肺胞虚脱が生じ酸素化障害が起きている。

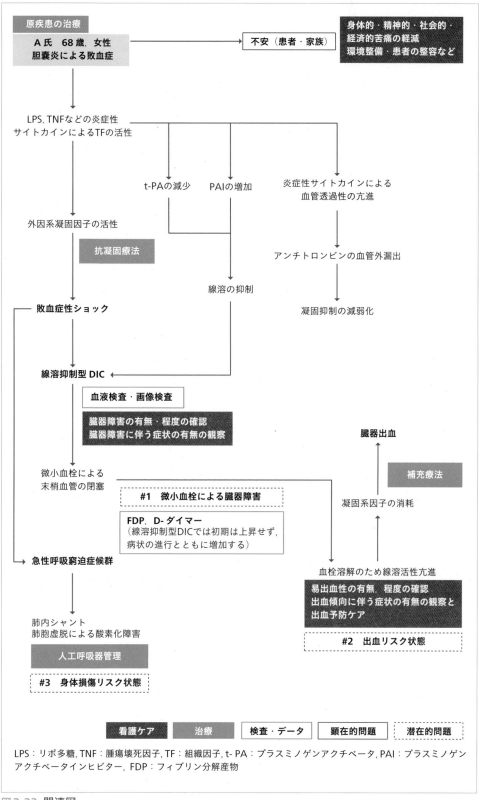

図2-23 関連図

LPS：リポ多糖, TNF：腫瘍壊死因子, TF：組織因子, t-PA：プラスミノゲンアクチベータ, PAI：プラスミノゲン
アクチベータインヒビター, FDP：フィブリン分解産物

問題としては，DIC の症状である「微小血栓による臓器障害」と「易出血性」に伴う症状の観察，出血リスク状態にある患者の出血予防のケアがある。

E 患者への看護ケア

看護目標と看護計画を表2-16に示す。

#1　微小血栓による臓器障害

敗血症は線溶抑制型の DIC の基礎疾患である。凝固の亢進（図2-24）と線溶の抑制によって生じた微小血栓によって，腎臓や肺，肝臓などの毛細血管が閉塞し，組織の虚血や臓器障害が生じる可能性がある。そのため腎機能や肝機能など主要臓器に機能障害が生じていないか，血液や画像検査のデータを確認するとともに，尿量低下や黄疸，出血傾向など臓器障害に伴う症状が出現していないか観察する必要がある。

#2　出血リスク状態

敗血症を起因とする線溶抑制型の DIC でも，線溶が亢進すると出血傾向を示すことがあるが，急性骨髄性白血病や腹部大動脈瘤などを主な基礎疾患として発症する線溶亢進型の DIC で出血傾向が強くみられる。

表2-16　看護目標と看護計画（一部抜粋）

看護問題	危険因子／関連因子	看護目標	看護計画
#1　微小血栓による臓器障害（脳，肺，腎臓，肝臓，消化管）	播種性血管内凝固症候群（DIC）	微小血栓による臓器障害が起こらない	O-P ①バイタルサイン ②各臓器障害に伴う症状の有無・程度 　意識レベル，瞳孔所見，運動・感覚麻痺，痙攣 　呼吸音，呼吸困難感，胸痛，呼吸数，呼吸パターン 　尿量，悪心，嘔吐，黄疸など ③各臓器障害を表す血液検査や画像データの変化 T-P DIC の原因となる原疾患の治療の介助と悪化の予防に向けた介入（感染予防など）
#2　出血リスク状態	播種性血管内凝固症候群（DIC）	臓器出血が起こらない	O-P ①バイタルサイン ②各臓器出血に関連した症状 　皮下出血，点滴やドレーンなどの刺入部や創部からの出血，鼻出血，歯肉出血，血尿，筋肉内出血の有無 　頭蓋内出血：意識障害，頭蓋内圧亢進症状 　肺出血：血性痰，喀血 　消化管出血：吐血・下血 ③血液検査や画像検査データ T-P 身体損傷を防ぐために療養環境を調整し，圧迫や摩擦により皮膚が損傷しないようにする E-P 出血傾向があることを説明し，けがをしないよう，また出血した場合は十分に止血するように説明する

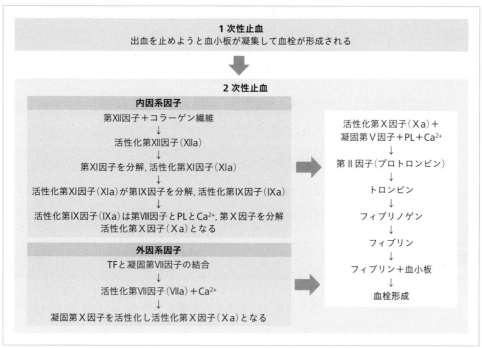

図2-24 血液凝固亢進の機序

1 | 出血の観察

　上腕や大腿，背中や殿部，踵など全身の皮膚を観察し，点状出血や皮下出血，紫斑の有無を確認する。出血傾向が強くなると注射刺入部位のほか，衣類や血圧測定で用いたマンシェットなどにより身体に圧迫が加わった部位や，テープやドレッシング材による剝離刺激で皮下出血を認めることがある。また出血傾向が進行すると，皮下だけでなく，口腔粘膜や鼻腔，消化管（吐血・下血）など全身で出血しやすくなる。出血が頭蓋内で生じれば意識障害や頭蓋内圧亢進症状が出現したり，肺出血を起こせば呼吸状態が悪化し，血性痰や喀血の症状を認めたりする。また，ドレーンなどの各種留置物の刺入部や創部からの出血がみられ，ドレーンの排液が淡血性から血性に変化したりする。そのほか，膀胱留置カテーテルを挿入している患者ではカテーテルの刺激で血尿になることもある。そのためDIC を発症するリスクの高い基礎疾患を有する患者やすでに発症している患者では，原疾患の状態を把握するとともに，血小板や凝固検査の値と出血傾向を示す症状の有無を確認していく必要がある。

2 | 出血の予防

　出血を予防するため，患者がベッド柵に当たらないようベッド柵にカバーをするなどの環境調整を行う。特に，せん妄や不穏行動のある患者ではベッド柵に手や足，頭をぶつける可能性が高いため注意が必要である。歯肉からの出血を予防するために硬い歯ブラシは

避け，軟らかい歯ブラシやスポンジを用いて口腔ケアを行う。血圧測定時のマンシェットの過剰な圧や，下着やおむつ，深部静脈血栓予防のための弾性ストッキングなどの圧迫で皮下出血が生じないように注意する。テープやドレッシング材は皮膚を傷つけないように剝離剤を用いてていねいに剝がす。また筋肉注射は避け，採血や抜針時は圧迫止血を行い，必ず止血を確認する。便秘時は下剤を用い，浣腸や坐薬などで直腸粘膜を刺激することは避けるなど，出血を予防するためにきめ細やかな配慮をする。

▌#3　身体損傷リスク状態

DIC の原因となった原疾患の影響などにより浮腫が生じたり，毛細血管壁が脆弱化したりして，わずかな刺激で皮膚障害が生じるなど，身体損傷のリスクが高い状態となる。

Ⓕ 家族へのケア

DIC となり出血傾向にある患者の場合，出血による患者の容姿の乱れ，シーツの汚れ，ドレーンからの血性の排液に不安や恐怖を感じる家族もいる。そのため，患者の整容を行う，シーツが汚れたら交換する，ドレーンなどの排液が見えないように工夫するなどの配慮が必要である。

DIC を発症する患者は重篤な状態であり，家族の受ける心理的負担は大きい。家族の負担は心理的負担だけではなく身体的負担も生じる。患者の容態への不安などによって食事や睡眠をとることができなくなる場合も多い。

そのほか，患者の入院に伴う家族役割の変化や面会のために会社や学校を休まなければならないなど，社会的問題も生じる。さらに，ICU 入室に伴う高額な療養費の負担など，経済的問題も発生することがある。

そのため医師からの病状説明が十分に受けられるように調整すること，また看護師からも日々の患者の様子を伝え，家族の不安を傾聴することも重要である。家族の身体的負担に対しては，安心して休める場所を提供し，社会経済的問題には医療ソーシャルワーカーと連携するなど，家族のケアは看護師の重要な役割であるといえる。

VII 多臓器機能障害（MODS）

A 病態

1. 疾患概念

多臓器機能障害（multiple organ dysfunction syndrome；**MODS**）とは，重症傷病が原因となって起こった制御不能な炎症反応によって，肺や肝臓，腎臓など，2つ以上の重要臓器，あるいは心血管系，中枢神経系，消化器系の機能障害が同時に，あるいは短時間のうちに連続して発症している状態の進行性の症候群で，発症すると予後不良であり，極めて重篤な状態である。

2. 誘因・原因

MODS は，全身性感染症（敗血症），広範囲に及ぶ熱傷，ショック，肺炎，誤嚥，外傷などで発症するリスクが高く，これらのなかでも敗血症，ショック，外傷は MODS の3大要因といわれている。特に敗血症は MODS 発症の原因となることが多い。

3. 病態生理

敗血症や外傷などにより侵襲を受けた生体は，組織修復に向けた反応を始める。生体侵襲が大き過ぎると局所の反応にとどまらず，全身に広がってしまい，肺や肝臓，腎臓などの重要臓器をはじめとした様々な部位に同時に進行性に障害をきたしてしまう。

4. 症状・臨床所見

外傷や感染，手術などにより生体に大きな侵襲が加わると，炎症性サイトカインが大量に放出され，全身の様々な臓器が障害され機能不全に陥る。臓器のなかで最も早期に障害されるのは肺であり，急性肺傷害（acute lung injury；ALI）や急性呼吸窮迫症候群（acute respiratory distress syndrome；ARDS）により，肺水腫に伴う低酸素血症をきたす。また腎臓では輸入細動脈が拡張して糸球体濾過圧が低下，炎症性サイトカインにより血管透過性が亢進し，循環不全から虚血となり尿細管が障害され，急性腎障害（acute kidney injury；AKI）が生じる。さらに心収縮力も低下し，心拍出量が減少して循環不全に陥る。

循環不全に陥ると肝機能も障害されるほか，消化管では腸管血流の低下により消化管出血を起こしたり，腸管のバリア機能が破綻しバクテリアルトランスロケーション（BT）を発症したりする。さらに炎症性サイトカインの影響により凝固・線溶系や骨髄機能，代謝系や中枢神経系も障害され，播種性血管内凝固症候群（DIC）や貧血，高血糖や意識障害などが生じる。

5. 検査・診断・分類

MODS には明確な診断基準はなく，重症度を判定する評価システムが MODS の評価に用いられている。重症度評価システムは，APACHE Ⅱスコアや MODS スコアなどいくつかあるが，臨床では主に SOFA スコアが使用されていることが多い。SOFA スコアは，呼吸，腎臓，肝臓，血液凝固，中枢神経，心血管の6つの臓器について各0～4点の5段階で臓器障害の程度を表す。合計は0～24点であり，点数が高いほど重症となる。入院24時間後と48時間ごとにスコアをつけ，経時的に機能障害の程度を評価する。

MODS は発症のしかたによって，最初の侵襲によって大量に発生した炎症性サイトカインにより臓器障害に陥る primary MODS（ファーストアタック）と，最初の侵襲に感染などの新たな侵襲が加わることでサイトカインが再誘導され臓器障害をもたらす secondary MODS（セカンドアタック）の2つに分類される。

6. 治療

MODS への有効な治療方法はなく，MODS にならないよう原疾患を把握し予防することや，臓器障害を早期に発見し対応することが重要となる。診断が遅れ，臓器障害が進行すると死亡率が上昇するため，いかに早く診断し，臓器障害が軽度のうちに治療を開始するかが重要となる。MODS には必ず原因となる疾患が存在するため，原疾患の治療が必須であるが，そのほかに組織の酸素化を維持するため低酸素血症を予防し，循環動態の安定化を図ること，感

染症などの新たな合併症を予防すること，栄養状態を整えることなどが必要となる。

7. 予後

MODS の状態となると予後不良であるが，回復する可能性はある。疾患の重症度や発症前の各臓器の機能状態のほか，治療開始までの速度，合併症発症の有無などにより回復の可能性は異なる。迅速・的確な治療と看護ケアの提供によって回復する可能性があり，医療者のありようが重要となる。

B 事例紹介

1. 患者プロフィール

患者：B 氏，70 歳，男性
既往歴：2 型糖尿病

2. 入院までの経過

呼吸困難感を認め，救急来院。重症肺炎の診断で緊急入院となった。リザーバー付き酸素マスク 15L/ 分投与下で SpO$_2$ 75%，呼吸回数 40 回 / 分，著明な努力呼吸を認め，気管挿管・人工呼吸管理が開始された。

バイタルサイン：血圧 78/50mmHg，脈拍 120 回 / 分，体温 39.0℃，尿量低下

3. 入院後の経過

入院 21 日目，クレアチニンのデータは入院時 0.60mg/dL から 5.96mg/dL に上昇，ALP は 18IU/L から 803IU/L，AST も 16IU/L から 66IU/L へ上昇し，肺障害のほか，腎機能・肝機能障害を認めた。

C 情報収集とアセスメント

MODS は発症すると予後不良となる場合が多いが，回復する可能性はあるため，迅速・的確な情報収集とアセスメントが必要である。MODS も DIC と同様に原疾患の治療が必須であるため，原因となる基礎疾患を把握するとともに，各臓器の機能障害について情報収集とアセスメントを行い，重症化を予防する看護のあり方を考えていく必要がある。また，MODS を発症した患者は極めて重篤な状態であるため，家族の身体的・心理的苦痛などについても情報収集し，家族の看護問題もアセスメントする必要がある（表2-17）。また関連図を図2-25に示す。

D 看護問題

#1 非効果的組織循環リスク状態

#2 ガス交換障害

#3 感染リスク状態

表2-17 情報収集とアセスメント（抜粋）

パターン	情報収集	アセスメント
2. 栄養／代謝パターン	血圧 78／50mmHg，脈拍 120 回／分，体温 39.0℃，呼吸数 40 回／分 口腔内乾燥あり，痰の喀出なし 右前腕の末梢ルート挿入部の発赤なし，尿混濁なし	侵襲に伴う免疫能低下により易感染状態にあるほか，人工呼吸器管理に伴う人工呼吸器関連肺炎や尿路感染，血流感染が生じるリスクが高い。新たな感染により病状が悪化するため，予防のための支援が必要である。 → #3　感染リスク状態
3. 排泄パターン	血圧 78／50mmHg，脈拍 120 回／分，体温 39.0℃，呼吸数 40 回／分 尿量 10mL／時間，血液検査データ，Cr 0.60 mg/dL，BUN 30mg/dL	循環血液量の減少と炎症性サイトカインの影響により急性尿細管壊死を起こす可能性がある。 → #1　非効果的組織循環リスク状態
4. 活動／運動パターン	血圧 78／50mmHg，脈拍 120 回／分，体温 39.0℃，呼吸数 40 回／分 肩呼吸など補助呼吸筋を使用した努力呼吸あり 両肺野全体に粗い断続性副雑音（水泡音）を聴取，喘鳴あり，呼吸困難感あり リザーバー付きマスクで酸素 15L を投与し，SpO_2 75％	重症肺炎による敗血症が誘因で発症した ARDS により生じた肺内シャントや肺のコンプライアンスの低下，肺胞虚脱が生じ酸素化障害が起きている。 → #2　ガス交換障害

E 患者への看護ケア

　MODS は障害される臓器が増えるほど予後不良となるため，血液検査データなどで臓器障害の有無や程度を確認し，肺や腎臓など各臓器の機能障害に伴い出現する症状の有無を観察していく必要がある。また，MODS では原疾患の治療とともに全身の組織と臓器へ必要な酸素が供給されるよう，酸素化と循環を維持する必要がある。

　看護師は呼吸や循環状態の観察を行いながら，酸素化と循環が維持されるように看護ケアを行う必要がある。また外傷や手術など，最初に加わった生体侵襲により大量に発生した炎症性サイトカインによって臓器障害に陥っている状態に，新たな侵襲が加わるとサイトカインが再誘導されてさらに臓器障害が進行し致命的となるため，新たな侵襲が生じないようにすることが極めて重要である。

　新たな侵襲として最も多くみられるのは，肺炎やカテーテル感染，尿路感染などの感染症であり，感染予防が重要となる。しかし新たな侵襲は感染だけではない，看護ケア自体も新たな侵襲となり得る。乱暴な看護実践や不適切な手技によるケアによって循環変動や低酸素血症が生じるだけでなく，痛みや不快感，恐怖による交感神経興奮によって循環を変動させたり，酸素消費量が増加し酸素の需給バランスを崩壊させたりする。そのため自分が提供しようとしている援助は患者にとって今必要で最優先すべきことであるか，あるいは援助の方法は患者の状態に適しているかなど考える必要がある。たとえば呼吸や循環の変動がみられる患者は，安定するまで全身清拭の実施を見合わせ，時間を変更したり，部分清拭で行ったりと援助の方法を工夫し，活動と休息のバランスをとりながら，循環の安定化と酸素化を維持し，感染症に負けない身体状況を整え，MODS を予防，あるいは増悪を回避し，改善させることが重要である。

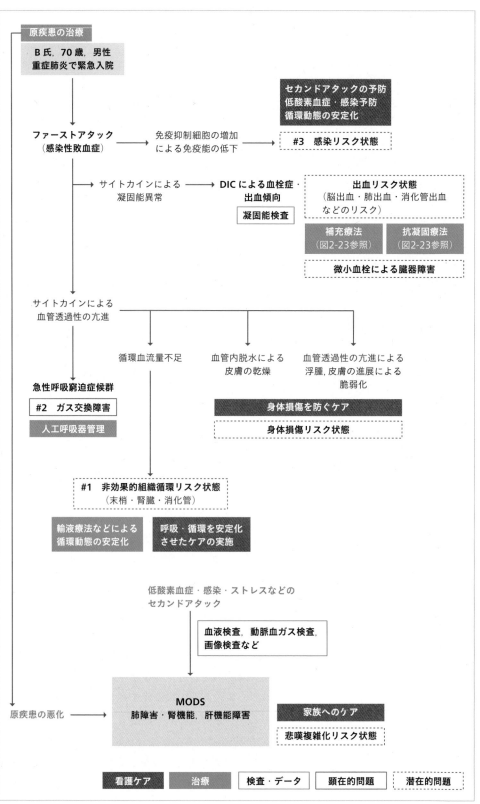

図2-25 関連図

表2-18 看護目標と看護計画（一部抜粋）

看護問題	危険因子	看護目標	看護計画
#1 非効果的組織循環リスク状態（脳，呼吸，腎臓，肝臓，消化管）	全身性炎症反応症候群（SIRS）	循環動態の安定が保たれ，臓器障害の進行がなく経過できる	O-P ①バイタルサイン ②各臓器障害に関連した症状の有無 ③血液検査や画像検査データ T-P ①循環変動をきたさない援助の実施 ②低酸素血症をきたさない援助の実施
#3 感染リスク状態	観血的処置	新たな感染症を発症させない	O-P ①バイタルサイン ②感染徴候の観察 ③炎症データや画像検査 T-P ①標準予防策の徹底 ②栄養・排便管理 ③抗菌薬の確実投与

看護目標と看護計画を表2-18に示す。

#1　非効果的組織循環リスク状態

1　循環の安定化と酸素化の維持

　MODSでは疾病や外傷などの侵襲により大量に発生した炎症性サイトカインの影響により，血管透過性が亢進し循環血液量が減少する。また心機能障害などが生じ心拍出量が減少する。全身の組織や臓器に必要な酸素や栄養を運搬するためには，心拍出量が維持されていなければならない。必要な心拍出量が維持されないと，組織や臓器に十分な栄養や酸素が行き渡らず機能障害に陥る。そのため全身の組織や臓器に必要な栄養や酸素が供給されるよう，循環動態の安定化を図る必要がある。

　またヘモグロビンが減少すると酸素運搬能が低下し組織に必要な酸素が供給されないほか，呼吸障害による換気・酸素化障害によって低酸素血症を生じたり，発熱などにより酸素消費量が増加したりすると，酸素の需給バランスが崩れ，組織に必要な酸素が供給されなくなる。そのため，心拍出量だけでなく，貧血や低酸素血症の有無・程度の観察やアセスメントが必要であり，心拍出量の低下や酸素の需給バランスを崩さない看護実践が必要である。

　たとえば循環血液量が減少していると体位変換でも血圧が著しく低下する（特に右側臥位では肺や心臓により下大静脈が圧迫され血圧低下を招きやすい）ため，実施前に体位変換により循環動態が不安定にならないか，血圧や脈拍，皮膚や口腔粘膜の状態，尿量や水分出納，血液検査データなどから循環血液量が不足している徴候はないかアセスメントし，血圧などの循環動態をモニタリングしながら援助を実施する必要がある。

　また，体温上昇により酸素消費量が増加し，低酸素状態をもたらすため体温管理が重要であるほか，気道浄化のための気管吸引は低酸素状態をもたらす危険性があるため，呼吸

音を聴取するなどして状態を判断し，必要性を見きわめて行うことが重要である。さらに痛みや不安などの不快な感情は，交感神経を興奮させ，血管が収縮して後負荷が増強し，さらに心拍数も増加して心拍出量が低下する。そのため，痛みや不安を緩和し安楽に過ごせるように支援する必要がある。

▎#3　感染リスク状態

1 ▏感染症の予防

　クリティカルケア看護領域の重症患者は，気管挿管や中心静脈カテーテルなど多くの挿入物が生体に留置されているため，感染リスクが高いだけでなく，大手術や重篤な病態による過大侵襲によってたんぱく異化が亢進し栄養障害を伴い，易感染状態にある。また抗菌薬の使用により耐性菌も発生しやすい。そのため，熱型^(ねっけい)や感染に関する検査データ，創部や各種カテーテル刺入部の感染徴候の有無や栄養状態の観察と評価を行い，標準予防策や口腔ケアを徹底し，各種カテーテルを清潔に管理して感染予防に努めるとともに，栄養士と協働し栄養状態の管理を行う必要がある。栄養管理は栄養状態の評価と必要栄養量の計算や投与だけでなく，経腸栄養を安定して継続できるように排便管理も行う必要がある。また耐性菌の発生予防と薬剤による腎機能・肝機能障害などが生じないよう，医師や薬剤師と協働し抗菌薬の適正使用を行うとともに，薬剤効果が得られるように血中濃度を考慮し，正確な投与間隔・投与時間を遵守した投与を行うことも重要である。

Ｆ 家族へのケア

　MODS は治療開始前から臓器障害を伴い，治療開始から1週間程度で生死が分かれることが多いが，患者のなかには数週間や数か月など長い経過を経て進行していく場合もある。

　治療開始前から臓器障害を伴う場合，患者や家族は突発的で急激な状態の変化に衝撃を

Column　治療中止や差し控えに対する代理意思決定への支援

　MODS を生じると予後不良の場合が多く，治療を続けても，効果が得られず，救命が難しいことがある。行われている治療が延命治療となり得るケースでは，治療をいつまで続けるのかが問題となる。意識のない患者の場合，治療中止や差し控えの決断を家族に頼らざるを得ず，家族の心理的負担は極めて大きい。

　看護師は医師とともに意思決定に必要な情報を提供し，患者がどのようなことを大切に生きてきたかを家族とともに考えながら，代理意思決定への支援を行う。また代理意思決定後は，家族が患者のために最善を尽くせたと思えるよう支援することが重要である。

受け，不安や恐怖を感じ，臓器障害をもたらした疾病や外傷，出来事に対して怒りや恨みの感情を抱いたり，自責の念にかられたりして，抑うつ状態に陥ることがある。一方，長い経過を経て進行していく場合は，最初の治療から MODS に至るまでの経過のなかで，医療者のありようが患者の状態を受け入れていく過程に影響を及ぼす。

医師から十分な説明を受け，適切な治療が提供され，看護師からは患者や家族に寄り添った対応を受け，正確でていねいなケアが提供されていると感じることができている場合は，経過のなかで患者の状態を徐々に受け入れ悲嘆のプロセスをたどることができる場合が多い。しかし医療者の対応に不満や不信感があった場合は，患者の状態を受け入れることが困難となり，医療者に怒りや恨みの感情を抱くこともある。そのため，看護師は患者や家族が医師から十分な説明が受けられるように調整し，適切な治療が提供されるよう患者の病態や治療を理解して医師の診療を支え，患者の状態に応じた安全で安楽なケアを提供する必要がある。そのほか面会時間に制限がある場合には，家族は会えない時間に患者がどのように過ごしているのか不安を感じることがあるため，「昨夜はよく眠れていました」「今日は髪を洗いました」など，面会時間以外の患者の様子を家族に伝え，不安が緩和されるようにするとよい。また，痛みなどの患者の苦痛症状を緩和することは，患者の安楽を保証するだけでなく，家族の安心感にもつながる重要な看護ケアである。さらに病床環境や患者の身だしなみを整えること，患者を尊重し大切に対応するといった基本的な看護のありようが，患者だけでなく家族にも十分な治療やケアを受けることができているという安心感につながり，医療者への信頼となる。

文献

1) 3学会合同 ARDS 診療ガイドライン 2016 作成委員会：ARDS 診療ガイドライン 2016，総合医学社，2016.
2) Ferguson N.D.,L et al.：The Berlin definition of ARDS；an expanded rationale, justification, and supplementary material, Intensive Care Med, 38（10）：1573-1582, 2012.
3) 日本集中治療医学会重症患者の栄養管理ガイドライン作成委員会：日本版重症患者の栄養療法ガイドライン，日集中医誌，23（2）：185-281，2016.
4) Guérin C., et al.：Prone Positioning in severe acute respiratory distress syndrome, N Engl J Med, 368（23）：2159-2168, 2013.
5) Gando S., et al.：Systemic inflammation and disseminated intravascular coagulation in early stage of ALI and ARDS；role of neutrophil and endothelial activation, Inammation, 28（4）：237-244, 2004.
6) Ware L.B., et al.：Pathogenetic and prognostic signi cance of altered coagulation and brinolysis in acute lung injury/acute respiratory distress syndrome, Crit Care Med, 35（8）：1821-1828, 2007.
7) Estenssoro E., et al.：Incidence, clinical course, and outcome in 217 patients with acute respiratory distress syndrome, Crit Care Med, 30（11）：2450-2456, 2002.
8) 日本版敗血症診療ガイドライン 2016 作成特別委員会：日本版敗血症診療ガイドライン 2016，日集中医誌，24（2）：1-232，2017.
9) Lee B.H., et al.：Association of body temperature and antipyretic treatments with mortality of critically ill patients with and without sepsis；multi-centered prospective observational study, Crit Care, 16（1）：R33, 2012.
10) Society of Critical Care Medicine, 日本集中治療医学会：集中治療室における成人患者の痛み，不穏／鎮静，せん妄，不動，睡眠障害の予防および管理のための臨床ガイドライン，https://www.sccm.org/getattachment/Research/Guidelines/Guidelines/Guidelines-for-the-Prevention-and-Management-of-Pa/PADIS-Guidelines-Japanese-2019.pdf?lang=en-US（最終アクセス日：2021/9/29）
11) 日本クリティカルケア看護学会・日本集中治療医学会：COVID-19 重症患者看護実践ガイド ver.3.0., https://www.jsicm.org/news/upload/COVID-19_nursing_guide_v3.pdf（最終アクセス日：2021/8/8）
12) Gattinoni L., et al. : COVID-19 pneumonia : different respiratory treatment for different phenotypes? Intensive Care Med, 46：1099-1102, 2020.
13) 厚生労働省ホームページ：令和2年度厚生労働行政推進調査事業補助金　新興・再興感染症及び予防接種政策推進研究事業　一類感染症等の患者発生時に備えた臨床的対応に関する研究，新型コロナウイルス感染症（COVID-19）診療の手引き，第2版，https://www.mhlw.go.jp/content/000631552.pdf（最終アクセス日：2021/8/8）

14) 伊勢田暁子, 他：延命治療に関わる家族の意思決定, 家族看護, 1（1）：48-54, 2003.
15) 日本循環器学会, 他：2020年改訂版　大動脈瘤・大動脈解離診療ガイドライン, https://www.j-circ.or.jp/cms/wp-content/uploads/2020/07/JCS2020_Ogino.pdf（最終アクセス日：2021/10/5）
16) 川名正俊, 川名順子：ハーバード大学テキスト 心臓病の病態生理, メディカル・サイエンス・インターナショナル, 2000, p.327-333.
17) 日本熱傷学会：熱傷診療ガイドライン改訂第2版；Ⅲ. 初期輸液 3. 輸液の量（速度）, 春恒社, 2009, p.33-35.
18) 髙橋弘毅, 他：熱傷初期輸液プロトコルの運用とその有用性についての検討, 熱傷, 39（3）：135-141, 2013.
19) 日本熱傷学会：熱傷診療ガイドライン改訂第2版；Ⅴ. 外科的局所療法 1. 早期手術, 春恒社, 2009, p.47-48.
20) 斎藤大蔵, 田中裕編：熱傷治療マニュアル；超早期手術と術後管理, 改訂2版, 中外医学社, 2013, p.228-234.
21) 日原正勝, 他：自家培養表皮の使用とその応用（各論：ジェイス）, PEPARS, 47：50-60, 2010.
22) 丸藤哲：急性期DIC診断基準；第二次多施設共同前向き試験結果報告, 日救急医会誌, 18（6）：237-272, 2007.
23) 上山昌史：急性期DIC；診断・治療の最前線　各論　熱傷急性期DICの診断・治療, 救急医, 39：1567-1572, 2015.
24) 林明美：播種性血管内凝固症候群患者の看護, 臨床看護, 27：1483-1491, 2001.

参考文献

・焼山和憲：ヘンダーソンの看護観に基づく看護過程；看護計画立案モデル, 第4版, 日総研出版, 2007.
・Henderson, V 著, 湯槇ます, 他訳：看護の基本となるもの, 最新装版, 日本看護協会出版会, 2016.
・小田正枝編著：事例でわかる　看護理論を看護過程に生かす本, 照林社, 2008, p.54-69.
・厚東篤生, 他：脳卒中ビジュアルテキスト, 第3版, 医学書院, 2008, p.141-150.
・小林祥泰編：脳卒中データバンク2015, 中山書店, 2015, p.154-178.
・中溝玲, 佐々木富男：別冊日本臨床　神経症候群Ⅰ－その他の神経疾患を含めて；血管障害　くも膜下出血〈新領域別症候群シリーズ〉, 第2版, 日本臨床社, 2013, p.255-258.
・端和夫編：脳神経外科臨床マニュアルⅡ, 改訂第4版, 丸善出版, 2010, p.791-810.
・百田武司, 森山美知子編：エビデンスに基づく脳神経看護ケア関連図, 中央法規, 2014, p.100-115.
・山浦晶編：脳動脈瘤とくも膜下出血, 医学書院, 2013, p.101-130.
・山浦晶, 田中隆一監：標準脳神経外科学, 第11版, 医学書院, 2008, p.206-211.
・柳澤俊晴, 溝井和夫：くも膜下出血の治療；脳神経外科救急領域における集中治療, 月刊レジデント, 5：70-77, 2012.
・小倉丈司, 栗田浩樹：くも膜下出血の診断と治療；脳卒中急性期患者へのアプローチ, 月刊レジデント, 4：102-108, 2011.
・特集／ここが決め手！治療別 超急性期の観察のポイント, Brain Nurs, 28：68-84, 2012.
・日本脳卒中学会脳卒中ガイドライン委員会編：脳卒中治療ガイドライン2021, 協和企画, 2021, p.150-171.
・石川幸司：敗血症；敗血症DICのメカニズムと血栓対策, 呼吸器・循環器達人ナース, 36：31-35, 2015.

1 急性期の患者の特徴で適切なのはどれか。**2つ選べ。** (107回 PM85)

1. 症状の変化が乏しい。
2. エネルギー消費量が少ない。
3. 身体の恒常性が崩れやすい。
4. 生命の危機状態になりやすい。
5. セルフマネジメントが必要となる。

2 セリエ（Selye, H.）が提唱した理論はどれか。 (108回 AM3)

1. 危機モデル
2. ケアリング
3. セルフケア
4. ストレス反応

3 トータルペインで適切なのはどれか。 (96回 AM82)

1. 全人的苦痛としてとらえる。
2. がん患者以外には適用しない。
3. スピリチュアルペインは含まない。
4. 鎮痛薬でコントロールできるものが対象である。

4 23歳の女性。急激な腹痛と眩暈とがあり21時に救急外来を受診した。脈拍数 115/分，血圧 78/50mmHg で眼瞼結膜が蒼白である。吐血や下血はない。 最初に確認する情報はどれか。 (94回 PM24)

1. 難聴と耳鳴の有無
2. 本日摂取した食物
3. 妊娠の可能性の有無
4. 職場でのストレスの有無

5 1回換気量に関係なく吸入酸素濃度を調節できる器具はどれか。 (108回 PM37)

1. 鼻カニューレ
2. フェイスマスク
3. ベンチュリマスク
4. リザーバー付酸素マスク

6 成人に対する一次救命処置（BLS）において，胸骨圧迫と人工呼吸との回数比で正しいのはどれか。 (107回 PM41)

1. 20対1
2. 20対2
3. 30対1
4. 30対2

7 ジャパン・コーマ・スケール（JCS）のⅢ（3桁）で表現される意識レベルはどれか。 (108回 PM12)

1. 意識清明の状態
2. 刺激すると覚醒する状態
3. 刺激しても覚醒しない状態
4. 刺激しなくても覚醒している状態

1
解答 3, 4

急性期は，救命救急処置が必要な状態や病気の重篤な状態，手術直後の状態など，いずれも患者の生理的機能障害が大きい時期であり，合併症のリスクも高く，生命の危機状態になりやすい。

症状の変化は大きく，経過は急激に変化する。身体の恒常性は，急性期では身体に侵襲が加わることにより大きく崩れる。身体に侵襲を受けた直後は，それを回復させるため神経・内分泌系反応や炎症反応といったいわゆる生体反応が起こり，代謝においても変動きたす。ムーアの第1相傷害期ではたんぱく質異化亢進（たんぱく質を分解してエネルギーを作り出す），第2相転換期以降はたんぱく質同化（エネルギーを使ってアミノ酸を作り出す）のためエネルギーの消費量は多くなる。

セルフマネジメントは望ましい病気の管理を患者自身が行うことであり，回復後の慢性期の看護で必要な支援である。

2
解答 4

×**1**：「危機」の定義は，精神分析医のカプランが地域精神医学，予防精神医学の重要性を述べるなかで提唱し，アギュララやフィンクによって危機モデルが提唱された。

×**2**：看護理論家のワトソンが，「初版で使った"ヒューマンケア"という用語が"ヒューマンケアリング"とか"ケアリング"という言葉に替わり，より深い人間同士のかかわり合いや，人と人のつながりという意味ももっている」とケアリングについて提唱した。

×**3**：オレムがセルフケア不足看護論を構築し，その後，アンダーウッドが精神疾患患者の看護に適用できるように，オレムーアンダーウッドセルフケアモデルへと発展させた。

○**4**：ストレス学説は，キャノン，W. B，セリエ，H. らが提唱した。セリエは，環境からの脅威がその人の耐容能力を超えた場合は生体の生理的システムが破壊され変化が起こるとし，これをストレス反応とよんだ。

3
解答 1

○**1**，×**3**：トータルペインとは全人的苦痛のことで，身体的・精神的・社会的・霊的苦痛を総合してとらえることである。スピリチュアルペイン（霊的苦痛）も含まれる。

×**2**：がん患者だけではなく，人間の苦痛をとらえるときに適用される。

×**4**：薬剤ではコントロールできない精神的・社会的・霊的苦痛がある。

4
解答 3

×**1**：めまいがある場合，メニエール病を疑い，難聴と耳鳴の有無を確認するが，急激な腹痛を伴うことはないので，メニエール病とは考えにくく，適切ではない。

×**2**：急激な腹痛のある場合，食中毒など摂取した食物に関連する場合があるが，めまいや血圧低下を生じることはなく，適切ではない。

○**3**：若い女性の場合，まず妊娠の可能性の有無を確認することは重要である。頻脈や血圧低下とめまいや眼瞼結膜の蒼白などのショック症状と，急激な腹痛があることから，子宮外妊娠破裂による腹腔内出血が考えられる。

×**4**：精神的ストレスで，これらの症状を起こすことは考えにくい。最初に確認する情報としては，優先度は低い。

5
解答 3

×**1**：鼻カニューレは，酸素流量1〜6L/分までで使用でき24〜40%程度の酸素濃度を得ることができる。酸素投与量が低流量のため，患者自身の換気量に左右されやすい。また口呼吸や鼻閉塞時には酸素濃度が上がりにくくなる。

×**2**：フェイスマスクは，5〜8L/分の酸素投与で40〜60%の酸素濃度を得ることができる。

1〜4L/分で使用するとマスク内に呼気が貯留しやすく，その呼気を再度取り込むことにより$Paco_2$が上昇する危険性が生じる。

○**3**：ベンチュリマスクでは，ダイリュータと

よばれるアダプタ部分がベンチュリー効果（流体の流れが狭いところを通過するとき速度が増し圧力が低くなる効果）を生み出し，酸素と空気の混合比率を 24〜50％の酸素濃度に調節できる。吸入酸素濃度は換気パターンに左右されにくく，一定に保つことができる。

×4：リザーバー付酸素マスクは，呼気時にリザーバー内に酸素を貯え，吸気時にリザーバー内の酸素とチューブから出てくる酸素，マスク内のガスを吸入する方法。通常の酸素マスクに比べ 60％以上の高濃度の酸素を投与することができるが，リザーバーバッグ内の空気がある程度新しくなるよう酸素流量を調節する必要がある。

| 6 | 解答 4 |

×：1，2，3
○：4

JRC 蘇生ガイドライン 2020 によると，胸骨圧迫と人工呼吸を 30 対 2 で行うとされている。胸骨圧迫の部位は胸骨の下半分であり，胸が 5cm 沈む強さで，1 分間に 100〜120 回のテンポで圧迫する。人工呼吸の際には頭部後屈下顎先挙上法で気道確保を行い，呼気吹き込みは約 1 秒かけて行う。

| 7 | 解答 3 |

×1：意識レベルは正常な状態であり，0 と表現される。
×2：Ⅱ（2 桁）で表現される意識レベルである。
○3：Ⅲ（3 桁）で表現される意識レベルである。
×4：Ⅰ（1 桁）で表現される意識レベルである。

索引

新体系看護学全書

経過別成人看護学❶

急性期看護：クリティカルケア

2017年12月25日	第1版第1刷発行	定価（本体2,800円＋税）
2021年12月20日	第2版第1刷発行	
2024年 1 月31日	第2版第3刷発行	

編　集｜益田　美津美 ©　　　　　　　　　　　　　　　　　　　〈検印省略〉

発行者｜亀井　淳

発行所｜株式会社 メヂカルフレンド社

https://www.medical-friend.jp
〒102-0073 東京都千代田区九段北3丁目2番4号 麴町郵便局私書箱48号
電話｜（03）3264-6611　振替｜00100-0-114708

Printed in Japan　落丁・乱丁本はお取り替えいたします
ブックデザイン｜松田行正（株式会社マツダオフィス）
印刷｜大盛印刷（株）　製本｜（株）村上製本所
ISBN 978-4-8392-3385-3　C3347　　　　　　　　　　　　　000670-045